常见疾病
三级康复网络体系建设实践

转诊标准、康复治疗及操作方法

白跃宏 刘诗强◎编著

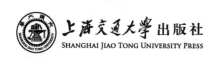

上海交通大学出版社
SHANGHAI JIAO TONG UNIVERSITY PRESS

内容提要

本书是国内常见疾病三级康复网络体系建设的创新教程。全书共分 4 章,详细阐述三级康复网络体系建设的实践和操作方法,主要包括:三级康复网络体系的设计,康复医学常见骨关节疾病(骨关节炎、颈椎病、腰椎间盘突出症)和脑卒中的分级、分期治疗方案,各级医院转诊标准、康复治疗标准化流程及软硬件一体化建设和各种疾病的预防保健方法。

本书图文并茂,文字通俗易懂。本书既适合从事康复医生的专业人士阅读,也适合普通患者阅读,同时可以作为惠民计划的居民必备书籍。

图书在版编目(CIP)数据

常见疾病三级康复网络体系建设实践 / 白跃宏,刘诗强
编著. —上海:上海交通大学出版社,2014
ISBN 978 - 7 - 313 - 12139 - 4

Ⅰ.①常… Ⅱ.①白… ②刘… Ⅲ.①康复医学
Ⅳ.①R49

中国版本图书馆 CIP 数据核字(2014)第 228145 号

常见疾病三级康复网络体系建设实践
——转诊标准、康复治疗及操作方法

编　　著:白跃宏　刘诗强

出版发行　上海交通大学出版社　　　　　地　　址:上海市番禺路 951 号
邮政编码:200030　　　　　　　　　　　电　　话:021 - 64071208
出 版 人:韩建民
印　　制:常熟市梅李印刷有限公司　　　经　　销:全国新华书店
开　　本:787 mm×1092 mm　1/16　　　印　　张:22.5
字　　数:549 千字
版　　次:2014 年 10 月第 1 版　　　　　印　　次:2014 年 10 月第 1 次印刷
书　　号:ISBN 978 - 7 - 313 - 12139 - 4/R
定　　价:88.00 元

编 委 会 名 单

主　编　白跃宏　刘诗强
副主编　徐义明　杨　坚　严　健　朱　福　杨武庆
编　委（按姓氏笔画排序）
　　　　　马燕红　刘邦忠　成　鹏　严壮志　沈光宇　张见平
　　　　　胡志俊　高志军　曹曼林
秘　书　叶冬梅

特别致谢　马　峥　王景叶　石明芳　吕奇玮　曲　毅　乔　蕾
　　　　　江　澜　刘　丹　杨名珍　杨新文　陈俊玲　陈碧华
　　　　　陈　健　陈　嵘　陈　蔚　吴克明　吴芳玲　汪志良
　　　　　汪美君　沈晓艳　佘亦文　张　颖　张　晗　范　利
　　　　　苗善智　易春涛　周　铜　周　勤　周麟妍　郑洁皎
　　　　　封　寒　钟　宁　俞　群　顾文钦　顾洪安　徐东浩
　　　　　徐亦晔　黄华玉　黄莉华　梁　娟　蒋　斌　谢东浩
　　　　　曾国庆　缪丽君

前　言

国内三级康复网络建设尚无统一模式,处在摸索发展阶段。通过多年的探索,虽然脑卒中三级康复体系已经初具成效,具有一定的模式可以效仿,但是骨关节疾病的三级康复体系基础薄弱,模式匮乏。随着人口老龄化,老年骨关节疾病不断增多,骨关节疾病的三级康复网络建设刻不容缓。但是,康复医疗管理者往往在推进骨关节疾病三级康复网络体系时没有适合的模式可以参考。本书通过推进上海市科学技术委员会"徐汇区常见疾病三级康复网络体系建设及应用示范"惠民计划项目,将骨关节疾病三级康复网络和脑卒中三级康复网络相结合,阐述该项目实践和操作方法,为国内其他地区开展三级康复网络建设提供参考。本书共分4章,详细阐述三级康复网络体系建设的实践和操作方法,主要包括三级康复网络体系的设计,康复医学常见骨关节疾病(骨关节炎、颈椎病、腰椎间盘突出症)和脑卒中的分级、分期治疗方案,各级医院转诊标准、康复治疗标准化流程及软硬件一体化建设和各种疾病的预防保健方法。写作材料主要来源于项目设计中需要各级医师掌握的康复医学知识和项目进行过程中积累的经验和方法。

本书是骨关节疾病三级康复网络建设的创新教程,同时也是对脑卒中三级康复网络建设的进一步提升,对国内三级康复网络建设具有较强的指导意义和临床实践价值。

本书图文并茂,文字通俗易懂。主要读者对象为各级医院从事康复医学工作的全科医生、护士、康复医生、康复治疗师以及从事三级康复网络建设的管理人员。除此之外,本书中常见疾病的预防保健措施也适用于广大颈椎病、腰椎间盘突出症、骨关节炎、脑卒中患者及其家属。因此,本书既适合从事康复医学事业的专业人士阅读,部分内容又适合普通患者阅读,同时本书也作为惠民计划的居民必备书籍。

本书得以出版首先要感谢写作过程中康复医学界同仁的支持,同时还要感谢上海市徐汇区卫生与计划生育委员会、上海市科委及课题组所有成员单位在项目推进时给予的无私指导和帮助。另外,书中存在有争议和错漏的地方,敬请读者在阅读过程中提出宝贵意见。

白跃宏

2014 年 2 月 15 日

目　录

第一章
三级康复网络体系建设概要

第一节　三级康复网络体系建设的意义及目的

我国是世界上残疾人口最多的国家,2006 年人口抽样统计表明我国残疾人总数约 8 296 万人,其中有康复需求者接近 5 000 万人。目前,国内 60 岁以上人口有 1.44 亿人,其中患有各种慢性病,且有生活能力障碍需要康复服务的老年人约有 7 000 多万人。我国还有慢性病患者 2 亿多例,需提供康复服务的超过 1 000 万例。此外,我国每年因脑卒中、脑外伤、脊髓损伤等中枢神经损伤导致的新增残疾人数量也非常巨大。据初步统计,因交通、工伤事故致残者每年约增加 100 多万人,脑卒中患者每年约增加 200 万人。就上海市徐汇区而言,据全国第六次人口普查结果,徐汇区常住人口 108.51 万人,居上海市区县第三位。2009 年徐汇区日晖街道的一项抽样调查表明,脑卒中患者占其总人口的 2.30%,按此推算,徐汇区现有脑卒中患者 25 000 人。2009 年开展的另一项颈椎病抽样调查中,徐家汇街道颈椎病、腰椎疾患、膝关节病的患病率分别为 22.74%、31.45% 和 23.37%。按此推算,徐汇区现有骨关节疾病需要康复患者超过 70 万人。徐汇区现有持证残疾人 18 000 人,肢体残疾者占 33%。大量的慢性病患者和残疾人给国家和众多家庭造成沉重的经济负担,这些患者不同程度需要短期或长期的康复治疗。

虽然群众的康复需求巨大,但是目前国内的康复医学的发展仍有很多不足,不能满足群众的需要。康复医学从 20 世纪 50 年代开始出现,经过数十年的发展,康复医学在中枢神经损伤(如脑卒中)、骨关节疾病功能恢复、残疾人回归社会等方面发挥了无法替代的作用。目前全市综合性医疗机构中 90% 均设有康复医学科,康复成为社区卫生服务的 6 大服务之一,康复医学已经形成规模较庞大的网络结构,但康复医学仍然是我国医学发展中的短板,存在发展不均衡、人员短缺、设备不足、社区技术水平低下等问题。三级康复网络在我国往往有名无实,各级康复机构独自为政,大批患者常常因为社区康复技术水平低下和设备不足等原因没有得到系统性康复治疗,给社会、家庭、个人带来了巨大的身心负担。

但可喜的是,政府已经注意到我国康复发展中存在的矛盾。2009 年党中央、国务院在《关于深化医药卫生体制改革意见》中指出,"要建立预防、救治、康复于一体的医疗卫生服务体系",强调了康复医学的重要性。2010 年,国家卫生部等五部委也将康复医疗纳入医保系统,极大地促进了康复医疗的普及和发展。2012 年 2 月卫生部印发的《"十二五"时期康复医疗工作指导意见》指出,在"十二五"时期,要全面加强康复医学能力的建设,构建分层级、分阶段的康复医疗服务体系,逐步实现患者在综合医院与康复医院、基层医疗卫生机构间的分级医疗、双向转诊。

在政策的大力支持下,大部分专家学者开始投身于我国康复体系的建设,多数学者都同意"三级康复"理念,目前,按照我国卫生部的要求,三级康复医疗包括在三级综合医院急诊科、神经内科、骨科和康复医学科的急性期康复治疗(一级康复治疗),二级综合医院康复医学科、康复医院、康复中心的稳定期的中期康复治疗(二级康复治疗)和社区康复医疗机构的恢复晚期及后遗症期的康复治疗(三级康复治疗)。三级康复理念虽然得到广泛认同,但实际执行时存在许多问题,如前所述,我国康复医疗存在资源不足、分布不均和服务水平参差不齐等问题,优质康复医疗资源集中在大型综合医院康复科,专科康复医院和具有康复功能的社区卫生服务中心在数量、规模、特色、布局及专业服务能力等方面远远落后于康复医疗体系建设的要求,同时,大部分一级、二级、三级康复医疗机构之间缺乏有效联系和转诊渠道,无法为患者提供连续的康复治疗服务。

为了满足人民群众的康复需求,解决康复网络发展中存在的问题,课题组认为首先从体制上要建立较为完备的三级康复网络。形成三级医院指导二级医院、二级医院指导一级医院有序的康复服务三级网络,三级医院先进的康复技术能够通过此网络传递到社区的普通患者;其次,康复器械设备一体化配置。建立三级医院、二级医院、一级医院,甚至家庭康复设备一体化体系,统筹规划,研究各级医疗机构和家庭的便于推广的、适宜的康复设备配置,让患者不因基础康复设备不足无法开展社区康复医疗和家庭康复;再次,康复网络平台建设。建立统一的网络评定、诊断、康复治疗、疗效评价、反馈平台、制定双向转诊标准,让一级医院的医生能够学习上级医院的整个诊疗康复过程;最后,康复设备的数字化、标准化;将所有适宜的推广的康复设备纳入到网络平台中,形成统一的接口和通信标准,使康复治疗、评价一体化,形成一个标准的康复信息化管理体系。

通过上述几方面的建设,就可以帮助广大社区居民获得及时、高质的康复服务,减少残疾发生;同时可为政府(民政、残联、卫生)提供客观的康复信息数据,为决策者制定政策提供依据和导向;可逐步提高下级医院康复技术水平。最终提供可复制的三级康复网络体系模式。

参考文献

[1]白跃宏,曹曼林,杨新文,等.三级医院联合社区开展康复的探索与实践[J].中国康复理论与实践,2009,15(10):992-993.

[2]白跃宏,俞红,杨新文,等.上海市徐汇区骨关节病社区康复调研[J].中国康复理论与实践,2009,15(9):879-881.

[3]中国康复医学会.2009年全国康复医学资源调查报告[R].2009,12.

[4]崔立军,胡永善,沈国光,等.卒中后社区三级康复治疗的卫生经济学评价[J].中国康复医学杂志,2009,24(12):1087-1091.

[5]肖月,赵琨.关于建立三级康复医疗体系的思考——基于北京、云南、黑龙江的试点[J].实卫生经济研究,2012,306:10-12.

[6]单春雷,余滨宾,励建安.建立规范化的卒中三级康复治疗体系[J].中国脑血管病杂志,2012,9(6):281-283.

(白跃宏)

第二节　三级康复网络体系的规划和设计

一、上海市徐汇区三级康复网络体系建设的总体目标

通过建设和联通徐汇区各级医疗卫生机构康复医学数字化诊疗系统,合理配置各级医疗卫生机构康复诊疗设备,设立统一的康复双向转诊标准,形成徐汇区三级康复网络体系,实现徐汇区康复临床诊疗信息数字化和信息共享,使普通社区患者享受便捷、高质的远程康复诊疗、转诊、教育等服务。

二、上海市徐汇区三级康复网络体系建设规划和设计

1. 建立和联通徐汇区各级医疗卫生单位康复数字化诊疗系统

完善现有上海市第六人民医院康复科正在运行的康复医学数字化诊疗系统,根据三级康复体系中不同级别机构康复医疗的特点添加相应功能模块(骨关节康复模块、神经康复模块、心肺康复模块、小儿康复模块、疼痛康复模块等),形成徐汇区通用康复医学数字化诊疗系统。

在徐汇区 1 家三级医院(上海市第六人民医院)、2 家二级医院(徐汇区大华医院、徐汇区中心医院)、13 家社区卫生服务中心(徐家汇街道、湖南街道、天平街道、斜土街道、龙华街道、枫林街道、田林街道、漕河泾街道、康健街道、虹梅街道、长桥街道、凌云街道、华泾)、1 家民营康复机构(上海一康康复医院)的诊室和康复治疗室安装康复医学数字化诊疗系统,通过医联网和专网相结合的方式将其联通,实现各级医疗机构间患者康复信息的互通和分享,患者在本项目参加单位内转诊时,接诊单位可通过此网络调阅患者的上次诊疗和评定信息,保持诊疗的连续性。同时建立数据库和数据中心,专人维护,保证安全。

2. 合理配置各级医疗卫生机构康复诊疗设备

根据三级康复网络体系的原始设计(急性期康复在三级医院、稳定期在二级医院、恢复期或后遗症期在社区和家庭)以及疾病的康复目标研究各级医疗机构康复设备配置的标准,对照标准将缺少的康复设备进行补齐。初步的配置方案为:三级医院重点是疾病急性期的康复治疗和评定,需要具备的康复设备有肌电诱发电位仪、肌电图仪、连续被动运动(CPM,腕、肩、肘、下肢)、肢体功能评定和训练仪、起立床、步态分析仪、等速肌力训练仪等;二级医院重点是疾病稳定器的康复治疗和评定,需要具备的康复设备有低频电、中频电、高频电治疗仪、磁疗仪、平衡评定和训练仪、吞咽诊疗仪等;社区卫生服务中心重点是疾病恢复期的康复治疗和评定,主张使用难度不大、安全性较高、便于操作的康复治疗设备,需要具备的康复设备有多功能助行器、步行训练台、功率自行车、作业训练台、红外线治疗仪等。

3. 三级康复网络机制建立

为使三级康复网络顺利运行,需要通过以下机制的建立形成三级医院间的协作关系,从而实现患者在各级医院间的有序流动,减少患者奔波和咨询所花费的经费和时间,提高患者满意度。

(1)专家坐诊制度:三级医院向二级医院派遣,二级医院向一级医院派遣,每周一次,二级医院和一级医院派 1 名医师跟诊,让患者就近在社区就能接受较高水平医师的临床诊治,同时能提高下级医院医师的诊疗水平。

(2)专家查房制度:三级医院向二级医院派遣,二级医院向一级医院派遣,每月 1 次,要求

对重点患者进行重点讲解,解决下级医院医师临床中遇到的难题和疑问,指导开展住院患者后续康复治疗。

(3)社区居民培训教育:每社区每月开展1次康复知识科普讲座,主讲人为本院高年资主治医师以上或邀请上级医院医师担任,同时发放康复知识宣传手册,使普通民众接受广泛的康复教育,提高疾病防范意识。

(4)专题业务培训:三级医院每年举办国家级和市级继续教育培训,要求项目单位指派专人参加,培训完成后进行考核,回本单位后进行传达,促进整体技术水平提高。

(5)社区回访制度:各社区卫生服务中心统筹社区卫生服务站开展本街道范围内患者满意度调查,1年至少1次随访,回访时发放调查问卷,请社区居民对本项目开展情况提供反馈意见。

(6)双向转诊制度:初步按照卫生部2013年4月8日发布的《关于印发脑卒中等8个常见病种(手术)康复医疗双向转诊标准(试行)的通知》中的转诊标准执行,要求基本实现,疾病不同时期在不同等级医疗机构康复的目标。转诊时,填写转诊单,接诊单位积极接收转诊患者,进行相应康复治疗和评定。对于通知中未提及的病种,按另拟定双向转诊方案(需康复医学专家委员会讨论)执行。

(7)康复服务监督反馈:除每年1次的问卷调查外,将设立监督热线电话,公布在各医院康复医学科显要位置,接受社区居民监督,并可对本项目服务提出建议和意见。

(8)技师培养和培训:各单位新的康复设备引入后,审查技师的操作资质和技能,对于不符合资质的技师进行专题培训,力求康复治疗过程中的安全、规范、有效。

4. 初步建立基于移动便携式设备的社区康复指导平台

初步建立以社区卫生服务中心为点,社区卫生服务站和家庭为面的模式,研发由专业康复治疗师远程指导和协助患者完成基于移动式、便携式设备康复治疗过程的平台以及终端。重点患者配发该终端,即时检测患者病情变化,并具有实时语音指导、应急拨号等功能。

5. 初步建立三级康复网络一体化平台中康复设备硬件规范和存储通信标准

研究现有多种康复设备与临床康复数字诊疗一体化系统之间的通信协议和数据存储标准。建立多设备间协同工作的合作机制,解决数据存储、通信方式等造成的康复设备间的多机协作问题。

研究系统内的硬件标准化设计问题,重点解决现有康复设备与平台的自主融合问题,达到即插即用功能。凡是满足接口与通信标准的设备都可以与系统平台互通互连;研究借鉴移动网络技术,建立未来便携式、网络化移动康复平台的硬件设计标准及规范。根据研究结果,对现有临床应用康复设备进行必要的改良,以适应新的硬件标准和存储通信标准。

6. 三级临床康复网络运行,多种常见疾病康复诊疗技术在基层康复机构推广和应用

利用上海市第六人民医院骨科康复优势,开展颈椎病、腰椎间盘突出症、骨关节炎康复适宜技术推广,将上述3种疾病按轻度、中度、重度进行分类,制订了标准化的康复治疗方案。同时利用徐汇区中心医院脑卒中康复的优势,开展脑卒中康复的适宜技术推广,推进4个病种标准化、单病种的科学康复治疗方案。对于需要住院和门诊治疗的患者,尽量让患者就近治疗,同时采用多样化的宣传教育措施,预防患者现有疾病加重和复发。另外本项目关注社区残疾人,对于骨关节残疾人,社区医师还可以帮助患者进行家庭残疾设施的设计和改造,提高其生活质量。

(白跃宏)

第三节　三级康复网络体系建设实施

一、各级医院软硬件配置标准

（一）康复医学科信息化管理概况

康复医学被称为第三医学，虽然在我国起步较晚，但由于它是在全新的医学模式下发展起来的，符合时代发展趋势，现已经是许多医院的一项重要的工作。特别是近几年来，经济发达地区的康复医学科已经初具规模，走上了健康发展的道路，我国的康复医学事业已呈现出勃勃生机。康复医学是综合性学科，它注重与临床治疗早期同步介入；康复人员主动参与Ⅱ期临床治疗，充分发挥患者主动参与康复训练的积极性；康复治疗注重功能的重建，以问题为中心，以解决问题为核心，采取多种措施，特别是康复训练和运用辅助器具来实现功能的重建；它强调整体康复，以人为整体对待，以整体功能的恢复和重建为目标；康复医学注重团队工作方式，它不像临床学科一样有较强的独立性，它是多学科、多专业的战斗整体，综合协调的发挥各学科和各专业的作用；康复医学注重提高患者的生活质量，这不仅指躯体、心理方面，还包括社会的、职业的、健康意识的康复。

1. 康复医学科信息化现状

康复医学科信息化，说到底还是医院信息化管理在康复科的延伸和实施。计算机与网络信息技术的发展，使得世界进入数字化及信息共享的时代，对医院的数字化、信息化程度会有越来越高的要求。以高速的网络为基础，将所有的医疗信息整合在一起，已成为医院的发展趋势。医院的信息化建设是形成国际医疗联盟的重要"瓶颈"。按照国外医疗信息化水平，医院信息化建设主要包括医院管理信息化（hospital information system，HIS）、临床管理信息化（clinic information system，CIS）和局域医疗卫生服务（globe medical information service，GMIS）3 个阶段。目前我国虽然有部分医院的信息化建设作为政府的一项重要工程已启动并初见规模，但与国外发达国家相比还存在着一定的差距。

我国医院信息化建设起于 20 世纪 70 年代，直到 90 年代 HIS 才向规模化发展。HIS 主要包括管理信息系统（manage information system，MIS）、检验科信息系统（LIS）、医院影像存储传输系统（picture archiving and communication systems，PACS）、放射科信息系统（radiology information system，RIS）及办公自动化系统（office automation，OA）。我国多数医院还处于 MIS 建设和普及阶段，涉及范围较小，主要针对财务、收费、挂号、急诊和药库等，而缺乏临床系统的网络化、各种疾病的临床指导系统及床边移动工作站的建设。而在应用质量上，仅限于信息系统的使用，忽略了各个环节一致性和各系统之间的集成，影响了医院管理的整体水平和效率。另外，国内信息化系统标准化程度不高，不利于医院信息化建设的专业化和集成化。

2. 康复医学科信息化存在的问题

康复医学科信息化存在的问题如下：

（1）认识不够：有些管理人员对信息化技术认识不足，对其能否提高经济效益持怀疑态度，不愿"冒险"投资建设，致使医院信息化建设进程受阻。

（2）网络建设不到位：在设计过程中只注重网络的形式建设，技术上不到位，存在很多弊端,缺乏目的性。

(3) 缺乏跨学科人才:进行医院信息化建设仅有医学人才和计算机信息人才是不够的,还必须具有跨学科的医学信息化人才,只有如此才能够提高医院信息化建设的质量和效率,但目前这类人才非常缺乏。

(4) 缺乏高层次管理人员:进行医院信息化建设,高水平的技术人员固然重要,但科学而规范的管理更是成功实施信息化建设的关键,目前国内医院大多缺乏信息化建设的高层次管理人员。

(5) 系统集成度低:系统缺乏标准的开放式接口系统,不能满足医院信息化建设发展的需要。系统不仅要实现系统内部集成,还要实现不同医院之间、医院和疫情上报系统之间、医院和银行之间的集成,以确保患者的信息快速准确传输和信息的高度共享,全方位提高医院整体水平和工作效率。

(6) 资金不足:数字化医院是由医院业务软件、数字医疗设和计算机网络平台所组成的"三位一体"的综合信息系统,需要足够的资金作后盾,没有足够的基金,信息化建设无法深入开展。

(7) 电子签名身份无法识别:电子处方和电子病历等在医院信息化建设中已被认可,但缺乏法律依据,电子签名人身份无法得到校验,这在一定程度上影响了无纸化和无胶片化的完全实现。如当患者的主治医生不在时,其他值班医生均可代替他下医嘱,一旦产生医疗纠纷时,则无法证明该医嘱的真正签名人身份。

(8) 应用系统缺乏统一规划:鉴于自身面临的特点、环境和管理需求,不同地区、不同医院在信息化建设系统的选择上往往因地制宜,这也就造成了不同地域,甚至相同地区的不同医院之间,无法实现信息系统的互联互通。

3. 康复医学科信息化相关对策

康复医学科信息化相关对策如下:

(1) 转变观念和意识:医院管理者必须转变观念、改变意识,充分认识信息化建设对提高医院全面质量建设、实现精细化管理及做出科学决策的巨大作用,结合本院实际情况在人力和财力方面加大投入。

(2) 长远规划,分步实施:在进行医疗信息化建设时,作为医院高层人员要高瞻远瞩,不要照办照抄、盲目随从。事先要进行考察,详细了解国内外大型医院信息化建设成功的经验和失败的教训,根据自身实际,进行长远规划,分步实施,构建具有本院特点的信息化系统,所选信息化系统要具备技术上的先进型、可扩展性,避免因重复性建设造成资源浪费,影响医院信息化建设的发展进程。

(3) 加强医院信息人才队伍的建设:医院信息化建设涉及面广、专业性强,对人员素质要求较高。因此,医院应向全体员工普及信息化知识和技术,同时引进培养跨学科医学信息人才,加强医院信息人才队伍的建设,并通过全体员工的应用提高信息化服务质量、工作效率和管理水平。

(4) 人员培训要到位:人员培训是信息化系统顺利运行的保证。培训要注意细节流程,如若培训不到位,势必导致数据错误,影响系统的正常进行,严重的可能造成法律纠纷。

(5) 采用科学的数据安全机制:信息资源共享必然带来数据安全隐患。在信息化建设中要采用科学的安全控制机制,在保证数据安全的前提下实现数据共享。

(6)开展高智能办公自动化系统:对于信息化建设处于发展前沿的医院,充分利用现有的数据资源,开发高智能的支持决策系统,为医院决策管理提供可靠的依据。

(7)实现电子签名身份校验:采用数字水印技术解决电子处方、电子病历等电子签名身份校验的难题。数字水印技术是一个信息隐藏技术的重要分支,它通过采用特定算法将特定的信息,如:名称、标志、签名等嵌入载体中,在版权和身份等出现分歧时,可以通过特定算法进行信息提取,以达到证明载体所有权的目的。

(8)加强宏观指导和顶层设计:应当积极借鉴发达国家的成功经验,根据我国具体情况,以国家卫生条令条例的形式颁布实行我国的医院信息化建设的技术标准和相关要求,采取自上而下的方式规范各级卫生行政部门、执法单位及医疗机构的信息网络建设,力求达到以现行医院信息化建设为基础,构建国家医学信息网络的目的,最大限度地实现实时管理,提高应对突发公共卫生事件和卫生信息处理的效能。

4.康复医学信息化的迫切性

目前,我国大部分地区的医院在信息化、网络化方面还只是刚刚起步,即使有,也只有如门、急诊系统,住院系统等,与欧美发达国家有很大的差距。随着网络化的日益普及,以往的医院管理模式已经越来越不能适应时代发展的需要了。报表式、文字式的汇报不但使医院管理者陷在文字的海洋中,而且不靠下属的解释又难以看懂这些材料。不清楚医院的漏洞、不知道收入的比率、不能及时调整人员和资源的分配,患者挂号时间长、交费时间长、取药时间长、看病时间短的"三长一短"的问题也都长期困扰着医院。因此,进行医院信息系统建设,将医院调整到最佳运行状态成为医院管理和建设的一个重点。

数字化医院的建立,将会使中国目前"以收费为中心"的医院信息系统走向"以患者为中心"的临床信息系统,而医院则会转变为管理患者需要的服务模式。

(二)三级康复网络软件研发和操作指南

康复医学从20世纪50年代开始出现,经过数十年的发展,康复医学在中枢神经损伤(如脑卒中)、骨关节疾病功能恢复、残疾人回归社会等方面发挥了无法替代的作用。目前大部分综合性医疗机构中均设有康复医学科,康复成为社区卫生服务的6大服务之一,康复医学已经形成规模较庞大的网络结构,但康复医学仍然是我国医学发展中的短板,存在发展不均衡、人员短缺、设备不足、社区技术水平低下等问题。三级康复网络在我国往往有名无实,各级康复机构独自为政,大批患者常常因为社区康复技术水平低下和设备不足等原因没有得到系统性康复治疗,为社会、家庭、个人带来了巨大的身心负担。

满足人民群众的康复需求,解决康复网络中存在的问题,在人口老龄化、公立医院改革、卫生部三级转诊政策制订、医疗联合体建设、提倡"人人享有康复"背景下显得尤为紧迫。解决目前存在的问题,首先要从体制上建立较为完备的三级康复网络。形成三级医院指导二级医院、二级医院指导一级医院有序的康复服务三级网络,三级医院先进的康复技术能够通过此网络传递到社区的普通患者。建立统一的网络评定、诊断、康复治疗、疗效评价、反馈平台、制订双向转诊标准,让一级医院的医生能够学习上级医院的整个诊疗康复过程;康复设备的数字化、标准化;将所有适宜的推广的康复设备纳入到网络平台中,形成统一的接口和通信标准,使康复治疗、评价一体化,形成一个标准的康复信息化管理体系。

一) 三级康复网络软件研发

1. 系统架构

三级康复网络软件为 B/S(浏览器/服务器)架构,客户端通过网页与服务器进行数据交互。

2. 开发技术框架

数据中心端采用：. Net ＋ C#。

应用服务端采用：. Net ＋ C#。

客户端采用：. Net ＋ C#。

操作系统：Windows Server 2008 R2 Enterprise。

数据库采用：Windows SQL Server 2008 ＋ MySQL。

开源平台：DotNetNuke。

3. 系统架构图(图 1 - 1)

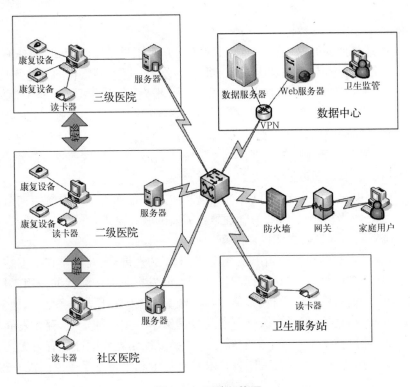

图 1 - 1　系统架构图

4. DotNetNuke

　　DotNetNuke 是一个免费、开源、可扩展、几近完美的内容管理系统。可广泛应用于商务网站、企业内网(Intranet)和外网网站、在线内容发布网站。DotNetNuke 是建立在微软 ASP. NET 平台之上的一套 Web 应用框架。DotNetNuke 是微软第一次向开源说"Yes"的里程碑。DotNetNuke 是门户网站的未来。DotNetNuke 的特色：

　　(1) 通用性：几乎可以用来构建任何 Web 应用：商务网站,企业内网/外网,在线内容发布。

　　用户友好性：其设计考虑非常周全,借助站点向导,无处不在的帮助图标等,用户能够很容易地控制项目的各个方面。

（2）多网站支持：套程序部署就可以支持多个网站。每个网站都有各自的管理员和独特页面布局。

（3）技术支持：DotNetNuke 有一个核心开发团队和国际化的支持社团。DNN 的用户组、论坛、资源网站以及专注与 DNN 技术的很多公司，全方位地提供支持和帮助。

（4）安装简单：从 Dotnetnuke. com（英文版）下载软件以后，按照安装指导的步骤，只需要几分钟就可以完成。

（5）本地化：到目前为止已经有 27 个语言包，能很轻松地把你的网站转换成几乎任何语言。语言包也是可扩展的，你可以很容易地创建自己的特色语言包。

（6）开放源代码：DNN 是免费、开放源代码项目，采用类 BSD 风格的授权方式。容许任何人按自己的想法，商业和非商业地使用 DNN。BSD 开源协议是一个给予使用者很大自由的协议。基本上使用者可以"为所欲为"，可以自由地使用，修改源代码，也可以将修改后的代码作为开源或者专有软件再发布。你只需要源代码中带有原来代码中的 BSD 协议。

（7）高扩展性：DNN 内建的功能已经足够构建一个非常复杂的内容管理系统。DNN 提供了全新的在线式功能块扩展，无论是第三方模块还你自己开发的模块，都能随时很容易地加入到正在运行的网站中。

二）三级康复网络软件安装

1. 系统要求

操作系统：Windows 2008 R2 企业版/标准版，带有 IIS 与 WCF 的功能。其他基础软件是 DotNet Framework 4.0，Sql Server Express 2008 R2，MySql 5.62。

2. 安装步骤

（1）IIS 和 WCF 功能：在安装好的 Windows 2008 R2 服务器上，安装 IIS，并开通 IIS 的非 Http 激活 WCF 功能。如图 1-2～图 1-4 所示。

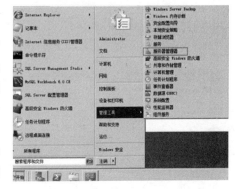

图 1-2　安装位置

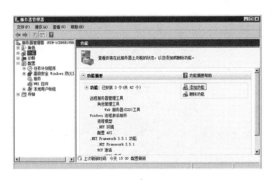

图 1-3　添加功能

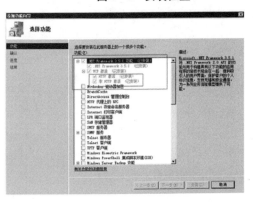

图 1-4　选择功能

（2）安装 DotNet Framework 4.0。

（3）安装 Sql Server 2008 R2 Express。

（4）安装 MySql 5.62。

MySql 安装步骤中在文中未显示的，全部按照默认步骤。选择端口和防火墙如图 1-5 所示。

选择字符集如图 1-6 所示。

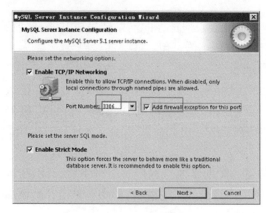

图 1-5　端口和防火墙　　　　　　　　图 1-6　选择字符集

选择包含初始化路径如图 1-7 所示。

输入 MySql 密码如图 1-8 所示。

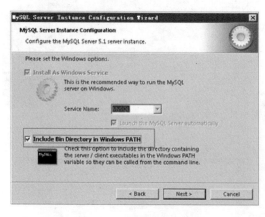

图 1-7　包含初始路径　　　　　　　　图 1-8　密码输入

（5）安装 mysql-workbench（MySql 的客户端）。

（6）安装 mysql-connector-net-6.3.5 组件。

三）三级康复网络软件操作指南

1. 管理员操作

1）系统登录

管理员及医院管理员可以系统中的账号进行登录，管理员需填写用户号和密码，填写完成后点击【登录】按钮或者回车进行登录（图 1-9）。

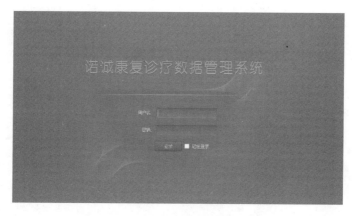

图 1-9　登录界面

登录后界面如图 1-10 所示。

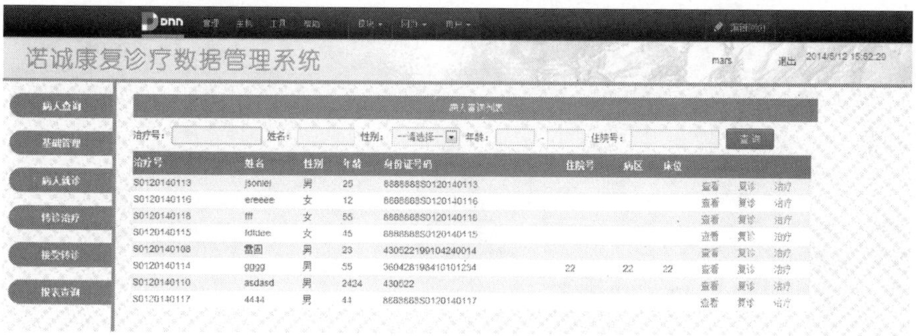

图 1-10　后台系统管理界面

2）添加用户

为系统添加用操作用户在界面上把光标移到用户上。点击添加新用户（图 1-11、图 1-12）。

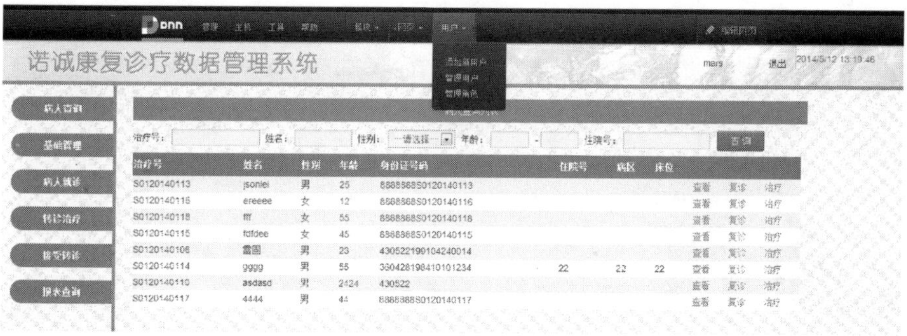

图 1-11　管理用户列表

填写用户名、显示名称、电邮地址、密码、确认密码等信息点击"添加新用户"按钮，跳转到为用户分配角色界面如图 1-13 所示。

在用户列表里也能对所有用户进行编辑和删除点击 ✎（图 1-14）。

授权管理：授权用户是否能操作本系统；

角色管理：为用户分配那种角色（系统管理员、医生、技师、基础数据管理）；

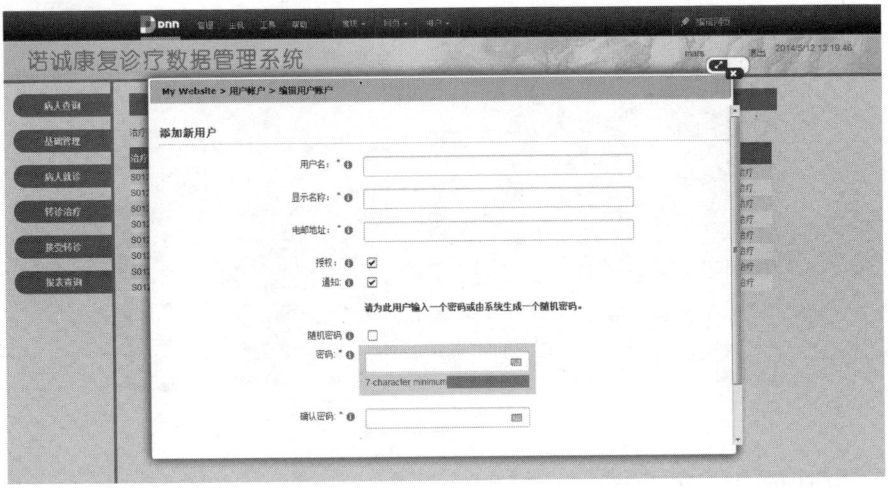

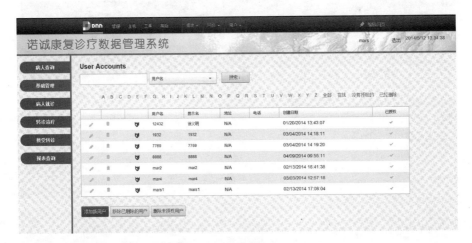

图 1-12　添加管理用户

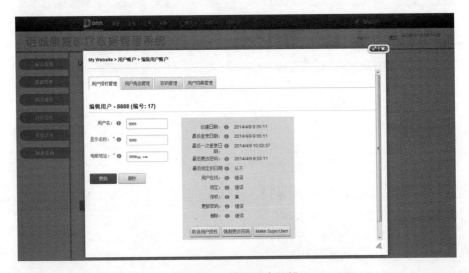

图 1-13　管理用户列表

图 1-14　管理用户编辑

密码管理：为用户进行重新设置密码；

档案管理：填写用户更多个人信息。

可以进行用户授权管理、角色管理、密码设置、档案管理等操作。

找到刚新增的用户点击 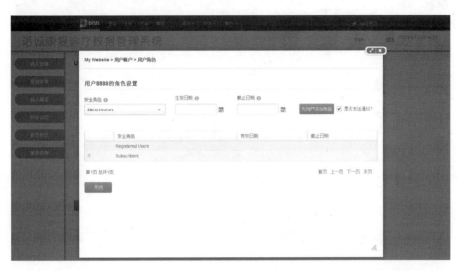 如图1-15所示。

图1-15　管理用户权限编辑

点击安全角色下拉框为本用户分配相对应的用色，可以设置该用户使用时间。点击 为用户添加角色 。如果是添加错误点击 删除弹出提示框如图1-16所示。

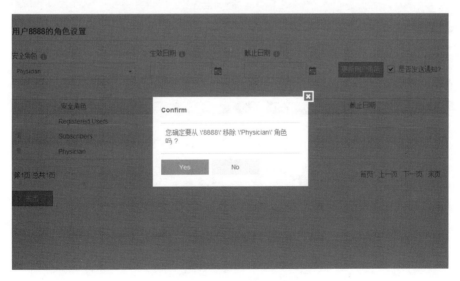

图1-16　管理用户删除

点击"Yes"。

3）基础管理

地区医院只要设置本医院的信息，其中包括"医嘱设置""用户信息"点击基础数据如图1-17所示。

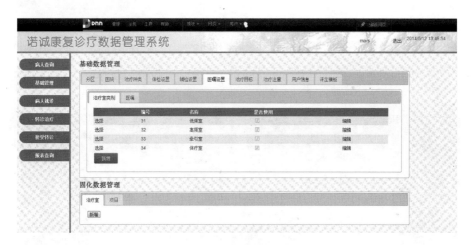

图 1-17　基础管理界面

设置治疗室类别及相关的医嘱，点击 新增 如图 1-18 所示。

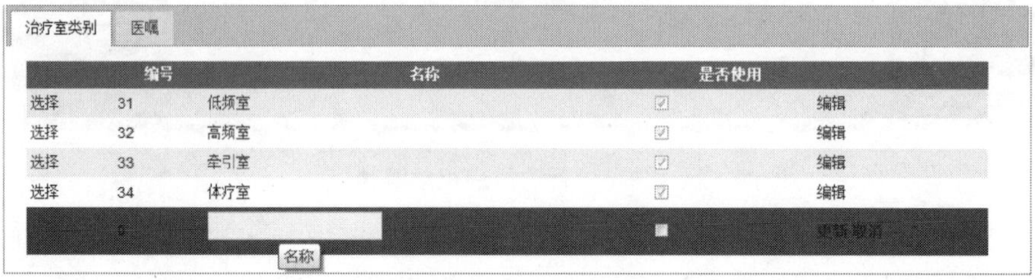

图 1-18　添加治疗室

填写名称及是否使用（是否使用是在医生和技师治疗时是否能显示该治疗室选项）点击 更新 取消 。

设置医嘱点击医嘱选项卡如图 1-19 所示。

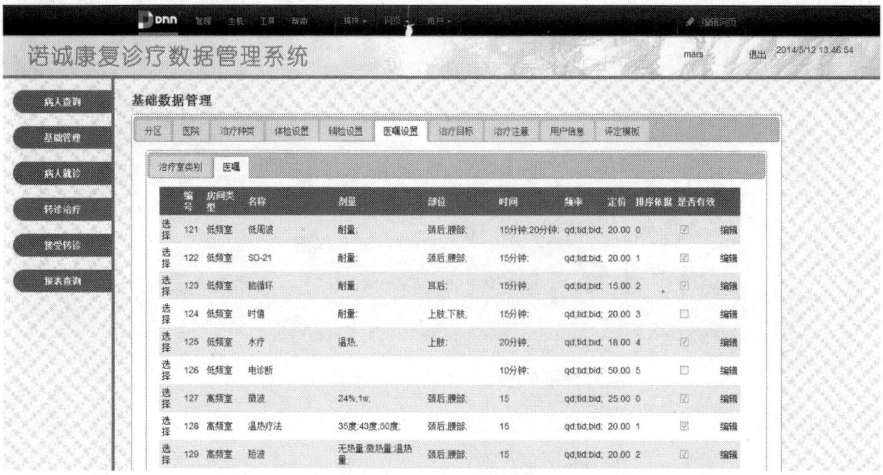

图 1-19　医嘱选项卡

点击 新增 如图 1-20 所示。

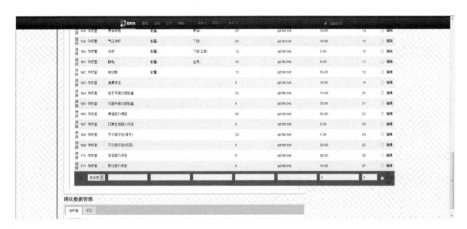

图 1 - 20　新增医嘱

填写对应的相关信息。点击 更新 取消 。

点击医院信息下载如图 1 - 21 所示。

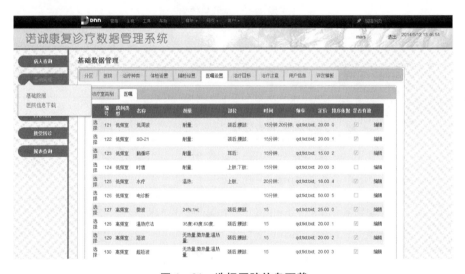

图 1 - 21　选择医院信息下载

如图 1 - 22 所示,点击 医院信息下载 从数据中心下载医院所有基础数据。

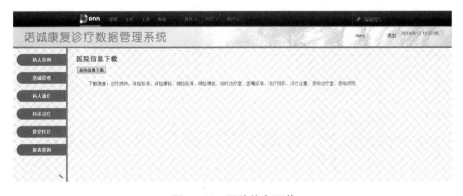

图 1 - 22　医院信息下载

用户信息如图1-23所示。

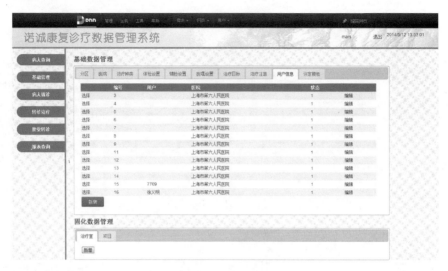

图1-23　用户信息

点击　新增　如图1-24所示。

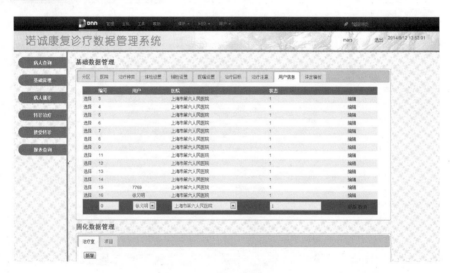

图1-24　医院用户添加

选择那一个用户属于那一家医院点击更新。

2. 医师操作

1) 用户登录

医院医生可以使用诺诚系统中的账号进行登录,医生需填写用户号和密码,填写完成后点击【登录】按钮或者回车进行登录,如图1-25所示。

系统首页展示了该医生治疗过的患者治疗信息列表。医生可以根据多个查询维度对患者信息进行查询,如图1-26所示。

2) 患者就诊

有患者到医生处就诊,医生需先填写基本信息以及治疗信息,标注＊为必填,其他的信息

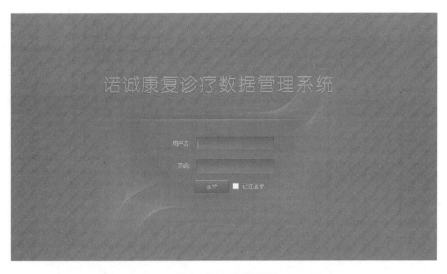

图 1 - 25　登录界面

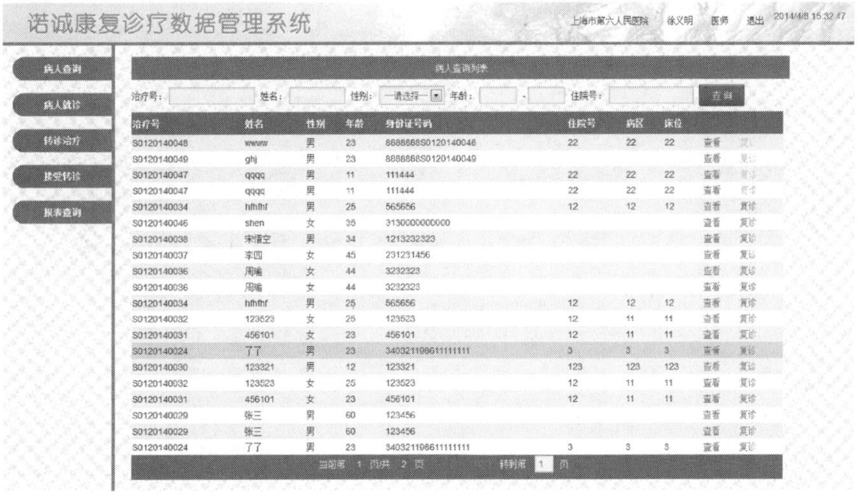

图 1 - 26　患者列表

可以选填,在未填写或未保存的情况下,是不能吩咐医嘱的。

医生可以填写患者的病史摘要,也可以点击【选择模板】选择病史摘要,如图 1 - 27 所示。

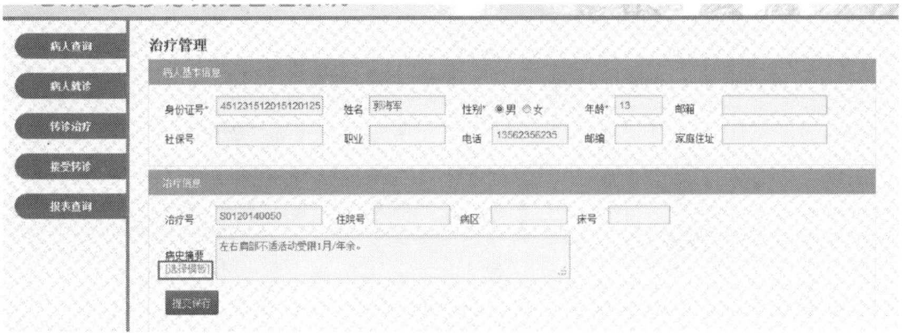

图 1 - 27　选择模板

　　点击选择模板后弹出常见的一些病史的摘要,医生可以点击一行的【复制】到患者的病史摘要中,如图1-28所示。

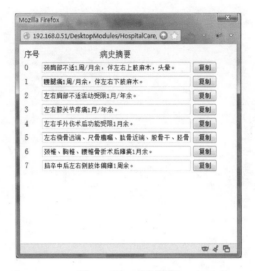

图1-28　病史摘要

填写患者信息后点击【提交保存】保存患者信息,如图1-29所示。

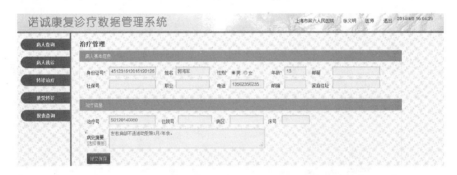

图1-29　患者信息保存

　　提交保存完患者信息后,医生需根据检查患者的疾病实际情况选择所属疾病的选项卡,填写患者体检信息,标注*为必选,其他的信息可以选填,如图1-30所示。

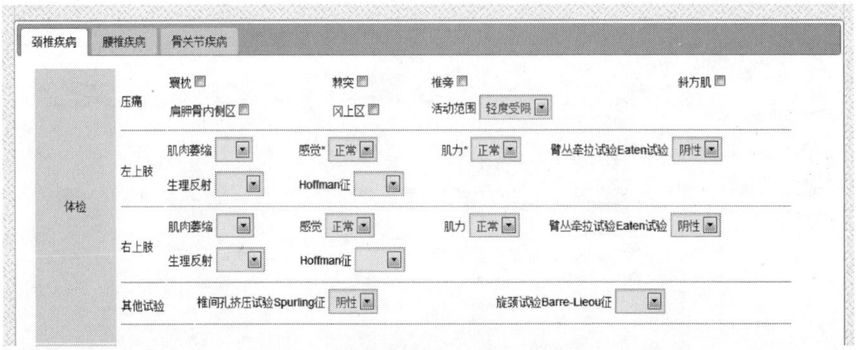

图1-30　体检选项卡

医生还可以给患者做辅助检查,必须填写其中一个辅检,否则无法进行保存,根据检查信息选择或填写辅检信息,医生可以点击【模板】选择辅检的模板,如图1-31所示。

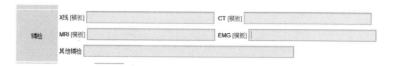

图1-31　辅检项目

点击选择模板后弹出常见的一些检查内容,医生可以点击一行的【复制】到患者检查之中,如图1-32所示。

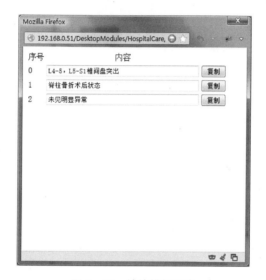

图1-32　辅检模板列表

医生可以填写根据查视患者的疼痛程度,如图1-33所示。

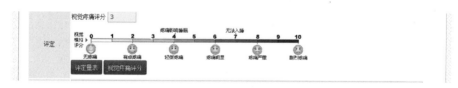

图1-33　视觉疼痛评分

医生根据患者的实际情况给出诊断,文本中有诊断的一下模板,医生必须修改诊断模板中的信息给出诊断信息,否则无法保存,如图1-34所示。

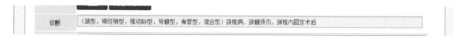

图1-34　诊断结果

医生根据总结上述所有情况给患者开出医嘱即治疗方案,根据患者的情况选择选项卡治疗室和所选项目,剂量、部位、时间、频次以及次数,医生必须在医嘱中开出至少一个项目,如图1-35所示。

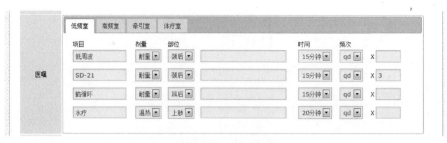

图1-35　治疗室选项卡

3）患者转诊

患者到医生处提出需要转诊治疗,医生录入患者的身份证号,如图1-36所示。

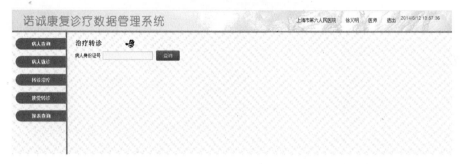

图1-36　治疗转诊

点击 [查询] 按钮如图1-37所示。

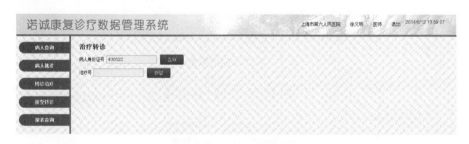

图1-37　转诊患者选择

录入治疗号点新增如图1-38所示。

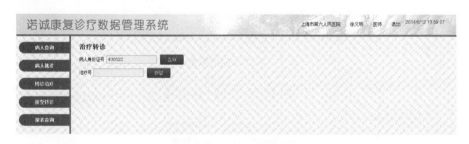

图1-38　目标医院转诊

选择所要转的目的医院点击更新 更新 取消。

医生进入进行接受其他医院转诊治疗的患者,如图1-39所示。

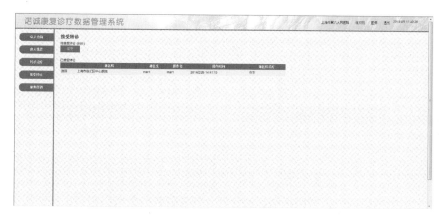

图 1 - 39 接受转诊

3. 技师操作

1) 技师登录

技师可以使用系统中的账号进行登录,技师需填写用户号和密码,填写完成后点击【登录】按钮或者回车进行登录,如图 1 - 40 所示。

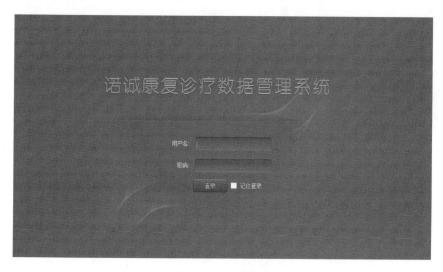

图 1 - 40 登录界面

系统首页展示了该医生治疗过的患者治疗信息列表。技师可以根据多个查询维度对患者信息进行查询,如图 1 - 41 所示。

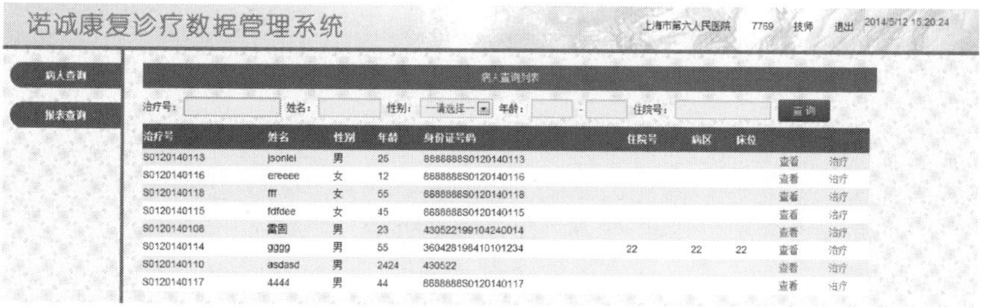

图 1 - 41 患者列表

2) 技师治疗

技师找到相对应的患者治疗信息点击治疗，如图 1-42 所示。

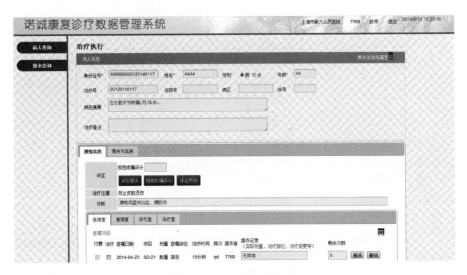

图 1-42　患者治疗信息

技师进行相关医嘱进行付费操作才能进行治疗，如图 1-43 所示。

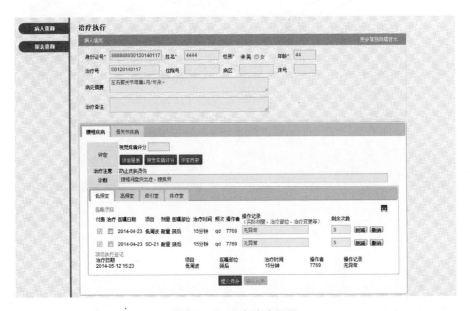

图 1-43　患者治疗记录

点击确认付费。

选择所要治疗的医嘱点击提交保存，如图 1-44 所示。

删减功能可以把相对应的医嘱减少相对应的次数。撤销功能可以反撤销对应的技师已执行的记录。

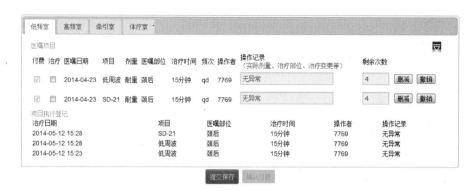

图 1-44 付费

(三) 三级康复网络配置标准

一) 三级医院康复科硬件配置标准

1. 康复评定与治疗设备

1) 功能评定与实验室检测设备

至少配备运动心肺功能及代谢功能评定设备、肌电图与临床神经电生理学检查设备、肢体功能评定设备、肌力和关节活动评定设备、平衡功能评定设备、语言评定设备、作业评定设备等。

2) 康复治疗专业设备

(1) 运动治疗：至少配备训练用垫、肋木、姿势矫正镜、平行杠、楔形板、轮椅、训练用棍、沙袋和哑铃、墙拉力器、划船器、手指训练器、股四头肌训练器、肩及前臂旋转训练器、滑轮吊环、助力平行木、电动起立床、治疗床及悬挂装置、PT凳、移位机、功率车、踏步器、助行器、骨关节训练器、训练用阶梯、训练用球、平衡训练设备、运动控制能力训练设备、功能性电刺激设备、生物反馈训练设备、减重步行训练架及专用运动平板、儿童运动训练器材等。

(2) 物理因子治疗：至少配备低频电疗设备、中频电疗设备、高频电疗设备、直流电疗设备、光疗设备、超声波治疗设备、磁治疗设备、传导热治疗设备、冷疗设备、功能性牵引治疗设备等。

(3) 作业治疗：至少配备日常生活活动作业设备、作业游戏设备、木工作业设备、黏土或橡皮泥作业设备、编制作业设备、手眼协调作业训练设备、模拟职业作业设备等。

(4) 言语治疗：至少配备录音机、言语治疗设备、吞咽治疗设备、言语治疗用具(实物、图片、卡片、记录本)、非言语交流用计算机(智能化电脑控制系统)或交流板、可单幅播放的数码录像机等。

(5) 传统康复治疗：至少配备针灸、推拿、火罐等。

(6) 康复工程：至少配备临床常用矫形器、辅助用具制作设备。

2. 信息化设备

(1) 服务器。

(2) 身份证信息读取器：身份证信息读取器采用国际上先进的 TypeB 非接触 IC 卡阅读技术，通过内嵌的专用身份证安全控制模块(SAM)，以无线传输方式与第二代居民身份证内的专用芯片进行安全认证后，将芯片内的个人信息资料读出，再通过计算机通信接口，将此信息上传至计算机。

（3）条形码扫描器：条形码扫描器作为光学、机械、电子、软件应用等技术紧密结合的高科技产品，是继键盘和鼠标之后的第三代主要的电脑输入设备。

二）社区医院康复科硬件配置标准

1. 康复治疗专业设备

（1）运动治疗：至少配备训练用垫、肋木、姿势矫正镜、训练用棍、平行杠、楔形板、轮椅、训练用棍、沙袋和哑铃、墙拉力器、划船器、股四头肌训练器、前臂旋转训练器、滑轮吊环、助力平行木、功率车、治疗床（含网架）、骨关节训练器、训练用阶梯、训练用球、踏步器、助行器、PT凳、平衡训练设备、运动控制能力训练设备、功能性电刺激设备、功能性牵引设备、儿童运动训练器材等。

（2）物理因子治疗：至少配备直流电治疗设备、低频电治疗设备、中频电治疗设备、高频电治疗设备、光疗设备、超声波治疗设备、传导热治疗设备、功能性牵引治疗设备等。

（3）作业治疗：至少配备日常生活活动作业设备、木工作业设备、黏土或橡皮泥作业设备、编制作业设备、作业游戏设备等。

（4）言语治疗：至少配备录音机或言语治疗机，言语治疗用具（实物、图片、卡片、记录本），吞咽治疗用具、非言语交流用交流板等。

（5）传统康复治疗：至少配备针灸、推拿、火罐等创痛康复设备。

2. 信息化设备

（1）服务器。

（2）身份证信息读取器：身份证信息读取器采用国际上先进的 TypeB 非接触 IC 卡阅读技术，通过内嵌的专用身份证安全控制模块（SAM），以无线传输方式与第二代居民身份证内的专用芯片进行安全认证后，将芯片内的个人信息资料读出，再通过计算机通信接口，将此信息上传至计算机。

（3）条形码扫描器：条形码扫描器作为光学、机械、电子、软件应用等技术紧密结合的高科技产品，是继键盘和鼠标之后的第三代主要的电脑输入设备。

（四）康复医学软硬件一体化

在经济全球化、社会信息化的进程中，我国医院已进入了数字化和信息化时代，大型的数字化康复医疗设备将在医院中使用，各种医院管理信息系统和医疗康复信息系统也在积极跟进直至普及。医院康复医疗信息化将使医院工作流程发生改变和创新，并使康复医疗能在神经内、外科、骨科、心内科等相关临床科室全面开展。数字化康复医学设备及设备终端是康复医疗信息化的特殊载体。要充分利用信息技术、生物信息学、网络通信、物联网、云计算等领域的最新进展，积极推进医学影像技术与手术规划、放射治疗、导航定位、医用机器人等技术的结合，加快发展数字化医疗、移动医疗、远程诊疗等新型服务技术。信息化与康复评定设备和仪器的有机结合将实现各级康复医疗机构康复治疗和评估的客观化、统一化和规范化。通过实现康复医学软硬件一体化，医院康复科能为患者提供康复治疗信息和管理信息的收集、存储、处理、提取和数据交换。

（周　铜　高志军）

二、常见疾病康复医学转诊标准和操作流程

康复医学诊疗的疾病中骨关节疾病和神经科疾病占很大比例，骨关节疾病中颈椎病、腰椎

间盘突出症、骨关节炎又在老年人中占很大比例。同时,神经科疾病中代表疾病为脑卒中,因此本项目将骨关节疾病中的颈椎病、腰椎间盘突出症、骨关节炎和神经科疾病中脑卒中确定为主要实施转诊的疾病对象,实施三级转诊。

对于某一种疾病而言,执行转诊时就需要拟定不同级别医院间的转诊标准,参照卫生部2013年4月下发的《关于印发脑卒中等8个常见病种(手术)康复医疗双向转诊标准(试行)的通知》,本项目将颈椎病、腰椎间盘突出症、骨关节炎3种疾病进行按程度分级治疗,疾病轻度时在社区或家庭中治疗,中度时在二级医院治疗,重度时在三级医院或康复专科医院治疗;本书将脑卒中先进行分期,在原有的急性期、稳定期、缓解期的基础上再分为轻度、中度、重度3个等级,根据情况施行三级康复转诊(具体见下述转诊标准)。在转诊时,依托"诺诚康复诊疗数据系统",将患者的资料随三级转诊的执行在各级医院间传递和共享。一方面避免了患者的重复检查和评定,节省了患者的医疗费用支出,另一方面通过数据共享实现患者的跟踪随访,使患者实现系统的康复治疗,使其达到疗效最大化。

(一)常见疾病康复医学转诊标准

下面将分别阐述4种疾病的诊断标准、分级标准以及转诊标准,该标准经过上海市康复医学专家委员会的审订。该专家委员会委员来自上海市康复医学质控中心、上海市康复医学会、上海交通大学附属瑞金医院、复旦大学附属中山医院、复旦大学附属华东医院、上海交通大学附属第六人民医院、上海中医药大学附属龙华医院、徐汇区中心医院和徐汇区大华医院,该标准审订通过后执行。

双向转诊原则:疾病急性期和重度时在三级医院诊疗,疾病稳定期和中度时在二级医院诊疗,恢复期和轻度在社区医院或家庭中诊疗。患者患多种疾病时按最严重疾病执行转诊。

一)颈椎病

1. 诊断标准

依据《全国第二届颈椎病专题座谈会纪要》,参考国家中医药管理局1994年颁布的《中医病症诊断疗效标准》:

① 颈、肩、背疼痛,头痛头晕,颈部板硬,上肢麻木等症状;② 20～70岁;③ 体征:颈部活动受限,棘突压痛,压顶试验阳性,臂丛牵拉试验阳性等;④ 影像学表现:生理曲度变直,椎间隙变窄,骨质增生或项韧带钙化、椎间孔变小、椎间盘突出等;⑤ 排除颈部感染、肿瘤、骨折、强直性脊柱炎等其他疾病引起的颈部症状。

2. 分级

颈椎病分级如表1-1所示。

表 1-1 颈 椎 病 分 级

颈椎病分级	轻度	● 颈型:休息后可以改善的神经根型、椎动脉型 ● 影像学表现:颈椎曲度改变、轻度退变
	中度	● 一般治疗不能改善的颈型、神经根型和椎动脉型;交感神经型 ● 影像学表现:椎间孔或椎间隙明显狭窄、椎体不稳、椎间盘突出
	重度	● 治疗后不能改善的颈型、神经根型、椎动脉型;脊髓型 ● 影像学表现:椎间孔或椎间隙明显狭窄,椎间盘突出,脊髓或神经根受压,脊髓变性,终板炎等

3. 转诊标准

(1) 转到二级医院标准：颈椎病处于中等程度。

(2) 转到一级医院标准：颈椎病处于轻度。

(3) 转到三级医院标准：颈椎病处于重度。

二) 腰椎间盘突出症

1. 诊断标准

依据国家中医药管理局 1994 年颁布的《中医病症诊断疗效标准》腰椎间盘突出症的诊断标准：

① 腰部外伤史、慢性劳损或受寒湿史，大部分患者前有慢性腰痛史；② 腰痛向臀部及下肢放射或脊柱侧弯，腰生理弓度消失，部分患者有腰活动受限；③ 直腿抬高实验阳性；④ 腰椎 CT 及 MRI 检查提示：腰椎间盘突出、膨出。

2. 分级

腰椎间盘突出症分级如表 1-2 所示。

表 1-2　腰椎间盘突出症分级

腰椎间盘突出症分级	轻度	● 仅有腰部酸痛或不适，无下肢麻木、胀痛、间歇性跛行等症状。体检椎旁肌肉可有轻压痛，X线表现正常或有轻度退变表现。MRI检查提示腰椎间盘膨隆。 ● NRS 1~3，ODI ＜24％，JOA ≥16
	中度	● 除有腰部酸痛不适外，或还伴有双下肢麻木、胀痛、放射痛、腰部活动范围有时受限。体格检查中可发现腰椎旁压痛和下肢感觉减退等表现，直腿抬高实验、股神经牵拉实验可阳性。X线检查表现为腰椎明显退变(间隙变窄、轻度滑脱等)，CT/MRI检查发现腰椎间盘轻度突出、神经根部分受压、腰椎不稳等表现 ● NRS 4~7分，ODI 25％~50％，JOA 10~15
	重度	● 腰部酸痛及伴随症状严重，下肢大范围麻木，肌肉萎缩，双下肢乏力，甚者无法行走。体检可发现下肢感觉减退、肌力下降、生理反射减退、引出病理反射。MRI/CT检查表现为脊髓、马尾受压，或神经根严重受压，椎管狭窄、椎体滑脱等。 ● NRS 8~10分，ODI ≥51％，JOA＜10

注：NRS：疼痛数字评分量表；ODI：Oswestry 下腰痛功能障碍评分；JOA：日本骨科协会下腰痛评分系统。

3. 转诊标准

(1) 转到二级医院标准：腰椎间盘突出症处于中等程度。

(2) 转到一级医院标准：腰椎间盘突出症处于轻度。

(3) 转到三级医院标准：腰椎间盘突出症处于重度。

三) 骨关节炎

1. 诊断标准(以膝骨关节炎为例)

依据 1983 年美国风湿病学会修订的骨关节炎临床诊断标准(2007 年版《骨关节炎诊治指南》)：

① 前 1 个月大多数时间有膝痛；② X 线检查示关节间隙变窄，软骨下骨硬化或囊性变，关节边缘骨赘；③ 关节液(至少 2 次)清亮、黏稠，WBC＜$2×10^9$ 个/L；④ 年龄≥40 岁；⑤ 晨僵＜30 min；⑥ 关节活动时有骨响声。

满足①+②条或①+③+⑤+⑥条或①+④+⑤+⑥条者，可诊断膝骨关节炎。

2. 分级

膝关节炎分级如表 1-3 所示。

表 1-3　膝关节炎分级

膝关节炎分级	轻度	● 膝关节疼痛评分 NRS≤3 分,对日常平地行走影响较小,膝关节体检无压痛或轻度压痛 ● X 线检查提示轻度骨性肥大或增生。MRI 检查可见关节内积液,未发现软骨面破坏
	中度	● 膝关节疼痛评分 NRS 4~7 分,关节有轻度肿胀和压痛,能独立步行 ● X 线检查提示中度增生肥大,MRI 检查发现软骨面有破坏,关节内积液,半月板变性
	重度	● 膝关节疼痛评分 NRS>7 分,关节肿胀明显,压痛明显,可伴有关节畸形,行走不便 ● X 线检查提示关节严重增生、肥大、成角。MRI 检查发现关节软骨面严重破坏,关节内积液

3. 转诊标准

(1) 转到二级医院标准:膝骨关节炎处于中等程度。

(2) 转到一级医院标准:膝骨关节炎处于轻度。

(3) 转到三级医院标准:膝骨关节炎处于重度。

四) 脑卒中

与骨关节疾病相比,脑卒中具有特殊性,不能完全按轻度、中度、重度进行分级,所以本书先将脑卒中按照传统分期,分为急性期、稳定期、恢复期,再将每一个时期的脑卒中分为轻度、中度和重度 3 个等级。

1. 诊断标准

1) 脑梗死

A. 脑血栓形成

① 患者多为中老年人,多有高血压病及动脉粥样硬化;② 发病前可有短暂性脑缺血(TIA)发作 TIA 前驱症状如肢体麻木、无力等;③ 安静休息时发病较多,常在睡醒后出现症状;④ 症状多在几小时或更长时间内逐渐加重;⑤ 多数患者意识清楚,而偏瘫、失语等神经系统局灶体征明显;⑥ CT 检查早期多正常,24~48 h 后出现低密度灶。颅脑 MRI 检查显示早期缺血性梗死,对小脑及脑干梗死检出率较高。

B. 脑栓塞

① 患者多为青壮年,有心脏病或有明显的动脉粥样硬化(栓子来源);② 多在活动中突然发病,数秒至数分钟达高峰;③ 突然偏瘫,一过性意识障碍可伴有抽搐发作或有其他部位栓塞,具有明显的神经系统局限体征;④ 对临床症状像脑栓塞又无心脏病患者,应注意查找非心源性栓子来源,以明确诊断;⑤ 心电图检查应作为常规检查,头颅 CT 扫描在发病 24~48 h 后可见低密度梗死灶,MRI 检查能更早发现梗死灶,对脑干及小脑扫描明显优于 CT 检查。

C. 腔隙性梗死

① 患者多为中老年人,常伴高血压;② 起病突然,急性发病,多在白天活动中发病;③ 临床表现多样,症状较轻,体征单一,预后好;④ 无头痛、呕吐、意识障碍及高级神经功能障碍;⑤ 头颅 CT/MRI 检查有助于诊断。

D. 分水岭脑梗死

① 患者多为中老年人,有高血压病史或动脉粥样硬化病史,颈部或颅内血管存在一定程

度的狭窄;② 发病前有血压下降或血容量不足的表现;③ 有局灶性神经功能缺损;④ CT 或 MRI 检查可见楔形或带状梗死灶。

2) 脑出血

① 多见于中年以上,男性略多,伴有高血压病史者;② 多有情绪激动、劳累、饮酒、用力排便等诱因;③ 突然起病,进展迅速,有不同程度的意识障碍及头痛、呕吐等颅内压增高症状,有偏瘫、失语等脑局灶体征;④ 小量出血与脑梗死相似,重症脑梗死可出现明显高颅内压症状甚至脑疝,又与脑出血难以鉴别,需靠 CT 检查以助诊断;⑤ 腰穿脑脊液检查多含血且压力较高。

3) 蛛网膜下隙出血

① 起病多急骤,有突然剧烈头痛、恶心呕吐,脑膜刺激征阳性的患者,应高度怀疑本病;② 脑脊液呈均匀一致血性,压力增高,基本上可诊断;③ 眼底检查发现玻璃体膜下出血有助诊断;④ 多数意识清楚,但可有嗜睡,精神症状重者亦可迅速昏迷,多无神经系局限体征,但可有一侧动眼神经麻痹,偶有肢体轻瘫;⑤ 如诊断可疑,可做 CT 检查或腰穿脑脊液检查以助确诊。

4) 未分类脑卒中

根据临床表现可以确定为脑卒中,但客观上不易区别分类者(病情又不允许或无条件做特殊检查)。

5) 诊断脑卒中需排除的疾病

若患者的临床表现是由下列疾病所致,则不认为是脑卒中:

① 严重的颅(脑)外伤;② 肿瘤,如:原发性或转移性中枢神经系统肿瘤(恶性或良性);③ 代谢障碍或体液与电解质紊乱所致的昏迷,如:糖尿病、低血糖、癫痫、低血容量、中毒、药物过量、尿毒症或肝脏疾病所致者;④ 颅神经炎,如面神经炎的周围性面瘫等;⑤ 中枢神经系统感染:脑脓肿、肉芽肿、脑膜炎、脑炎及其他任何累及脑与脑膜的感染均不属卒中。

2. 分期分级

1) 急性期

急性期分级为表 1-4 所示。

表 1-4　脑卒中急性期分级

急性期	● 脑卒中急性发作 1~2 周内 ● 出现颅内活动性出血或进行性脑水肿 ● 合并严重肺部感染、泌尿道感染、败血症或重度压疮等 ● 出现意识障碍或功能障碍加重 ● 出现各种重要脏器严重合并症或多器官功能衰竭 ● 出现严重的心理-精神障碍,需转至精神科或精神专科医院治疗	轻度	● 生命体征稳定、意识清、神经系统症状不再进展 >48~72 h,ADL 评定>40 分,无各类并发症
		中度	● 生命体征稳定、意识基本清晰、神经系统症状不再进展>48~72 h,ADL 评定>40 分,但有较轻的并发症伴随或并发症刚控制
		重度	● 发病 48~72 h 内,或神经系统症状仍在进展,或生命体征不稳定、意识不清,或有各类未控制的并发症伴随

2) 稳定期

稳定期分级为表 1-5 所示。

表 1-5 脑卒中稳定期分级

稳定期	● 脑卒中发病急性期过后、生命体征平稳、神经科专科处理结束 ● 脑卒中相关临床实验室检查指标基本正常或平稳,接受系统康复诊疗后仍存在中、重度的功能障碍 ● 有并发症或合并症,如意识或认知障碍、气管切开状态(无明显感染)、急性心肌梗死(稳定期)、吞咽障碍等,需继续住院康复治疗	轻度	● 脑卒中发病急性期过后、生命体征平稳,意识清,ADL 评定＞60 分,无各类并发症
		中度	● 脑卒中发病急性期过后、生命体征平稳,意识基本清晰,ADL 评定＞40 分,无各类并发症
		重度	● 脑卒中发病急性期过后、生命体征平稳,意识欠清或不清,ADL 评定＜40 分,或伴有不同程度的并发症存在

注：ADL：日常生活能力评分。

3）恢复期

恢复期分级如表 1-6 所示。

表 1-6 脑卒中恢复期分级

恢复期	● 脑卒中发病 1 月以上、生命体征平稳,相关临床实验室检查指标正常 ● 没有需要住院治疗的并发症或合并症,存在轻度功能障碍、无须住院康复治疗,可进行社区康复或居家康复	轻度	● 脑卒中进入恢复期、生命体征平稳,意识清,ADL 评定＞60 分
		中度	● 脑卒中进入恢复期、生命体征平稳,意识基本清晰,ADL 评定＞40 分
		重度	● 脑卒中进入恢复期、生命体征平稳,伴有不同程度的认知障碍,或 ADL 评定＜40 分,或伴有需积极治疗的基础疾病/不同程度的并发症

3. 转诊标准

（1）转到二级医院标准：脑卒中发病后进入稳定期需继续住院治疗与康复,或恢复期功能障碍处于中、重度。

（2）转到一级医院标准：脑卒中发病后进入稳定期(功能障碍为轻度且无继续住院治疗与康复需要)或恢复期经治疗后功能障碍改善至轻度。

（3）转到三级医院标准：脑卒中再发或康复期间出现严重的并发症、基础疾病或脏器功能衰竭。

（二）三级康复转诊操作流程

当有患者需要进行转诊时,一般由经治医师提出,副高以上医师同意后转出,患者经过各种途径运送到转入医院,患者的康复诊疗信息也同时由上次经治医院从康复诊疗数据管理系统转出,患者到达转入医院后,提交转诊单,转入医院由值班医师接待,安排床位,从康复诊疗数据管理系统转入,进行再评估,确定新治疗方案,具体转诊流程如图 1-45 所示。

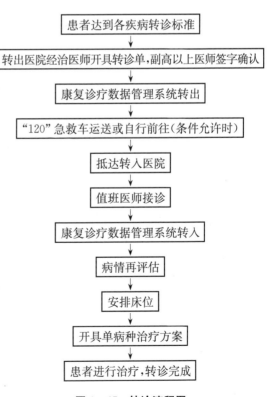

图 1-45 转诊流程图

转诊过程中,应注意患者的转运安全性,转诊前,要提前联系转入医院,询问其床位空置情况,避免患者转入后无法安排的情况。

三、三级康复网络体制建设

三级康复网络体制建设是指通过一系列制度性的建设形成固定的工作模式,依托此模式实现三级康复网络的运行,通过体制建设实现项目的目标,让居民受益,让基层康复医疗工作者受益。下面以上海市徐汇区三级康复网络体制建设为例作介绍。

1. 各单位组织分工

参与三级康复网络体制建设的单位繁多,不但有行政领导单位,也有科研教育单位,还有各级医疗结构,因此,确定其各自的职责和任务就显得尤为重要,在项目进行初期,项目组制定了项目组织分工(图1-46)。从图中可以看出,上海市徐汇区的这个项目徐汇区各级医疗机构都有参与,各级机构间无间的配合是项目成功的必要条件,所以,上海市徐汇区的这个项目

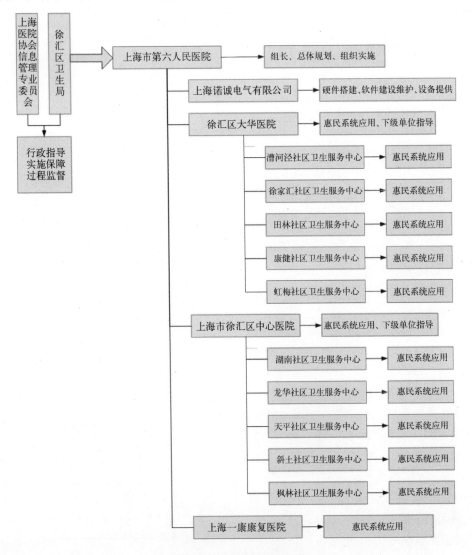

图1-46　各单位组织分工

将徐汇区卫生与计划生育委员会邀请进来,进行项目的监督和实施指导,从实施经过来看,上级行政单位对项目的支持非常重要,能够解决很多实际问题。

2. 医师、治疗师技能培训

项目对上海市徐汇区3家二级医院、13家社区卫生服务中心及其下属的近70个卫生服务站的进行康复诊疗的医师、治疗师进行了技能培训,培训的组织依托单位为徐汇区医学会,培训的人员包括:各单位康复科主任1人,康复科医生1人,康复科治疗师1人;各社区卫生服务中心所有团队长、各卫生服务站(西医)医师1人。培训通知由徐汇区医学会统一下发,培训的目的是推行统一的4个病种的诊断、治疗和评价标准,让徐汇区所有进行康复诊疗的医师了解到本项目的重要性和意义,让他们了解三级康复网络的架构、自身的位置以及如何操作。培训共进行了13次培训合计39个学时,根据学员参加情况授予Ⅱ类学分。高级职称授课率达70%,参加人员合计达900人次,培训结束后,通过基本知识书面考试的方式进行了考核(表1-7)。

表1-7　三级康复网络技能培训课程表

课次	日　期	时　　间	内　　容
1	11月29日 周五	13:00~14:30 14:45~16:15	徐汇区三级康复网络建设的重要性及内涵 三级康复网络建设实施路线图及具体措施
2	12月3日 周二	13:00~14:30 14:45~16:15	颈椎解剖学基础 颈椎病发病机制、诊断、读片
3	12月6日 周五	13:00~14:30 14:45~16:15	颈椎病康复治疗和预防标准化方案(1) 颈椎病康复治疗和预防标准化方案(2)
4	12月10日 周二	13:00~14:30 14:45~16:15	肌电图在颈椎病诊疗中的应用 颈椎病治疗实践操作、疑难解答
5	12月12日 周四	13:00~14:30 14:45~16:15	腰椎解剖学基础 腰椎间盘突出症发病机制、诊断、读片
6	12月17日 周二	13:00~14:30 14:45~16:15	腰椎间盘突出症康复治疗和预防标准化(1) 腰椎间盘突出症康复治疗和预防标准化(2)
7	12月20日 周五	13:00~14:30 14:45~16:15	腰椎间盘突出症治疗实践操作 腰椎间盘突出症治疗疑难解答
8	12月24日 周二	13:00~14:30 14:45~16:15	颅脑功能解剖与定位诊断 脑卒中发病机制、诊断和鉴别诊断
9	12月27日 周五	13:00~14:30 14:45~16:15	脑卒中急性期、稳定期康复治疗 脑卒中恢复期康复治疗
10	12月30日 周一	13:00~14:30 14:45~16:15	脑卒中的预防措施标准化 脑卒中康复治疗实践、疑难解答
11	1月7日 周二	13:00~14:30 14:45~16:15	骨关节炎基础 骨关节炎诊断和鉴别诊断
12	1月10日 周五	13:00~14:30 14:45~16:15	骨关节炎康复治疗和预防标准化 骨关节炎康复治疗实践操作、疑难解答
13	1月14日 周二	13:00~14:30 14:45~16:15	常见疾病三级康复网络实施计划和任务分配 现场考核

　　表1-8为三级康复网络技能培训考核试卷。图1-47为白跃宏教授首次培训图景,图1-48为培训现场。

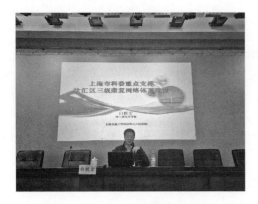

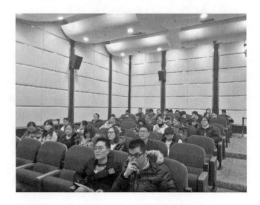

图1-47　白跃宏教授首次培训　　　　　　　　**图1-48　培训现场**

表1-8　三级康复网络技能培训考核试卷

"徐汇区三级康复网络建设及应用示范"技能培训
考核试题

姓名:_____　　　单位:_____　　　得分:_____

一、单选题(5×12=60分)

1. 颈神经根共有几对:
　　A. 6对　　　　　B. 7对　　　　　C. 8对　　　　　D. 9对　　　　　E. 12对

2. 连接椎弓板并协助围成椎管的主要韧带是:
　　A. 后纵韧带　　　B. 棘间韧带　　　C. 黄韧带　　　D. 前纵韧带
　　E. 横突间韧带

3. 与坐位相比,站位时腰部椎间盘受力相对减小,主要原因是:
　　A. 脊柱力线变化　　B. 坐位腹压减小　　C. 坐位腹压增大　　D. 坐位时多前屈
　　E. 无特殊原因

4. 骨关节炎主要的病变过程为:
　　A. 关节边缘和软骨下骨反应性增生→软骨下骨硬化→关节软骨变性→破坏
　　B. 软骨下骨硬化→关节边缘和软骨下骨反应性增生→关节软骨变性→破坏
　　C. 关节软骨变性→破坏→关节边缘和软骨下骨反应性增生→软骨下骨硬化
　　D. 关节软骨变性→破坏→软骨下骨硬化→关节边缘和软骨下骨反应性增生
　　E. 关节软骨变性→软骨下骨硬化→破坏→关节边缘和软骨下骨反应性增生

5. 关于臂丛的分支和组成正确的是:
　　A. 3干2股4束　　B. 5根4干3股　　C. 3干2股3束　　D. 5根3干3股
　　E. 3股2束3干

6. 鉴别中枢性与周围性瘫痪最有意义的体征是?
　　A. 瘫痪程度分级及范围大小　　　　　B. 有无肌肉萎缩
　　C. 肌张力增高或减低　　　　　　　　D. 腱反射亢进或消失
　　E. 有无病理反射

7. 按照本项目要求,下列颈椎病中为重度的是:
　　A. 休息后可以改善的神经根型
　　B. 影像学表现为颈椎轻度退变
　　C. 影像学表现为颈椎间盘突出,未压迫脊髓
　　D. 脊髓型颈椎病
　　E. 颈痛伴左上肢放射痛

（续 表）

8. 按本项目要求,中度腰椎间盘突出症应在哪一级医院治疗:
   A. 家庭 　　　　B. 卫生服务站 　　　C. 社区医院 　　D. 二级医院 　　E. 三级医院
9. 按本项目要求,腰椎间盘突出症重度的 JOA 评分是:
   A. ≥16 　　　　B. 10～15 　　　C. 8～10 　　D. ≥51% 　　E. ＜10%
10. 按本项目要求,中度膝骨关节炎的影像学表现为:
    A. MRI 检查可以发现软骨面有破坏,关节内积液,半月板变性
    B. X 线检查提示轻度骨性肥大或增生
    C. MRI 检查可见关节内积液,未发现软骨面破坏
    D. X 线检查提示关节严重增生、肥大、成角
    E. MRI 检查发现关节软骨面严重破坏,关节积液
11. 按本项目要求,脑卒中急性期轻度是指:
    A. 生命体征稳定、意识清、神经系统症状不再进展＞48～72 h
    B. 生命体征稳定、意识清、神经系统症状不再进展＞48～72 h、ADL 评定＞40 分,无各类并发症
    C. 发病 48～72 h 内,或神经系统症状仍在进展
    D. 脑卒中发病后、生命体征平稳,意识清,ADL 评定＞60 分,无各类并发症
    E. 脑卒中急性发作 1～2 周内
12. 按照本项目要求,脑卒中恢复期是发病后:
    A. 2 周以上 　　　　B. 1 个月以上 　　　C. 3 个月以上 　　D. 6 个月以上 　　E. 1 年以上

二、多选题(5×8＝40 分)

13. 腰椎间盘的作用主要包括:
    A. 连接上下椎体 　　　　　　　　　　B. 保持脊柱腰段的高度
    C. 维持脊柱腰段的生理曲线 　　　　　D. 使椎体表面承受相同的压力
    E. 缓冲减震作用
14. 关于大脑半球功能正确的有:
    A. 左侧大脑半球:语言能力、数学和逻辑 　　B. 右侧大脑半球:视空间技巧
    C. 右侧大脑半球:面部表情的理解 　　　　　D. 右侧大脑半球:直觉、情绪、艺术和音乐技巧
    E. 两侧大脑半球分别控制同侧身体的运动
15. 颅内关于神经核团的作用正确的有:
    A. 基底前脑核团(隔区)——与记忆有关 　　B. 基底神经节——与运动的控制有关
    C. 屏状核——功能不清楚 　　　　　　　　　D. 基底神经节——与感觉的传入有关
    E. 杏仁核——边缘系统的一部分
16. 下列情况哪些属于脑卒中的稳定期:
    A. 脑卒中发病急性期过后、生命体征平稳
    B. 神经科专科处理结束
    C. 脑卒中相关临床实验室检查指标基本正常或平稳
    D. 接受早期系统康复诊疗后仍存在中、重度的功能障碍
    E. 脑卒中发病 1 个月以上、生命体征平稳,相关临床实验室检查指标正常
17. 关于脑卒中转诊标准中正确的是:
    A. 转到三级医院标准:脑卒中再发,或康复期间出现严重的并发症
    B. 转到二级医院标准:脑卒中发病后进入稳定期需继续住院治疗与康复
    C. 转到二级医院标准:恢复期功能障碍处于中、重度
    D. 转到一级医院标准:脑卒中恢复期经治疗后功能障碍改善至轻度
    E. 转到一级医院标准:脑卒中稳定器中度功能障碍
18. 项目第一阶段主要内容有:
    A. 民意调查 　　　　　　　　　　B. 软件需求调研
    C. 软件编写 　　　　　　　　　　D. 技能培训
    E. 网络搭建

（续　表）

19. 项目第二阶段的工作安排有：	
A. 软件安装与联网	B. 卫计委同意购置缺少的硬件设备
C. 专家坐诊	D. 专家查房
E. 居民康复知识讲座	
20. 项目第三阶段的工作内容有：	
A. 民意再调查	B. 软硬件系统顺利运行
C. 适宜技术推广应用	D. 覆盖徐汇区所有社区医院
E. 技能培训	

考核结果：参加考试 80 人，交卷率 100%，最低分 65 分，最高分 100 分，平均分 86.6 分。从考核结果看，已经达到预期的效果。

3. 专家坐诊和查房

为了提高下级医院医师和技师的实际水平，理论的培训往往不够，课题组组织三级医院专家到二级医院坐诊和查房，组织二级医院专家到一级医院坐诊和查房，运行中，我们发现，专家坐诊和专家查房往往存在制度瓶颈，有些社区卫生服务中心并无康复医学专科门诊，而有些社区并无康复医学科专科病房，只有部分社区卫生服务中心具有可以操作的条件。因此，根据实际情况，我们对有条件的社区卫生服务中心进行了专家坐诊和查房，接受查房和坐诊的社区卫生服务中心必须安排专人跟诊和接待，一般 1 次/2 周，很多医师反馈，现场的查房和坐诊比理论学习更有收获。

4. 双向转诊制度

三级康复网络的核心是进行双向转诊，患者能够享受完善的三级康复服务。本项目以诺诚康复诊疗数据管理系统软件为平台，以 4 个病种的转诊标准为准则，制定了双向转诊制度。转诊的流程如前所述，转诊的过程主要为某一患者从重度到中度，再到轻度，患者在三级康复网络中都有去处，实现了无缝衔接，都得到了很好的康复服务。少数患者如脑卒中复发，从一级医院再转入三级医院，但因为是通过三级康复网络进行，转诊过程更为顺畅，保障了患者的生命安全，并且患者在再发病期间获得了更好的康复服务，患者的功能得到最大化恢复，减少了社会和家庭的压力。

四、三级康复网络体系建设实施路线图

为了更好地完成本次惠民计划，课题组制定了详细的"三级康复网络体系建设实施路线图"（图 1-49），并且每一个阶段具有时间节点和任务目标。

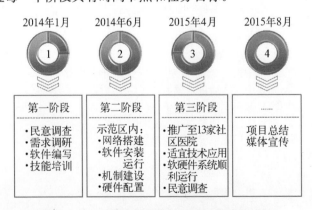

图 1-49　三级康复网络体系建设实施路线图

从图中可以看出,项目组将建设任务分为 3 个阶段,第一阶段需要完成民意基线调查、软件需求调研后开始软件编写、徐汇区康复医师和技师的技能培训,这几部分内容在 2014 年 1 月份前完成。实际操作中,软件编写是在原有软件的基础上根据需求调研进行改良。由于临床医师工作忙,需求调研部分花了大量的时间,使软件编写完成推迟到了 2 月份。

第二阶段在拟定的示范区内连接上海市第六人民医院与示范区内的 2 家二甲医院和 4 家社区卫生服务中心,网络搭建后使 7 家单位间可以互相访问康复数据;紧接着进行康复信息软件的安装,进行合理配置;同时,对 7 家医院的硬件设备进行调查,徐汇区卫生与计划生育委员会购置三级康复网络建设缺失的康复硬件设备,至第二阶段中期完成硬件配置;同期,开始三级康复网络机制建设,上级医院到下级医院查房、坐诊,开展 4 个病种的居民康复知识健康讲座。本阶段几部分内容在 2014 年 6 月底前完成。在实际操作中,全部按照预期完成工作。

第三阶段开始于 2014 年 7 月,此时将徐汇区 13 家社区卫生服务中心和 3 家二甲医院全部纳入项目运行,开展与第二阶段相同的机制建设,同时还将骨关节疾病的适宜康复技术和脑卒中康复适宜技术进行社区推广,到 2015 年 3 月,开展项目的终期民意调查,至 2015 年 4 月,完成上述任务。

五、常见疾病社区居民康复教育

为了使居民获得更多的常见疾病康复知识,项目在第二阶段和第三阶段开始对上海市徐汇区居民开展颈椎病、腰椎间盘突出症、骨关节炎、脑卒中 4 个病种的基础知识和家庭预防方法教育。

项目第二阶段,在 4 个社区卫生服务中心包括长桥社区卫生服务中心、天平社区卫生服务中心、徐家汇社区卫生服务中心、凌云社区卫生服务中心开展了 28 场四个病种的康复知识公益讲座。

公益讲座主要内容包括颈椎病的诊断和治疗方法、颈椎病预防措施、腰椎间盘突出症怎么治疗、腰椎间盘突出症如何预防、膝骨关节炎的诊断和治疗方法选择、膝骨关节炎如何预防、脑卒中预防措施、脑卒中家庭康复方法共 8 个方面的内容,让居民了解这四种疾病的基础知识、到何种程度应该到一级医院诊疗、这 4 种疾病如何预防。这 8 个方面内容在每一个社区循环开展,实际操作中,讲课的地点一直放在居委会,条件虽然简陋一点,投影设备往往不能提供,但是居民积极性很高,这种做法使得居民满意度提高,让居民真正感受到送医到基层(图 1 - 50)。

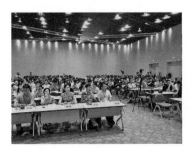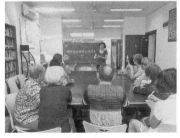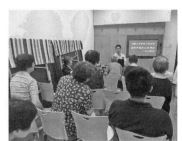

图 1 - 50 社区康复知识健康讲座现场

课题第三阶段,我们将常见疾病的康复知识送到了其他9个社区,主要包括漕河泾社区卫生服务中心、斜土社区卫生服务中心、湖南社区卫生服务中心、龙华社区卫生服务中心、枫林社区卫生服务中心、田林社区卫生服务中心、康健社区卫生服务中心、虹梅社区卫生服务中心、华泾社区卫生服务中心。具体操作方法同第二阶段。

六、社区居民康复服务知晓度和满意度问卷调查

三级康复网络体系建设是一个系统工程,课题组依托惠民计划开展三级康复网络体系建设,其目的之一是建立常见疾病的三级康复运行模式,另外一个重要目的就是让上海市徐汇区居民对三级康复服务满意。为了检验本项目的实际效果,在项目的第一阶段和第三阶段都进行了社区居民康复服务知晓度和满意度的问卷调查。同期还在上海市普陀区设立对照组,该对照组未进行任何三级康复的干预措施,在项目执行前后也进行了一定样本量的问卷调查,通过比较观察本项目的执行效果。

(一) 调查问卷的设计

为了了解上海市徐汇区社区居民康复服务知晓度和满意度的现状,同时也为了调查项目执行后居民对项目的了解程度,项目课题组将调查问卷设计成3部分:疾病基本知识与预防措施调查、康复服务满意度调查、对康复服务的需求和建议。

1. 调查的人群

上海市徐汇区社区居民人口密度高、文化程度相对较高、对康复服务的要求较高,其中流动人口也占有很大比例,但能够到社区医院就诊的多数为常住人口,因此本项目调查对象为上海市徐汇区常住人口,户籍不限。另外一方面,本项目为4个病种进行康复基础知识宣传和健康教育,常住人口中患有4种疾病中的一种才会对本次提供的康复服务产生兴趣,从而参与项目组织的各种活动。因此,本次问卷的目标人群为患有颈椎病、腰椎间盘突出症、骨关节炎、脑卒中中的一种的上海徐汇区常住人口。

对照组选定为普陀区社区居民,目标人群同上海徐汇区。

2. 调查问卷的内容

第一部分为"疾病基本知识与预防措施调查"。该部分主要设计一些有关颈椎病、腰椎间盘突出症、骨关节炎、脑卒中常见的错误认识,在项目执行中,因为进行了健康公益讲座,所以居民对一些错误认识可能会得到纠正。

第二部分为"康复服务满意度调查"。该部分主要询问居民对当前康复服务的满意程度,并将居民分为有康复治疗经历和未进行康复治疗经历两种人群,前者无疑对康复服务更有发言权,居民可以表达对康复硬件设备、康复服务人员是否满意,项目执行后,居民更多地了解到康复的作用,在随机抽样中,有康复治疗经历的人群比例就可能增大,对社区康复服务的满意度有可能增加。

第三部分为"对康复服务的需求和建议",该部分主要是通过多项选择和主观填写的方式更灵活地了解社区居民对康复服务的要求和期待,项目执行后,居民因为更多了解了康复的作用,对康复服务的需求也可能由此发生变化,这种变化本身就反映了居民对康复服务的进一步了解,观察这种变化就能分析出居民的思想变化以及项目执行后对居民疾病康复思维方式的影响。

在第二次问卷中,为了深入了解居民对本项目执行的知晓程度,较第一次问卷,在第二部

分的第12题我们增加一个题目为"您对社区医院或二级医院提供上级医院康复专家坐诊感到满意吗?",这个题目放在第一次问卷中居民无法回答。

3. 答案设计

在调查问卷的答案设计上,为了发现居民对某一观点的细微差别,同时为了避免国人的"中庸"选择("中庸"选择是指有5个选项时,会选择中间的选项,如:很好、良好、一般、差、很差,选"一般"的人较多),大部分问答选项为6个不同等级的选项。

4. 其他

社区居民以老年人居多,在进行问卷调查时,问卷的题量多少的设计就非常重要,题目较多时,打印在2~3页纸上,老年居民容易丢失其中部分内容,打印的字体太小,居民由于视力下降而无法阅读。因此,本问卷设计为15题,客观题12题,主观题3题,居民多数能够在5分钟内回答填写完毕,不会产生厌烦心理。

综合以上因素,设计的第一次调查问卷如表1-9所示。

表1-9　社区居民康复服务知晓度、满意度调查问卷

执行单位信息

社区卫生服务中心:_____　　地址:_____

下属服务站:_____　　咨询电话:_____　　联系人:_____

调查对象信息

姓名:_____　　性别:**男/女**　年龄:_____　　本市户籍:**是/否**　文化程度:_____

家庭住址:_____　　联系电话:_____

既往疾病:颈椎病　腰椎间盘突出症　骨关节炎　脑梗死　脑出血(请打钩)

其他疾病:_____

问 卷 内 容

填写说明:默认为单项选择,多选会在该题末尾注明,题中一级医院指社区卫生服务中心,二级医院是指徐汇区中心医院、上海市第八人民医院、大华医院,三级医院是指上海市第六人民医院,请如实填写。

第一部分　疾病基本知识与预防措施调查

1. 久坐有利于腰椎间盘突出症的恢复。

　A. 非常同意　　B. 同意　　　C. 有点同意　　D. 有点不同意　E. 不同意　　F. 很不同意

2. 膝关节痛时上下楼梯能起到锻炼作用。

　A. 非常同意　　B. 同意　　　C. 有点同意　　D. 有点不同意　E. 不同意　　F. 很不同意

3. 颈椎病发病时应该做大量的颈椎肌肉锻炼。

　A. 非常同意　　B. 同意　　　C. 有点同意　　D. 有点不同意　E. 不同意　　F. 很不同意

4. 脑梗死多数发生在人激动的时候。

　A. 非常同意　　B. 同意　　　C. 有点同意　　D. 有点不同意　E. 不同意　　F. 很不同意

5. 下列哪项活动有利于预防颈椎病?

　A. 看电视　　　B. 打羽毛球　C. 慢跑　　　　D. 练习打太极拳 E. 织毛衣　　F. 倒走

6. 下列哪些情况对脑卒中患者有帮助?

　A. 吸烟　　　　B. 高血压　　C. 高血脂　　　D. 肥胖　　　　E. 打麻将　　F. 运动锻炼

第二部分　康复服务满意度调查

7. 您家庭所在社区举办过有关康复知识方面的讲座或咨询吗?

　A. 有,我参加过　　　　　　B. 有,我没参加过

　C. 有,我家人参加过　　　　D. 不知道

　E. 肯定没有

（续　表）

8. 您在社区医院或服务站接受过康复治疗吗？
   A. 是　　　　　B. 否

9. 您对社区医院或二级医院现有的康复设备配置感到满意吗？
   A. 很满意　　B. 比较满意　　C. 基本满意　　D. 不太满意　　E. 不满意　　F. 很不满意

10. 您对社区医院康复医师诊治水平感到满意吗？
    A. 很满意　　B. 比较满意　　C. 基本满意　　D. 不太满意　　E. 不满意　　F. 很不满意

11. 您对社区医院康复技师的技能水平感到满意吗？
    A. 很满意　　B. 比较满意　　C. 基本满意　　D. 不太满意　　E. 不满意　　F. 很不满意

12. 您对目前社区康复服务总体满意吗？
    A. 很满意　　B. 比较满意　　C. 基本满意　　D. 不太满意　　E. 不满意　　F. 很不满意

第三部分　对康复服务的需求和建议

13. 您最想了解下列哪种疾病康复治疗和预防知识？
    A. 骨关节炎　　　　　　　　B. 颈椎病
    C. 腰椎间盘突出症　　　　　D. 脑卒中
    E. 其他疾病：_____

14. 您觉得改善康复服务最切实可行的措施是（多选）
    A. 政府增加居民康复服务资金投入
    B. 社区医院必须设立独立的康复医学科
    C. 大力宣传康复医学理念，提高居民康复知识和康复意识
    D. 提高社区医院医师和技师的康复医学技能
    E. 三级医院下基层指导康复临床
    F. 建立双向转诊通道与患者医疗信息共享网络
    G. 增加医保费用支付比例
    H. 其他：_____

15. 结合您的实际，您对改善康复服务，提高康复水平，增加居民满意度方面还有哪些建议：

   _____

   _____

   _____

   填写日期：201____年____月____日

（二）调查问卷的执行

如前所述，将调查对象分为实验组和对照组，实验组为上海市徐汇区普通社区常住居民，对照组为上海市普陀区普通社区常住居民，实验组和对照组都采取随机抽样的原则，将调查任务分配到上海市徐汇区中心医院和上海市徐汇区大华医院，调查执行时的调查说明如表1-10所示。

调查执行过程中，尤其强调居民自行填写，反映真实意愿，问卷发放人员不能给予暗示和不良引导。2014年1月20日，实验组共上交问卷3 960份，对照组共上交问卷988份，所有问卷全部交专业调查研究咨询公司进行分析。

（三）调查问卷的分析和调查结果

本项目与深圳市中研普华管理咨询有限公司（主页 http：//www. chinairn. com/）签订合作合同，对所有调查问卷进行分析，第一次问卷调查的部分结果摘录如下，具体内容参照调查报告。

表 1-10 调查说明

调查对象：曾患颈椎病、腰椎间盘突出症、膝骨关节炎、脑卒中一种或多种的门诊就诊徐汇区常住居民。
调查形式：调查问卷
组织方法：徐汇区中心医院总体负责枫林街道、斜土街道、天平街道、徐家汇街道问卷调查，大华医院总体负责长桥街道、漕河泾街道、田林街道问卷调查。普陀区中心医院总体负责下属长风等 4个街道的问卷调查。各街道社区卫生服务中心具体实施，负责下发和回收问卷
填写要求：由居民自行填写，反映真实意愿，执行人员负责发放、解释和回收
调查数量：发放 6 000 份，回收＞5 000 份
费用发放：劳务费在问卷回收后发放到单位财务部门，执行人员到单位财务部门领取
时间安排：2013 年 12 月 16 日～2014 年 1 月 20 日

(1) 徐汇区居民对于常见疾病如何预防这方面的知识掌握不太好，通过运动可以有助于一些疾病的康复，如何有针对性运用运动形式来预防和缓解疾病，是目前居民比较欠缺的。甚至有 3％的居民认为吸烟、高血压、高血脂、肥胖、打麻将等可以帮助脑卒中患者。因此，需要社区医院多指导居民如何去预防常见疾病。

(2) 大多数居民反映社区有举办过有关康复知识方面的讲座或咨询活动，但也有相当一部分居民不清楚社区中是否有举办过类似的讲座或咨询活动。

(3) 徐汇区居民对骨关节炎、颈椎病、腰椎间盘突出症和脑卒中等疾病的康复治疗和预防知识有较高的需求，分别有 35.89％、39.12％，以及 31.49％的居民不同程度地表现出对上述疾病和预防知识的需求。此外，还希望得到三高(高血压、高血糖、高脂血)、脑梗死、肩周炎、冠心病以及前列腺等疾病的康复治疗和预防知识的普及。其中，居民对三高的康复治疗及预防知识有较大的需求。

(4) 广大居民认为改善社区康复服务的最切实的可行性措施是政府增加居民康复服务资金的投入、社区医院设立独立的康复医学科以提高医学理论知识水平、增加医保费用支付比例，以及大力宣传康复医学理念，提高居民康复知识和康复意识。还有相当大比例的居民认为提高医师和技能的医学技能、三级医院下基层指导康复临床、建立双向转诊通道与患者医疗信息共享网络等措施是可以改善社区的康复服务的。此外，还有一部分居民认为医院公开医务人员的业绩信息等也是有必要的，是提高社区康复服务的措施。

七、媒体参与和监督措施

按照项目设计，课题组每 4 个月对项目运行情况进行了通报，向项目的指导和监督单位上海市徐汇区卫生与计划生育委员会通报项目推进情况和下一步的实施计划，同时，在项目第二阶段结束和第三阶段开始运行后，在市级报纸《新民晚报》《健康报》上宣传本项目，报道第二阶段 4 个社区居民对本项目的评价，让其他 9 个社区的居民对本项目有初步的了解，以便更好地参与本项目。项目运行中，在 13 个社区的下的几十个居委会进行宣传和定点咨询和健康讲座，发放宣传册，告知惠民措施，吸引居民参与本项目；最后，在区科委和区卫生局设立了投诉电话，接受社区居民对本项目的监督。

（徐义明）

第二章
疾病篇

第一节　颈　椎　病

一、概述

　　颈椎椎间盘组织退行性改变及其继发性颈椎骨性病理改变累及其周围组织结构（如脊髓、神经根、椎动脉和交感神经等），并出现相应的临床症状者称为颈椎病。其症状复杂、病程长、容易反复发作。可表现为颈肩部疼痛僵硬、活动受限、上肢感觉障碍、肌肉萎缩、头晕头痛、听力障碍、视力减退、大小便障碍等，严重者可致双下肢痉挛、行走困难，甚至四肢瘫痪。随着人类现代生活方式及工作环境的巨大变化，颈椎病已成为临床常见病、多发病，其发病率呈逐年增长趋势。21世纪初，全球患颈椎患者群高达9亿人，我国发病率为10％～17.3％，且有年轻化趋势。在一些特殊人群，如老年人群、机关人员、公务员、大学教职工、白领人群，颈椎病患病率更高。目前颈椎病已成为严重的公共卫生问题之一。

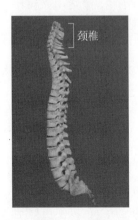

图 2-1　脊柱

　　人体的颈椎、胸椎、腰椎、骶骨和尾骨借软骨、韧带和关节连接构成脊柱，脊柱是人体支撑的中轴（图2-1）。人体的颈部较为窄细，有重要组织器官密集其中。颈椎位于头颅与胸椎之间，具有骨性支撑作用。向上承托头颅重力，向下连接胸椎，保护颈部脊髓，完成头颈部多种运动。颈椎关节活动范围要比胸椎和腰椎的关节活动度大得多，运动灵活、敏捷，能够有效地适应视觉、听觉和嗅觉的刺激反应。颈椎依靠其生理曲度减轻和缓冲外力的震荡，对脊髓和大脑起到保护作用。颈椎生理曲度是人体在发育过程中形成凸向前方的弧状曲线，其前凸的最高点一般在第4、5颈椎水平。从解剖学特点和生物力学特性上看，颈椎在结构上是人体各部中较为脆弱的部位，易于遭受各种静力和动力因素的急、慢性损害，引起相应的病理生理改变，导致颈椎病的发生和发展。通常情况下，颈椎的下部是脊柱活动度较大的部位，也是生理曲度的弧顶，头颈部的负荷多集中在此段，因而它是脊柱中最早出现退行性改变的部位，也是颈椎病最常见的部位。

　　颈椎进行的多种运动包括前屈、后伸、左右侧屈、左右旋转以及环转运动。颈椎的前屈60°，后伸50°，左、右侧屈各为50°，左、右旋转各70°。颈椎的活动度个体差异较大，与年龄、职业、遗传、体型和锻炼情况有一定关系。一般随着年龄增长,颈部活动逐渐受限。通常后伸运动最早受限,前屈运动最后受累。颈椎病可导致颈椎各方向的活动范围缩小。

颈椎病临床症状复杂,影响广泛,给患者生活和工作带来诸多不便,目前因颈椎病前来就诊的患者日益增多。而颈部的解剖结构和形态功能比较复杂,颈椎病的发生与颈椎的解剖特点和生理功能有着直接关系。因此,认识和掌握颈椎解剖结构的特点,对于我们更好地理解颈椎病的发生发展和有效防治颈椎病有着重要意义。

二、临床应用解剖

颈椎由颈椎椎骨构成,椎骨间依靠椎间盘、韧带、关节面相连接。椎动脉通过颈椎横突孔穿行进入颅内,颈脊神经由椎间孔穿出支配相应区域。

(一)颈椎椎骨

颈椎位于脊柱的上端,连接头颅与躯体。从侧方观察,颈椎排列呈前凸弧形(图2-2)。第1和第2颈椎称为上颈椎,因其形状特殊也称特殊颈椎;第3至第7颈椎称为下颈椎,其颈椎形态基本相似,也称普通颈椎。普通颈椎的每节椎骨均由椎体、椎弓和突起(包括横突、上下关节突和棘突)3部分组成(图2-3)。

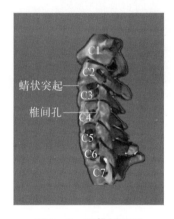

图2-2 颈椎侧面观

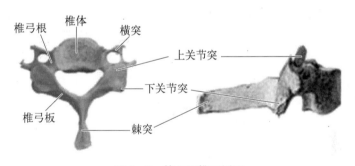

图2-3 第7颈椎正侧面

1. 椎体

椎体是椎骨负重的主要部分。人体的颈椎一共有7块椎体,头颈部的负荷则主要由颈椎椎体承载并传递。颈椎椎体较小,横断面呈椭圆形。内部为松质,表面为薄层密质。自第2颈椎至第6颈椎椎体逐渐增大。椎体的横径约为矢状径的2倍,上面略小于下面,后缘略高于前缘。椎体上面在横径上凹陷,在矢径上凸隆;椎体下面在横径上凸隆,而在矢径上凹陷。椎体上面的前缘呈斜坡状,下面前缘有蜻状突起,覆盖于其下一椎体上缘的斜坡上,上下椎体重叠呈马鞍状(图2-2)。

颈椎椎体上面的侧方有嵴样隆起,称为钩突。钩突与相邻的上一椎体下缘侧方斜坡对合构成钩椎关节(又名Luschka关节),左右各一,为颈椎特有的关节(图2-4),引

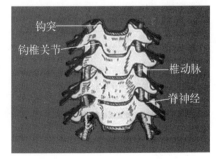

图2-4 钩突及钩椎关节

导颈椎屈伸运动并限制椎体向侧方移动,增加椎体间的稳定性,防止椎间盘向侧后方突出。钩椎关节的后方有颈脊神经根、根动静脉和窦椎神经;其侧后方有椎动脉、椎静脉和椎神经。

2. 椎弓

椎体侧后方发出一对弓状的骨板称为椎弓,由一对椎弓根和一对椎弓板构成(图 2-5)。颈椎椎弓根是连于椎体的缩窄部分,短而细,与椎体后外缘呈 45°角相连接,承受重量并对载荷的传递起杠杆平衡作用。椎弓根上、下缘的上、下切迹相对形成椎间孔(图 2-2),其间有颈脊神经根和伴行血管通过。颈椎弯曲时颈椎椎间孔径增大,颈椎伸展时颈椎椎间孔径变小。椎弓板是椎弓根向后延伸的部分,呈板状,窄长而薄,在椎体后面中线彼此结合。颈椎椎体与椎弓围成颈椎椎孔,呈三角形,较大。各椎骨的椎孔连接起来构成容纳脊髓的椎管。

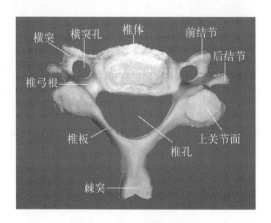 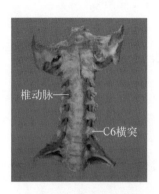

图 2-5　第 4 颈椎上面观　　　　图 2-6　椎动脉与颈椎横突的关系

3. 突起

包括横突、上下关节突和棘突。

(1) 横突:颈椎横突发自椎体和椎弓根的结合处,向外并稍向前下伸出。颈椎的横突较小,短而宽,是颈部肌肉的主要附着处之一。颈椎横突的中间部有横突孔(图 2-5),为颈椎所特有。除第 7 颈椎横突孔较小外,其余均有椎动脉通过(图 2-6)。颈部活动时,特别是颈椎不稳定时,横突孔内部结构易受到牵拉和挤压。横突末端分成横突前、后结节,两结节间的脊神经沟有脊神经的前支通过(图 2-5)。

(2) 关节突:颈椎关节突由上关节突和下关节突组成,位于横突后方,左右各一,为椎弓根与椎弓板结合处分别伸向上方和下方的一对突起,呈短柱状,与椎体纵轴呈 45°角(图 2-3)。相邻椎骨的上、下关节突构成关节突关节,也称椎间关节,关节面近似水平位,有引导和限制运动节段运动方向的作用。这种结构形式在遭受屈曲外力时易产生脱位和半脱位。关节突前方直接与脊神经根相贴。因此,当发生增生、肿胀或脱位时,易压迫脊神经根引起相应的压迫症状。

(3) 棘突:第 2~6 颈椎棘突从椎弓后方正中发出,呈矢状位,斜向下方,末端分成叉状,以增加项韧带和肌肉的附着面积,对颈部的仰伸和旋转运动起杠杆作用。第 7 颈椎的棘突长而粗大,无分叉而有小结节,明显隆起于颈椎皮下,成为临床上辨认椎管的骨性标志(图 2-3)。

4. 特殊颈椎

(1) 第 1 颈椎:又名寰椎,无椎体、棘突和关节突,由前、后弓和侧块组成(图 2-7、图

2-8)。前弓短,约占寰椎的1/5,向前隆凸,中央有小结节,称为前结节,为颈长肌及前纵韧带的附着部。前弓的上下缘分别有寰枕前膜和前纵韧带附着。后弓较长,后方正中有小的关节面称为齿突凹,与枢椎的齿突构成寰齿关节。后弓上方偏前有一斜行椎动脉沟,椎动脉出第1颈椎横突孔后即沿此沟走行。前后弓由位于两侧的侧块连接,并围成椎孔。侧块的上面各有一椭圆形关节面与枕髁相关联,其下面各有一圆形关节面与枢椎的上关节突相关联。前、后弓均较细,特别是与侧块相连处,易受暴力而导致该处骨折与脱位。

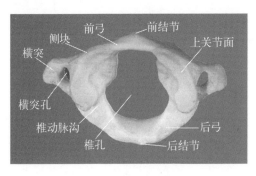

图2-7　寰椎上面观

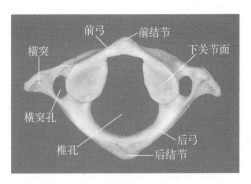

图2-8　寰椎下面观

(2) 第2颈椎:又名枢椎,椎体上方有一指状突起称为齿突。齿突具有"枢"的作用,是限制寰椎水平移位的枢轴,枢椎因此而获名(图2-9、图2-10)。齿突与寰椎的齿突凹相关节。枢椎上关节面呈凸形,而下关节面是典型的颈椎关节突关节面,参与颈椎关节柱的组成。枢椎椎体的前下缘呈唇状突起,遮盖其下的椎间盘和第3颈椎椎体。目前认为齿突原为寰椎的椎体,发育中发生分离而与枢椎融合,因而在发育时较易出现齿突缺如、中央不发育、寰椎与枕骨融合、寰枢融合等畸形和变异,并由此引起该区域不稳定而压迫脊髓;齿突根部较细,在外伤时易发生骨折而导致高位截瘫。

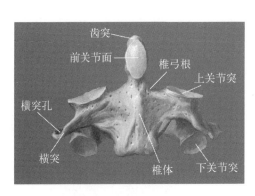

图2-9　枢椎前面观

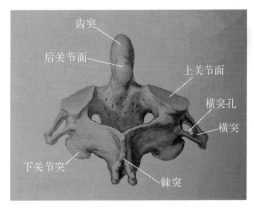

图2-10　枢椎后面观

(二)颈椎骨间的连接

颈椎椎体借椎间盘和前、后纵韧带紧密相连接。椎间盘位于相邻椎体之间,前、后纵韧带分别位于椎体的前、后方。

1. 椎体的连接

相邻椎体之间借椎间盘、前纵韧带和后纵韧带相连接。椎体自第2颈椎下面起,两个相邻的椎体之间都由具有弹性的椎间盘连接。椎体与椎间盘的前后有前、后纵韧带及钩椎韧带等连接。

1) 椎间盘

椎间盘又称椎间纤维骨盘,是椎体间的主要连接结构,协助韧带保持椎体互相连接。颈部的第 1 和第 2 颈椎之间没有椎间盘,自第 2 颈椎起,两个相邻的椎体之间都有椎间盘,因而在颈椎有 6 个椎间盘。颈椎的屈伸活动主要由第 2～7 颈椎完成。椎间盘的横径比椎体的横径小,颈椎的钩椎关节部无椎间盘组织。椎间盘的主要功能是通过固定相邻的椎体而稳定脊柱,同时维持椎体之间的运动并使之具有灵活性。椎间盘富有弹性,能使其下部椎体所承受的压力均等,并减轻由足部传来的外力,减轻和缓冲外力对脊柱、头颅的震荡。颈部椎间盘的总高度为颈部脊柱高度的 1/5～1/4,前缘高度为后缘的 2～3 倍,从而使颈椎具有前凸曲度。

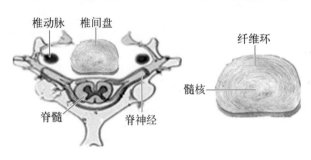

图 2-11　颈椎间盘

椎间盘的中央是柔软而富有弹性的胶状物质称为髓核,由以类黏蛋白为主的胶状蛋白基质的纤维软骨组织组成;纤维环位于椎间盘的周缘部,由纤维软骨组成(图 2-11)。纤维环在横切面上排列成同心环状,在椎体间呈交叉斜行,相邻环的纤维呈相反的斜度。周缘部的纤维进入椎体骺环的骨质之内,较深层的纤维附着于透明软骨板,中心部的纤维与髓核的纤维互相融合。从矢状面来看,纤维环在后部较前部为厚。髓核为纤维环所包裹,使椎间盘像一个体积不变的水袋,而髓核如同一个滚珠,椎体在其上滚动,并将所承受的压力均匀地传递到纤维环。椎间盘的弹性和韧性与其含水量密切相关,含水量减少时椎间盘的弹性和张力均减退。髓核的含水量很高,在初生儿期为 88%,甚至达到 96%,在 14 岁时减到 80%,在 70 岁时仅为 70%。纤维环的含水量较髓核者为小,在初生儿期为 79%,在老年期为 70%。椎间盘受到压力时,水外溢,含水量减少,压力解除后,水又进入,含水量又恢复。在正常生理状态下,坐位、立位或负重时,椎间盘脱水而体积变小;卧位或解除负重后,又吸收水分而体积增大。成年人的椎间盘除纤维环的周缘部外,无血管和神经,其营养主要靠椎体内血管经软骨板弥散而来。如果发生椎间盘变性,不仅影响椎体间的稳定性,也影响椎间盘的营养供给。

纤维环的前部较后部为宽,因此髓核的位置偏于后方,位于椎间盘前后径中后 1/3 的交界部,颈段脊柱运动曲线由此通过。由于纤维环后部较窄,力量较弱,髓核易于向后方突出。但由于纤维环的后方有后纵韧带,并与之融合在一起加强纤维环后部的坚固性,因而突出多偏于侧后方。

2) 韧带

颈椎的韧带多数由胶原纤维组成,承担颈椎的大部分张力负荷。在生理状态下,各韧带间相互协调,以维持颈椎各项活动的动态平衡(图 2-12)。

(1) 前纵韧带:纤维环的前方有坚强的前纵韧带,它是人体内最长最宽厚的韧带,起于枕骨,向下经寰椎前弓及各椎体的前面,止于第 1 或第 2 骶椎的前面。前纵韧带坚固附着于椎体,但疏松附着于椎间盘。其深层纤维并不与纤维环

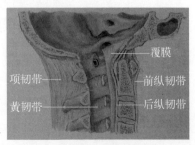

图 2-12　颈椎的韧带

的浅层纤维融合在一起,却十分加强纤维环的力量;其主要作用是限制颈椎的过度后伸活动,防止颈椎过伸和椎间盘向前脱出,并能对抗头颅的重量,增强颈椎的稳定性。

(2)后纵韧带:纤维环的后方有后纵韧带,位于椎体的后方,较细长,为椎管的前壁。它向上续于枢椎体的覆膜,向下到达骶管。后纵韧带与纤维环融合在一起,因此,后纵韧带虽较前纵韧带为弱,亦加强纤维环后部的坚固性。其主要作用为限制颈椎屈曲运动,防止颈椎过度前屈和椎间盘向后脱出。颈部反复多次的劳损,可引起后纵韧带出血、钙化,压迫脊髓,引发脊髓型颈椎病,并对椎间盘的约束作用下降,加速颈椎病的发生。

2. 椎弓的连接

椎弓间通过韧带和关节突关节相连接,包括黄韧带、棘上韧带和关节突关节等。

1)韧带

颈椎的韧带除黄韧带外,其余大部分韧带延展性低,是颈椎内在稳定的重要因素。韧带维持颈椎生理范围内的活动,有效地维护各节段的平衡。

(1)黄韧带:黄韧带位于椎管后的邻位椎板间,呈叠瓦状,起于上一椎板的前下方,止于下一椎板的后上方。因其色浅黄,故称黄韧带。黄韧带属弹力纤维,扁平、坚韧而富有弹性,有较强的伸缩性,可协助颈部肌肉维持头颈直立。黄韧带在颈椎后伸运动时缩短、变厚,屈曲时延伸、变薄。年轻人的黄韧带在压应力作用下缩短、增厚,不易突入椎管,但随年龄增长,黄韧带弹性降低,则易折曲而不缩短,突入椎管产生脊髓压迫。黄韧带退化肥厚或钙化,可使椎管狭窄,压迫脊髓而引发脊髓型颈椎病。

(2)项韧带:棘突之上的连接为棘上韧带,但在颈椎部自第7颈椎棘突向上移行称为项韧带。项韧带属弹力纤维,呈三角形,底面向上附着于枕骨隆凸,尖端向下连于棘突及下部的棘上韧带。前缘附着于棘突,后缘游离。项韧带可限制颈椎过度前屈,在人类趋于退化,主要为肌的附着点。项韧带钙化在颈椎病患者中相当多见。长期伏案工作者,由于项韧带反复多次持续性劳损,可出现出血,钙化或骨化。

(3)棘间韧带:棘间韧带连接各棘突之间,前缘接黄韧带,后方移行于棘上韧带,可限制颈椎的过度前屈。

(4)横突间韧带:位于邻位横突之间,在颈椎运动中所发挥的作用较小。

2)关节突关节(椎间关节)

相邻椎骨的上下关节面构成椎间关节,由薄而松弛的关节囊韧带将其连接起来。关节内有滑膜,允许两椎骨间少量运动。椎间关节构成椎间孔的后壁,其前方与椎动脉相邻近。下部颈椎的椎间关节所承受的压力较上部者大,引起骨质增生的机会也较多。

3. 寰椎和枢椎的连接

寰椎和枢椎间的连接有其特殊性(图2-13);枢椎和其下诸椎骨之间的连接,基本上是一样的。

1)寰枕关节

枕骨髁与寰椎上关节凹构成的椭圆关节,支持头屈、伸和侧屈运动。

2)寰枢关节

寰枢关节包括寰枢外侧关节和寰枢正中关节。头颈左、右旋转动作主要由寰枢关节来完成。

(1)寰枢外侧关节:寰椎下关节面和枢椎上关节面。

(2)寰枢正中关节:齿突前面与寰椎前弓后面的齿突凹之间、齿突后面与寰椎横韧带之间。

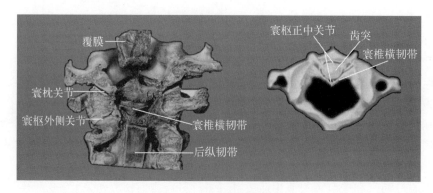

图 2 - 13　寰椎关节韧带

（三）颈部脊髓与周围神经

椎体与椎弓围成椎孔,各椎孔连接起来构成容纳脊髓的椎管。脊髓呈圆柱形,前后稍扁,外包被膜,上端在平对枕骨大孔处与延髓连接,下端平齐第一腰椎下缘。前方是椎体、椎间盘和后纵韧带,侧方和后方是椎弓根、椎板和黄韧带,其走行与脊柱的弯曲一致。脊髓颈段称为颈脊髓,向上与延髓相延续,向下与胸髓连接。高位颈髓在内部结构和生理功能上亦与低位延髓难以截然分开,高颈髓损伤亦可引起昏迷。脊髓有两个膨大部即颈膨大和腰骶膨大,系该节段内的神经细胞和纤维较多所致,其成因与肢体的发达有关。其中颈膨大自颈髓第 4 节到胸髓第 1 节,是脊髓最粗大的部分,相当于臂丛发出的阶段,支配上肢。但颈膨大处的椎管并不相应扩大,故形成此处颈部椎管相对狭窄,是发生脊髓型颈椎病的重要内因。

1. 颈脊髓的组成

颈脊髓的前后径较小,横径较大,故脊髓颈段外观呈明显的扁圆柱形（图 2 - 14、图 2 - 15）。颈脊髓的横切面为扁椭圆形,由位于中央部的灰质和周围部的白质组成,其灰质和白质都很发达。

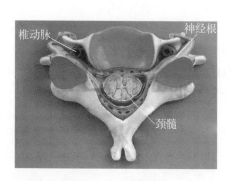

图 2 - 14　颈脊髓

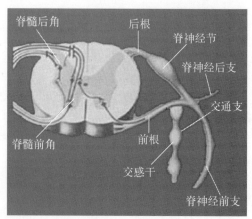

图 2 - 15　颈髓和神经

1）脊髓灰质

脊髓灰质指神经元胞体及其树突在脊髓的集聚地点,在新鲜标本中色泽灰暗;灰质每侧一半,由前角和后角组成。

（1）前角:由下运动神经元细胞构成,其轴突贯穿白质,经前外侧沟走出脊髓,组成前根。

颈脊髓前角特别发达,前角细胞发出纤维支配上肢肌肉;这与人类手的精巧活动密切相关。颈髓前角损伤可导致其支配区域的运动功能障碍。

(2)后角:内有痛觉和温度觉的神经元细胞,在后角底部有小脑本体感觉径路的神经元细胞。颈髓后角损伤可导致相应区域的感觉功能障碍。

2)脊髓白质

脊髓白质指神经纤维在脊髓的集聚地点,髓鞘色泽白亮,在横切面上呈蝴蝶形或"H"状,其两侧形状相等;内含众多的纵行神经纤维,主要由有髓纤维组成,在新鲜标本颜色较浅,但其中也有无髓神经纤维。主要由上行(感觉)和下行(运动)有髓鞘神经纤维组成,分为前索、侧索和后索3部分。

2. 脊神经

直接与脊髓连接的周围神经部分称为脊神经。每对脊神经均有与脊髓相连的前根和后根在椎间孔处合并而成。前根是指神经根腹侧者,属运动性,由传出的运动纤维组成;后根是指神经根背侧者,属感觉性,是由传入的感觉纤维组成。后根在椎间孔处的膨大部称为脊神经节。前根和后根即在脊神经节的外方合成为脊神经。前根和后根在椎管内的排列是前根在前,后根在后;神经根穿出硬脊膜后发生扭转,在椎间孔的中部呈上下排列,后根在上,前根在下。脊髓保持明显的分节,每一对脊神经与脊髓相对应的部分,称为脊髓节。脊髓可藉每对脊神经根的出入范围划分为31节:即8个颈节,12个胸节,5个腰节,5个骶节,1个尾节。一般来说,脊髓颈节(4~8颈节)比相应的脊椎高出一个椎骨。第1颈脊神经是在寰椎后弓上方穿出,第8颈脊神经是在第1胸椎的椎弓上方穿出,第2至第7颈脊神经均在相应颈椎椎弓上方穿出。受累的神经根的数目则对应两椎骨的下位数字(图2-16)。

颈脊神经的神经干较短,自颈椎椎间孔穿出后,立即分为4支,其走行近于水平方向。

(1)前支:粗大,混合性,交织成丛,分布于颈、胸、上肢相应区域的肌肉和皮肤(详见颈丛和臂丛)。

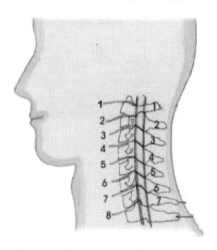

图 2-16　颈神经根与颈椎的毗邻关系

(2)后支:较细,混合性,其分布具有明显的阶段性,分布于后正中线两侧的肌肉和皮肤。其中,第1~4对脊神经后支与颈源性头痛的关系密切;第2颈脊神经后支是颈脊神经中后支最大者。

(3)脊膜支:细小,交感性,自脊神经干发出后,由椎间孔返回椎管内,分布于脊髓的被膜。

(4)交通支:连接脊神经与交感干神经节之间的细支。颈脊神经没有交感神经节前纤维,只有来自颈交感神经节的节后纤维,分布到头部、颈部、上肢以及咽部和心脏。

3. 颈丛

颈丛由第1~4颈神经前支组成,发出皮支和肌支。

1)皮支(图2-17)

皮支分布到颈前部皮肤,包括:

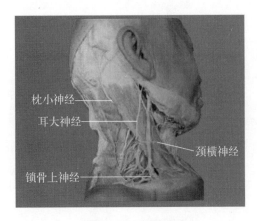

图 2 - 17　颈丛皮支

（1）枕小神经：沿胸锁乳突肌后缘向后上方行走，分布于枕部及耳郭背面上面的皮肤。

（2）耳大神经：沿胸锁乳突肌表面行向前上，至耳郭及其附近的皮肤。

（3）颈横神经：横过胸锁乳突肌浅面向前，分布于颈部皮肤。

（4）锁骨上神经：行向外下方，散成内侧、中间、外侧 3 支，分布于颈侧部、胸壁上部和肩部的皮肤。

2）肌支

肌支主要包括膈神经、颈神经降支和颈襻。其中膈神经是颈丛最重要的神经。

4. 臂丛

由第 5～8 颈神经前支和第 1 胸神经前支的大部分组成。可分为根、干、股、束 4 段，并发出许多分支，在腋窝臂丛形成 3 个束，即外侧束、内侧束和后束，分别位于腋动脉外、内和后侧（图 2 - 18）。

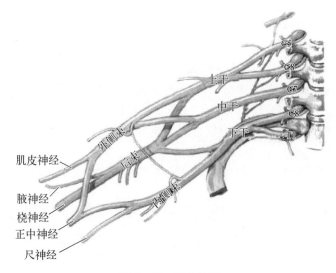

图 2 - 18　臂丛神经

1）臂丛锁骨上分支

臂丛锁骨上分支包括：

（1）胸长神经：起自神经根，支配前锯肌。

（2）肩胛背神经：起自神经根，支配菱形肌和肩胛提肌。

（3）肩胛上神经：起自臂丛神经干，支配冈上、下肌。

2）臂丛锁骨下分支

臂丛锁骨下分支包括：

（1）肩胛下神经：支配肩胛下肌和大圆肌。

（2）胸内、外侧神经：起自内侧束和外侧束，支配胸大肌、胸小肌。

（3）胸背神经：起自后束，支配背阔肌。

（4）腋神经：由后束发出，支配三角肌、小圆肌及肩部和臂后部的皮肤。

（5）肌皮神经：由外侧束发出，支配喙肱肌、肱二头肌、肱肌和前臂外侧的皮肤。

（6）正中神经：由内侧束和外侧束各发出一根合成，支配着臂前群肌的大部分，手鱼际肌及手掌面桡侧3个半指的皮肤。

（7）尺神经：由内侧束发出，支配前臂前群肌的靠尺侧的小部分肌肉、手小鱼际肌和手肌中间群的大部分以及手掌面尺侧一个半指和手背面尺侧2个半指的皮肤。

（8）桡神经：发自后束，支配臂及前臂后群肌、臂及前臂背侧面皮肤和手背面桡侧两个半指的皮肤。

5. 脊髓的血供

脊髓的血供主要来源于椎动脉和一些动脉的脊髓支。椎动脉发出两条脊髓后动脉，循后外侧沟下行；椎动脉发出左、右两条脊髓前动脉，二者合为一个动脉干循前正中裂下行。它们在下行过程中，相继与一些动脉的脊髓支吻合。其中脊髓前动脉提供的血供占据了脊髓血供的60%～75%，它位于脊髓前正中线上，与脊髓后动脉相比，吻合支较少，受压后更容易出现缺血。脊髓的静脉也分别位于脊髓的前、后面，收集脊髓表面静脉丛静脉注入脊髓硬膜外腔内的静脉丛中。

（四）椎-基底动脉及其分支

椎动脉多发自锁骨下动脉，一般自双侧第6颈椎横突孔穿入颈椎横突孔，在颈6～颈1横突孔内上行，穿出颈1横突孔经颈1椎弓上缘，跨过寰椎后弓的椎动脉沟后转向上方，经枕骨大孔进入颅腔。双侧椎动脉在脑桥、延髓交界处合成一条基底动脉，和颈内动脉形成大脑动脉环（Willis环）。椎动脉根据其行程的位置，通常分为4段。第1段：自锁骨下动脉发出至穿入颈椎横突孔以前的部分；第2段：穿经颈6～颈1横突孔的部分；第3段：穿出颈1横突孔至入颅前的部分；第4段：经枕骨大孔入颅至合并为基底动脉的部分。左右两侧的椎动脉常大小不一致，左侧的椎动脉多较右侧者略粗。

1. 椎动脉

椎动脉的主要分支有：

（1）脊髓前动脉和脊髓后动脉：椎动脉发出脊髓前、后动脉分布于脊髓。

（2）小脑下后动脉：由椎动脉发出，分布到小脑半球下面的后部和延髓。

2. 基底动脉

基底动脉的主要分支有：

（1）小脑下前动脉：由基底动脉发出，分支到小脑半球下面的前部。

（2）迷路动脉：常从小脑下前动脉发出，与前庭神经一同至内耳。

（3）脑桥动脉：供应脑桥基底部。

（4）小脑上动脉：分布至小脑上面。

（5）大脑后动脉：是基底动脉的终支，分支至大脑半球枕叶的全部及颞叶的底部（图2-19）。

椎-基底动脉系统供应大脑后2/5（枕叶、颞叶底部）、脑干、小脑和丘脑后部。在椎体两侧，椎动脉第2段被固定在横突孔内，紧邻钩椎关节（Luscka关节），当颈椎发生骨质增生、椎体病变侵及椎动脉等情况时，很容易造成椎动脉走行改变，管壁破坏或阻塞，导致椎动脉血流

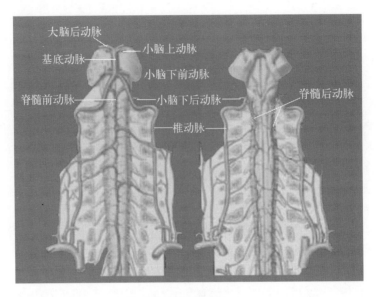

图 2‐19　椎动脉

力学方面的改变,影响大脑血液供应,尤其是左侧椎动脉的损害对脑血流量的影响较为明显,产生眩晕、恶心等颈椎病的症状,严重者可发生吞咽困难、言语不清、共济失调、面部麻木、眼肌麻痹、复视、视力视野障碍、肢体麻木瘫痪、猝倒发作及意识障碍等症状。

（五）颈部肌肉

颈部连接头与躯干,颈椎周围肌肉构成颈椎动力平衡系统。根据解剖学和生物力学特点,颈椎周围肌肉大体可分为两大部分:颈前部肌群和颈后部肌群。

1. 颈前部肌群

劲前部肌群主要起到屈曲颈椎的作用,并限制颈椎过度后伸。

（1）胸锁乳突肌:胸锁乳突肌的胸骨头和锁骨头分别起自胸骨柄前面和锁骨的胸骨端,二头会合后斜向后上方,止于颞骨的乳突。当面部转向对侧时,可以明显看到从前下方斜向后下方呈长条状隆起的胸锁乳突肌（图 2‐20、图 2‐21）。

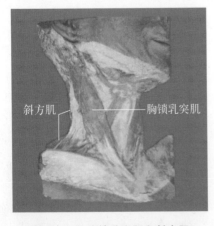

图 2‐20　胸锁乳突肌和斜方肌

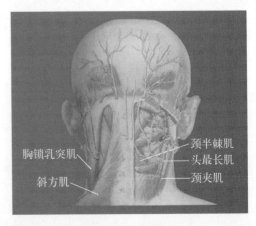

图 2‐21　颈后肌

（2）舌骨上、下肌群：舌骨上肌群和舌骨下肌群，对颈椎的屈曲运动影响不大。

（3）颈深肌群：斜角肌（前斜角肌、中斜角肌、后斜角肌）、头长肌、颈长肌。

① 斜角肌：有前、中、后3块斜角肌。斜角肌均起自颈椎横突，位于胸锁乳突肌的深面。前斜角肌起自第3～6颈椎横突前结节，止于第1肋骨。中斜角肌起于第1或第2～6颈椎横突后结节，止于第1肋骨（前斜角肌之后）。后斜角肌：在中斜角肌的深面，起于第4～6颈椎横突后结节，止于第2肋骨。功能：颈部侧曲（同侧）、转颈（对侧）、屈颈（双侧）。② 头长肌、颈长肌：合称椎前肌，能使头前俯、颈前屈。

2. 颈后部肌群

又称项部肌群，主要起到后伸颈椎的作用，并限制颈椎过度前屈。

1）颈浅肌群

颈浅肌群包括颈斜方肌、头颈菱形肌等。

斜方肌：起自上项线内侧、枕外隆凸、项韧带、第7颈椎和全部胸椎的棘突，止于锁骨外侧1/3部分、肩峰及肩胛冈上缘；左右两侧合在一起呈斜方形。在颈后部可隐约看到斜方肌的轮廓，可作为颈部体表的肌性标志之一（图2-20、图2-21）。

2）颈深肌群

颈深肌群包括：颈夹肌、头最长肌、颈半棘肌等（图2-21）。

（1）颈夹肌：起自颈3至胸6棘突，止于颈2～4横突后结节。

（2）颈半棘肌：起自胸1～6横突，止于颈2～5棘突。

三、病因与发病机制

颈椎病病因与发病机制尚未完全明确，一般认为其发病是多种因素共同作用的结果。其中，颈椎间盘退行性改变是本病的发病基础，软组织和骨组织的损伤退变、生物力学和生物化学平衡失调等多种因素相互交织，互为因果，对周围组织造成刺激或压迫，从而引起临床症状。

（一）椎间盘退变

一般认为椎间盘是人体最早、最易随年龄增长而发生退行改变的组织，20岁以后即开始出现椎间盘退变程度增加。椎间盘的弹性和韧性与含水量密切相关。随年龄的增大，椎间盘水分逐渐丢失，其弹性和抗负荷能力减退。椎间盘体积也因含水量的减少而减小，椎体间隙变窄，周围韧带松弛，产生椎体间不稳，颈椎受力不正常。颈椎生物力学的改变，导致椎体运动能力下降和相关结构的异常变化。

纤维环退变的早期主要出现纤维组织透明变性、纤维增粗紊乱，进而出现裂纹、裂隙，导致髓核组织突出或脱出。因髓核的中心点偏后，髓核被挤向后方，纤维环的后部受力最大，所以纤维环断裂多见于后侧。变性髓核可沿纤维环断裂处突向边缘，因后纵韧带的存在，髓核多突向后侧方。如果后纵韧带有裂隙，则髓核可突入椎管内，压迫硬膜囊、脊髓、神经根（图2-22、图2-23、图2-24）。

成年人的椎间盘营养主要靠椎体内血管经软骨板

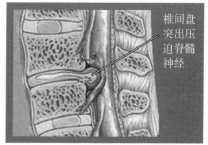

图2-22 颈椎间盘突出压迫脊髓神经

弥散而来。一般软骨板退变出现较晚。一旦出现软骨板损害、变性，其滋养能力减退甚至消失，加剧纤维环和髓核的退行性改变。

由于下颈椎的活动度较大，通常下颈椎的椎间盘退变程度明显高于上颈椎，其中以颈5~6椎间盘退变最严重，颈4~5，颈6~7次之。若在椎间盘病变的早期能及时解除病因，施以恰当有效的治疗，有可能终止病变发展或恢复到正常范围。若压力持续加重造成纤维环破裂，或突出的髓核与周围组织粘连，则治疗难以根本逆转。

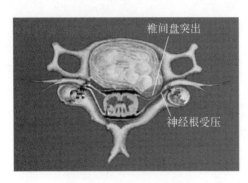

图2-23　颈椎间盘突出

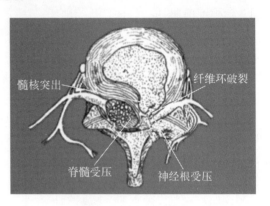

图2-24　纤维环破裂

（二）椎体骨质增生

椎间盘变性后椎间隙变窄，椎体间不稳，相应的上下椎体所受应力增加。椎体前后缘应力集中处骨质增生（图2-25），形成骨赘，因而多认为骨刺形成是椎间盘病理变化的延续。钩椎关节位于颈椎椎体的边缘部，两侧的钩状突起呈倾斜面，局部椎间隙较窄，在颈椎作旋转等运动时，局部的活动度较大，颈椎活动所产生的压力和剪力集中于此，可较早出现关节退行性变、骨质增生。椎间小关节因椎间盘的形态和功能变化，原有的间隙发生变化，应力重新分布而发生继发性小关节增生，造成椎间孔前后径及上下径均变窄，小关节和钩突之间也出现狭窄。韧带、椎间盘间隙的肉芽组织在反复创伤、劳损刺激下，也可因血肿机化、钙盐沉积而骨化，最后形成突向椎体前后缘的骨赘。

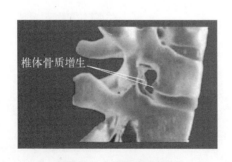

图2-25　椎体骨质增生

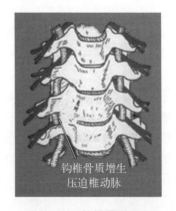

图2-26　钩椎骨质增生

由于颈5~6处于颈椎生理前屈的中央点，且在矢状面上活动度最大，其椎间盘所受应力较大，所以颈5~6的骨赘最多见，其次为颈4~5及颈6~7。椎体缘、小关节、钩椎关节过度增生形成的骨赘,可能影响位于其侧方的椎动脉血液循环,并可压迫位于其后方的神经根,造成损害而引起相应的临床症状(图 2 - 26),导致神经根型、椎动脉型,甚至脊髓型或混合型颈椎病。

(三) 韧带退变和钙化

(1) 黄韧带退变:黄韧带的退变是在颈椎关节失稳时的代偿性反应,其结果是重建力学平衡。早期黄韧带松弛,后期增生、肥大,也可钙化或骨化。增生的黄韧带可发生皱叠,突入椎管内,压迫脊髓和神经根。

(2) 前、后纵韧带:二者对颈椎的稳定起保护作用。在外伤或劳损后,前、后纵韧带可反应性增生和肥大,甚至钙化和骨化,使椎间孔隙变小、变形,导致颈椎病发生。有研究表明,后纵韧带发生骨化可压迫脊髓和神经根,部分患者颈椎病前期主要表现为后纵韧带肥厚。

(3) 项韧带:颈椎椎间盘及颈椎关节发生退行性变化时,颈椎关节稳定失常,椎体承受力量不均匀,相应该段水平的项韧带因负荷过多可发生钙化。项韧带是颈部诸多肌肉的附着点,项韧带和颈肌参与颈椎的力学平衡作用。项韧带钙化可造成颈部各肌之间的协调运动发生紊乱,从而影响颈椎的稳定性。颈部外伤、项韧带撕裂等也可最终造成项韧带钙化。

(四) 颈部肌肉劳损

颈部肌群是维持颈椎生理弧度和稳定性的重要保证,颈椎病与椎体周围的肌肉改变关系密切。颈椎椎体、椎间盘、关节突关节、韧带不具有主动力学行为,颈肌才是其各种功能活动的动力。颈肌不仅要维持正常情况下静止性姿势,还要在活动中适应各种动态的动力学变化。颈肌呈多层次立体交叉式分布,肌腹长,肌腱短,肌束小而薄。颈肌运动灵活、高度协调,但耐力差。反复应力、过度屈伸等长期超负荷工作,容易造成慢性劳损,导致颈部肌群动态失衡。

颈肌劳损可导致局部出血、渗液、肌纤维断裂,释放致痛物质,刺激肌肉痉挛,引起骨骼移位,出现颈椎的结构性变化及不稳,增加颈椎病发生的概率。颈椎的负荷主要来自头颅重量。低头、屈颈头颅重心前移,头颅重量由维持颈椎前凸的因素变为形成后凸畸形的力量,颈后肌群因超时牵拉前移的头颅而出现慢性劳损,颈部肌肉平衡状态被打破,随之颈椎生理前屈弧度减小、变直甚至反弓状改变。椎管有效容积减少,颈椎稳定性降低,加速加重了颈椎的退变。颈肌受多重神经共同支配,其病变易波及邻近的神经血管。

长时间看电视或操作电脑(图 2 - 27),长期伏案工作,颈椎过屈过伸的不良姿势,缺乏适当的体育锻炼,不恰当的颈部活动,长期头顶重物,先天发育异常和感染等因素,都可能使颈肌长期处于紧张状态,易于造成慢性劳损。最常发生劳损的肌肉是胸锁乳突肌、斜方肌、前斜角肌、颈椎旁肌等。第 4～6 颈椎活动度最大,而所附着肌肉却较弱,且位于弧顶,稳定性差,成为颈椎病好发部位。颈肌劳损多数导致颈型颈椎病,少数为椎动脉型颈椎病或神经根型,严重者可发展为脊髓型或混合型。

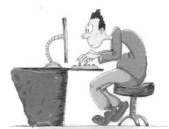

图 2‐27 不良屈颈动作

(五) 炎症

颈部急、慢性炎症,可直接刺激邻近的肌肉和韧带,使局部软组织炎变、渗出,继而发生机化粘连,破坏颈肌的动态平衡,促进骨质增生,加速颈椎的退变过程。颈部肌肉毗邻重要神经血管,颈部炎症易影响相邻的神经血管,产生相应的临床症状。

咽部感染与颈椎病的发生也有一定关系。咽喉壁邻近颈椎的前纵韧带,咽部的炎症可沿淋巴蔓延，或直接刺激邻近的肌肉韧带，造成颈椎平衡失调，促进颈椎椎体及小关节的退行性改变。

（六）外伤

外伤可造成颈部软组织损伤、出血、炎症、韧带撕裂、椎间盘脱出、颈椎生理曲度改变等，椎动脉及颈部脊髓受压或损伤，是颈椎病的重要发病因素。临床上 5%～15% 的颈椎病患者有急性外伤病史，而诊断颈部外伤的患者几乎均患有颈椎病。

（七）寒冷和潮湿

颈肌易受寒冷和潮湿侵袭，尤其是在椎间盘退变的基础上，容易出现局部肌肉、血管痉挛，增加椎间盘的内部压力，促使颈椎退变，诱发颈椎病的发生。

（八）不良情绪

颈椎周围有重要的血管和神经，紧张、焦虑、恐惧等不良情绪可导致颈部肌肉血管持续收缩，影响血液供应和神经传导，增加椎管内静脉压及脑脊液压力，使颈神经根后支受到刺激，引发颈椎病症状。

（九）其他

（1）先天性颈椎椎体融合：由于椎体融合，邻近椎间盘的负荷加大，椎间盘退变加剧。颈椎侧隐窝狭窄：容易压迫椎动脉而产生症状。

（2）椎管狭窄：指椎管正中矢径与椎体正中矢径的比值≤0.75。发育性颈椎管狭窄或继发椎管狭窄时，因颈椎管容积减少，局部的神经根管变窄卡压了神经、血管，合并退变、外伤或颈椎不稳定时，极易引起相应症状。如长期受压则造成脊髓的变性、软化，如脊髓动脉受压可引起缺血性的疼痛。

（3）棘突畸形：主要影响椎体外在结构的稳定性，间接地引发颈椎病。

（严　健　张见平）

四、诊断要点

（一）临床表现

1. 神经根型

神经根型是临床最常见、人们最熟悉的一个类型，主要表现为相应脊神经分布区的感觉、运动和反射障碍。

（1）根性痛与感觉障碍：疼痛范围与受累节段的脊神经根分布区域相一致，以酸胀、刺痛等多见，同时可伴有相应区域的感觉障碍，出现感觉减退、感觉过敏或感觉异常。需与神经干病变引起的干性痛和颈丛、臂丛神经病变引起的丛性痛及交感神经痛相鉴别。

（2）根性肌张力障碍：前根受压者明显，早期肌张力增高，但很快减弱。

（3）肌力下降：神经根严重或长时间受压，可以累及神经根中的运动神经纤维，导致所支配区域的肌力下降、肌肉萎缩。受累范围仅局限于该神经根所支配的范围，在手部以大、小鱼际肌及骨间肌为明显，要注意与运动神经元病变及干性、丛性肌萎缩相鉴别。

（4）腱反射改变：反射弧中的神经根受累时，可出现腱反射异常。早期反射活跃，而中后期则减退或消失。检查时要与对侧进行比较。病理反射不见于单纯神经根受累时，而合并脊髓病变时可为阳性。

（5）颈部症状：不是所有该型的患者都出现颈部症状，而且由于引起神经根受压的原因不同,各患者出现的症状也轻重不一。因髓核突出压迫神经根的患者,常有明显的颈部疼痛与压痛,且颈椎挤压试验阳性,尤以急性期明显;因上颈段神经根受压的患者,可出现颈肩部神经根性疼痛;因钩椎关节退变、骨质增生或椎管占位性病变压迫神经根的患者,颈部症状常较轻微或无特殊发现。

(6)体格检查:多数患者颈椎棘突、椎旁肌压痛阳性。望顶、低头、转颈时可有颈部酸胀、疼痛或可诱发神经根刺激症状。臂丛神经牵拉试验多为阳性,其中急性期患者及后根受累为主的患者阳性率最高。颈椎挤压试验阳性多见于椎体不稳、髓核脱出或突出等,可同时出现上、下棘突的明显压痛。因椎体增生与椎管内占位性病变所引起的患者,其阳性率不高。单纯神经根型颈椎病患者,其 Hoffmann 征为阴性,肘管、腕管处的 Tinel 征为阴性。

2. 脊髓型

脊髓型颈椎病的临床表现较复杂,可出现神经根症状及运动障碍、感觉异常、自主神经功能紊乱等。

(1)神经根症状:多见于急性外伤,若单个节段的神经根受累,仅有相应节段的神经根性痛;多节段受累时除有神经根性痛外,还有多节段性的神经根性运动障碍和多节段性感觉障碍。

(2)锥体束征:是脊髓型颈椎病的主要特点,为锥体束受压或缺血引起。多从下肢无力、束带感及抬步沉重感等症状开始,逐渐出现行走不稳、踏棉花感、步态改变、动作迟缓、易跌倒等。检查时可有腱反射亢进,踝、膝阵挛及肌肉萎缩等典型锥体束症状。浅反射多减退或消失。出现持物不稳则表示锥体束深部已受累。最后进展为痉挛性瘫痪。急性起病者先出现受损平面以下软瘫(脊髓休克),以后可发展为痉挛性瘫痪。根据锥体束横向受损部位不同可分为 3 种类型:① 中央型(上肢型):锥体束靠近中央管处先受累,症状先从上肢开始,后波及下肢,主要是因为沟动脉受压或受刺激痉挛缺血所致,一侧受累表现为偏瘫;双侧受累表现为截瘫。② 外周型(下肢型):锥体束外侧先受压引起,多因椎体增生或髓核对硬膜囊前壁直接压迫而致。先出现下肢症状,当压力增加致深部纤维受累时,上肢才出现症状,但程度仍以下肢为重。③ 前中央血管型(四肢型):多由脊髓前中央动脉受累引起脊髓前部缺血而致,表现为上、下肢同时发病。以上 3 种类型根据症状轻重可分别分为轻、中、重 3 度。轻度是指出现早期症状或症状较轻,基本能坚持工作;中度是指失去工作能力但生活基本能自理;重度指长期卧床或失去生活自理能力。重度患者应及早进行治疗,解除压迫后仍有恢复希望,但如果脊髓已变性或有空洞形成则难以逆转。

(3)感觉障碍:脊髓丘脑束受累主要表现为浅感觉障碍,主诉多为病变部位以下的肢体麻木、疼痛、温度觉异常等。体检多为痛觉、温觉减退或消失。精密触觉的部分纤维随深感觉行于后索,故触压觉早期多不受累。此种分离性感觉障碍需与脊髓空洞症相鉴别。深感觉在早、中期多无明显障碍(黄韧带肥厚者除外)。

(4)反射障碍:浅反射(腹壁反射、提睾反射和肛门反射等)可迟钝或消失,腱反射在急性起病的患者中多表现为迟钝或消失,缓慢起病的患者,其上肢腱反射因损伤节段的不同可表现为减弱(周围性瘫)或亢进(中枢性瘫),下肢则一般表现为腱反射亢进伴病理反射阳性。

(5)自主神经症状:可涉及全身各系统,以胃肠、心血管及泌尿系统多见,可有发汗障碍,有时因症状复杂且不明显常被患者忽视。

(6)排便排尿功能障碍:多见于后期,先出现尿频、尿急、排空不良、便秘等症状,逐渐发展为尿潴留或大小便失禁。

（7）体格检查：除上述中枢神经系统检查异常外，大多数患者颈椎棘突及椎旁肌压痛阳性。望顶、低头、转颈时可有颈部酸胀、疼痛及四肢触电感等表现，臂丛神经牵拉试验多为阴性。屈颈试验（检查者将患者头部突然前屈，患者出现双下肢或四肢有触电样感觉。这是由于病变使椎管狭窄，头部前屈时椎管前方的组织向后方压迫脊髓的压力突然增加，刺激脊髓及其血管而致）多呈阳性。

3. 椎动脉型

主要表现为椎-基底动脉供血不足的症状，其次为椎动脉周围交感神经节后纤维受刺激后的交感神经症状，同时伴有颈部症状。

（1）椎-基底动脉供血不足引起的症状：椎动脉分为 4 段，其中任何一段病变引起缺血时均可出现类似的症状，主要有以下表现：① 偏头痛：常见症状，发生率约为 70%，常因头颈部突然转动而诱发，疼痛多位于颞部，以跳痛或刺痛为主，一般为单侧即患侧，有定位意义；若双侧椎动脉受累则可出现双侧发作性头痛。② 迷路症状：主要表现为耳鸣、听力减退及耳聋等症状，为内耳听动脉供血不足所致。③ 前庭症状：主要表现为眩晕，其发生、发展与颈部旋转动作有密切关系。④ 记忆力减退：可有头昏、健忘等表现，在解除椎动脉受压后患者症状可明显好转。⑤ 视力障碍：表现为视力减退、视物模糊、复视、视物变形、幻视、视野缺损及短暂性失明等。主要是因为枕叶皮质、第 3、4、6 脑神经核及内侧纵束缺血所致。⑥ 精神症状：主要表现为神经衰弱，多伴有焦虑、抑郁、失眠、近事遗忘等。⑦ 发音障碍：有报道认为椎-基底动脉供血不足可导致发音不清、声音嘶哑及口唇感觉异常等，严重者可出现发音困难、舌肌萎缩、吞咽困难等，认为是延髓及脑神经核受累所致。因与高位侧索硬化症患者表现相近，要注意鉴别。⑧ 猝倒：多为突然发生，有一定规律性，常常是患者在某一体位转动头颈时发生。突感头晕、头痛、双下肢无力，随即跌倒或坐在地上，不伴意识丧失，多可在短时间内自行站起。

（2）自主神经症状：多表现为胃肠、呼吸及心血管系统功能紊乱，个别病例可出现 Horner 征，表现为瞳孔缩小、眼睑下垂及眼球内陷等，是由于椎动脉周围附着大量交感神经节后纤维，椎动脉受累时引起此处交感神经功能失衡所致。由于中年以上患者可能同时存在各系统的器质性病变，故诊断自主神经症状时要慎重，注意排除已有疾病。

（3）颈部症状：表现为颈痛、枕后痛、颈部活动受限等，混合有其他类型颈椎病时则可出现相应的其他症状。

（4）体格检查：大多数患者颈椎棘突及椎旁肌压痛阳性。望顶、低头、转颈时可有颈部酸胀、疼痛，椎-基底动脉供血不足的患者可出现原有症状的加重，复位后缓解。部分患者压顶试验也可诱发供血不足的表现。如不合并其他类型颈椎病，臂丛神经牵拉试验、病理征等多为阴性。

4. 颈型

颈型与患者职业有关，以青壮年为主，有反复发作的倾向，早期多可自行缓解，症状重者可持续数周乃至数月不缓解，最终发展为其他类型颈椎病。

（1）症状：以颈部酸胀、疼痛及不适感为主，可累及整个肩背部、枕后部，低头、望顶、转颈时加重，个别患者可有暂时性上肢感觉异常，出现手臂反射性酸胀麻木，咳嗽或打喷嚏时加重。部分患者有颈部活动受限或强迫体位。

（2）体征：发作时呈强迫头位，颈部活动受限，颈椎棘突、椎旁肌、斜方肌、肩胛带肌等处有压痛。伴继发性前斜角肌痉挛者,胸锁乳突肌内侧C3~C5横突水平可触及条索状硬物,按压有明显疼痛且向肩及手臂放射。

(3)体格检查:颈椎旁肌及肩背部肌肉压痛是这型颈椎病的主要表现。望顶、低头、转颈时颈部酸胀、疼痛明显,严重者可有颈部活动受限。如不合并其他类型颈椎病,臂丛神经牵拉试验、病理征等多为阴性。

5. 食管型

又称吞咽困难型颈椎病,最早可能仅有咽部异物感、无诱因的干咳等咽部刺激症状,常被误诊为慢性咽炎,进一步发展可出现不同程度的吞咽障碍。

(1)吞咽障碍:可根据严重程度分为3度:① 轻度:早期主要表现为吞服较硬食物困难或食后胸骨后异物感、烧灼感、刺痛感。吞咽困难在仰头时明显,低头时减轻或消失。② 中度:出现吞服软食或流食困难,较多见。③ 重度:只能进食水、汤,较少见。

(2)其他颈椎病症状:大多数食管压迫型颈椎病患者伴有脊髓型、神经根型或椎动脉型等颈椎病,故可出现相应症状。

(3)体格检查:多数患者颈椎棘突及椎旁肌压痛阳性。望顶、低头、转颈时可有颈部酸胀、疼痛,颈部过度被动活动时可诱发干咳、咽喉部不适感等症状,合并其他类型颈椎病时可出现相应的阳性体检结果。

6. 混合型

上述各型中两型或两型以上出现于同一患者的属此类。多见于中老年体力劳动者,视原发各型的组合不同,症状与体征差别明显,常见的混合型有:

(1)颈型+神经根型:最为多见,占40%~50%左右。

(2)颈型+椎动脉型:较多见,约占25%,以头晕、头痛、颈部不适为主要表现。

(3)颈型+神经根型+椎动脉型:约占12%,既有神经根受压表现,又有椎-基底动脉缺血的症状。

(4)神经根型+脊髓型:约占6%。

(5)脊髓型+椎动脉型:约占4%。

(6)脊髓型+食管型:约占2%。

(7)其他类型组合:约占3%。

7. 颈椎病常用专科检查

(1)臂丛神经牵拉试验:患者坐位,检查者站在患者一侧,一手抵于患者头部颞顶侧,一手握住患者手腕,向相反方向牵拉。如患者出现上肢痛、麻木症状为阳性。

(2)压顶试验(又称Spurling试验):即挤压椎间孔,引发症状出现或加重。患者坐位,检查者站在患者身后,双手交叉,放在患者头顶,稍用力向下压,若患者出现一侧或双侧手臂痛、麻木症状为阳性。

(3)前屈旋颈试验:患者头颈前屈,然后嘱患者头做左右旋转活动,如颈椎处出现疼痛为阳性。提示颈椎小关节有退行性改变。

(4)旋颈试验:患者坐位,嘱患者颈部放松,检查者站在患者身后,双手抱住患者头枕部,先做头颈伸屈活动,觉无阻力时将患者头部向后侧方转,先做一侧,再做另一侧,若患者出现头晕症状为阳性。这项试验用于检查椎动脉型颈椎病。

(5)低头试验:患者站立,双足并拢,双臂垂放于体侧,低头看足尖1 min。询问有无颈、肩、手臂痛和手麻等神经根受压症状；有无头晕、耳鸣、心慌、胸闷、出汗、站立不稳等椎-基底动脉供血不足和交感神经受刺激症状；有无上、下肢无力，小腿发紧，足、趾麻等脊髓受压症状，如出现以上症状者为阳性。

（6）仰头试验：患者站位，姿势同低头试验，但头后仰，双眼看天花板1 min。症状及意义同低头试验。

（二）辅助检查

1. X线平片检查

可以拍摄正位、侧位、左右斜位和张口位。通过X线，可以观察颈椎的骨性结构和排列。颈椎病患者的X线平片可表现为颈椎生理曲度改变（曲度变直、反曲）、椎体不稳（滑脱、梯形变）、椎体边缘骨质增生、钩椎增生、上下关节突关节退变、颈椎横突异常、椎间隙变窄、椎间孔狭窄、寰枢椎半脱位、椎体畸形、韧带钙化等。

2. CT检查

能详细显示椎体的骨性结构，可以用于椎体畸形、椎体骨折、骨肿瘤的诊断与鉴别诊断。对软组织敏感性较差，虽然也可以显示椎间盘，但是显像不如MRI，因此一般不作为常规检查。

3. 颈椎MRI检查

MRI能够进行横断面、矢状面、冠状面等多切面的检查，能多方位了解颈椎的结构。MRI的T1加权成像可以较好地观察解剖结构，T_2加权成像可以较好显示组织病变。颈椎的MRI检查可显示椎间盘是否存在变性或突出、可清晰显示髓核突出的数量、位置及压迫情况；可以显示脊髓有无受压、水肿、变性等；可以观察后纵韧带、黄韧带有无钙化或肥厚、终板有无炎症改变等。MRI能较好地观察椎管有无狭窄。在颈段，椎管的矢状径<10 mm为绝对狭窄。正常侧隐窝的矢状径为5～7 mm，当≤3 mm时为绝对狭窄。神经根管通道的直径<4 mm为神经根通道狭窄。MRI检查对本病的诊断、治疗以及预后评估都有重要的参考价值，有条件的患者应尽量采取此项检查。

4. 肌电图检查

通过观察肌肉的肌电信号和神经的传导速度，来评估肌肉和周围神经的神经电生理状况。肌电图检查可提示神经根损伤的节段，并可用于本病与肌源性疾病、运动神经元病、周围神经病、周围神经损伤等疾病的鉴别诊断。颈椎病的肌电图检查可发现相应受累节段神经根支配区域的肌肉出现插入电位延长、自发电位、运动单位电位募集不良等，但传导速度多正常。

5. 经颅多普勒超声（TCD）检查

TCD通过评价脑血管血流速度变化，敏感、客观地反映脑血管血流动力改变，是反映脑血流量的相对指标。TCD可以测定大脑前动脉、大脑中动脉、大脑后动脉、基底动脉，双侧椎动脉的收缩期峰流速（V_s）、舒张期峰流速（V_d）、平均血流速度（V_m）及脉动指数（PI）等。椎动脉型颈椎病常出现椎动脉、基底动脉血流速度的下降。

6. 其他检查

颅CT、颅颈动脉血管造影、DSA、食管造影、血液检查等用于颈椎病的鉴别诊断。

（三）诊断标准

1. 神经根型

（1）具有典型的神经根受累症状（麻木、疼痛、肌肉萎缩等），且其范围与颈脊神经根所支配的区域相一致。

（2）压顶试验、臂丛神经牵拉试验多呈阳性。

（3）痛点封闭试验无效（诊断明确者无需做此试验）。

（4）X线平片检查可见颈椎生理曲度改变、椎节不稳及骨刺形成等改变中的一种或数种，与临床表现在节段上相符。MRI检查可清晰显示病变部位、神经根受累位置及程度等。肌电图的特异性电生理改变可用于与其他神经系统疾病相鉴别。

2. 脊髓型

（1）除颈部症状外，出现脊髓受压导致的感觉、肌力和锥体束功能异常。

（2）影像学检查可显示椎管狭窄、椎间盘突出、颈髓受压变性、椎间关节不稳、骨质增生等改变。

（3）根据病情可选用脑脊液穿刺、肌电图及诱发电位等检查来明确诊断。

3. 椎动脉型

诊断要点如下：

（1）有上述椎-基底动脉缺血征（以眩晕为主）和（或）曾有猝倒病史者。

（2）旋颈诱发试验阳性。

（3）X线片显示椎体间关节失稳或钩椎关节骨质增生。

（4）一般均有较明显的交感神经症状。

（5）除外眼源性和耳源性眩晕（听动脉血栓、梅尼埃综合征、位置性眩晕等）。

（6）除外椎动脉第1段（进入第6颈椎横突孔以前的椎动脉）受压所引起的椎-基底动脉供血不足。

（7）除外神经官能症、直立性低血压与颅内病变、多发性硬化等。

（8）本病确诊，尤其是手术前定位，需行磁共振血管造影（MRA）、数字减影血管造影（DSA）或椎动脉造影检查，椎动脉血流图及脑血流图仅有参考价值，不宜作为诊断依据。

4. 颈型

诊断比较容易，依据典型颈部症状、体征，结合颈椎X线检查表现基本可以诊断，但对于病程较长者要注意排除痉挛性斜颈和肝豆状核变性，尤其是后者，因该病早期治疗效果较好，故凡是怀疑有此病可能，都应查血清铜氧化酶及角膜K-F环。

5. 食管型

根据病程、伴发的颈部症状和随体位改变而有不同程度的吞咽困难及典型X线表现，诊断较容易。但对青少年出现咽部异物感及咽部刺激症状时，要在排除呼吸、消化系统疾病同时考虑到本病。早期确诊，可以通过非手术疗法取得较好的治疗效果。对于中老年患者要注意本病与其他疾病（食管癌、贲门痉挛、食管憩室、胸椎肿瘤等）的并发，以免漏诊。

6. 混合型

诊断较为复杂，需与多种疾病相鉴别，尽量避免误诊、漏诊，要注意排除特发性、弥漫性椎骨肥大症，该病原因不明，预后良好，一般不需要手术治疗。同时各型之间要根据影响预后的程度分出主次，以便按轻重缓急依次处理。

（四）鉴别诊断

1. 腕管综合征

腕管综合征是周围神经卡压综合征中最为常见的一种，好发于30～50岁女性，往往有手部劳作史,为正中神经在腕部受到卡压而引起的一系列症状和体征。临床表现为:拇指、示指、中指和无名指桡侧半麻木,刺痛或呈烧灼样痛。发病早期仅夜间发麻发胀,影响睡眠,甩手后可以改善。以后在白天劳作时,尤其是手指紧握时出现。有患者诉在开电动车时出现手麻。病程长者可出现大鱼际肌肉的萎缩,出现捏物困难。体格检查时,在腕韧带近侧缘处用手指叩击正中神经走行部位,拇、示、中指有放射痛者即 Tinel 征为阳性。让患者双肘搁于桌上,前臂与桌面垂直,两腕自然掌屈,此时正中神经被压在腕横韧带近侧缘,腕管综合征者很快出现疼痛即屈腕试验阳性。可的松试验,在腕管内注射氢化可的松,如疼痛缓解则有助于确诊。神经根型颈椎病颈部症状不明显时不易与本病相鉴别,有颈部症状又同时患有本病时,容易被漏诊。必要时做肌电图腕部正中神经传导速度检查可明确诊断。神经超声检查可以发现正中神经腕部水肿增粗,甚至与周围组织粘连。

2. 肘管综合征

各种原因引起肘部尺神经沟内结缔组织增生,压迫尺神经而引起的慢性损伤,起病缓慢,表现为前臂、手尺侧,环指和小指麻木刺痛。病程长者可出现环小指屈曲无力、对掌无力,尺神经支配区感觉障碍,检查可有小鱼际肌、骨间肌萎缩,爪形手畸形,肘管局部有压痛,尺神经沟内可触及变硬、滑动的尺神经。叩击肘管时出现向小指放射的麻、痛感即 Tinel 征阳性。让患者用患侧示指与拇指捏夹一张纸,患侧因拇内收肌瘫痪,无法完成此动作,而用指间关节屈曲代偿,为 Froment 征阳性。本病常常不伴有颈部症状,手部尺侧一指半感觉异常边界较清楚。以往有肘部外伤或局部急慢性受压史。本病通过体格检查常可以诊断。肌电图检查可以发现肘管处尺神经传导速度下降,小鱼际肌失神经电位。神经超声检查可发现肘管处尺神经水肿、直径变粗或变细,与周围组织粘连等。

3. 胸廓出口综合征

是指胸廓上口出口处,由于某种原因导致臂丛神经、锁骨下动静脉受压迫而产生的一系列上肢血管、神经症状的总称,常见的有前斜角肌综合征、颈肋综合征、胸小肌综合征等,常见于中年女性,主要表现为:患侧上肢酸胀、疼痛、无力、发凉、感觉异常、麻木等,体格检查可有患肢肌力下降,手尺侧及前臂内侧有感觉异常,还可存在大、小鱼际肌萎缩,易与神经根型颈椎病相混淆。该病有意义的检查有:肩外展试验(Wright test):患者坐位,检查者扪及患者腕部桡动脉搏动后,使前臂缓慢旋后,外展 90°～100°,屈肘 90°,桡动脉搏动消失或减弱为阳性。此项检查阳性率很高,但存在一定的假阳性。斜角肌挤压试验(Adson test):患者坐位,检查者扪及患者腕部桡动脉搏动后,使其肩外展 30°,略后伸,并令患者头颈后伸,逐渐转向患侧,桡动脉搏动减弱或消失为阳性。此检查阳性率很低,但常常有诊断价值。锁骨上叩击试验(Moslege test):令患者头偏向健侧,叩击患侧颈部,出现手指发麻或触电样感为阳性。锁骨上压迫试验:检查者用同侧手扪及患者的腕部桡动脉搏动后,用对侧拇指压迫其锁骨上窝处,桡动脉搏动消失为阳性。Roos 试验:为活动的 Wright 试验,即令患者双上肢放在肩外展试验的位置上用力握拳,再完全松开,每秒钟 1 次,45 s 内就不能坚持者为阳性。肋锁挤压试验:患者站立位,双上肢伸直后伸,脚跟抬起,桡动脉搏动消失、明显减弱为阳性。X 线检查可发现 C7 横突增长或颈肋。电生理学检查可发现受累神经所支配肌肉出现失神经电位,锁骨处神经传导速度减慢,F 波延长。颈部痛点局封后,肌力和感觉均明显改善,有助于诊断。

4. 肩关节疾病

肩部疼痛有时可引起颈部肌肉牵涉痛或产生放射性疼痛,容易被误诊为颈椎病。当同时患有颈部疾病和肩部疾病时,有时会忽略另一个疾病,使得治疗效果不佳。肩关节疾病的特点是疼痛伴肩关节活动的受限,因此当患者出现肩关节活动受限和(或)活动时疼痛时,应该考虑肩关节疾病的存在。常见的肩关节疾病包括冻结肩(狭义的肩周炎)、肩峰下撞击综合征、肩袖损伤、肱二头肌肌腱炎、冈上肌肌腱炎、肩峰下滑囊炎等。这些疾病常在肩部有固定压痛点,当肌肉进行抗阻运动或离心运动时,疼痛加重。肩袖损伤的患者还伴有肌力的下降。肩峰下撞击综合征的发病机制一直存在争议,一般认为与肩峰形态异常和肩关节退变有关。体检发现疼痛弧征(当主动外展肩关节在 60°~120°活动范围内出现疼痛为阳性),Neer 撞击试验(检查者一手固定患侧的肩胛骨,另一只手将患者上肢前屈,旋前时出现肩关节前方或外侧疼痛,尤其是前屈 90°~140°时明显,则提示阳性)、Hawkins 试验(上臂前屈 90°,然后逐渐内旋,出现疼痛为阳性)阳性。

5. 其他疾病

脊髓型颈椎病无颈部及上肢症状,感觉平面在胸段者,要考虑与胸段椎管内占位性病变相鉴别,必要时完善 MRI 检查以免漏诊。肌萎缩侧索硬化症亦会出现四肢混合性瘫或单纯性瘫,但不伴感觉障碍,但要注意两病并存的情况。脊髓型多发性硬化累及上肢时易与脊髓型颈椎病相混,其特点是反复发作,有缓解期。首次发病常需借助 MRI 检查进行鉴别。蛛网膜粘连也可出现类似脊髓型颈椎病的症状,其多有外伤、感染、麻醉、椎管内给药等病史,根性痛多较明显,可有缓解、复发倾向,运动及感觉障碍常呈多平面或不规则,碘油椎管造影可用于鉴别。脊髓空洞症、脊髓感染、多发性神经炎、脊髓肿瘤、共济失调等疾病有时会出现与本病类似症状,通过症状、体征及辅助检查鉴别不难,但要注意疾病共存的情况,这在临床上并不少见。

(马燕红)

第二节　腰椎间盘突出症

一、概述

腰椎间盘突出症,简称腰突症,是临床上十分常见的疾患之一。腰椎间盘由不同部分组成,主要包括髓核、纤维环以及软骨终板。各个组织尤其是髓核,在一定的病理状态下会发生不同程度的退行性改变。当一定的外力因素作用时纤维环破裂,导致髓核组织自破裂处突出于后方甚至脱出于椎管内,从而导致相邻的脊神经根遭受刺激和压迫。根据突出部位的不同,腰椎间盘可以分别压迫到脊髓以及脊神经,产生一系列症状。例如,腰部疼痛、一侧或双侧下肢麻木、坐骨神经痛,以至于明显的神经功能障碍等一系列症状。腰椎间盘突出症以 L4~5,L5~S1 发病率最高,约占 95%。腰椎间盘突出症的发病年龄约从 25~60 岁,男性相对女性多见,男女比例为 2∶1。

椎间盘是富有弹性的组织,位于两个椎体之间。位于其中心的髓核呈半液态,而强韧的结缔组织以及纤维软骨环呈同心环绕在它周围。腰椎的活动多,因此其椎间盘最丰厚。在日常的生活劳动中,腰椎间盘持续承受着不均匀的压力,常常处在被挤压和牵拉的状态,极易发生慢性劳损与变性,丧失韧性和弹性,致使组织变得更加脆弱,在外力的作用下很轻易就可能引起椎间纤维环的破裂,以致髓核从破裂口脱出,压迫附近的神经根。青壮年人的劳动强度相对较大,特别是腰部强作用力、反复屈伸转动动作产生的持续应力,增加了腰部扭伤的机会,因此本病在 20~40 岁患者多见,约占 80%。另外,站立时整个躯干、头颅及上肢重量都由腰椎承受,因此椎间盘突出在下腰椎多见,基本上占到98%。胸椎部分因有肋骨与胸骨相连相对固定,因此胸椎间盘突出极少发生。男性的劳动强度比女性大,故本病男性多见。

国内对腰椎间盘突出症亦有称腰椎间盘纤维环破裂症、腰椎间盘脱出症、腰椎间软骨盘突出症、腰椎软骨板破裂症等称谓。虽然上述疾病名称和含义有所不同,当前仍较统一的称谓为:腰椎间盘突出症。腰椎间盘突出症有诸多不同的分型方法,目前尚未有统一的标准,一般来说可有以下几种分型:

(一) 依椎间盘突出的位置分型

依椎间盘突出的位置分型如下:

(1) 单侧型:突出和神经根的受压仅限于一侧。

(2) 双侧型:突出发生在同一间隙的两侧,患者两下肢症状交替出现,或两侧肢体均有症状,但无马尾神经受压症状。

(3) 中央型:突出位于中央,直接压迫马尾神经,患者出现大小便障碍及鞍区麻木。

(二) 依椎间盘突出的程度分型

依椎间盘突出的程度分型如下(图2-28):

(1) 椎间盘正常:椎间盘无退变,所有椎间盘组织均在椎间盘内。

(2) 椎间盘膨出(bulging):椎间盘纤维环环状均匀性超出椎间隙范围,椎间盘组织没有呈局限性突出。

(3) 椎间盘突出(protruded):椎间盘组织局限性移位超过椎间隙。移位椎间盘组织尚与原椎间盘组织相连,其基底连续部直径大于超出椎间隙的移位椎间盘部分。

(4) 椎间盘脱出(extruded):移位椎间盘组织的直径大于基底连续部,并移向于椎间隙之外。脱出的椎间盘组织块大于破裂的椎间盘间隙,并通过此裂隙位于椎管内。

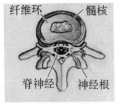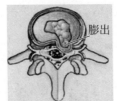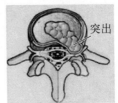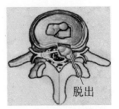

椎间盘正常　　　椎间盘膨出　　　椎间盘突出　　　椎间盘脱出

图2-28　椎间盘突出的程度分型

(三) 依椎间盘突出的病理形态分型

依椎间盘突出的病理形态分型如下(图2-29):

(1) 凸起型:纤维环内层破裂但表层完整,因髓核压力而局限性凸起,凸起物光滑呈半球型。

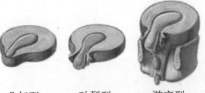

凸起型　　破裂型　　游离型

图2-29　椎间盘突出的病理形态分型

(2) 破裂型:纤维环已破裂,突出的髓核及纤维环仅有后纵韧带扩张部或纤维膜遮覆。

(3) 游离型:破裂突出的椎间盘组织或碎片,离开突出位置游离到椎管中,可压迫马尾神经导致突出平面以下的运动感觉丧失。极少数破裂组织可突破硬膜进入硬膜腔。此型病例较前两种少见。

（四）依据临床解剖学诊断分型

依据临床解剖学诊断分型如下：

（1）后外侧型（旁侧型、侧突型）：椎间盘突的部位在后中线偏外，即椎管后外侧，腰椎间盘突出症90％以上为该型。根据突出的髓核和神经根的关系。通常将后此型分为以下3种类型：

● 根肩型：突出物位于神经根的外侧（即肩部），向内侧挤压神经根，产生根性下肢痛。为了减轻此疼痛，脊柱凸向患侧，腰部向健侧弯。

● 根腋型：突出物位于神经根的内侧（即腋部），向外侧挤压神经根，产生根性下肢痛，为缓解此疼痛，脊柱凸向健侧，腰部向患侧弯。

● 根前型：突出物位于神经根的前方，向后挤压神经根，出现剧烈的根性下肢痛及腰椎前后活动均受限。

（2）中央型：中央型又分为以下3种：

● 偏中央型：髓核突出的部位为椎间盘的后方中央偏于一侧。主要压迫一侧的神经根，有时可压迫到马尾神经。

● 正中央型：髓核突出的部位为椎间盘的后方正中，通常范围较大，髓核及纤维环碎块可在后纵韧带的下方，甚至进入椎管，引起两侧神经根及马尾神经受压，从而产生广泛瘫痪及大小便功能的障碍。

● 外侧型：突出物位于神经根的外侧。腿部剧烈疼痛，而腰痛轻。可分为椎间孔型及椎间孔外型，较少见。

（五）临床病理分型

临床病理分型如下：

（1）膨隆型：由于椎间盘退变纤维环的内层断裂产生裂隙，纤维环退变松弛，弹性下降，产生腰椎间盘膨隆。可以分为边缘性膨隆及局限性膨隆，通常不压迫神经，所有没有明显症状。但也可引起腰痛或是腰腿痛。当腰椎间盘膨隆刺激到了纤维环表层与后纵韧带的窦神经，则可产生腰背痛或臀部的疼痛；当腰椎间盘膨隆压迫到了硬膜囊，将神经压向外侧的侧隐窝可产生腰腿痛；当腰椎间盘膨隆产生椎间隙下降及变窄，可发生小关节的重叠及移位，最终可出现小关节的增生、黄韧带增厚及皱褶，从而加重腰椎管狭窄，引起小关节综合征导致出现腰腿痛。

（2）突出型：该型的患者较多，纤维环已发生破裂，突出的髓核和纤维环仅被后纵韧带扩张部或是纤维膜所遮覆；可出现腰痛、根性下肢痛及病侧下肢感觉减退等。

（3）脱出型：纤维环发生完全破裂，髓核向后外侧或后方突出。按脱出的程度不同可分为：后纵韧带下型及后纵韧带后型。由于髓核突出较大常可同时压迫两条神经根，所有常发生严重的腰腿痛，也可出现马尾神经综合征。

（4）游离型：椎间盘突出破裂的组织或者碎片，脱离突出的位置而游离到椎管内，从而压迫马尾神经引起突出平面以下的运动及感觉丧失。少数破裂的组织可以突破硬膜而进入硬膜腔。该型病例较少见。

（5）Schmorl结节与经骨突出型：患者大多为中青年，腰痛一般不严重，可适当减轻工作量，不需特殊治疗。有疼痛较重者可做适当的物理治疗，尽量避免从事较重的体力活动。

二、临床应用解剖

脊柱由各节段椎骨借椎间盘、椎间关节以及韧带紧密连接而成。作为身体的支柱,脊柱不仅保护脊髓及神经根,还起到了支持、传递重力的作用,参与胸腔、腹腔和盆腔的构成,并且对胸腔、腹腔和盆腔脏器起到非常重要的保护作用。运动节是脊柱的功能单位。它由两块相邻生物椎骨以及其间的软组织构成。相邻椎骨的椎体、椎间盘以及前、后纵韧带构成了运动节的前部分,其相应的椎弓、横突、棘突、关节突关节和后部各韧带构成运动节的后部分。椎弓对于脊髓和神经根有很重要的保护作用,椎体承担负重的作用,横突和棘突作为一个悬臂梁,有效地增加了肌肉活动的效能(图2-30)。

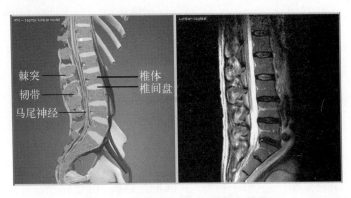

图2-30　运动节的组成(腰椎矢状面)

(一) 椎骨

正常人的腰椎由5个椎骨共同组成,结构与颈椎、胸椎相似。每块椎骨包括椎体和椎弓,椎体在前,椎弓在后,两者之间借椎弓根紧密连接。椎弓一般由左、右椎弓板会合而成,椎体和椎弓围成椎孔,椎孔连接起来合成椎管,脊髓和马尾神经收纳于其中。相邻椎骨上、下切迹构成椎间孔,椎间孔内有脊神经和血管通过。上、下节段椎体间为椎间隙,由椎间盘相连接(图2-31)。

1. 椎体(图2-32)

腰椎椎体支持整个躯干和颈颅的重量,由于负重较大,故其椎体相对粗壮且横径常大于前后径呈肾形,前缘圆隆,后缘内凹。椎体内部为骨松质,外部的垂直部分由薄层骨密质包裹,上下面扁平或稍凹陷。骨筋环存在于椎体外周略微隆起而致密,椎间盘的透明软骨终板位于骨髓环之内。腰椎椎体前缘的高度呈递增

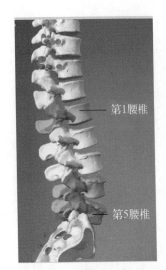

图2-31　腰椎模型侧面观

趋势,L1和L2椎体前低后高,L3前后高度大致相等,L4和L5则是前高后低。从L1到L5椎体的横径和前后径逐一加大,这与各椎体的负重程度相一致。唯有L5椎体的负荷经过骶骨传递至骶髂关节,其厚度也相应地有所减小。

2. 椎弓

椎弓与椎体相连接处称为椎弓根,分别起于椎体后部两侧略偏上方,两侧对称,其形状、大

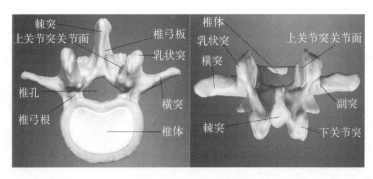

图 2-32 腰 3 椎体(上面观和后面观)

小和椎弓根间距离也不尽相同,椎弓根内缘间的距离通常称作椎弓根间距。椎弓根的内缘系椎管的外侧壁。

腰椎在每个椎弓上有两个椎弓根以及两个椎板。附着在椎体的上半部的是椎弓根,起到了保护腰椎椎管内马尾以及其他神经组织的作用。在每一个平面,相邻椎板间的空隙都有黄韧带来充填。腰椎的椎弓根向后外延伸,且椎上切迹相对较小,按矢状径顺序从 L1 向下逐渐下降,但椎下切迹相对较大,而且上下区别不大。腰椎椎弓板较厚,并略向下后方倾斜。椎孔较小且呈三角形。腰椎椎弓根发出的上关节突,向内与上一节段腰椎的下关节突相连接,且椎间关节呈矢状位方向,但向下渐渐变成了斜位。横突的关节突间部称为狭部。由于第 3 腰椎的横突最长,所以若附着于其上的肌肉突然强烈收缩,则可以产生撕托性骨折。腰椎椎体的棘突呈板状,并水平伸向后方。通常将每块椎骨看作由 3 个功能部分组成:椎体承受负荷;椎弓来保护神经组织;棘突以及横突作为两个椎体上骨性突起的部位承接各个肌肉的起止点,同时增强肌肉运动功效。

各个节段椎体由椎间盘相互连接,椎弓依靠关节突关节相互连接。成人的每一个椎体的椎间盘面外周包裹着一圈皮质骨,也就是骨骺环。青少年时期的骨骺环是一个生长带,成人后的骨骺环则成了纤维附着的一个固定环。透明软骨板覆盖在以骨骺环作为界限的每一个椎体上。然而腰椎椎体的大小从上到下逐一增加,提示低位节段的腰椎所承受的压力相对高位腰椎来说大很多。

(二) 椎管

腰椎椎管是由游离椎骨的椎间孔和骶骨的骶管以及其间的连接共同围成的纤维管道,它的内容物主要为脊髓以及马尾、硬膜囊、脊神经根、椎内静脉丛、硬膜外腔及其内部的结缔组织以及蛛网膜下隙及其内部的脑脊液。

腰段椎管的形态多变,其中 L1、L2 多为卵圆形,L3、L4 多为三角形,L5 多为三叶形。且其前后径的正常测量范围一般为 15~25 mm。由于多种原因可导致椎管骨性及纤维性结构发生异常,引起一处或者多处椎管狭窄,从而压迫脊髓、马尾以及神经根。向椎管内突出物除了椎间盘以外,结构性的突出物有黄韧带的肥厚、后纵韧带的骨化、椎板的增厚、椎体后缘骨质的增生、关节突骨质的增生等。而这些变化又通常继发于椎间盘退变或者外伤等因素。腰部的脊神经根行于腰椎管的侧隐窝以及盘黄间隙内,椎间盘突出、关节突关节退变增生、黄韧带肥厚,都可以压迫腰脊神经根而引起腰腿痛。不同的站立体位对腰椎管的容积有一定程度的影响,腰椎从伸直位至前屈位时,椎间孔容积增加 3.5~6.0 ml;而后伸位时,因后壁的缩短容积减小,且椎间盘发生后突、黄韧带前凸,致使本来受压的神经根所承受的压迫加重。所以,在后伸位时按压腰部则更容易找到压痛点(图2-33)。

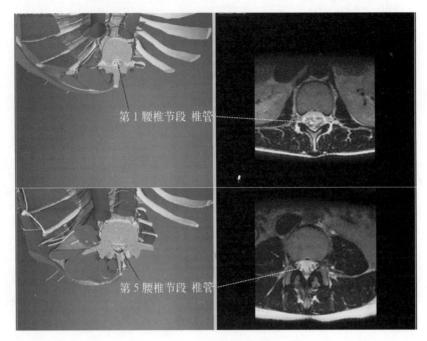

第1腰椎节段 椎管

第5腰椎节段 椎管

图 2 - 33   腰椎椎管(横断面)

(三) 椎间盘

1. 椎间盘的组成(图2-34)

腰部由5个椎间盘,分别为L1~2、L2~3、L3~4、L4~5、L5~S1。椎间盘是由纤维环、透明软骨终板、髓核以及 Sharpey 纤维共同组成。纤维环是由坚韧的纤维组织共同环绕而成的,外层主要为Ⅰ型胶原纤维,它排列比较密集,并且部分胶原纤维可插入椎体;内层主要为Ⅱ型胶原纤维,与外层相比它的密度较低,没有比较明显的板状排列。在腰部髓核位于椎间盘中心处的稍后方,从年轻人的尸体上可以看到,其外观为半透明状的凝胶,主要成分为软骨基质以及胶原纤维,并通过 Sharpey 纤维附着于椎体骨骺环。透明软骨终板为椎体的上、下软骨面,它构成了椎体的上、下界并将相邻的两个椎体分开。Sharpey 纤维则围绕在椎间盘的最外层,

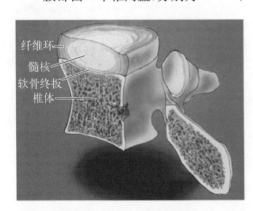

纤维环
髓核
软骨终板
椎体

图 2 - 34   腰椎椎间盘

其主要由胶原纤维够成,内无软骨基质。椎间盘通过固定相邻两个椎体来稳定脊柱并且维持其正常排列,可允许两椎骨间的小范围相互运动,同时还吸收加载在脊柱上的作用力和能量。腰椎间盘与它周围的组织如脊神经等有着紧密联系,所有椎间盘突出或者退行性病变均可引发周围神经及组织的病理变化,从而引起腰腿痛。

人体在幼儿期,髓核的结构以及纤维环可明显的分开,但到了老年时,由于椎间盘纤维的变粗,两者的分界就不那么明显了。人体不同年龄段的髓核密度也不相同,并且密度随年龄的

增长而不断增大。在胎儿时期,腰椎间盘的血管来自周围的组织和椎体,椎体的血管可穿过软骨板到达纤维环的深部;当出生后,血管逐渐地闭锁,到了 12 岁左右就完全闭锁了。成人的椎间盘除了纤维环周边之外,其他部分都无血管存在,髓核以及纤维环的营养只依靠周边的组织渗透供应。

2. 椎间盘的解剖特点

从矢状断面来看,腰椎间盘中部向外膨出,而前后两端较大,稍内则有一缩窄,整体来看犹如一横置的花瓶,两侧就好比瓶口、颈部及其瓶底。同一个椎间盘的上、下椎体的软骨终板断面厚度,在左、右的矢状面上前、中、后点处的厚度无显著性差异。然而在椎间盘不同的平面上、下椎体的软骨板厚度则略有差异,其中 L1~2 较薄,L4~5 较厚而 L5~S1 较 L4~5 又略薄。不同性别之间的椎间盘面积有明显不同:男性的椎间盘面积略大于女性,下腰椎的椎间盘面积 L3~4 则稍大于 L4~5,而 L4~5 又略大于 L5~S1。通常成人椎间盘和相邻腰椎椎体的高度比值约为 0.3~0.6。正常情况下腰骶部椎间盘后缘呈平直或者轻度后凸。在腰骶椎的椎间盘后缘与硬膜囊前面之间充满了硬膜外脂肪,这一结构对诠释 CT 图像有重大帮助,这些脂肪层内通常可见到显影清晰的硬膜外静脉。

3. 椎间盘的血管和神经

在成人的椎间盘内几乎没有血管,只有纤维环的周围有来自节段性动脉的分支小血管穿入,并且大多在椎间盘的前后缘。人体在胎儿和幼儿时期,每一个椎间盘都有 3 条动脉来供应血液。

在椎间盘内神经的分布与血管相类似,在纤维环周围有着丰富的神经末梢分布,但在其深部、软骨板以及髓核内则无神经纤维。其前部及两侧部主要分布窦椎神经的纤维。而窦椎神经多发自于脊神经的后支,同时也可发自于总干,接受交感神经的小支后经过椎间孔返回椎管,所以又名为返神经。

窦椎神经的走行先贴于椎间盘的后面,然后发出升、降支沿着后纵韧带的两侧上、下行,同时可各跨越两个椎间盘,总共分布到 4 个椎体,而其横支又可与对侧相吻合。窦椎神经可分布在椎管内的众多结构中,经组织学观察,其感觉神经末梢分布在后纵韧带、神经根袖、硬脊膜的前部以及椎管内前静脉丛的静脉壁等处的密度最高,而椎骨骨膜以及硬脊膜的侧部则次之,在硬脊膜囊后部和黄韧带内则最为稀少。这个结构可以解释腰椎间盘突出、侧隐窝狭窄等压迫而造成的剧烈疼痛。

4. 椎间盘解剖生理功能

从解剖学上看,腰椎间盘类似于汽车轮胎,外层纤维环似外胎,包裹着具弹性的髓核内胎。纤维环的纤维可以分成 3 层:最外层的纤维连接着相邻的椎体和骨骺环的底层;中层的纤维则自一个椎体的骨骺环伸到另一椎体的骨骺环;最内层的纤维从一侧的软骨终板到另一侧的软骨终板。纤维环的前侧纤维被强大的前纵韧带所加强,而后纵韧带的这种加强作用则不如前纵韧带,尤其是在 L4~5 与 L5~S1 节段的后纵韧带只是附着在纤维环中线部位狭窄的且不重要的结构。纤维环前部与中部的前侧以及两侧纤维分布相对较多,而后侧则相对较少,而且大部分都附着在软骨板上,所以,它的加强作用相对较弱。随着年龄的增长,椎间盘开始逐渐退变,相邻的椎体之间则产生异常运动,使得牵引力作用在纤维环的最外层纤维上,引起通常所说的牵张性骨赘(Macnab 骨赘)。由于最外层的纤维大多附着于骨骺环深层的椎体,致使这种骨赘发生在距椎间盘边缘约 1 mm 处的椎体上,且水平向外突出。在影像学形态上这与普通的爪形骨赘不相同,爪形骨赘常发生在椎体的边缘,且呈弧形突出于椎间盘外层的纤维外侧。而牵引性骨赘的临床意义标志着椎骨的节段存在着早期的不稳定。

腰椎间盘的破裂初期表现为一个节段的透明软骨板上产生分离。这提示着纤维环的完整性遭到了破坏,而髓核组织则可以从椎体与软骨板破裂移位的部位突出出来。然而,有时因为压力的作用,整个节段的纤维环会移位向后方,同时髓核与部分已经移位的透明软骨板也会随之发生移位。而这种病理性改变在较年轻的患者中更为常见。

纤维环的纤维牢固地附着在椎体上,并且呈层状排列,而每一层的纤维和深层的纤维又互成一定的角度。这种解剖排列特点使得纤维环能够限制椎体的运动,同时椎骨周围的韧带也可以更加限制椎体的运动。

因为髓核是凝胶状的,所以来自脊柱的轴向应力载荷呈垂直并放射状地分布在整个髓核。这种呈放射状分布的垂直载荷(来自椎间盘切线方向的载荷)可以被纤维环的纤维所吸收,就好像箍紧着木桶的铁箍一样。载荷可通过透明软骨板传导到髓核。因为透明软骨是无血管的组织,所以它非常适合承担这项工作。假如负荷的传导是由通过有血管的组织来完成的,局部承受的压力会使血供中断,而骨的局部组织就会逐渐坏死。当软骨板产生先天性的缺失,致使髓核和松质骨直接接触时我们就可以看到这种现象。由于压力闭塞了血流供应,所以小部分的骨发生坏死,而髓核就会渐渐侵入椎体。因为 Schmorl 和 Junghanns 首先描述了这种现象,因此这种损伤被称为 Schmorl 结节。

纤维环就好似一个弹簧圈,把各个椎体连接在一起来对抗髓核所产生的弹性阻力,所以当你把脊柱从矢状面剖开时,就会失去对抗的纤维环从而导致髓核突出。对于此现象,以往认为主要是由于髓核的"膨胀"作用,而实际上则是类弹簧作用表现的结果,为纤维环压力的作用。在脊椎所有的结构完好的情况下,纤维环与髓核是一个非常好的耦合体。髓核的作用就像是一个滚珠轴承,在脊椎的小关节的导引和稳定下,当脊柱发生屈曲以及伸直时,椎体就在髓核这一不能压缩的胶体上产生滚动运动。

(四) 关节突关节

1. 结构

关节突关节又称为椎间关节或小关节,是相邻位椎骨的上、下关节突所构成的关节,属于滑膜关节,使得两个椎骨之间可有一定范围的活动。如果腰部椎间关节被破坏,则可引起腰椎不稳及腰痛。如果椎间关节增生肥大,则可使椎间孔相对变小,从而压迫脊神经。

在胎儿及婴儿时期,腰椎关节突关节的关节面几乎呈冠状,而后由于腰椎关节突关节的外侧缘渐渐向矢状位方向生长,使得关节面逐渐变为弧形,并且以矢状方向为主。处于上位的腰椎关节突关节面为矢状位,下位的则呈冠状位,尤其是第 5 腰椎。腰椎关节突关节的两倾斜度的变化比较大,且两侧通常不对称。而第 5 腰椎关节突的关节面大多呈凹形,只有少数呈平面形;且下关节突的关节面变化较大,并以凸面形及平面形为主,但也有凹面形或波浪形(S 形)。在关节突关节面上覆盖着一层软骨,随年龄的增长软骨逐渐变薄,而关节面下部的骨质则变得不规则,并且发生增生以及硬化。

2. 血管和神经

腰椎关节突关节的血液供应主要来自腰动脉(图 2-35),它走行到椎弓峡部附近穿入椎板并发出分支至上、下关节突。而上、下关节突相应的静脉与椎外静脉汇成椎弓静脉(图 2-36),行至椎间孔处流注于椎内或椎板静脉丛。关节突关节的神经支配主要来自腰神经后支发出的内侧支(图2-37),其向后走行穿过骨纤维管,分布于腰椎间关节及周围的组织结构,其整个行程大体上呈"S"形,并以骨纤维管为标志分为3段:① 骨纤维管的前段:从起始部到骨纤维管的入口处,构成"S"形行程的第1个弯曲。② 骨纤维管的内段:在骨纤维管内部,为"S"形行程的中间转折部分。③ 骨纤维管的后段:从骨纤维管出口到神经分出终末肌支,该部分构成了"S"形行程的第2个弯曲,其依次为第1关节支和棘支、第2关节支和棘支以及第3关节支。腰神经的后内侧支大致为"S"形的行程,该结构可以大大增强其伸缩能力,从而使神经在运动过程中得以缓冲牵拉而避免损伤。腰椎的关节突关节可同时受同位或者上位甚至上两位的神经干前支及后支的分支支配,且有充分的节段性吻合,并为多源双节段性分布。

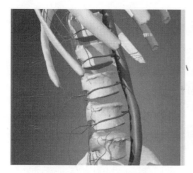
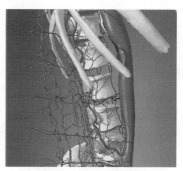
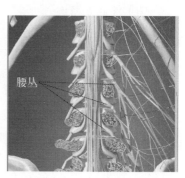

腰丛

图2-35　腰椎动脉供血　　　　图2-36　腰椎静脉丛　　　　图2-37　腰丛分支分布

　　腰神经的后外侧支的行程可有以下易损因素存在:① 骨纤维管的入口边缘与后内侧发生紧密相贴。② 骨纤维管"S"形转折部位最狭窄。③ 下位节段的骨纤维管骨化逐渐变窄。④ 神经穿行于骨纤维管时就像绳索在狭窄弯曲的管内发生滑动及摩擦。所以当骨纤维管及其周围的结构产生炎症或其他的病变时,则易引起神经损伤而继发地产生腰痛。由于一个椎间关节病变可以涉及多个节段的腰神经,所以腰痛的定位尚不明确。

　　3. 关节囊

　　腰椎关节突关节囊主要分布于关节突的后外侧部,其前内侧的关节囊大部分被黄韧带所代替。关节突关节囊的最内层是关节滑膜,且滑膜向关节间隙内部突出从而形成皱褶。腰椎间关节囊比较紧张,但尚有一定的活动度,关节囊外为多裂肌附着,其内侧则与黄韧带相连。关节突关节囊可分为纤维层和滑膜层,滑膜层为光滑半透明状,且贴附于纤维层的内面,不易被分开。约有1/3的滑膜层起自于关节软骨的边缘,滑膜的起点和关节软骨缘之间则由结缔组织相连接,而关节腔狭小且密闭。滑膜层在相邻的关节面之间双层突入,从而形成滑膜皱褶并伸至关节腔内。滑膜皱褶的出现率为90%,按其组织结构可分为两类:滑膜脂肪型与纤维软骨型。按照滑膜皱褶根部和关节面缘的关系,即为上、下、内、外4侧缘,又可分为4型。Ⅰ型:滑膜皱褶只出现于关节的一侧缘;Ⅱ型:滑膜的皱褶出现于两侧缘,比如上、下侧缘等;Ⅲ型:滑膜的皱褶根部出现于3侧缘,如前、后、外侧缘等;Ⅳ型:滑膜的根部出现于4侧缘。

　　滑膜皱褶的生理功能为:① 填充垫托的作用,其垫在相邻的两关节面之间,或在关节软骨的表面凹陷内,从而使关节面平坦且光滑有利于关节的活动;② 滑膜层以及滑膜皱褶可产生和吸收滑液,从而润滑和营养关节。但如果关节滑膜的皱褶被挤到相邻的关节面内则可以产生剧烈疼痛,我们称之为关节滑膜嵌顿综合征。通常情况下,关节突关节囊的上、后以及外侧都被纵行的多裂肌所附着,当脊柱运动时其相应节段的多裂肌纤维产生收缩,并牵拉关节囊从而带动滑膜皱褶,使其不致嵌到两关节面之间;③ 如果已经有腰椎间盘突出症或者腰椎退行性变的患者,在其脊柱强烈或者不当的运动后,突然感觉到腰背部剧烈的疼痛,则可能是滑膜皱褶产生的炎症、肿胀或者移位挤压到相邻关节面的原因。

小关节为只能做轻微滑动的一种滑膜关节。尽管在一定程度上小关节松弛的关节囊被前面的黄韧带以及后面的棘上韧带所加强,但是主要限制这些关节活动的结构仍然是纤维环最外层的纤维。所以当这些纤维发生退变时就会出现过度的关节活动。这就是发生退变的椎间盘易于导致相关的小关节发生损伤的原因。因为椎间盘与两个小关节的紧密联系,我们通常称它们为"三关节复合体"。

(五) 筋膜及肌肉

腰部的脊柱是一根几乎独立的支柱,它的前面是松软的腹腔,其附近只有一些肌肉、筋膜及韧带等软组织,没有骨性结构的保护。腰部脊柱承受着人体 1/2 的重力,并完成人体各种复杂的运动,所以当腰部在承重和运动时,过度的负重及不良的弯腰姿势所产生的强大拉力与压力,极易引起腰段椎间盘的突出或脊柱周围的肌肉、韧带及筋膜的损伤。腰背部的扭伤大多发生于腰骶关节、骶髂关节以及腰背两侧骶棘肌。其中腰骶关节是脊柱运动的枢纽,而骶髂关节是连接躯干与下肢的桥梁,腰部两侧的肌肉和韧带则是维持脊柱稳定的重要因素。

1. 腰部筋膜

(1) 腰背筋膜:可分为浅、深两层,包绕在骶棘肌周围从而形成肌鞘。浅层贴在骶棘肌的表面,内侧则附于棘突与棘上韧带,向外则与背后肌的腱膜紧密结合,它是全身最厚且最强大的筋膜之一。其深层位于第 12 肋与髂嵴之间,内侧贴在腰椎横突,并向外分隔骶棘肌与腰方肌,在骶棘肌的外侧缘和浅层相会合,向外形成腹内斜肌与腹横肌的起始处之一。腰背筋膜对骶棘肌有着强而有力的保护及支持作用。

(2) 腰方肌和腰大肌筋膜:腰方肌筋膜的前层位于腰方肌之前,并与腹横筋膜相连续,属于腹内筋膜的一部分,其后层则与腰背筋膜的深层相连接。而腰大肌筋膜是腹内筋膜所形成的单独的筋膜鞘,它向下和髂肌筋膜腔相连续。

2. 腰脊柱伸肌

(1) 棘突间肌:其位于腰椎棘间韧带相邻的棘突间。它收缩时可以固定相邻的棘突并使腰椎后伸。

(2) 骶棘肌:是腰背部肌肉中最强厚的肌肉。其以一个总腱起于骶骨的背面、腰椎棘突、髂嵴后部和腰背筋膜。并向上纵行排列在脊柱棘突与肋角之间的沟内,可分为外、中、内 3 条肌柱。骶棘肌是强大的伸肌,它的主要作用是后伸躯干并维持直立,一侧的骶棘肌收缩也可引起躯干侧屈。

3. 腰脊柱屈肌

(1) 腰大肌与髂肌:腰大肌在腰椎的侧面,其肌纤维起自于 T12 的下缘至 L5 上缘的相邻椎体与椎间盘纤维环,并跨髂嵴和骶髂关节之前,于髂凹处和髂肌相结合,从而形成髂腰肌。可以屈髋并且有内收髋及外旋髋的作用,例如下肢固定时可以弯腰。

(2) 腹直肌:其位于前壁腹中线的两侧,且上起于第 5~7 肋软骨以及剑突,向下则止于耻骨结节。当它收缩时可拉胸廓前倾,从而有力地使腰前屈。

4. 腰脊柱侧屈肌

(1) 横突间肌:其位于相邻两横突间,单侧收缩时可使腰部侧屈,双侧收缩时可固定脊柱。

(2) 腰方肌:其位于脊柱的两旁,起自于髂肌韧带以及髂嵴内缘的后面,并向上行止于第

12 肋内半下缘及腰椎 1～4 横突。其单侧收缩时可使躯体向同侧倾斜,而双侧收缩时则可稳定躯干。

（3）背阔肌：为三角形阔肌,其腱膜起自于下 6 个胸椎及全部腰椎的棘突、髂嵴后缘、骶正中嵴及腰背筋膜的后部。其肌纤维向外上方止于肱骨结节间沟。当肱骨固定时,一侧收缩可拉脊柱同侧弯曲,而两侧收缩则可提躯干向上。

5. **腰脊柱旋肌**

（1）横突棘肌：其包括由浅到深的半棘肌、多裂肌及回旋肌 3 层。肌纤维起自于各椎骨的横突,并向上止于上数椎骨的棘突,且愈深层的肌纤维力愈短。其中半棘肌纤维通常向上跨越 5 个椎骨,多裂肌纤维通常跨越 3 个椎骨,而回旋肌纤维一般只跨越 1 个椎骨。其位于横突与棘突间椎板后面的凹陷内。单侧收缩时可拉腰椎向对侧旋转,而双侧收缩时则可固定脊柱并有少许背伸的作用。

（2）腹外斜肌与腹内斜肌：腹外斜肌起自于下位 8 个肋骨的外侧,后部的纤维止于髂嵴,而中部则形成腹直肌的前鞘;腹内斜肌属于其深面。当一侧腹外斜肌与对侧腹内斜肌收缩时,可以使脊柱旋向对侧;而双侧腹内外斜肌收缩时,则可拉腰椎前弯。当同侧的腹内外斜肌收缩时,则可拉脊柱倾向同侧。

（六）韧带

1. **连接椎体间的韧带**（图 2 - 38）

除了借助椎间盘之外相邻两个椎体之间的连接主要借助于前纵韧带和后纵韧带。前纵韧带是位于椎体的前面以及前外侧面,起自于枕大孔的前缘,向下可达 S1 或者 S5 椎体。由 3 层纵行的纤维所组成,外层的纤维最长,可达 4～5 个椎体的长度,中层达 2～3 个椎体的长度,内层仅达到 2 个椎体间。这条韧带向下逐渐变宽,且非常坚韧,是人体内最长的一条韧带。在椎间隙处和椎间盘与椎体边缘紧密相连,但是在椎静脉丛部位和椎体表面的连接则相对较松弛。前纵韧带有着防止脊柱过伸以及椎间盘向前脱出的作用。后纵韧带位于椎体和椎间盘后缘,由枢椎延伸至可以纵贯于整个椎管的前壁。其两侧薄,中央厚,相对前纵韧带而言较窄且宽窄不等。在椎间盘水平与其表层纤维环和椎体后缘紧密融合在一起,而在椎体水平则与椎体之间的结缔组织及其中的血管、神经松弛结合。后纵韧带有限制脊柱过度前屈、加固椎间盘并防止其向后脱出的作用,然而它毕竟不能完全覆盖外后部的椎体以及椎间盘,而且韧带的两侧部分相对中部而言薄弱,这往往成为椎间盘向后外侧突出的重要原因。

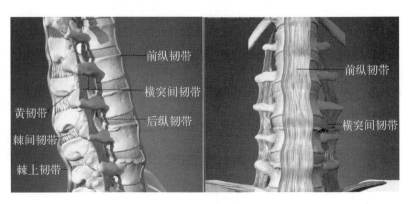

图 2 - 38　腰椎周围韧带

2. 连接椎弓间的韧带

包括黄韧带、棘上韧带、棘间韧带、横突间韧带、关节突关节和髂腰韧带等结构。棘间或棘上韧带的复合体相对靠后,我们通常将它们当作是相互分离的结构。棘间韧带位于深层,与黄韧带相毗邻,是相邻棘突间比较薄弱的韧带,它起自上一棘突基底部斜向下一棘突尖端,和棘上韧带一样具有限制脊柱过度前屈的作用。棘上韧带是连接棘突之间的强有力的致密性结缔组织,沿棘突的尖端走行,有限制脊柱过度前屈的作用。横突间韧带位于相邻的两个横突之间,分别附着于两横突基底部后方的副突上,具有限制脊柱过度侧弯的作用。黄韧带内富含大量的弹性纤维并呈黄色。黄韧带连接两椎板的间隙,在中线部位和棘间韧带相连续,在侧方和小关节的关节囊相结合。同时在每一个节段它都和上位椎板的下内侧缘充分的结合,并且附着在下位椎板的上缘。通常情况下,它保持着紧张的状态,当脊柱发生屈曲时它伸长,而当脊柱位于中立位或者仰伸时它的弹性纤维则发生缩短。黄韧带就是以这样的方式覆盖着,但是从不会侵犯硬膜外腔。随着年龄的增长,黄韧带内的弹性纤维逐渐减少,胶原不断肥厚,致使黄韧带变得松弛肥厚,以至于压迫硬膜囊,这也是引起椎管狭窄的原因之一。

(七) 腰神经根管

1. 腰神经通道

腰神经通道指的是腰神经从离开硬膜囊后直到椎间孔外口,这是一段较狭窄的骨性纤维性通道。这个通道的任意一部分出现病变,都可以产生腰腿痛。通常将其分成两段:第 1 段称为神经根管,即从硬膜囊穿出到椎间管内口。这一段虽然不长,但是有几个较狭窄的间隙,即盘黄间隙、上关节突旁沟、侧隐窝以及椎弓根下沟,这些结构的异常,均可以压迫腰神经根;第 2 段则为椎间孔。我们通常把腰神经通道分成 3 区,即入口区、中区以及出口区。入口区为腰椎管外侧部最开始的部分,其位于上关节突的内侧或者下方,这一区只有前后壁,内、外侧面均开放。前壁是椎间盘的后面,后壁为关节突关节,而腰神经根就居此区内,被硬脊膜所覆盖并且浸于脑脊液当中。通常情况下,因为上关节突常处于神经根的外侧,所以此区很短。但在病理状态下,由于上关节突内侧缘以及椎弓板上缘的骨赘形成,都要覆盖神经根,使得此区变得较长;中区位于椎弓板的关节间部下方,并且低于椎弓根,它的前缘是椎体的后侧,后缘为椎弓板的关节间部,内侧缘则开口向中央椎管。此区的神经结构包括:脊神经根及前根、被硬脊膜覆盖的纤维结缔组织,并均浸于脑脊液当中。同腰神经的其他部分相比,脊神经节相对较大,并有较大的空间,对狭窄更加敏感;出口区指的是椎间孔周围的区域,它的后缘为关节突关节的外侧面,前缘是椎间盘。这个区的关节突关节与椎间盘都比同一腰神经入口区的低一个水平。腰神经从该区被覆以神经外膜。

2. 侧隐窝

侧隐窝,即为脊神经管,是椎管的外侧部,它的前部是椎体后外侧缘,后壁是上关节突前面和黄韧带,外界则是椎弓根。在腰椎节段,腰椎管的两侧部分对椎间盘者称为盘黄间隙,而平对椎体者称为侧隐窝。侧隐窝向下行续于椎间孔,且腰部相对较狭窄。因为第 5 腰椎的椎管呈三叶形,所以侧隐窝尤为明显。侧隐窝的前后径一般为 3～5 mm;如果<3 mm,则可以认为是侧隐窝狭窄;如果>5 mm,则一定不狭窄。盘黄间隙可因椎间盘的后突、黄韧带的肥厚或者关节突的增生内聚而缩窄,而这时受压迫的为下一节段甚至为下两节段的脊神经根。只有在 L4～5 以及 L5～S1 盘黄间隙同时压迫下位神经根的硬膜囊外段。因为同序数的神经根并没有进入盘黄间隙就转向了外出的椎间孔,所以不受影响。以 L4～5 及 L5～S1 盘黄间隙处椎间盘突出压迫神经根最为常见,并且其压迫的方向有从神经根内、外侧及前方向后侧 3 种,但是以后者较多见。

椎间孔的上下界为椎弓根,底部自上至下分别是上位椎体的后下缘、椎间盘以及下位椎体的后上缘,顶部由黄韧带所构成,而黄韧带后面则是关节突关节。椎间孔的大小和椎间隙的高度有关系。椎间孔内含有神经根、动脉及静脉等通过。在椎间孔的内下部有一纤维隔,连在椎间盘纤维环和关节突关节之间,并将椎间孔分为上、下两管:其中上管内有神经根、腰骶动脉的椎管内支和椎间静脉上支通过;而下管则有椎间静脉的下支通道。椎间孔的外口中上部另有一纤维隔,连在椎间盘纤维环与横突间韧带,将其外口分为上、下两孔。在高位腰椎的外口,纤维隔位置较高并且较薄;而在下位腰椎,位置较低并且坚厚,呈膜片状,将外口中部的大部分封闭。纤维隔的作用是分隔脊神经和血管,对椎间相对较薄的椎间静脉起到保护作用,而又不至于压迫到神经根。但是若有外侧型的椎间盘突出、骨质增生或者转移性肿瘤,则可以因纤维隔的存在而相对加重对神经根的压迫。

3. 腰段脊神经的后支通道

腰神经穿出椎间管后即分为前支与后支,后支及其分支在走行过程中有多处穿过骨性纤维性管道,所以神经在任意一处受到卡压则可引发腰腿痛。腰神经后支的骨性纤维管位于椎间孔的外侧,横突根部的上缘处。L1~4 神经后支的骨性纤维管的内下骨壁是由下位腰椎上关节突根部的外侧缘和横突根部的上缘之间的骨面所组成,外上壁是由横突间韧带内缘以及纤维膜所围成。L5 神经后支的骨性纤维管分为前后两段,前段的下内侧壁为 S1 上关节突根部前外侧的骨面,上外侧则为纤维膜。而后段的内、上、外壁为 S1 上关节突以及骶骨翼形所成的沟内,上壁是髂腰韧带的一部分。腰神经后支在骨性纤维管处的卡压以 L5 者多见。L5 神经的后支内侧支行经同侧的腰骶关节后下方。当 L5~S1 椎间盘退变后,L5 的下关节突发生下沉,则可挤压到该内侧支。而弯腰时该内侧支稍有上升,所以当猛然伸腰时神经还来不及退下就被下沉的下关节突所卡压,从而引起急性疼痛。

(八)腰椎畸形

在正常情况下,腰椎共有 5 节椎骨。但是在现实生活中,下腰部有退行性变的成人患者中,约有 10% 存在着先天性的腰骶椎畸形。而这些对称或不对称的畸形,主要是由分节不全形成的。人们通过开展经皮微创脊椎手术,对因脊椎先天性畸形所引起的许多外科手术陷阱有了早期的认识。对于外科医师来说为存在这些畸形的患者施行手术,在技术上存在两个潜在的陷阱。首先,在实行术中透视技术来详细地观察某一腰椎节段时,外科医生所能够观察到的透视野是十分局限的。如果医生没能观察到那些先天性的腰骶椎畸形,就很容易会在错误的节段实施手术。另外,当实施显微外科脊柱手术的时候,较小的手术视野会让外科医生很容易引起手术节段的错误(图 2 - 39)。

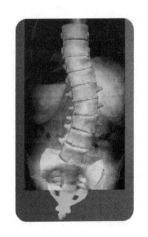

图 2 - 39 腰椎侧弯畸形

三、发病机制

一直以来,国内外众多学者都针对腰椎间盘突出症发病机制进行大量的研究。在有关腰椎间盘突出症病因以及病理方面的认识取得了很大的进展。但是,从实际角度上讲腰椎间盘突出症发病机制是极其复杂的,其病因也尚未完全明确。较为普遍的观点是腰椎间盘突出症是建立在腰椎间盘退变的基础上由多种因素综合作用产生的结果。伴随着分子生物学、免疫学和解剖学等基础学科迅速的发展以及有关腰腿痛发生机制的研究进一步深入,众多学者认为神经根解剖学的特点及诸多神经根继发性的改变(如压迫、炎症、神经组织损伤、神经结构营养障碍等)都有可能是引起腰腿痛的关键因素。

（一）腰椎间盘退变的基础病理因素

椎间盘退变是指椎间盘的生物化学以及组织结构发生改变,这一改变作为生命个体自然

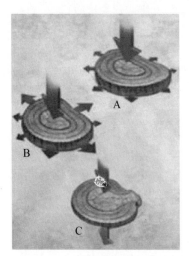

图 2 - 40　椎间盘突出发生过程

老化过程的一部分不可避免,生理性的椎间盘退变过程一般都伴有疼痛的发生,同时伴有椎间盘组织生物力学性能的降低,影响脊柱运动单位间的相互关系,年龄的增长以及椎间盘退变的发生往往被视为是两种不同的过程,它们往往合并存在,很难加以区分,而椎间盘的退变对于椎间盘疾病的影响作用更强。椎间盘是人体内最大的无血管组织,其本身营养物质的供应十分有限,同时还要承受人体躯干以及四肢的沉重负荷,在日常生活与劳动中,它的劳损程度比其他组织严重得多,因此极易发生退变(图 2 - 40)。

椎间盘退变的相关原因十分复杂,其确切的机制目前尚未明确。国内外学者对其进行了大量研究后认为,椎间盘退变过程很可能与椎间盘组织营养供应减少;椎间盘细胞过度凋亡;椎间盘基质酶活性的改变;炎症及细胞因子改变;生物力学因素改变;自身免疫等诸多因素有关,是多因素参与的过程,也是多种机制共同作用的结果。

1. 发生退变的始动因素是椎间盘组织营养供应减少

大量研究认为椎间盘组织的营养供应减少为发生退变的起始因素,在椎间盘退变的过程中,最主要的原因是椎间盘细胞及细胞外基质中营养成分的减少。

椎间盘构成以软骨样细胞为主,营养代谢作用极缓慢。正常情况下软骨细胞以非常低的代谢率生长,其细胞外基质转换率也非常低。即使高氧环境下的软骨细胞也主要通过乳酸途径才能进行能量的正常代谢。

椎间盘中髓核组织的营养供应非常复杂。从组织学观察来看,在出生后 8 个月以前,纤维环周围的血管距离髓核组织较远,而椎体骨髓的血管距离椎间盘髓核较近,仅隔一层非常薄的软骨终板,并且骨-软骨终板内有微血管穿过,直接与软骨终板接触,提供了髓核的营养。8 个月以后,这些微血管逐渐闭合,不再参与髓核组织的营养供应,使椎间盘成为人体内最大的无血管组织,其本身的营养供应和代谢产物的处理需要通过椎间盘以外的血管来进行,髓核组织的营养代谢主要依靠渗透作用,而软骨终板本身具有半透膜的性质,可以在不同渗透压的情况下,参与椎间盘髓核的营养代谢。

研究表明,营养椎间盘的途径主要有两条:一条是终板途径,即营养物质通过椎体周围的血管进入椎体的骨髓腔,之后经过血窦后再通过软骨终板界面扩散渗透到椎间盘,主要营养纤维环内层及髓核组织;另一条是纤维环途径,即营养物质通过纤维环表面的血管,主要营养纤维环外层的软骨终板。这样既具有屏障功能,又有营养中介作用。

软骨终板为透明软骨,其细胞外基质的主要成分是胶原和蛋白聚糖。蛋白聚糖的合成和转化与受力环境、年龄增长过程等密切相关。终板内的软骨细胞可以合成髓核的基质成分,产生蛋白聚糖。如果软骨终板发生钙化,产生的蛋白聚糖就会减少,使髓核组织的含水能力降低,导致椎间盘进一步退变。实验证明,蛋白聚糖对软骨终板的骨化与钙化作用有一定抑制作用。硫酸软骨素在蛋白聚糖中合成是个需氧过程,而硫酸角质素的合成则是一个无氧过程。在缺氧环境中硫酸软骨素合成明显减少,从而导致蛋白聚糖聚合体的解聚,含量减少,构成成分发生变化。针对软骨终板钙化的抑制作用减弱,继而导致椎间盘发生退变。

在生长过程中椎间盘体积逐渐增大,而供应椎间盘动脉的数量也会随着机体的老化而减少,椎间盘周围的血供就会减少,降解后的基质大分子在局部积聚以及椎间盘含水量的降低影响了代谢产物通过基质的弥散,进一步损害椎间盘细胞的营养供应,最终形成了一个恶性循环。研究证实,椎间盘发生退变的关键因素是营养物质供应减少。软骨终板发生硬化、增厚、钙化后会导致椎间盘以及软骨终板有氧血液供应的减少,同时也妨碍代谢产物排出,使乳酸产物积聚,加速了椎间盘内细胞死亡或凋亡,继而形成恶性循环,导致椎间盘基质降解。有学者认为,软骨终板退变后有新生血管侵入椎间盘组织是椎间盘退变的标志。有研究针对新生儿到老年人的颈椎间盘改变,发现软骨终板退变的标志是软骨内钙化,并观察到髓核组织与软骨终板交界处的细胞活力最强。继而推测到髓核软骨细胞可能起源于软骨终板的软骨细胞表层,同时只要软骨终板始终保持良好的状态,髓核组织就有很大可能再生。因此,如何阻止软骨终板钙化同时增加椎间盘营养物质供应是针对软骨终板钙化乃至椎间盘退变预防治疗的关键。软骨终板钙化等原因引起椎间盘营养物质供应减少是导致椎间盘退变的始动因素。

2. 导致椎间盘内细胞减少的直接原因是椎间盘细胞的过度凋亡

退变性疾病在多种因素作用下造成,它是机体某一些器官功能的过早衰退,组织学表现为特定器官内功能细胞数量减少。椎间盘内活细胞的减少及细胞外基质合成减少和成分的变化,都是导致椎间盘退变的病理基础,因此椎间盘细胞的过度凋亡成为了活细胞下降的直接原因。

诸多研究表明椎间盘退变和细胞的凋亡调节机制有极大的关系。退变椎间盘的活性细胞有非常高的凋亡发生率。学者认为椎间盘组织的营养供应减少、局部乳酸代谢产物积聚、氧自由基逐渐增多、生长因子相对减少等都有很大的可能诱导椎间盘内活细胞产生细胞凋亡的微环境,然而这其中确切的机制目前尚不清楚。

目前认为,椎间盘细胞凋亡最重要的始动因素是椎间盘承受过度载荷。椎间盘承受过度的负荷会加重椎间盘细胞凋亡的发生概率,然而具体的生物力学作用机制如何,还需要进行深入的研究。

在针对椎间盘细胞凋亡的信号传导途径方面有诸多研究,但到目前为止尚无一致的看法。Fas/APO-1蛋白在退变的椎间盘组织中有非常高的表达,而Fas/APO-1是细胞凋亡一个非常重要的信号受体,这也提示退变椎间盘组织之中很有可能存在死亡受体细胞凋亡途径。实验证明破裂型椎间盘组织中的F阳性细胞数量相对非破裂型中来说要多,从而提示椎间盘内的细胞很有可能通过Fas/APO-1途径发生凋亡。既往的研究表明,椎间盘细胞可能是通过死亡受体传导途径发生细胞的凋亡。近年来的研究发现,退变椎间盘组织中凋亡指数以及细胞色素C氧化酶染色阳性程度明显增高,过度载荷方式诱导下鼠的纤维环细胞凋亡时,有细胞色素强烈释放而没有发现产生FasL;通过兔纤维环细胞的细胞凋亡诱导实验,人们发现细胞内的半脱天冬氨酸蛋白酶(caspase)活性增高,线粒体膜电位明显降低,实验结论认为椎间盘细胞可能是通过线粒体途径凋亡的。

目前发现,白介素-1β转化酶是细胞凋亡的核心,引起凋亡的各种因素一定需先激活白介素-1β转化酶才能导致细胞凋亡。研究发现在退变的椎间盘组织中它的含量相对正常椎间盘要高,这一现象提示白介素-1β转化酶在椎间盘退变的发生发展中有重要作用。

总之,椎间盘细胞过度凋亡是椎间盘细胞减少的直接原因已成为普遍认可的观点,而椎间盘细胞减少与基质合成的减少以及成分的改变是椎间盘退变的病理学基础,但细胞凋亡的具体诱因、信号传导途径、调节机制以及在椎间盘退变和突出中所起的作用如何,目前尚不明了。

3. 基质酶活性的改变的作用

在椎间盘退变中的基质酶活性的改变起很多作用。椎间盘组织的特征是细胞外基质多;细胞分布稀疏;血管、淋巴管和神经纤维(除纤维环的最外层)稀少,这种特点使椎间盘相对更容易发生退行性病变。胶原和蛋白聚糖是椎间盘的主要基质成分,胶原提供弹性同时椎间盘被它锚定在椎体和软骨终板上,蛋白聚糖通过与水的结合从而具有很强的弹性,可对抗压力和应力、分散和吸收负荷。椎间盘退变的过程涉及基质结构蛋白的破坏,这其中也包括存在于细胞外基质中的胶原以及蛋白聚糖。椎间盘基质成分改变很容易成为椎间盘力学特征丧失的直接原因。

一般来说在椎间盘退变中基质蛋白酶具有相对主要的作用,椎间盘退变过程中基质酶活性的改变是中间环节,基质降解后继而酶的活性相对升高,可对相应底物产生分解、破坏作用,加剧椎间盘进一步退变。也有人认为,椎间盘中基质酶及其抑制剂的数量及活性维持了椎间盘基质合成与降解间的平衡,若这一平衡被打破势必将导致基质成分的改变。蛋白聚糖尤其是聚合体含量的下降以及髓核含水量减少等是退变的椎间盘基质主要的生化改变,异常或过量基质降解酶的出现是其出现的重要原因。

椎间盘是一个无血管的组织,主要依靠自身各种降解酶的作用完成多种基质成分的降解。大量的研究表明,基质代谢的酶系统大量存在于椎间盘基质中,在 pH 中性的条件下这些酶降解基质成分。而最重要的基质降解酶是中性蛋白酶,一般来说可分为两大类:基质金属蛋白酶 MMPs 和丝氨酸蛋白酶 SP。基质金属蛋白酶是细胞外基质固有成分。它由软骨细胞分泌,是一组依赖于细胞外基质成分同时以细胞外基质成分为底物的蛋白水解酶。一般来说可分 4 个亚型:胶原酶(MMP-1、MMP-8、MMP-13)、基质溶解酶(MMP-3、MMP-10、MMP-11)、明胶酶(MMP-2、MMP-9)和膜蛋白酶(MMP-12、MMP-19 等),这些酶在通常情况下处于无活性状态,可通过蛋白水解作用而激活,又能被基质金属蛋白酶组织抑制剂和乙二胺四乙酸所抑制。

MMP 是一类由细胞分泌的糖蛋白酶,可与活化状态的 MMPs 以 1:1 的分子比例不可逆,但相对稳定地非共价的结合。TIME 可阻止或延缓酶原型 MMPs 转变为激活型 MMPs,从而有效抑制 MMPs 对胶原的过度降解。

对人腰椎间盘组织进行培养时能够合成基质降解酶,而基质降解酶可以在基质中活化,但对椎间盘细胞产生不同的金属蛋白酶的能力知之甚少。近年来,很多学者通过椎间盘培养体系以及组织提取物证实了 MMPs 的存在,针对髓核的组织提取物以及腰椎间盘纤维环的研究表明,所有样本中均可发现有弹性蛋白酶、胶原酶以及明胶酶,髓核组织内胶原酶的活性相比纤维环内要高,明胶酶和弹性蛋白酶没有明显差别;明胶酶的活性相比胶原酶而言高出 5 倍,甲胶原酶以活性和非活性形式存在，而其他酶均以活性形式存在。并认为伴随着椎间盘老化，酶抑制物合成逐渐减少，溶酶体内的组织蛋白酶释放，潜伏状态的胶原酶被激活，细胞外基质分解得到加速。诸多研究显示基质金属蛋白酶在椎间盘退变过程中发挥着重要的作用，然而其确切的作用机制还需要进一步深入研究。

丝氨酸蛋白酶 SP 主要包括胰蛋白酶、弹性蛋白酶、凝血因子Ⅺ、凝血酶和激肽释放酶。其中与椎间盘退变有关的 SP 为弹性蛋白酶，可以裂解出多种底物，如椎间盘的蛋白聚糖、明胶及弹性蛋白等。针对人体椎间盘中获得的一些中性蛋白酶进行研究发现，这些酶可以在 pH 中性的条件下降解弹性蛋白以及明胶，后被认为是丝氨酸蛋白酶，同时发现这种酶在正常椎间盘终板活性并不强，在髓核与纤维环中没有活性，但在退变的椎间盘中，特别是在其髓核和软骨终板中有较高的活性，并且可以认为这是引起椎间盘退变的一项重要因素。许多研究表明正常椎间盘内有多种丝氨酸蛋白酶抑制剂 SPI。实验证明椎间盘内存在 SPI，可以强力地抑制人白细胞弹性蛋白酶，它在针对椎间盘基质的稳定性方面起着重要的作用，而在退变的椎间盘中，SPI 水平明显低于正常人，这很可能与丝氨酸蛋白酶以及它的抑制剂比例失衡有关，并加剧椎间盘基质成分降解，进而促进了椎间盘的退变。

目前针对椎间盘退变中的基质降解酶作用的认识大多来源于手术切除的突出椎间盘以及椎间盘组织的培养体系，但是突出的椎间盘与椎间盘的退变并非同一个概念。最近研究发现，突出的椎间盘中基质降解酶多数来源于肉芽组织中的巨噬细胞，这很有可能表明突出的椎间盘中降解酶可能与椎间盘突出物的降解吸收有很大关系，抑或是炎症介质参与椎间盘基质的降解。然而基质降解酶活性的改变及基质降解酶抑制物减少的原因目前尚不清楚，其引起椎间盘退变的具体作用机制还需深入研究。

4. 炎症及细胞因子的作用

椎间盘退变过程中炎症及细胞因子有重要的作用。近些年随着分子免疫学、分子生物学迅速发展以及对细胞因子研究的逐步深入，炎性细胞因子在椎间盘退变相关方面的作用越来越受到重视。有大量相关研究表明，退变的椎间盘组织很有可能产生炎症介质，这就提示了椎间盘退变与局部的炎症反应甚至炎性细胞因子有关。在椎间盘退变方面炎性细胞因子的存在是否就一定是疾病的原因还尚未清楚，目前最有可能的解释是炎性细胞因子通过自分泌或旁分泌的方式作用到椎间盘细胞，继而通过改变其生物学行为以及产生病理效应，从而参与椎间盘退变。退变的椎间盘细胞生物化学行为改变后，可以产生多种炎性细胞因子从而引起椎间盘突出。椎间盘突出后，又反向刺激各种炎性因子产生。两者交互促进，互为因果。有研究认为，退变的椎间盘髓核组织可以释放炎症介质并发生漏逸，炎性细胞因子的出现，既可能是椎间盘退变的结果，同时又是重要的炎性促进剂，使得椎间盘退变进一步加剧。

种类繁多的炎性介质和细胞因子与椎间盘病变有关，目前的研究认为包括白细胞介素-1、白细胞介素-6(IL-6)、肿瘤坏死因子 TNF、转化生长因子-β(TGF-β)、磷脂酶 A_2 (PLA_2)、骨形态发生蛋白(BMP)、一氧化氮(NO)等众多炎性介质和细胞因子与椎间盘退变有重要的关系。

在椎间盘退变的病理过程中 IL-1 的作用很重要，通过诱导基质金属蛋白酶(MMPs)的表达，IL-1 引起蛋白聚糖的降解。IL-1 可以通过影响 MMPs 的生物学活性同时抑制基质中蛋白聚糖的合成而导致椎间盘退变的发生，不仅如此这种作用还呈现出明显的时间和浓度依赖性。

作为一种来源广泛的细胞因子,IL-6可以被多种淋巴细胞以及非淋巴细胞自发或在不同因素刺激下产生。由于是细胞因子网络IL-6同时也是一种多效应的细胞因子,针对多种细胞生长、分化以及基因表达都有诸多的影响,同时由于IL-6是重要的炎症促进剂,它也可以刺激炎症细胞聚集、激活并且促进炎症介质的释放,继而产生腰椎间盘退变的炎症过程。IL-6在腰椎间盘中的产生方式包括自分泌和旁分泌两种方式。继而作用于椎间盘细胞最后产生病理学效应。另一观点认为,腰椎间盘突出过程中,IL-6可能通过针对椎间盘基质影响降解酶抑制剂从而发挥作用。总之,IL-6在腰椎间盘退变中有多方面影响,具体作用机制有待于进一步的深入研究。

TNF-α由活化单核细胞或巨噬细胞产生,可以产生TNF-α的细胞种类有很多种。根据目前的研究它的作用基本可以概括为以下方面:上调基质金属蛋白酶的活性和基因表达;刺激其他炎性细胞因子的产生;改变内皮细胞的通透性,刺激细胞迁徙;对基质中胶原和蛋白聚糖的合成有显著降低作用;通过对机体的刺激作用产生炎症反应。

利用单克隆抗TNF-α抗体对椎间盘组织进行的一项实验检测发现,退变的髓核细胞中存在TNF-α,突出的椎间盘髓核释放出TNF-α从而启动一系列的神经病理变化的过程也被证实。退变的椎间盘组织中TNF-α有高度的表达,其作用与IL-1类似。

但关于椎间盘组织中TNF-α的来源及其机制目前仍不明确。有研究认为,椎间盘退变与突出的同时TNF-α由椎间盘细胞产生,除此之外还产生了INF-1α等炎性细胞因子,类似这些炎性细胞因子自细胞内向细胞外迁徙,继而导致了突出的椎间盘内巨噬细胞集聚,聚集的巨噬细胞有强大的吞噬功能,在其大量释放的基质金属蛋白酶的作用下,突出的椎间盘组织逐渐被吸收。

磷脂酶 A_2(PLA$_2$)是一种脂降解酶,调控着许多生理和病理过程。PLA$_2$能使细胞膜糖磷脂水解为溶血磷脂、花生四烯酸和游离脂肪酸,花生四烯酸在脂氧化酶的作用下继而分别生成5-脂氧化酶产物和环内过氧化物。而PLA$_2$的活性被糖皮质激素抑制。而环氧化酶的活性被非类固醇消抗炎药物(NSAIDs)抑制。因此,PLA$_2$在此链式反应中是限速酶,PLA$_2$不仅是炎症介质和重要的致痛物质,也被认为是局部组织炎症的一项特殊标志。在突出的腰椎间盘中PLA$_2$活性远高于正常值,依据这一点可以解释椎间盘变性导致神经根痛的主要机制。目前尚不清楚PLA$_2$的产生机制,有研究发现白细胞介素-1能刺激对其敏感的细胞从而释放PLA$_2$促进炎症反应。

BMP属于TGF-β家族成员。在退变的椎间盘组织中BMP以及其受体被发现有异常的高表达,由此可以发现在椎间盘退变的过程中BMP及其受体起了重要作用。利用抗BMP单抗对退变的椎间盘组织进行免疫组化检测,检测结果显示退变椎间盘组织中BMP抗体呈阳性,而非退变组中BMP抗体为阴性,结果提示BMP高表达和椎间盘退变以及边缘钙化等病理过程之间密切相关。大量实验结果显示TGF-β在正常椎间盘中发挥一定的生理性调节作用,而在退变的椎间盘中其含量不断增多,结果导致Ⅰ型、Ⅲ型胶原合成进一步增加,并逐渐取代Ⅱ型胶原,最终导致椎间盘纤维化,使髓核的生物力学特性降低,而这一系列现象与退变的椎间盘的病理检测是一致的。

总之,椎间盘退变的过程中炎症及炎性细胞因子在起着重要作用。大部分炎性细胞因子主要起到炎症介质的作用,其含量的增加往往促进椎间盘细胞外基质的降解同时也促进椎间盘中的炎症反应。最终导致椎间盘退变以及相关症状的发生,但这些炎性细胞因子的来源、具体作用和调节机制仍需进行深入研究。

5. 椎间盘退变与年龄增长之间的关系

普遍认为，腰椎间盘的退变与年龄增长有密切的相关。伴随着年龄增长，椎间盘在体积、形状、结构以及基质成分等各方面发生了很大的变化，椎间盘基质成分和细胞的量逐渐减少，改变了脊柱的力学特性，从而使得椎体间运动能力降低。这其中最主要的原因是椎间盘中央营养物质降低，使得细胞代谢废物堆积以及基质降解后的产物积累，引起 pH 降低，进而影响到盘内细胞正常功能甚至导致细胞死亡。由此可知伴随年龄的增长，椎间盘的退变在所难免。

6. 椎间盘退变与自身免疫反应的关系

针对腰椎间盘突出症有一类自身免疫学说，这一学说基于椎间盘的特殊解剖结构而提出。由于髓核是人体最大的无血管组织，根据克隆选择学说，髓核作为"隔离抗原"存在。一旦突出并且暴露于免疫系统下则很有可能成为不能被自身免疫系统识别的"非己"成分，进而导致免疫应答形成，机体自身免疫反应被激发。慢性炎症发生从而引发临床症状。

一般来说椎间盘组织中的Ⅰ型胶原、Ⅲ型胶原以及蛋白聚糖等都是潜在的自身抗原。正常椎间盘组织的Ⅰ型胶原、Ⅱ型胶原、蛋白聚糖以及软骨终板的细胞外基质等均具有自身抗原性，而且抗原性相近。当外伤或退变导致椎间盘抗原成分与免疫系统相接触后，即可激发自身免疫反应。总之，大多学者都认为，椎间盘退变中免疫机制有一定的作用，但其确切机制及与临床的相关性尚需进一步证实。

（二）外伤是腰椎间盘突出的一个重要原因

椎间盘作为人体脊柱十分重要的缓冲装置，具有吸收震荡、减缓冲击以及均布外力等重要的力学功能。正常椎间盘的髓核、纤维环及软骨终板共同构成了对抗多轴应力的闭合系统。髓核处于流体静压状态，在完成椎体至椎体间的压力传导的同时，其所承受的应力通过液压放射状均匀分布到软骨终板及纤维环，从而减缓冲击或吸收对椎骨的负荷。据研究报道，临床上腰椎间盘突出不仅仅是因为椎间盘受到了压力作用，多数原因是由于椎间盘内应力分布不均匀而导致纤维环破裂，髓核突出。

随着生活水平的提高及工作方式的变化，由于长时间的静力性腰椎前屈而引起的椎间盘、脊柱肌群和椎间韧带等的疲劳，可能是导致腰椎间盘突出症的主要力学因素。在运动过程中，人体用力方式不正确以及用力时姿势不当，都很有可能导致腰椎间盘突出的发生。有关外力导致腰椎间盘突出症的定性解释可以概括成以下几点：脊柱承受负荷，继而髓核受到压缩，有较大的离心力施加在环状纤维上，使纤维受到拉伸，当这一拉伸力超过纤维环承受的范围时，导致髓核突出。相关实验证明无论脊柱前屈至何种姿势，腰椎间盘或多或少会受到压缩应力的作用。并且应力大小与体重及脊柱前屈角度有关。且由于椎间盘位于两个相邻的椎体间，前后部均有韧带保护，椎间盘前部的纤维环尤其丰厚，不仅如此还有腹腔内压力支持，因此当压缩应力足够大或由于长时间静力性腰椎前屈动作使韧带和纤维环疲劳时，髓核向后突出的可能性要比向前突出的可能性大得多，这一现象与临床上腰椎间盘大多向后突出相一致。

很多学者从生物力学和组织学的角度针对外伤与椎间盘突出的关系进行了大量研究，研究认为异常的应力可以直接损伤椎间盘结构。针对椎间盘应力分析表明，纤维环的承受应力由内向外逐渐增大，而压应力以髓核为最大，向外逐渐减小并转为牵拉应力。正常情况下纤维环后侧、后外侧均有十分明显的应力集中，该处纤维环较其他区域而言相对较薄、曲率较大，往往是造成应力增高的重要因素。后侧、后外侧也是纤维环胶原含量分布最少的区域。由于后纵韧带的保护,退变的椎间盘易向纤维环后外侧突出。退变后纤维环的应力状态改变,其应力水平明显降低。椎间盘的承载能力明显下降,载荷传递方式进一步改变。然而,更重要的是,力学因素可通过影响椎间盘组织的生物学特性,导致椎间盘生物力学性能改变以及细胞代谢紊乱。通过脊柱功能单位的应力疲劳试验发现相对而言纤维环更易于破裂,有时也可伴有软骨终板破裂,这就进一步证实了椎间盘突出是由纤维环破裂引起,与髓核的关系并不大。

（三）腰椎间盘突出症的诱因

椎间盘退变是椎间盘突出症的基本因素,导致腰椎间盘突出的诱发因素十分复杂,目前也尚未有明确的定论,但可能与以下因素有关:

（1）腰椎的发育性骨化不良:腰椎的发育性骨化不良属于脊柱畸形或脊柱生理曲度的改变,这一改变会造成腰脊柱解剖学结构变异,在脊椎承重或应变力的作用下会引起腰椎间盘组织、腰骶椎及其他附属组织的损伤,最终使得腰椎间盘退行性变过早地发生,继而出现腰椎间盘突出症。腰椎在骨骼系统中承载力较大,当发育性骨化不良出现的时候,脊柱承载及应变力的作用使得腰椎间盘、腰骶椎及其他附属组织损伤。腰椎间盘组织与腰椎及其他附属组织的损伤可以相互影响、促进,并进一步导致腰椎间盘发生退行性病理变化,以致椎间盘突出。

（2）腰部过度负荷:长期从事重体力劳动和负重运动等会加重腰部负荷,腰部长期过度负荷则会造成腰椎间盘早期发生退变而导致腰椎间盘突出。长期从事弯腰工作,如一些特殊职业。像煤矿工人或建筑工人等,长期弯腰提取重物,这样使腰椎间盘承受的压力增加,容易引起纤维环破裂继而导致椎间盘突出。

（3）腰部的急性外伤:腰部的特殊运动方式及运动突发性冲击力、持续用力、腰部的过度伸屈及旋转容易使椎间盘内的压力增高几倍或几十倍,直接导致椎间盘损伤,多数情况下软骨板破裂、髓核突出或脱出,纤维环很少发生破裂。在腰部失去肌肉保护或准备不充分的情况下,腰部的急性损伤即可造成椎间盘的突出。

（4）腹内压突然增加:据报道,临床上有诸多病例在发病前有比较明显的腹内压增高因素,如剧烈咳嗽、喷嚏、屏气、便秘等情况均可使腹内压突然升高而影响椎体与椎管之间的平衡状态,从而造成椎间盘突出。

（5）体位或姿势不当:在日常的学习工作和生活中长期姿势不正,或当腰部处于前屈的情况下,如突然旋转腰部容易诱发椎间盘突出。

（6）长期震动:相关研究显示长期驾驶汽车的司机有很高的发病率。这很可能与长时间的震动导致椎间盘的压力增高以及椎间盘营养供应减少有关。

（7）种族区别:有一些种族的发病率明显低于其他种族,如印第安人、爱斯基摩人和非洲黑人。

（8）遗传因素:有关椎间盘组织学的观察研究发现脊索细胞以及脊索样细胞常常在青少年椎间盘突出症患者的椎间盘中被找到,有此可以估计纤维软骨性髓核在由脊索细胞性髓核衍变的过程中发生了障碍,继而导致了软骨板发育异常,这很有可能是腰椎间盘突出症的发病原因之一。

（9）妊娠期的影响:整个韧带系统在妊娠期都处于松弛状态,如果此时腰椎过多地前屈,则腰椎间盘突出的可能性明显增加。

（10）吸烟:吸烟对椎间盘细胞的营养供应有十分重要的影响。这就进一步导致椎间盘退变加剧,与此同时如果有外力的作用则会导致椎间盘突出。

（11）糖尿病：主要影响到营养椎间盘的周围动脉壁结构，使得血流量降低，椎间盘组织的代谢需求减少。

总之，腰椎间盘突出症的发病原因十分复杂，病变一般都建立在椎间盘退变的基础上，常常是由于多种因素共同作用的结果，其确切的机制目前尚不清楚。

四、诊断要点

(一) 临床表现

1. 一般症状

（1）年龄：一般认为青壮年发病者较多，经统计 20～50 岁者可达 70％以上，这是由于该年龄段的劳动强度及运动量较大，而椎间盘刚刚开始退变或者已经退变，脊椎的稳定性渐渐降低而代偿机制还没完善。20 岁及其以下的发病者仅占 6％左右。据文献报道：目前高龄的患者逐渐增多，同时儿童的患者也在增加，且有低龄化趋势，年龄最小者仅有 6 岁。

（2）性别：本病男性患者多于女性，其比例为 4∶1～6∶1，这可能与男性从事重体力劳动或者剧烈运动较多，腰部负荷较重，外伤概率相对较高，从而易发生椎间盘退变有关。

（3）职业：由于各个医院服务的对象不同，所以统计结果各异。通常认为，本病的发生与职业有密切关系，从事剧烈运动或者重体力劳动，尤其是弯腰劳动者（如工人或者农民）及汽车司机等发病率较高。

（4）病史：57％～70％的患者有外伤病史，大多是搬重物或是剧烈运动，使得腰部扭伤而发病。特别为弯腰搬重物时最易引发该病。从生物力学的角度分析，弯腰时腰椎间盘变得前窄后宽，髓核有向后突出的趋势。当搬运重物时腰椎间盘的负荷突然增加，例如搬 20 kg 的重物，腰椎间盘所承受的力可达 30 kgf/cm² (1kgf＝9.8N)，导致已经退变的纤维环进一步破裂髓核突出。而腰肌的慢性劳损、长期在寒冷潮湿的环境下居住或者工作，以及长期工作姿势不良等，均可引起腰背肌痉挛、肌纤维组织炎等，导致腰椎间盘的内压增大，进而加快了腰椎间盘的退变也可发生本病。但近几年来，无明确诱因而发病的人数也有增高的趋势。有研究表明，本病和吸烟饮酒有一定的关系，吸烟早已被列为腰椎间盘突出症的危险因素之一。而最近有人报道，吸烟及饮酒和该病的发生呈正相关。其原因为：① 吸烟，烟草在燃烧时会释放出多环芳香烃类的化合物，例如 3,4-苯并芘等，可损伤人体的纤溶系统，致使纤维素发生沉淀，而导致椎间关节突关节变得僵硬，生理的生物力学结构遭到破坏，椎间盘发生突出。同时吸烟可使血管内皮细胞收缩，椎间盘的血供相对减少，营养缺乏，代谢逐渐恶化，功能相应减退，进而出现椎间盘的退变。长时间吸烟可以引起咳嗽，使得椎管内压力及椎间盘内压随之增大，从而加快了椎间盘的退变，最终发生椎间盘突出。② 长时间大量地饮酒，导致动脉粥样硬化及血液的高凝状态，使椎间盘的血液循环恶化，长期如此，则可产生椎间盘突出。本病和妊娠及分娩也有关系，根据资料表明，有一些妇女在妊娠期、分娩期间、分娩后都可出现本病。其原因为：① 妊娠期间子宫逐渐增大，而腰椎代偿性地渐渐前突；② 妊娠期黄体与胎盘的内分泌发生变化，腰椎及骨盆的韧带变得松弛；③ 腰骶部关节失稳，组织发生充血，腰椎间盘的内压增大，腰骶部的负荷显著增高，会出现坐骨神经痛，但有的患者也可在分娩后缓解。分娩期或者是在分娩后，因为腰背部及腹部的肌肉、筋膜还没有恢复到正常水平，可仍需要哺乳和抱小孩等，所以也容易产生腰椎间盘突出症。据相关调查研究，有多次妊娠者，该病发病率较高。重视围生期的保健可能会减少妊娠或是分娩所导致的腰椎间盘突出症。长时间维持坐姿工作或者学习的白领、公务员及学生等人群的发病率在不断地上升,也说明本病的病因在由动力型向静力型逐渐延伸。原因为久坐工作或者是学习,脊柱的生理曲度由"S"形渐渐变成前弓形。负责静力负荷的肌肉长期处于等张的状态,血液循环恶化,造成组织缺血,而代谢产物不易被排出,容易产生疲劳,肌肉的动静平衡发生紊乱,进而影响了脊柱的外源性稳定,严重者则可累及到内源性稳定,进而促使腰椎发生退变。长期可出现腰背疼痛及引发腰椎间盘突出症。

2. 典型症状

腰椎间盘突出症的典型症状为:腰背痛以及下肢放射性疼痛。据统计约有 50% 的患者首先出现的是腰背痛,约有 33% 的患者腰背痛与下肢放射性痛同时发生,约有 17% 的患者先出现腿痛而后出现腰背痛。

(1) 腰背痛:腰背痛为腰椎间盘突出症的早期症状,同时也是最常见的症状。患者疼痛的部位主要是下腰部以及腰骶部。疼痛的性质最初为钝痛,且疼痛部位比较深,不能够准确定位,是一种局限性或者广泛性的疼痛,活动则加重,卧床休息后可减轻,但一般不影响工作、生活以及学习。而此时突出的髓核还尚未刺激或压迫坐骨神经。疼痛的原因一般是:突出的髓核刺激或者压迫纤维环的外层与后纵韧带的窦椎神经。此神经是由交感神经(占 2/3)与脊神经(占 1/3)所组成,分布在纤维环的外层、硬脊膜的脂肪层、后纵韧带以及脊髓的被膜。一方面窦椎神经受到突出髓核的刺激、压迫或者牵张力的损害,同时突出的髓核还可释放出一些化学物质,其中包括糖蛋白、组胺及 β-蛋白等。从而引起痉挛反射,致使腰背肌痉挛及缺血,从而出现腰背痛。若为中年以上的患者,腰椎的退变会因年龄的增长而加重,而上述变化也将随之更加明显。经研究指出,L4~5 或 L5~S1 椎间盘突出症,如果突出的髓核压迫到背侧正中线的纤维环及后纵韧带,则疼痛发生在下腰部;如果偏离正中线 5~6 mm,就会出现腰骶部或者骶髂关节处的疼痛,有时会累及腹股沟部。

硬膜囊如果遭到突出髓核的刺激、压迫或者牵张力的损害,而累及神经的脊膜支,则可发生突然性的腰背痛,但是无腿痛症状。只有当突出的髓核刺激、压迫或者牵张力累及到坐骨神经时,才会出现腰背痛及根性下肢痛的症状,这类患者大多是由于纤维环突然全部或者大部分破裂,髓核猛然性突出,所以起病较急、疼痛相对剧烈,且持续时间较长,平卧休息 4~6 周后才能渐渐缓解。

腰痛会反复地发作,一般 3 个月~2 年发作 1 次,且每次持续 3d~3 周不等,而症状的出现大多与患者腰部过伸扭伤或者弯腰负重,甚至与剧烈咳嗽等有关。疼痛的性质大多是痉挛性或者烧灼样的疼痛,常伴有腰部沉重感。而间歇期则如常人。这提示了腰椎间盘的退变或突出,且合并有椎间关节的不稳或关节突关节的退变、增生等病变。

有研究者重点指出:下腰痛与根性分布的下肢痛,及感觉减退甚至丧失、肌力减弱、肌萎缩等神经性的体征,仅提示神经根有病理性改变,但不能体现出其病因,除了腰椎间盘突出症外,骨性卡压或者肿瘤等也都可以引起这些症状。而下列 3 点,则提示腰椎间盘突出症和上述症状、体征有密切关系:① 下肢放射性疼痛,因咳嗽、大笑、打喷嚏、用力排便等情况下,腹压增加而随之加重。② 直腿抬高试验<50°,出现阳性反应,且交叉试验阳性;如果患者不能弯腰穿鞋,则与直腿抬高试验阳性意义相同。③ 约有 50% 的患者有脊柱侧凸,并且凸向左侧(这与通常人们喜欢右手用力有关系),而弯腰时侧凸消失。以上 3 点,对于腰椎间盘突出症的诊断有很重要的意义。

(2) 坐骨神经痛:高位椎间盘突出症(L1~2、L2~3、L3~4,而 L3~4 最常见),常累及闭孔神经及股神经(临床上以股神经受累较为多见),但其发生率通常不足 5%,而 L4～5 与 L5～S1 椎间盘突出症占 96%。根据国外资料:L5～S1 椎间盘突出多于 L4～5 椎间盘突出,而国内资料则是 L4～5 椎间盘突出比 L5～S1 椎间盘突出多。由于疼痛沿神经根分布区放射,所以又称根性下肢痛。其表现为:经臀部、大腿后外侧放射到小腿后外侧、外踝、足背、足跟或者足底。也有极少数患者可以发生经足上放射痛,即经足部、小腿、大腿向臀部放射,它的原因可能为突出的髓核刚好压迫到了主管足部及小腿痛觉神经的传入纤维所导致。因为腰椎间盘突出的节段不相同,所以放射痛的部位也有所不同。① L5～S1 椎间盘突出症:通常累及 S1 神经根,所以放射到小腿的后外侧、外踝、足跟、足底及小趾。② L4～5 椎间盘突出症:一般累及 L5 神经根,放射到小腿的前外侧、足背的内侧及拇趾。③ L1～2、L2～3、L3～4 椎间盘突出症常累及闭孔神经和股神经,会出现腹股沟区、大腿的前侧及内侧与膝前方疼痛。如果 L4～5 或者 L5～S1 椎间盘突出累及窦神经中的交感神经纤维,则会出现下腹部、大腿的前内侧及会阴部的牵涉痛。

神经痛的性质:一般为钝痛、针刺样疼痛或者烧灼痛,严重者可似刀割样痛,大多伴有下肢的麻木和酸胀感。当坐骨神经痛出现以后,腰背痛常能有所减轻,因为这时突出的髓核主要压迫到神经根,对硬脊膜及后纵韧带的压力相对减弱,此处的神经纤维所承受的负荷减轻,所以腿痛较重而腰痛相对减轻。而另一原因则为剧烈的根性下肢痛掩盖掉了腰痛。本病的重要特征之一为:首先发生腰痛,然后出现腿痛,最后腿痛要重于腰痛。

本病的重要临床特点为:出现单侧坐骨神经痛,但有少数患者可出现双侧根性痛或者双侧交替根性痛。通常见于以下原因:① 腰椎间盘突出症合并有腰椎管狭窄症,使得椎管容积减小,血液循环发生障碍,引起静脉瘀血,神经根或者神经节充血、水肿及渗出。逐渐发生两侧腿痛与麻木。② 中央型或者游离型的椎间盘突出症,大块的髓核及纤维环的碎块从正中方向突入到椎管,压迫到两侧的神经根。在上述因素的影响下,两侧腿痛可以同时出现,也可以先发生一侧,而另外一侧腿痛相继出现或者两侧腿痛交替出现。值得关注的是,当另一侧腿痛出现时,原发侧的腿痛常有所减轻或者缓解。其原因为:① 原发腿痛侧的神经根发生位移,偏离了突出髓核的最高峰,从而对神经根的压迫或者牵张力减轻;② 受压时间过长,而出现了神经麻痹。后者较少见,需要结合临床的症状及体征,详细地检查、鉴别,以及时处理。如果放射痛只从臀部放射到大腿,而不放射到小腿及足部,应当注意是否有其他的原因。最常见的原因是骶髂关节的病变或腰椎滑脱等。

(3)影响腰腿痛的因素:

a. 解剖学的因素:脊神经外膜由弹性纤维与脂肪共同组成。具有弹性缓冲的作用,从而保护神经不受到机械性损伤。包绕神经束的神经束膜,则具有化学屏障的作用,使其不易受到外来的化学刺激。而在神经根部,上述组织结构都不发达,所以同样条件下,更易受到压迫及化学因素的损害。此外,神经根部的血管发育不完全,更易出现缺血性损伤。

b. 腹压增高对腰腿痛的影响:任何可使腹压增高的因素,打喷嚏、咳嗽、用力排便、大声说笑或者直接用力按压腹部等,都可以出现传电一样的下肢放射性疼痛或者使放射痛加重,该点对确定腰椎间盘突出症的诊断有着重要意义。原因是:上述动作都可以使腹内压增高,导致椎管内脑脊液的压力相应增高,如果累及已有炎症的神经根,则可导致疼痛或者使疼痛加剧。据研究资料表明,在 1 000 例患者中,由于腹压增高导致疼痛加剧者有 826 例,占82.6%。有少数产妇在分娩过程中由于腹压突然增加,发生椎间盘突出症,其中严重者压迫到了神经根发生腓总神经的损伤,导致其所支配区域肌肉的瘫痪,但是疼痛不明显。称之为母性产瘫,以区别于新生儿的产瘫。

　　c. 活动时的体位对腰腿痛的影响:椎间盘突出症常因外伤、弯腰负重、积累劳损、长期经历风寒、潮湿等因素发病,但有时也可无明显原因。而患病后,一般每年发作 2～3 次,每次 3 天～3 周不等,但也有缓解了很多年后突然发病者。通常在活动后加剧,而卧床休息后缓解。据相关资料,其病程可以从 3 天～20 余年不等。病程短者大多是急性突出,所以腰腿痛的症状十分严重,个别患者甚至可以发生截瘫。

　　轻度的腰腿痛对日常生活、工作以及学习无明显影响,但重度者则行动困难,严重者可至卧床不能活动。所以为了缓解疾病的痛苦,患者通常采用各种特殊的体位。例如,屈髋屈膝跪在床上、蜷曲侧卧,甚至有的采取下蹲位、仰卧屈膝位、俯卧位等,以使疼痛有所减轻。如果纤维环发生完全破裂,大块的髓核与纤维环的碎片突入到椎管中,压迫或者牵张神经根,则可引起持续性的剧痛,是任何体位都难以减轻的,有个别患者依赖硬膜外的麻醉以暂时止痛。

　　(4) 间歇性跛行:腰椎间盘突出症的患者中约有 1/3 发生间歇性的跛行。其表现在随步行距离的不断增加,感觉腰背部及腿部疼痛、麻木感逐渐加重,甚至举步无力,停下弯腰休息或者在下蹲位、坐位后,症状可有所减轻或者消失;症状缓解后仍可以继续行走。步行的距离是数十米到数百米之间,其中距离越短病情越严重,但患者在骑自行车时毫无妨碍。发生间歇性跛行可提示髓核突出相对较大、多发性腰椎间盘突出症或合并腰椎管狭窄症。

　　间歇性跛行的产生机制:

　　a. 机械压迫:椎间盘突出、椎间隙过窄、黄韧带肥厚、关节突增生,导致椎管的容积减小,硬脊膜及神经根(或者马尾神经)受到压迫,是发生间歇性跛行的病理基础。同时可导致神经传导功能的损伤,表现为感觉减弱、肌力减小及腱反射的异常,但是单独的压迫并不发生疼痛。所以间歇性跛行合并有下肢的疼痛,则说明有炎症或者其他原因。

　　b. 血液循环的障碍:当步行时,椎管内受压静脉丛的瘀血逐渐扩张,静脉回流受阻增加。引起毛细血管血流减慢,最终导致动脉供血发生障碍,神经根内的血流量逐渐减少,造成部分神经根缺血。总之,不管是静脉的瘀血还是动脉的供血不足,均会产生神经功能的损伤,而发生间歇性跛行。

　　c. 炎性刺激:腰椎间盘突出症,使得神经根或者马尾神经受到压迫,引起静脉回流受阻,则可出现充血、水肿等一系列炎性反应。炎性反应过程中释放缓激肽、前列腺素 E_1 与前列腺素 E_2、组胺等炎性介质,这类炎症介质有强烈的致痛及刺激作用。由于压迫是间歇性的,所以这种炎性反应也是间歇性的。因此,神经根或者马尾神经承受一定的压迫,从而发生血循环障碍及炎性反应时,就可导致周围神经根间歇性跛行。

　　当间歇性跛行发生时,腰椎的侧弯、活动受限与神经根的症状及体征则更加明显。有时可出现患肢发凉或者患肢发凉加重,通常称为冷性坐骨神经痛(cold sciatica)。根据报道,腰椎间盘突出症的患者,患肢温度的降低常以足趾为主,而足背动脉搏动则正常。主要是由于突出的椎间盘刺激到了椎旁的交感神经纤维,反射性地产生下肢血管的收缩所致。据研究,梗阻型的腰椎间盘突出症的临床特点为:合并有腰椎间盘突出症及腰椎管狭窄症的双重临床表现,其中有 50% 以上的患者发生周围神经源性跛行。该类间歇性跛行是由于周围神经(神经根、马尾神经等)受到压迫所导致,所以属于周围神经源性的间歇性跛行。在临床上应当和血管源性的间歇性跛行相鉴别。脊髓源性间歇性跛行是脊髓受压所导致，根据相关报道，间歇性跛行合并上运动神经元的损伤是其特征。例如，深反射的活跃或者亢进、病理征阳性等。而病变部位通常位于胸髓或者颈髓节段，用 MRI 检查大多可以确诊。

（5）马尾神经综合征：腰椎间盘突出症引起的马尾神经综合征，主要是引起上部马尾（L2～S2）的损伤，发生率占腰椎间盘突出症的 0.8％～4％。为了引起临床上的重视，有学者称之为"椎间盘突出症的危象"。该综合征容易被漏诊、误诊，所以应重视。而诊断一经确定，应当及时手术，从而减少病残，提高治疗的质量。

a. 病理和发生机制：马尾神经的解剖学特征为：其营养的供给主要来自脑脊液，其次是血液。马尾神经的血管大多表浅，且和神经纤维的走向相平行，静脉壁相对较薄，较低的压力就可引起循环障碍。马尾神经仅被很薄的神经鞘膜所包绕，而不像神经根那样有外膜与束膜的保护，所以易受损害。鉴于以上解剖学特点，发生马尾神经综合征的机制主要为：突出物的机械性压迫或者是牵张力的损害，及损害后所引起的瘀血与水肿，发生脑脊液循环及血液循环障碍所致。马尾神经损害的程度主要取决于损伤类型、压迫或者牵张力大小、速度与时间等。急性的损伤，特别是压力较大、速度较快或者时间较长者，损伤越是严重，预后相对较差。甚至有的可以对终身的生活质量造成影响。慢性的损伤大多是由轻度损害渐渐发展而来，通常耽误的时间较长，所以术后括约肌及性功能的恢复不良。若伴有腰椎管狭窄者，则可促使该综合征的发生。一方面，相同的条件下突出物对马尾神经的牵张力、冲击力或者压迫力更大一些；而另一方面，椎管的容积相对更小，所以马尾神经没有退避的余地，同时也更易引起脑脊液循环及血供的障碍，所以产生马尾神经综合征。

诱发及促使本综合征发生的因素是：在腰椎间盘突出症的基础上，发生超重量的腰椎牵引、旋转复位、挤压或者按摩、腰部外伤、手术损伤、强力的推拿、腰椎管造影术的损害、腰椎管狭窄症等。以上因素导致了中央型或是游离型的椎间盘突出，如果从正中突向椎管内，则可发生脑脊液循环障碍及血供障碍，进而发生马尾神经综合征。病后出现的神经的水肿、瘀血、渗出、蛛网膜的粘连及神经营养的障碍，进一步加重了对马尾神经及神经根的压迫，以至于形成恶性循环，症状不断加重。

因为后纵韧带相对坚韧，所以从后正中突出的患者较少，大多数是偏一侧突出，而引起后正中偏一侧根性下肢痛以及鞍区的感觉减退；如果突出向正中移位，则可导致双侧病变。

b. 症状、体征、诊断：① 大多数的患者有反复发作的腰腿痛病史；同时也有既往无任何症状而突然发病或者从事重体力劳动后出现症状者。通常急性者诱因较明显，且症状重；慢性者，一般没有明显的诱因，症状渐渐加重，而后者更易漏诊或者误诊。② 腰背痛及下肢的放射痛，可以逐渐地加重，也可以突然出现。疼痛剧烈时可产生强迫体位。而下肢的根性痛大多发生在单侧，但也可为双侧，或者先是单侧后双侧。③ 感觉的减退或者消失，范围广泛，其中鞍区的感觉减退或者消失，是该综合征的临床特点之一，通常最早出现。此外，也可以累及臀部、大腿外侧、小腿及足部。④ 括约肌的功能障碍：排便的功能障碍常以便秘多见，少数发生便溏，严重者可出现大便部分失禁或者完全失禁；排尿的功能障碍，轻者出现排尿无力或者残余尿性尿频，严重者尿潴留甚至发生充盈性尿失禁。⑤ 男性性功能障碍，以阴茎勃起不坚或者不能勃起较多见，其发生率为 55％～63％。但也有少数出现阴茎异常勃起的症状。⑥ 肌肉的病变或者发生反射异常，小腿或者足部肌肉萎缩、肌力减退，轻者出现下肢无力及足背伸无力；重症则发生足下垂。当肌肉发生不全瘫痪或者全瘫时，根性神经痛可缓解或消失。跟腱反射及提睾反射减弱或者消失。⑦ 影像学检查,通常 X 线片示腰椎前凸消失或平直,病变的椎间隙变窄等;CT 或者 MRI 扫描示中央型或是游离型的腰椎间盘突出影像。⑧ 直肠的压力、膀胱的压力及尿流测定示直肠及膀胱压力较低,而残余尿量相对较多。⑨ 鉴别诊断,除了腰椎间盘突出症以外,马尾神经综合征也可发生于椎管硬膜外血肿、腰椎管肿瘤(原发性或者继发性)、椎管内感染(化脓性或者非化脓性)、下腰椎的骨折或者脱位及腰椎手术等。临床应根据病史、症状及体征,认真地进行鉴别诊断,必要时也需进行 CT 或是 MRI 扫描等。

一般认为:马尾神经的受压 24～48 h 神经的水肿可达高峰,且压迫的时间越长,水肿就越严重。所以早期进行手术有利于马尾神经与下肢感觉、运动神经的功能恢复。临床资料表明:相同条件下,神经功能的恢复以下肢功能相对较好,括约肌及鞍区的功能次之,男性的性功能则最差。

3. 体征

(1) 步态和姿势:腰椎间盘突出症患者的步态和姿势,轻度者无明显的异常;中度者步态稍有拘挛,且步速缓慢,大约 1/3 的患者可有间歇性跛行;重度者,日常负重行走较困难,大多两手扶腰,上身前倾位,臀部稍翘起才能行走;严重者,需扶拐行走或依靠他人搀扶才能艰难行走。卧床时多采用"三屈卧位",即弯腰侧卧、屈髋及屈膝位。较重者,卧床采用胸膝位或采用各种特殊体位,来减小坐骨神经紧张度,从而减轻疼痛。

(2) 脊柱的形态及活动度:

a. 腰背部肌肉痉挛,脊柱的活动受限:正常的脊柱活动度是:前倾为 90°,后伸为 30°,左右旋转各为 30°,左右侧屈为 20°～30°。其中老年人要略小,而特殊职业者,如杂技演员、特种兵、舞蹈演员或体操运动员等,则可超出以上活动范围。腰椎间盘突出症的患者,因为腰背部的肌肉痉挛,可有功能性侧凸。腰椎向各方向的活动都受限,并以后伸活动受限更显著。而后伸时椎间隙的后方相对变窄,使得突出的髓核挤压向侧后方,同时本已增生肥厚的黄韧带开始形成皱褶,并突向椎管,对神经根的压迫加重。所以当脊柱后伸时就会诱发疼痛或使疼痛进一步加重。当脊柱前屈时,椎间隙后方相对变大,从而减小了突出的髓核对侧后方的压迫,但脊柱的前屈又使得后纵韧带紧张,导致坐骨神经的张力增大,进而发生疼痛,因此脊柱的前屈也受限;脊柱的左右侧屈受限,表现为:腰椎向右侧凸者,脊柱向左侧屈时不受限,而向右侧屈时受限;反之也如此。脊柱后伸受限及侧屈受限也可同时出现。

b. 腰椎生理前凸的改变:腰椎间盘突出症的患者,为了缓解突出的髓核对坐骨神经的压迫或者牵张力,而减轻疼痛,椎间隙的后方尤其是后纵韧带的张力增高,使得腰椎生理前凸变小;病情较重者,以上的变化更为显著,且椎管后方黄韧带紧张度增高,使腰椎管容积变大,导致腰椎前凸变平;而前凸变平还有一个原因为:骨盆向后方发生旋转而使其变平。当腰椎的生理曲度变平后,坐骨神经相对变得松弛,疼痛也就自然缓解。腰椎后凸畸形通常出现于有剧烈腰腿痛患者,所以相对较少见。腰椎后凸的原因为:① 突出的髓核向上移,把神经根压在后方椎板的下缘。或为上位椎板的下缘较低,使神经根压在了突出的髓核上。② 增生肥厚的黄韧带形成皱褶,并突入椎管使得神经根压到突出的椎间盘。

c. 脊柱侧凸:该病的患者大多都有不同程度功能性的脊柱侧凸,其原因为:竖脊肌(低棘肌)发生痉挛,使得脊柱发生侧凸,从而限制了脊柱的活动,减低了神经根的张力,因此疼痛得以缓解。脊柱侧凸的方向主要取决于突出的髓核与神经根的位置关系。如果突出的髓核处于神经根的内侧,即:根腋型,脊柱就向健侧凸,并弯向患侧,使得神经根松弛而减小了神经根所承受的压力或者牵张力;同时由于背根神经节受到剧烈的刺激,出现患侧竖脊肌的痉挛,也使得脊柱凸向健侧。如果突出的髓核处于神经根的外侧,即:根肩型,脊柱就则凸向患侧而弯向健侧,使得神经根可以避开突出的髓核,神经根的压力或牵张力减小。如果突出的髓核处于神经根的前方,即:根前型,当腰部活动时髓核可以在神经根的内前方,也可以在其外前方或正前方。脊柱则有可能一会儿健侧向凸,一会儿患侧向凸,从而出现交替性的变化。在临床中发现脊柱侧凸大多发生在 L4~5 椎间盘突出症者,而 L5~S1 突出症者侧凸的变化多较小甚至没有变化,其原因为:髂腰韧带把第 5 腰椎横突和髂骨翼、髂嵴及骶骨固定了起来,致使第 5 腰椎发生侧凸的范围减小了许多(图 2-41)。

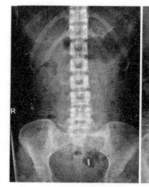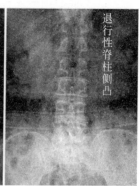

图 2-41　退行性脊柱侧凸

　　d. 腰椎前凸畸形:大多出现在中央型的腰椎间盘突出症,腰椎前凸畸形,使得突出的髓核向前移,减小了对马尾神经的压力。另外,腰骶角相对变大,也使得腰椎前凸增大,而腰骶角增大的弧形也就是前凸增大的度数。这类患者术后可有残留的腰痛。尤其是合并有腰椎滑脱者,疼痛更加难以消除。通常需要进行腰椎融合手术。

　　以上的变化都是适应性及代偿性改变,腰椎间盘突出症治愈或缓解后,可随之消失,腰椎的形态及功能可渐渐恢复。

　　(3) 压痛和放射性疼痛:腰椎间盘突出症在相对应的椎旁有压痛点,按压压痛点时可引起局部的疼痛及沿坐骨神经向下肢的放射痛。压痛点位于病侧椎板间隙,后正中线旁开(棘突旁)2~3 cm 处,所以椎板间隙压痛点也称为棘突旁压痛点。该点在神经根及突出髓核的体表投影部位,当手指按压就可以出现疼痛;压痛点位于棘突间时,常见于游离型或者中央型的腰椎间盘突出症,出现压痛的棘突间隙也就是病变的所在部位;压痛点位于棘突上,当用力按压棘突时,椎体所承受压力增高,因此椎体的上下两个相邻椎间隙都产生压痛,所以定位的敏感性不佳。此外,腰椎间盘突出症所产生的压痛是深压痛,浅压痛一般见于腰部各种软组织的损伤,例如肌肉筋膜的急慢性损伤及扭伤等,其主要是引起牵涉痛,但有时也可产生下肢的放射痛,只是一般无运动、感觉及反射的异常。大多患者的直腿抬高试验阴性,但也有少数患者阳性,不过其直腿抬高加强试验则一定为阴性。而深浅压痛的区别方法通常为:手指按压疼痛部位时用力大小的不同。必要时可用 0.5% 的利多卡因 10~15 ml 注于软组织,若疼痛及压痛消失即为浅压痛;若疼痛及压痛不消失为深压痛。

　　一般从理论上讲,腰椎间盘突出症大多有压痛点,但也有极少数的病例,突出的髓核处于关节突关节的下方等部位,我们的手指很难直接按压到,所以就很难查出准确的压痛点,这就有可能产生假阴性;而如果按压时用力过大,则会使正常的组织出现疼痛,可能出现假阳性结果。所以检查压痛点时就需要有一定的技巧与经验,并且要两侧进行对比。

　　以上压痛点及放射性压痛,对该病的临床诊断与定位诊断都有重要意义。压痛点可表明病变的部位,特别是在本病的急性期更加明显。当俯卧位检查压痛点而压痛不能明确定位时,可以嘱患者处于站立位,并在伸腰、挺腹的姿势下进行检查。这更有易于明确压痛点或者引起放射性压痛。

（4）患肢肌肉萎缩及肌力减弱：

a. 患肢肌肉萎缩：神经系统的病变，上运动单位的损害特点为不出现肌肉萎缩；下运动单位的损害则大多产生肌肉萎缩。由于腰椎间盘突出症属于后者，所以发生肌肉萎缩的原因为腰骶神经的损伤，因失神经发生病变，其所支配的肌肉，如𧿹长伸肌、胫前肌、趾长伸肌、腓骨长短肌、腓肠肌等，都可以产生不同程度的肌肉萎缩及肌力减弱。在临床上，通常首先检查及对比双侧下肢伸𧿹与伸趾肌的肌力。当 L4～5 椎间盘突出症时，患侧伸𧿹和伸趾肌的肌力大多明显减小，而严重者，则可产生足下垂。但因为股四头肌被多根神经所支配，所以一般无肌肉萎缩或者仅有轻度的萎缩；而如果股四头肌出现明显的萎缩，就说明除了 L4 神经根损伤外，还有其他的神经根受损伤，例如 L3、L2 等神经根。患肢还可出现疼痛致不敢行走，随着时间的增加，可产生失用性萎缩。

b. 肌力减弱：肌力是指肌肉主动运动时产生的最大力量。腰椎间盘突出症通常为 L1～5 神经根及 S1 神经根的损伤，所以相应神经所支配肌肉的肌力可发生减退。临床最常用肌力检查的方法为手法肌力检查，将肌力分为 6 级。0 级：无可测得的肌肉收缩运动；1 级：可以轻微收缩但不能带动关节运动；2 级：可以做全关节范围的运动，但不能抵抗重力；3 级：可以抵抗重力做全关节范围的运动，但不能抵抗阻力；4 级：可以抵抗重力，并抵抗一定阻力运动；5 级：可以抵抗重力，并抵抗充分阻力运动。

（二）辅助检查

1. 特殊检查方法

（1）颈静脉压迫试验：颈静脉压迫试验又称奈夫在格（Naffziger）征，患者取仰卧位，四肢自然放平，检查者用手指压迫颈内静脉 1～2 min，发生下肢根性放射痛者为阳性。也可用血压计袖带缠绕颈部后，加压 5.3～8.0 kPa（40～60 mmHg），立即出现下肢根性疼痛者为阳性。

（2）屈颈试验：屈颈试验又称雷尼（Lindner）征、索特-霍尔（Soto-Hall）征。患者取仰卧，四肢自然放平，主动或被动前屈颈部，使下颌触及胸骨上凹，若出现下肢放射性疼痛为阳性。

临床上通常根据屈颈试验及颈静脉压迫试验来判断神经根与椎间盘突出的位置关系：压迫颈内静脉的时候，由于脑脊液压力增高，硬膜囊膨胀，硬脊膜外神经根的上端被移向外侧，而它的下端仍然被固定在椎间孔内，若椎间盘突出在神经根的外侧，屈颈试验及经静脉压迫试验时均使神经根移向突出椎间盘的顶点，从而使疼痛加重；若椎间盘突出在神经根的内侧，又无炎症反应，因上述两种试验均使神经根离开突出部位，故痛感减轻。

（3）鞠躬试验：鞠躬试验又称奈里（Neri）试验，患者身体直立，双下肢并拢，头颈屈曲呈鞠躬状，若出现下肢屈曲、疼痛症状，则为阳性。

（4）脊柱后伸挤压试验：患者取站立位，检查者将一手拇指压于患处，通常位于 L4～5 或 L5～S1 椎旁一横指处，另一手通过患者患侧腋下托住前胸上部，使患者脊柱被动背伸，如果出现腰背痛和下肢放射痛，即为阳性。此时患者若屈髋、屈膝，弯腰下蹲，则症状立即缓解。

（5）拉塞格（Laseque）征：拉塞格征又称屈髋伸膝试验，患者取仰卧位，四肢自然放平，检查者将患者髋关节、膝关节均屈曲 90°。在维持屈髋状态下，将膝关节缓慢伸直，若出现下肢放射痛或肌肉痉挛为阳性。

（6）直腿抬高试验：直腿抬高试验又称 Laseque 试验，患者取仰卧位，双下肢平伸，检查者一手扶住患者膝部使膝关节伸直，另一手握住踝部并慢慢抬高，直至患者产生下肢放射痛为止,记录此时下肢与床面的角度,即为直腿抬高角度。正常人一般可达到$80°\sim90°$。若抬高不足$70°$,且伴有下肢后侧的放射性疼痛,则为阳性。直腿抬高加强试验在直腿抬高试验的基础上,附加足背伸,使坐骨神经牵拉更紧,根性痛更甚,则为阳性。本试验结合直腿抬高试验为双阳性,意义更大。约10%的腰椎间盘突出症的患者直腿抬高试验阴性,其原因包括:① 突出的髓核较小,椎管的容积较大,压迫较轻之故。② 突出物的基底小,偏外侧,神经根稍远,可出现阴性。③ 个别患者是因为神经根长时间受压,引起神经麻痹所致。④ 神经根"逃逸"现象。

(7) 轴位牵引下直腿抬高试验:患者双手抓住床头,并以胸带固定胸廓。检查者以手轴位牵引健侧下肢,若患侧直腿抬高试验能达$70°$或以上而无疼痛时为阴性。若有压迫或神经根粘连时,则轴位牵引下直腿抬高试验将产生剧烈疼痛,为阳性。

(8) 股神经牵拉试验:患者俯卧位,两下肢伸直。检查者一手按压骨盆,另一手将一侧下肢抬起,使膝关节屈曲,髋关节过伸,若产生腹股沟或大腿前方和小腿前内侧放射痛,为阳性。

(9) 足尖站立试验:在保护下,嘱患者将健侧腿抬起。用患侧足尖站立,若患者左右摇摆,难以站稳,为阳性。表明该侧踇长伸肌无力,见于腰椎间盘突出症。

(10) 坐位伸膝试验:坐位伸膝试验又称 Bowstring 征、弓弦试验。患者取端坐位,屈髋伸膝,患肢小腿逐渐伸直,检查者以拇指压迫腘窝内的胫神经再将小腿逐渐伸直,若产生坐骨神经痛为阳性。

(11) "4"字实验:又称 Gaenslen 实验,患者仰卧,一侧下肢伸直,检测者将另侧下肢屈髋屈膝以"4"字形状放在伸直下肢的近膝关节处,一手按住屈侧下肢的膝关节,一手按住对侧髂嵴,并同时用力下压。若骶髂关节出现疼痛,或屈侧膝关节不能触及床面为阳性。

2. 影像学检查

(1) 腰椎 X 线检查:腰椎平片直观全面且空间分辨率较高,不但能提供腰椎间盘突出症的信息,还能帮助排除非腰椎间盘病变的其他疾患。例如,原发肿瘤及转移瘤、腰椎化脓性炎症、结核等。

a. 腰椎正位片:当 L1~2 椎间盘突出时,正位片腰椎可为侧弯改变。而 L5~S1 椎间盘突出,则很少有侧弯。由于突出的髓核与神经根的关系不同通常侧弯向患侧凸,但也可向健侧凸。当突出的髓核在神经根的外侧时,腰椎侧凸向患侧;当突出的髓核位于神经根的内侧时,腰椎凸向健侧。

b. 腰椎侧位片:侧位片示完整的腰椎间盘呈前宽后窄的楔形,且以此来维持腰椎的生理前凸。正常的腰椎间隙宽度,从 L4~5 向上均为下一间隙较上一间隙宽。但当腰椎间盘突出时,侧位片可发生下一间隙较上一间隙窄,而窄者则可能为腰椎间盘突出的那一间隙。腰椎间盘突出时,腰椎的生理性前凸可减小或消失,甚至可出现后凸的现象。而腰椎发生这种继发性的畸形是为了缓解神经根受压所引起的疼痛。当腰椎间盘的纤维环发生不完全破裂导致髓核突出时,椎间隙多呈前窄后宽。而当腰椎间盘的纤维环破裂髓核突出时,椎间隙则减小或明显狭窄。

当椎间盘开始发生退变,相邻的两个椎体间则出现异常运动,引起椎间盘纤维环的外层纤维发生劳损,而在椎体的前缘产生骨刺,通常称之为牵引性骨刺。而骨刺多向水平方向突,因此易导致椎体的不稳定。

如果发生软骨终板的破裂,髓核可由此裂隙突出到椎体内,引起椎体内产生半圆形的缺损影,通常称为 Schmorl 结节。此结节可在 1 个或多个椎间隙出现。当腰椎髓核突出经过软骨终板的边缘突入到椎体外,在 X 线片上可看到腰椎邻近的椎间隙前上缘或者前下缘可出现一游离的小骨块。

(2) 腰椎间盘突出症的 CT 检查,CT 常常表现在以下几个方面:

a. 椎间盘后缘变形:椎间盘后缘向椎管内局限性突出的软组织块影,其密度与相应的椎间盘密度一致(介于骨质和硬脊膜之间)。形态不一,边缘规则或不规则,根据局部改变的性质可区分椎间盘破裂与弥漫性膨出。

b. 硬膜外脂肪间隙移位、变窄、消失:正常的硬膜外透亮区形态和大小对称。椎间盘纤维环破裂时,呈软组织密度的突出髓核代替了低密度的硬膜外脂肪,在椎间盘纤维环破裂的平面上,两侧相比透亮区不对称、变窄甚至消失。

c. 硬膜外间隙的软组织密度:突出的髓核密度相对要高于硬脊膜囊和硬膜外的脂肪,硬膜外间隙的软组织密度影代表突出碎片的大小和位置。当碎片较小而外面有后纵韧带连着时,其软组织块影与椎间盘影相连续,只有在显示椎间盘本身的层面上才可以见到。当突出的碎片较大时,在椎间盘平面以外的层面上可以有软组织的密度影显示。当碎片已破裂到后纵韧带外面,并且与椎间盘失去了连续,从纤维环的破裂处游离。根据椎间盘破裂的部位不同,软组织密度可能位于中线或后外侧缘,根据对髓核完全脱出的病例观察,若破裂完全发生在外侧缘,软组织密度则位于椎间孔内。

d. 硬膜囊变形、移位:硬脊膜囊缘和椎间盘边缘之间由于密度差的关系分界面清楚,界面形态与骨性关节面的后缘一致,在上部腰椎区域通常是凹陷状。L4～5 平面呈直线,在 L5～S$_1$ 平面微凸。当椎间盘突出时,其后缘变形,硬脊膜囊同样也变形。在下部腰椎区域,硬脊膜囊并不充盈整个椎管,也不与椎间盘后缘接触,仅当椎间盘突出相当大,足以将硬膜外脂肪堵塞并压迫脊膜囊壁时,光滑圆形的脊膜囊轮廓方出现变形。脱出的碎片可能压迫神经根,但仍然很少或不引起脊膜囊变形。偶尔在大的椎间盘突出,中央型大碎片占据了骨性椎管的大部分,脊膜囊显著变形并缩小成新月形裂隙状。

(3) 磁共振成像(MRI)检查:MRI 检查能做三维立体扫描,直接地观察脊髓、椎体与椎间盘、蛛网膜下隙等脊柱的解剖结构,并且可直接观察椎间盘病变的变性信号程度改变,椎间盘突出的部位、形状、方向、大小及突出物和神经根的关系,还可观察脱出型及游离型与原椎间盘之间的关系。

a. 腰椎间盘变性:当腰椎间盘发生变性时其水分缺失,信号强度可有不同程度的下降,尤其是 T$_2$ 加权图像显示髓核高信号消失,且呈不均匀的等信号或者低信号改变,所以和 Sharpey 纤维的界限消失。同变性椎间盘邻近的椎体信号也出现改变,可出现以下 3 种情况:① 腰椎椎体终板发生破坏,含有血管的纤维组织侵入到邻近的骨质中,引起 T$_1$、T$_2$ 弛豫时间相对延长,致使 T$_1$ 加权图像上出现低信号,而 T$_2$ 加权图像上出现高信号。② 椎体终板本身缺乏骨髓组织中的硬化骨结构,所以在 T$_1$ 和 T$_2$ 加权图像均为低信号。③ 椎体终板的部分骨组织被黄骨髓或脂肪所代替,T$_1$ 弛豫时间相对缩短。因此,在 T$_1$ 加权图像上为高信号,而在 T$_2$ 加权图像上的信号则与邻近的骨质相等或有轻度增强。

b. 腰椎间盘膨出:腰椎间盘膨出是椎间盘组织出现膨隆,且超出了相应的椎体边缘。其MRI 表现为:矢状位示变性的椎间盘向后方膨出,而后方的条状低信号产生凸面向后的弧形改变,T$_1$ 加权比 T$_2$ 加权更易观察这一现象。横轴位出现对称性光滑的膨出,硬膜囊的前缘及两侧椎间孔脂肪可出现轻度对称性光滑的压迹,而椎间盘不发生局部突出。临床上椎间盘膨出和轻度的椎间盘突出很难区分,而主要区别是膨出为椎体后缘光滑的弧形影,不引起神经根及脊髓的压迫,相应的椎间盘可有不同程度的变薄。

c. 腰椎间盘突出:MRI可观察腰椎间盘的形态和其与脊髓的位置关系。在质子密度像上或者在 T_2 加权图像的矢状面上突出的腰椎间盘多呈半球状或是舌状的中等偏高信号,向后方突出(即中央型)或侧后方突出(即侧后型),其组织和变性的椎间盘呈相同的信号强度。其在 T_1 加权像上的信号强度与没有发生变性的椎间盘中央部分相同。而横断面上发生变性的椎间盘局限突出在椎体的后缘,多呈半圆形或是三角形,边缘可规则或者不规则, T_1 加权图像的信号强度与邻近椎间盘相同。因为后纵韧带与硬膜囊的信号强度较低,所以显示为介于椎间盘和蛛网膜下隙之间薄层低信号。而后纵韧带较完整时,此薄层低信号带则光滑、清晰;后纵韧带发生撕裂,突出的髓核穿过后纵韧带时,该薄层低信号带则显示不清晰;突出的髓核穿过后纵韧带而形成游离的碎片时,矢状面图像通常更容易显示出病变椎间盘上或下椎管内的游离的椎间盘突出。而 T_2 加权图像显示出的突出的椎间盘信号通常比相应节段的脑脊液和脂肪信号程度低,所以更容易体现出神经根、脊髓及硬膜外脂肪的受压状况,其表现为神经根受压并向背侧移位,脊髓明显受压,硬膜囊外脂肪移位或消失。

腰椎间盘突出的磁共振成像检查可示:① 腰椎间盘的后缘突出于椎体的后方,突出的髓核呈扁平形、卵圆形、圆形或为不规则形。在 T_1 加权像中突出髓核的信号强度比脑脊液高,但比硬膜外脂肪信号低,界限清晰。在 T_2 加权像中突出的髓核可呈或高或低的信号强度,其信号低于脑脊液且高于脊髓,比硬膜囊外脂肪的信号程度稍高或稍低。② 纤维环发生断裂,椎管内可出现游离的髓核碎片。③ 椎管内的脂肪线中断或消失,硬膜囊移位、受压及变窄。④ 硬膜外静脉丛受到压迫,引起血流变慢,导致突出椎间盘的上下出现纵行的高信号。⑤ 神经根受到压破。⑥ 硬膜外脂肪发生移位,且压迫到硬膜囊。

(4) 电生理检查:

a. 肌电图:肌电图是用肌电仪将骨骼肌兴奋时产生的电变化引导、放大同时记录所得到的图形。它可以用来检查神经和肌肉的功能状态,对神经、肌肉疾病的诊断、疗效及预防的判断有一定的价值。如判断肌肉是否为病理状态,是否为神经源性损伤及损伤的部位,从而判断腰腿痛的原因。

b. 诱发电位:诱发电位(evoked potentials,EPs)是指给予神经系统(从感受器到大脑皮质)特定的刺激,或使大脑对刺激(正性或负性)的信息进行加工,在该系统和脑的相应部位产生的可以检出的、与刺激有相对固定时间间隔(锁时关系)和特定位相的生物电反应。EPs有其空间、时间和相位特征,即必须在特定的部位才能检测出来,各种不同类型的EPs都有自己特定的波形和电位分布;并且,这些EPs的潜伏期和刺激之间有较严格的锁时关系,代表神经系统在特定功能状态下的生物电活动,是继脑电图和肌电图之后出现的临床神经电生理学。

(三) 诊断标准与鉴别诊断

1. 诊断标准

① 中青年人,且以男性为主,有外伤、劳损及受寒湿病史;② 有反复发作的腰腿痛或者单纯的腿痛,病侧椎板间隙及椎旁有固定的压痛点,并且有向臀部及下肢的放射痛,该疼痛可因咳嗽、喷嚏等加重;③ 腰椎发生侧弯或者后凸畸形,脊柱前屈、后伸及侧屈受限;④ 患肢肌力减弱,肌肉萎缩,受累神经根区的皮肤感觉可减退或是迟钝,踝与踇趾背伸力明显减弱,腱反射减弱甚至消失,神经的张力试验(直腿抬高及加强试验或者股神经牵拉试验)为阳性;⑤ 影像

学检查：X线片示腰椎生理前凸减小甚至消失，椎间盘变窄或者前窄后宽；CT扫描可检查突出物的影像，对该病的诊断及定位提供可靠的依据。必要时也可行MRI扫描或者椎管内造影术等检查。诊断标准为：以上1～4项中有2项以上异常情况，再加第5项便可确诊是腰椎间盘突出症。

2. 定位诊断

① L1～2椎间盘突出，受累神经根为L2，过敏或麻木区为大腿的前、外侧，疼痛部位为大腿前、外、后侧上1/2斜行带区，髂腰肌屈髋无力，股神经牵拉试验阳性，内收肌反射减弱或消失；② L2～3椎间盘突出，受累神经根为L3，过敏或麻木区为膝前，疼痛部位为大腿前方下1/3斜行带区及膝前，髂腰肌屈髋无力，股神经牵拉试验阳性，内收肌反射减弱或消失；③ L3～4椎间盘突出，受累神经根为L4，过敏或麻木区为内踝内侧，疼痛部位为骶髂部、髋部、大腿前侧下1/2及小腿内侧，股四头肌伸膝无力，股神经牵拉试验阳性，膝腱反射减弱或消失；④ L4～5椎间盘突出，受累神经根为L5，过敏或麻木区为小腿前外侧上中2/3、内踝、足背内侧、踇趾，疼痛部位为骶髂部、大腿外侧、小腿外侧上、中2/3、足背内侧及踇趾，肌力减弱的肌肉为：胫前肌、腓骨长短肌、伸踇长肌、伸趾肌，足外翻力减弱、踇背伸无力，直腿抬高试验阳性，胫后肌反射减弱或消失；⑤ L5～S1椎间盘突出，受累神经根为S1，过敏或麻木区为小腿后外侧下1/3、外踝、足跟外侧，疼痛部位为小腿三头肌，踇长屈肌、趾长屈肌、跖屈肌无力，直腿抬高试验阳性，跟腱反射减弱或消失；⑥ 中央型腰椎间盘突出症突出的节段多见于L4～5和L5～S1。受累神经为马尾神经，感觉过敏或减退较广泛，特点是鞍区感觉减退或消失。疼痛的部位为腰背部、双（单）侧大腿及小腿。直肠和膀胱括约肌无力。跟腱反射、提睾反射和肛门反射减弱或消失。

3. 鉴别诊断

（1）坐骨神经痛：坐骨神经痛的主要表现为阵发性或持续性窜痛，尤其是在夜间疼痛明显。疼痛部位多起自臀部而朝向大腿后侧、小腿后外侧及足背外侧放射。当遇到咳嗽、喷嚏等容易使腹压升高的动作时，疼痛加剧。屈膝屈髋或向健侧侧卧休息之后疼痛可有所缓解，直腿抬高试验阳性。与腰椎间盘突出症不同的是，坐骨神经痛只是一个临床症状，而不是一种独立的疾病。

坐骨神经由第4、5腰神经和第1、2、3骶神经前支组成。从椎间孔出椎管后，在盆腔后侧走行，于梨状肌下部出臀部，沿着大腿后侧、小腿后外侧以及足背外侧分布。坐骨神经痛通常情况是由于某种原因刺激或压迫导致沿坐骨神经走行以及分布区的放射痛。

坐骨神经痛的诱因有很多，一般分为两种。原发性坐骨神经痛多为炎症引起的疼痛，单侧发病较为多见，常与肌纤维炎相伴发生。继发性坐骨神经痛一般是由于神经走行邻近组织的病变所导致，产生机械性刺激、压迫或粘连继而引起疼痛。腰椎间盘突出症、腰椎管狭窄症、脊椎滑脱、黄韧带肥厚、脊椎裂、腰椎骶化或骶椎腰化、马尾神经瘤、腰椎结核、梨状肌综合征、臀部注射药物的刺激等均可引起坐骨神经痛。

（2）急性腰扭伤：急性腰扭伤在临床较常见，发病急，症状重，患者痛苦。病史往往也较为明确，容易诊断。因腰部扭伤后出现腰痛，故有时应与腰椎间盘突出症鉴别。

急性腰扭伤又称"闪腰"，往往发生在搬重物时下肢伸直、弯腰用力过猛，或者两人抬重物时动作不协调、腰背肌肉突然强烈收缩，造成肌肉、韧带、筋膜等组织扭伤或撕裂。平时很少参加体育锻炼或劳动的人，有时久蹲突然起立或其他轻微不协调动作也可造成急性腰扭伤。

急性腰扭伤一般有腰部扭伤史,常见于青壮年,临床见腰部一侧或两侧剧烈疼痛,活动受限,不能翻身、坐立和行走。腰部活动受限,弯腰翻身困难,躯干处于强直状态。受伤局部往往有明显压痛点,多数位于腰骶部,或第3腰椎平面的一侧或两侧竖脊肌上,或第5腰椎横突与髂嵴后部。患者常保持强迫姿势以减少疼痛。医生检查可有腰背肌和臀肌痉挛。或触及条索状硬块,损伤部位有明显压痛。X线片可显示腰椎生理前凸消失或发生侧凸。

（3）慢性腰肌劳损：慢性腰肌劳损也是临床常见的腰部损伤疾病,病程长,治疗后症状容易缓解但也易复发。因腰痛反复发作,故需要与腰椎间盘突出症鉴别。慢性腰肌劳损的产生原因有很多种。主要原因有积累性损伤、迁延的急性腰扭伤以及腰肌筋膜无菌性炎症。

腰部肌肉韧带在日常生活劳动中常受到牵张力的作用,受力大而频繁的组织会出现小的纤维断裂、出血和渗出。断裂组织修复和出血、渗出被吸收后,可遗留瘢痕和粘连。同时肌肉内的压力增加,血供受阻,以至于肌纤维在收缩时消耗能源得不到补充,大量乳酸产生,加之代谢产物得不到及时的清除,积聚过多,引起炎症、粘连。如此反复,长时间如此可导致组织变性,增厚及挛缩,并刺激相应的神经而引起慢性腰痛。急性腰扭伤在急性期治疗不当,致使损伤的肌肉、筋膜以及韧带修复不良,产生了较多的瘢痕和粘连,腰部功能会因此而减低,更容易出现疼痛,患者常感觉腰部无力,阴雨天则腰背酸痛。而长期弯腰或坐位工作,使得腰背部肌肉长期处于牵拉状态,容易出现痉挛、缺血、水肿、粘连等,导致无菌性炎症。

临床可见腰部有压痛点,多在竖脊肌处、髂骨嵴后部、骶骨后竖脊肌止点或腰椎横突处。腰部外形及活动大多没有异常情况,也无明显的腰肌痉挛,少数患者腰部活动略微受限。

（4）棘上或棘间韧带损伤：棘上或棘间韧带损伤多数是由于腰部劳损而产生,因此需要与腰椎间盘突出症相鉴别。在棘突后方自枕外粗隆至腰部均有棘上韧带相连,其纤维长,一般表现为较粗厚的项韧带,对枕颈部的稳定起十分重要的作用;棘上韧带在胸段比较薄弱;而腰部的棘上韧带相对比较强壮,但在L5～S1处常常缺如或较为薄弱,因此容易引起其深部的棘间韧带损伤。

一般情况下患者劳累后症状加重,休息后症状减轻。腰部无侧弯畸形。检查时,往往可触及棘突间韧带钝厚、稍隆起、压痛明显。用拇指左右拨动时,可有紧缩感或韧带下剥离而浮起,剥离范围多为1～4 cm,有轻度的触痛或触压痛不明显而仅有酸胀感。如伴有棘间韧带损伤,常在两棘突间触及一高起的软块,压痛明显。腰后伸时病变的棘间韧带承受挤压可出现疼痛。查体可见局部明显的压痛点,有时局部韧带可以查得漂浮感。影像学检查未见骨折以及椎间盘的病变。

（5）第3腰椎横突综合征：本症好发于青壮年体力劳动者、运动员等。第3腰椎横突比其他腰椎横突长,水平伸出,周围有血管及神经束经过,且有较多的肌筋膜附着在其表面。其位于腰椎生理前凸的顶点,是承受及传递负荷的重要部位,所以当受外力作用时,易受损伤而引起附着在其表面的肌肉撕裂、瘢痕粘连、筋膜挛缩,使得血管神经束压迫而出现相应症状。

本病常出现腰部肌肉劳损或者扭伤而发生疼痛,所以易与腰椎间盘突出症产生混淆。其临床表现为常有腰扭伤或慢性劳损史。腰臀部疼痛,可扩散至同侧大腿部,腹压增高对疼痛程度没有影响。直腿抬高试验可为阳性,但直腿抬高加强实验为阴性。第3腰椎横突压痛明显,甚至可触到硬结。但影像学检查则无特殊表现。

（6）腰椎管狭窄症：本症多发于40岁以上的中年人,因各种原因引起椎管各径线发生缩短,压迫硬膜囊、神经根而出现腰痛、腰腿痛及间歇性跛行。休息时症状不明显,行走一段距离后常发生下肢疼痛、无力等症状，而坐下或是蹲下休息一段时间后可缓解，且仍能继续行走。但随着病情的不断加重，可行走的距离也随之缩短，需要休息的时间逐渐延长。本症常与腰椎间盘突出症并存，容易相互棍淆。过伸试验阳性，可引起下肢麻痛加重，是诊断椎管狭窄症的重要体征。腰椎正侧位、斜位 X 线片示椎间隙变窄、骨质增生等，且多见于 L4～5 或 L5～S1。CT 检查示矢状径常<12 mm，可有向后延伸的骨刺等。

（7）臀上皮神经炎：T11～L4 神经后支的外侧支共同组成臀上皮神经，其于竖脊肌的外缘和髂嵴的交点或稍内侧从胸腰筋膜的后层穿出。容易发生神经受压，出现腰臀部的疼痛。其临床表现为臀部局限性疼痛。但也有少数患者发生大腿后外侧的疼痛。所以当症状为腰臀部疼痛，且伴大腿后外侧疼痛时，常被误诊为腰椎间盘突出症。本病特征为：晨起疼痛明显，活动后疼痛可减轻，与姿势改变有关。压痛点常在髂嵴中点的下方，腰部无明显压痛，没有腰椎间盘突出症阳性体征。在做直腿抬高试验阳性时本症患者可出现臀部疼痛加重，但不出现下肢的放射痛，且直腿抬高加强试验为阴性。

（8）坐骨神经出口狭窄综合征：坐骨神经出口为坐骨神经穿出骨盆进入臀部的骨性纤维管道，上到盆腔的入口，下至闭孔内肌的下缘，且横行穿过坐骨大孔。把盆腔分成两段，而坐骨神经则从梨状肌的下孔穿出。当臀部外伤或慢性劳损引起臀肌的变性、纤维粘连等则刺激或压迫坐骨神经，出现始于臀部的坐骨神经痛，需与腰椎间盘突出症鉴别。

本症的特点为自臀部向下的坐骨神经放射性疼痛，臀部钝痛或酸痛，有时可有沉重感。通常病变发生在单侧，且没有明确定位神经根的分布。疼痛一般向大腿后侧放射。行走时疼痛加剧。体格检查时，可在臀部坐骨神经出口的体表投影处出现明显的压痛，被动内旋或者抗阻力外旋髋部时可产生臀部及下肢痛，腰椎间盘突出症则为阴性。

（9）移行椎：移行椎是一种先天性病变。而腰痛通常发生在成年之后。并且不是所有移行椎的患者都有下腰痛的症状。其产生原因不但有内因还受外因的影响。通常外伤是产生下腰痛的主要外因。一般的体力劳动或体育运动对正常人没有任何影响，但是对移行椎的患者则可产生腰痛，所以应该和腰椎间盘突出症鉴别。

移行椎一般不引起症状，然而，实际上这种畸形可以影响到脊柱的稳定性并逐渐产生症状，移行椎相较于正常椎体有更多潜在不稳定性。由于负重以及运动不平衡，而引起腰痛。另外，由于此关节的不完全发育，对外力抵抗力下降，经常有小的损伤即可使其劳损而发生损伤性关节炎。一般来说移行椎的常见原因有以下几点：① 椎节的负荷加重；② 椎节的稳定性减弱；③ 椎节负重不平衡；④ 神经受卡压；⑤ 反射性坐骨神经痛。

隐性脊柱裂是隐性椎管闭合不全中最为多见的一种，多见于腰骶部，有一个或数个椎骨的椎板未全闭合，而椎管内容物并无膨出。绝大多数的隐性脊柱裂终身不产生症状也没有任何外部表现。

（10）神经根异常：神经根异常也被称作神经根畸形，临床上以 L5、S1 和 S1、S2 最常见，手术探查时较容易发现，由于异常的两根神经常常起自一个根袖或非常接近，以致出椎间孔时产生迂曲、牵拉、磨损而导致神经变性，产生腰痛及坐骨神经痛。这种根性神经痛与椎间盘突出症产生的疼痛十分相似，故应重视与腰椎间盘突出症鉴别，除病史、体征外，MRI 扫描有重要价值。本症常常表现出下腰背部或腰骶部持续广泛性钝痛，或有痉挛性剧痛。常伴有下肢放射性疼痛麻木。下肢痛多为一侧，劳累、咳嗽、喷嚏、脊柱活动等可使症状加重，有时出现间歇性跛行。检查时病变侧的棘突旁或脊神经处压痛明显，可有腰椎前凸变平。直腿抬高试验及加强试验可为阳性。值得注意的一点是单纯的神经根异常可能导致患者直腿抬高加强试验为阴性。

（11）神经鞘异常：神经鞘异常可见于神经根鞘膜囊肿。主要是由于鞘膜的根囊部分以及脊髓蛛网膜下隙之间的通路发生阻塞所致。由此造成了对神经根的刺激或压迫从而产生临床症状。是引起坐骨神经痛的原因之一。

神经鞘异常在临床上相对少见。好发于骶部神经根而引起腰腿痛，可以单发，也可多发。其临床表现与腰椎间盘突出症十分相似。主要是一侧或双侧的根性坐骨神经痛，呈放射性。多数起病缓慢，以腿部麻木以及疼痛为主。腰痛相对较轻或不明显。腰椎检查可见腰脊椎侧凸和活动受限，骶椎或下腰椎棘突旁压痛。直腿抬高试验、直腿抬高加强试验呈阳性。脑脊液及 X 线片检查多无异常，脊髓造影时往往可见圆形阴影的特征性图像用于确定本病的诊断。此外，也常借助 MRI 扫描进行鉴别诊断。

（12）盆腔内疾病：以盆腔后壁的炎症以及肿瘤等为主的盆腔内的各类疾病，当其主要症状尚未表现时可因刺激腰骶神经根而引起下腰痛。甚至可伴有单侧或双侧下肢痛，故容易误诊为腰椎间盘突出症。常见的有妇科疾病和前列腺疾病。有时上述疾病可与腰椎间盘突出症合并存在。此时应进行 CT 或 MRI 扫描，以免误诊。临床实践中要根据病情进行综合分析，根据不同疾病选择最佳的治疗措施。

参考文献

［1］Algra P R, Heimans J J, Valk J, et al. Do metastases in vertebrae begin in the body or the pedicles? Imaging study in 45 patients ［J］. AJR. American journal of roentgenology, 1992,158(6)：1275 - 1279.

［2］Amundsen T, Weber H, Lilleas F, et al. Lumbar spinal stenosis：clinical and radiologic features ［J］. Spine，1995,20(10)：1178 - 1186.

［3］Ariga K, Yonenobu K, Nakase T, et al. Mechanical stress-induced apoptosis of endplate chondrocytes in organ-cultured mouse intervertebral discs：an ex vivo study ［J］. Spine，2003,28(14)：1528 - 1533.

［4］Ballock R T, Mackersie R, Abitbol J J, et al. Can burst fractures be predicted from plain radiographs? ［J］. Journal of Bone & Joint Surgery, British Volume, 1992,74(1)：147 - 150.

［5］Bouchaud-Chabot A, Lioté F. Cervical spine involvement in rheumatoid arthritis. A review ［J］. Joint Bone Spine, 2002,69(2)：141 - 154.

［6］Daffner R H, Deeb Z L, Rothfus W E. The posterior vertebral body line：importance in the detection of burst fractures ［J］. American Journal of Roentgenology, 1987,148(1)：93 - 96.

［7］Dekutoski M B, Conlan E S, Salciccioli G G. Spinal mobility and deformity after Harrington rod stabilization and limited arthrodesis of thoracolumbar fractures ［J］. The Journal of Bone & Joint Surgery, 1993,75(2)：168 - 176.

［8］Detwiler P W, Porter R W, Marciano F F, et al. Lumbar spine fusion with and without instrumentation ［J］. Operative Techniques in Neurosurgery, 1998,1(3)：113 - 119.

［9］Dietemann J L, Runge M, Badoz A, et al. Radiology of posterior lumbar apophyseal ring fractures：report of 13 cases ［J］. Neuroradiology, 1988,30(4)：337 - 344.

［10］Dina T S, Boden S D, Davis D O. Lumbar spine after surgery for herniated disk：imaging findings in the early postoperative period ［J］. AJR. American journal of roentgenology, 1995,164(3)：665 - 671.

［11］Edelson J G, Nathan H. Nerve root compression in spondylolysis and spondylolisthesis ［J］. Journal of Bone & Joint Surgery, British Volume, 1986,68(4)：596 - 599.

[12] Frick E J, Cipolle M D, Pasquale M D, et al. Outcome of blunt thoracic aortic injury in a level I trauma center: an 8 - year review [J]. Journal of Trauma-Injury, Infection, and Critical Care, 1997,43(5): 844 - 851.

[13] Gaskill M F, Lukin R, Wiot J G. Lumbar disc disease and stenosis [J]. Radiologic clinics of North America, 1991,29(4): 753 - 764.

[14] Gruber H E, Norton H J, Hanley Jr E N. Anti-apoptotic effects of IGF - 1 and PDGF on human intervertebral disc cells in vitro [J]. Spine, 2000,25(17): 2153 - 2157.

[15] Hadjipavlou A G, Gaitanis I, Simmons Jr J W, et al. Hematogenous pyogenic infections of the spine [J]. Musculoskeletal Infections,2003: 341.

[16] Hilton R C, Ball J, Benn R T. Vertebral end-plate lesions (Schmorl's nodes) in the dorsolumbar spine [J]. Annals of the rheumatic diseases, 1976,35(2): 127 - 132.

[17] Kalfas I H, Kormos D W, Murphy M A, et al. Application of frameless stereotaxy to pedicle screw fixation of the spine [J]. Journal of neurosurgery, 1995,83(4): 641 - 647.

[18] Kohyama K, Saura R, Doita M, et al. Intervertebral disc cell apoptosis by nitric oxide: biological understanding of intervertebral disc degeneration [J]. The Kobe journal of medical sciences, 2000,46 (6): 283 - 295.

[19] Koizumi M, Maeda H, Yoshimura K, et al. Dissociation of bone formation markers in bone metastasis of prostate cancer [J]. British journal of cancer, 1997,75(11): 1601.

[20] Leone A, Cianfoni A, Cerase A, et al. Lumbar spondylolysis: a review [J]. Skeletal radiology, 2011,40 (6): 683 - 700.

[21] Levy W J, Latchaw J, Hahn J F, et al. Spinal neurofibromas: a report of 66 cases and a comparison with meningiomas [J]. Neurosurgery, 1986,18(3): 331 - 334.

[22] Löhr M, Lebenheim L, Berg F, et al. Gadolinium enhancement in newly diagnosed patients with lumbar disc herniations are associated with inflammatory peridiscal tissue reactions-Evidence of fragment degradation? - R2[J]. Clinical Neurology and Neurosurgery, 2014.

[23] Miyazaki M, Hong S W, Yoon S H, et al. Kinematic analysis of the relationship between the grade of disc degeneration and motion unit of the cervical spine [J]. Spine, 2008,33(2): 187 - 193.

[24] Morio Y, Teshima R, Nagashima H, et al. Correlation between operative outcomes of cervical compression myelopathy and MRI of the spinal cord [J]. Spine,2001,26(11): 1238 - 1245.

[25] Onel D, Sari H, Dnmez . Lumbar Spinal Stenosis: Clinical/Radiologic Therapeutic Evaluation in 145 Patients-Conservative Treatment or Surgical Intervention? [J]. Spine, 1993,18(2): 291 - 298.

[26] Park J B, Kim K W, Han C W, et al. Expression of Fas receptor on disc cells in herniated lumbar disc tissue [J]. Spine, 2001,26(2): 142 - 146.

[27] Petersilge C A, Emery S E. Thoracolumbar burst fracture: evaluating stability [C]// Seminars in Ultrasound, CT and MRI. WB Saunders, 1996,17(2): 105 - 113.

[28] Rannou F, Lee T S, Zhou R H, et al. Intervertebral disc degeneration: the role of the mitochondrial pathway in annulus fibrosus cell apoptosis induced by overload [J]. The American journal of pathology, 2004,164(3): 915 - 924.

[29] Rasmussen P A, Rabin M H, Mann D C, et al. Reduced transverse spinal area secondary to burst fractures: is there a relationship to neurologic injury? [J]. Journal of neurotrauma, 1994,11(6): 711 - 720.

[30] Van Lom K J, Kellerhouse L E, Pathria M N, et al. Infection versus tumor in the spine: criteria for distinction with CT [J]. Radiology, 1988,166(3): 851 - 855.

[31] Yamazaki A，Homma T，Uchiyama S，et al. Morphologic limitations of posterior decompression by midsagittal splitting method for myelopathy caused by ossification of the posterior longitudinal ligament in the cervical spine [J]. Spine，1999,24(1)：32 - 34.

（胡志俊）

第三节　骨　关　节　炎

一、骨关节炎概论

（一）定义

骨关节炎(osteoarthritis，OA)，是一种以关节软骨退行性变和继发性骨质增生为特征的慢性关节疾病。多见于中老年人，女性多于男性。好发于负重较大的膝关节、髋关节、脊柱及手部小关节等部位，该病亦成为骨关节病、退行性关节炎、增生性关节炎等。

早在 2400 年前，古希腊著名的希波拉底医生就提出了关节疾病的概念，但由于当时科学水平所限，对关节病基本上是混淆不清，特别是对骨关节炎与风湿性关节炎混为一谈。1907 年，Archibald E. Garrod 首先将骨关节炎与类风湿性关节炎区分开来，他还发现女性患者骨关节炎患者多于类风湿关节炎，而且还有遗传倾向，但没有给骨关节炎一个确切的定义。

像其他许多疾病一样，OA 有多种不同的定义方式。在临床医生的观念中，具有关节本身的症状加上组织结构的改变(通常通过影像学检查上表现出来)，就可以诊断为 OA。而在病理学研究中，OA 的评估主要通过放射学资料，因为它可以在较长范围内展示一个关节的生物力学状态，又可以显示软骨破坏缺失及软骨下骨质的改变的程度，在这方面是最有价值的定义依据。

OA 这一词提出已有一个多世纪，但由于科技水平的限制和对 OA 的重视程度相对不足，致使对 OA 的研究进展缓慢。近年来，随着高科技的飞速进展与世界人口的老龄化，OA 发病率逐年上升，对该疾病的研究也日趋深入，新的发现相继问世。但对其定义尚未统一，但目前普遍承认的定义是：骨关节炎是关节边缘骨赘增生，关节软骨破坏丧失所致的滑膜关节疾病，而且软骨病变与骨质增生同时发生才称之为骨关节炎。

1986 年，美国风湿病学会定义 OA 为：关节软骨完整性破坏受损，关节边缘和软骨下骨发生相应的病理改变而引起的相应的关节综合征。1995 年，国际 OA 专题研讨会提出 OA 是力学和生物学因素共同作用下导致软骨细胞、细胞外基质、软骨下骨质三者降解和合成失衡的结果。美国国立卫生研究所对 OA 的定义采用了综合本病的临床、病理生理、组织学、生物学和生物化学的特点全面描述的定义。

在 20 世纪期间，OA 定义由"肥大性关节炎"(hypertrophic arthritis)演变成现在普遍承认的定义：OA 疾病是机械性和生物性因素相互作用，使关节软骨细胞、细胞外基质和软骨下骨合成与降解的正常失去平衡的结果。不过，OA 可由多种因素引发，包括遗传、发育、代谢和创伤因素，OA 疾病可累及可动关节的全部组织。OA 疾病的最终表现是：由于软骨细胞与基质形态学、生物化学、分子生物学和生物力学的改变，从而导致关节软骨的软化、纤维化、溃疡、减少，软骨下骨的硬化与象牙化，骨赘形成和软骨下骨囊肿。当 OA 临床表现明显时，OA 疾病具有关节疼痛、压痛、运动受限、捻发音，偶有关节渗出液和无全身反应的不同程度的关节炎症。

（二）分类

临床上，骨关节炎根据有无全身性和局部性的致病因素分为两大类，即原发性（特发性）骨关节炎和继发性骨关节炎。

1. 原发性骨关节炎

原发性骨关节炎是指原因不明的骨关节炎，目前检测手段尚不能查出发病原因。患者没有创伤、感染、先天性畸形病史，无遗传缺陷，无全身代谢及内分泌异常。多见于 50 岁以上的中老年人。按其累及部位不同而分为：周围关节病变的骨性关节炎、脊柱骨关节炎，有学者又分出一个亚类，即周身性关节炎或侵蚀性骨关节炎以及弥漫性原发性骨肥厚症。

2. 继发性骨关节炎

继发性骨关节炎是指有确切原因导致的骨关节炎。由于先天性畸形，如先天性髋关节脱位；创伤，如关节内骨折；关节面后天性不平整，如骨的缺血性坏死；关节不稳定，如关节囊或韧带松弛等；关节畸形引起的关节面对合不良，如膝内翻、膝外翻等原因；在关节局部原有病变的基础上发生的骨关节炎等。

按病理分类的报道，根据病理变化的特点将骨关节炎分为增生性和侵蚀性两种。增生性骨关节炎的重点为软骨破坏丧失后，软骨下骨质增生、新骨形成以及硬化等表现。侵蚀性骨关节炎表现为软骨破坏后发生骨侵蚀，不出现骨质增生的变化及无新骨形成。

（三）流行病学

骨关节炎的发病呈世界性分布，是最常见的关节炎，是导致老年人疼痛和残疾的首要病因。在美国总人口中有 15% 患有关节炎（总数近 4 000 万），其中患骨性关节炎患者占 43%，达 1 600 万。该国每年因骨关节炎退休的人数占退休总人数的 5% 以上，与因心脏病而退休的人数相仿。随着人口的老龄化这些数字将不断增长。

OA 的流行病学显示年龄是最主要的危险因素，但不是唯一的因素，性别、人种、地理位置、职业、生活方式及遗传易感性也有一定的关系。骨关节炎发病率随年龄的增长而增加，特别是当今世界进入老龄化，该病的发生率呈逐年上升的趋势。Felson 等报道，70 岁以下和 80 岁以上人群的膝骨性骨关节炎患病率分别为 7.0% 和 11.2%，他们在放射学上可证实的膝骨性骨关节炎则分别为 27.4% 和 43.7%。Butter 等报道，44 岁以下、45～59 岁和 60 岁以上 3 组人群中，X 线上骨性关节炎的患病率分别为 6.2%、21.6% 和 42.0%。根据 X 线普查发现：15～24 岁年龄组发生率为 10%，>55 岁年龄组发生率高达 80%，其实，在人进入中年后，多数存在不同程度关节软骨的退变，X 线上发病较高，多数患者的体征与症状不相符，表现为无症状或症状轻微，只有约 10% 的患者表现出明显的症状。在我国尚缺乏完整的 OA 流行病学资料，局部地区（如对 13 451 名上海地区钢铁厂工人的调查结果）的统计资料显示：症状性 OA 患病率 2.2%，无症状性 OA 患病率为 53%，其中 30～39 岁、40～49 岁和 50～59 岁人群的 OA 患病率分别为 11%、27% 和 62%。显然 60 岁以后 OA 患病率显著增高。

不同部位的关节 OA 的发生率不同。美国国立卫生院统计中心调查显示：OA 的发生率以手的关节为最高，以下依次为足、膝、髋关节；症状性 OA 以颈椎的关节最多见，依次为腰椎的关节、膝关节、手和腕关节，其发生率分别为 0.7%、0.48%、0.52%、0.44% 和 0.03%。OA 发生率性别间的差异，在轻型和脊柱骨关节炎表现不明显。但对于老年、重度或指、膝、髋等关节，女性高于男性。Saase 等的调查显示，膝骨性关节炎男性和女性患病率的峰值分别为

24.7%和54.6%,髋关节为11.1%和26.0%。当有放射学骨关节炎时,与老年男性相比,老年女性出现症状的可能性更大,且髋关节骨性关节炎的进展更快。

虽然各家调查报告的发病率亦不尽相同,甚至有较大的差异。总之,OA的发病率随着人口老龄化呈上升趋势。

（四）致病因素

OA的患者所出现的疼痛、致残,严重影响日常生活,不但给家庭同时也给社会带来了沉重的经济负担。OA已引起人们的普遍重视,因而如何预防、治疗OA,已成为医学界面临的重要课题。随着科学的发展和研究方法的不断改进,对OA病因、病理及治疗的研究都取得了一定的进展。但OA的确切病因仍未完全明了。多年来的研究认为OA是一种多种因素造成的疾病,目前的研究与OA发生、发展密切相关的因素如下所述。

1. 一般性因素

1) 全身性因素

（1）年龄：全身各关节OA的发病因素均与年龄间存在明显的正相关性,随着年龄的增长发病率明显的上升。在老年人群中,不但OA的发病率随着年龄的增长而增高,而且关节退变的程度和OA的症状也加重。年龄导致OA发病率升高的具体机制可能包括两个方面：首先,人到中年(40～50岁)以后,肌肉的功能逐渐减退,加上外周神经系统功能减低、反射减弱,神经传导时间延长,导致神经和肌肉运动不协调,容易引起关节损伤。生物力学的研究表明,随着年龄的老化,肌腱和韧带的强度下降,在骨端附着部的牢固性也降低。其次,骨和关节软骨组织与人体其他组织和器官一样,随着年龄的增长,骨的无机含量进行性增高,如青年人为50%,而中年人和老年人分别增加到66%和80%。无机含量越高,骨骼的脆性增加而弹性和韧性越差。另外,随年龄增长,供应关节的血流减少,软骨因营养减少而变薄,软骨基质减少而发生纤维化,骨与骨连接区的重建率下降,负重分布发生改变,原来不负重的软骨区域可能转向需承受较多压力。一旦机械力超过关节软骨的承受能力,胶原蛋白基质发生破坏,软骨细胞损伤,释放降解酶而导致软骨丧失。微观上讲,随着年龄增长关节软骨细胞活性降低：老年人的软骨细胞细胞质减少,细胞数量和密度也较年轻人下降约30%。软骨细胞的分裂增殖率低,现在认为老年人软骨细胞数量减少的主要原因是软骨细胞的凋亡增多。另外,老年人软骨细胞的合成和增值能力也降低,研究表明人类软骨细胞对生长因子刺激的反应性随年龄的增长而下降,导致其对软骨损伤的修复能力下降。同时,蛋白聚糖合成能力也明显下降,这使得关节内蛋白聚糖的含量减少,限制水分外流的能力随之下降,所以老年人软骨的含水量和水亲和能力均下降。此外,年龄也是造成软骨钙化和骨赘形成的重要相关因素。然而,必须强调的是年龄不是软骨退变的唯一因素,退变是各种原因共同作用的结果。

（2）性别：OA的发病率存在性别的差异。50岁前,男性发病率高于女性,而50岁后,女性的发病率显著上升,并超过男性。性别影响膝关节OA的发生可通过多条途径介导,包括：激素影响软骨代谢,损伤后果的轻重有性别差异,膝关节的机械条件(例如,关节内外翻时的松弛性,以及体重大小有性别的差异)。

性激素在男女OA发病率的差异中起重要作用。雌激素替代疗法对减少膝、髋OA的发生起了重要作用。性激素对关节及OA的影响机制十分复杂,由于对雄激素的研究甚少,主要研究雌激素对OA的影响。关节的软骨细胞、骨细胞和滑膜组织内部都存在雌激素受体,雌激素主要通过这些受体对关节各组织进行调节。雌激素通过抑制细胞因子,和通过糖皮质激素的介导作用对炎性细胞因子起间接抑制作用,对骨和软骨细胞起到保护作用。另外,雌激素对生长激素有调节作用。雌激素还通过多种机制对骨组织产生保护作用,减少骨组织凋亡及抗氧自由基等作用。总之,雌激素对关节软骨存在着潜在的影响,雌激素水平低下可引起骨细胞的凋亡。

(3)种族:目前的研究表明,不同种族和不同地区的人群 OA 的发病率也不尽相同。非洲国家的黑种人妇女中髋关节 OA 的发病率明显低于欧洲白人的发病率。亚洲人髋 OA 的发病率也低于白种人。由此可见种族因素是 OA 的危险因素之一,但其中的原因和机制仍在探讨中。

(4)肥胖:肥胖人群 OA 的发病率要高于正常体重者,国外文献报道肥胖者 OA 的发病率为 12%～43%。肥胖已经公认为是 OA 的另一个重要危险因素。肥胖与 OA 的相关性不是因为患 OA 后活动减少而造成体重增加,而且患膝 OA 的肥胖患者比正常体重患者有更大的疾病进展的危险。体重的变化也影响 OA 的发生与发展。

研究认为高体重导致 OA 发病率较高主要是通过两种机制起作用:

a. 机械性损伤:过高的体重增加了关节的负荷应力,诱发关节软骨的损伤。因体重负荷主要集中在膝关节内侧软骨,此部位也是大多数肥胖者 OA 的好发部位,提示机械负荷过重是 OA 的重要危险因素。

b. 生物性损伤:单纯的机械性损伤因素并不能解释某些与肥胖有关的 OA,如手关节不是人类的负重关节,但肥胖者手关节 OA 的发生率也比正常体重者高,髋关节虽是负重关节但髋关节 OA 与肥胖的关系并不密切,肥胖因素对女性患者的影响比男性大。所有这些事实表明肥胖还通过其他机制引起 OA。一般认为肥胖者机体的新陈代谢产生的一些中间产物引起 OA 的发生。过多的脂肪组织可能产生非正常水平的激素或细胞因子,这些物质影响软骨或软骨下骨代谢,使关节易于发生 OA。

总的来说,代谢因素和关节负荷过重共同起作用,使肥胖人群 OA 的发病率明显增高。

(5)营养:活性氧可对机体产生损伤并引起相应的疾病,其中就包括 OA。而食物中的许多营养成分含有抗氧化剂,可以抵抗氧自由基对机体的损伤,防止或延缓某些疾病的发生。

现已证明维生素 C 和维生素 E 是食物中最有效的抗氧化剂,维生素 D 也影响 OA 的发病和进展。McAlindon 等的研究表明,摄入维生素 C 含量高的人,其有 X 线表现的 OA 进展的危险性会下降 3 倍,摄入富含维生素 D 饮食的人,其 OA 进展的危险性也下降 3 倍。同时发现,摄入维生素 C 多的人膝关节疼痛也减轻了。

(6)骨密度:关节受到较大的冲击或负荷时,软骨下骨通过变形保护关节软骨使之不易受损,但当这种能力减弱时,对软骨的保护能力就减弱,使软骨损伤易导致 OA。研究发现骨密度对骨的变形能力影响较大,骨密度越低,骨变形能力越强;相反,骨密度越高,骨变形能力越差。因此,骨密度高的人群发生 OA 的可能性大。根据临床观察发现关节 OA 与骨质疏松很少同时出现,而 OA 患者不但病变关节的骨密度高于对照组,其他部位的骨密度也高于对照组。最近的研究显示,骨赘形成与骨量过高有关,患者体内促进骨生长的因子含量较高,可能是骨密度升高及骨赘形成的原因。

2)局部因素

(1)损伤:损伤也是导致 OA 的一个危险因素。力量较大的单次冲击或局部反复性微小撞击的力量都可以传导到关节软骨,如果这些力量超过了关节周围肌肉和韧带的负荷能力,软骨就要承受很大的冲击而引起损伤。力量较大的单次冲击造成的损伤可称之为冲击性损伤;局部反复性微小撞击造成的软骨损伤可称之为重复性损伤。

冲击性损伤后常出现关节生物力学结构的改变,使关节软骨负重的压力或剪力增大,导致OA的发生。冲击性损伤常伴有其他结构的损伤,如半月板、韧带、关节囊和肌腱损伤等。重复性损伤主要发生在某些职业的人群,如纺织工人、煤炭矿工和运动员,往往需要反复重复同一个动作,使关节反复过度使用造成损伤,称为OA的易发因素。

体育运动可集中体现冲击性损伤与重复性损伤对关节的影响。总的看来,运动员的OA发病率高于一般人群。从事体育运动的人群(尤其是运动员),都要进行反复的某种动作的练习,所以绝大部分人都会有重复性损伤,在此基础上如再受到一次较严重的损伤(冲击性损伤),两者联合作用对关节产生影响,导致OA更易发生。进行普通体育锻炼也有增加OA发病率的可能。研究表明,没有OA的老年人,经过随访,在一般运动强度下(如散步、公园锻炼等),膝部出现OA影像学表现的危险性增加,而且从事强度较大体育锻炼者,OA发病率增高。

(2) 先天发育不良和畸形:先天发育不良和畸形是导致OA的危险因素之一,如先天性髋脱位会在以后发展为髋OA,膝关节内外翻畸形是导致膝OA的常见原因。关节畸形时,负重力线内移或外移,使关节面有效负重面积减少,关节单位面积内的骨小梁压力增高,可发生微骨折,随后发生骨质塌陷,同时也可出现软骨下骨的硬化现象,最后导致OA的发生。

(3) 肌力下降、本体感觉减弱和关节松弛:近年来的研究表明,股四头肌肌力下降、本体感受减弱和关节松弛促进了膝OA的发展,并且这些因素涉及OA对身体功能的影响。下肢肌肉力量可以保护膝关节并预防OA,而对于已患OA的膝关节,它可以阻止疾病的发展。耐力训练或有氧训练有改善膝OA的作用。

(4) 制动:长期石膏、缺乏锻炼等,可使关节软骨出现失用性萎缩,软骨的蛋白聚糖合成停滞,金属蛋白酶增多,软骨的生物力学性质发生改变而易于损伤。长期制动会使软骨发生上述变化,解除制动后如立即进行强度较大的锻炼,即可造成关节软骨损伤。因此,对于刚刚恢复活动的患者,在制定康复训练计划时一定要细心认真、循序渐进,避免损伤软骨。

2. 免疫学因素

关节软骨损伤退变中存在免疫反应,研究表明,OA关节软骨中存在抗Ⅱ型胶原免疫球蛋白IgG、IgA和补体C3,并通过动物实验证实了抗原抗体在补体介导下对软骨的损伤作用。在个体发育过程中,软骨组织大多处于与机体自身免疫监视系统相隔离的状态,一旦软骨受到损伤,软骨成分暴露出来,就会引起抗自身软骨成分的自身免疫反应,产生的抗胶原抗体可抑制软骨细胞DNA、硫酸糖胺多糖和胶原的合成,进一步加重软骨损伤、退变。

在已知的细胞因子中,白介素(IL-1和IL-6)和肿瘤坏死因子(TNF)是参与OA发病过程的重要介质。IL-1对关节软骨细胞代谢的作用主要表现在抑制透明软骨的特征性Ⅱ、Ⅳ型胶原蛋白的合成,促进Ⅰ、Ⅲ型胶原的合成,抑制软骨细胞增殖和合成蛋白聚糖,通过促进软骨细胞合成分泌金属蛋白酶,提高软骨基质中降解蛋白分子酶类的活性而降解软骨基质,从而改变了关节软骨的结构组成成分,导致其理化性质改变,促进OA的发生。在生长因子中,研究较多的是胰岛素样生长因子(IGF)。研究表明,IGF在骨关节中的作用是促进软骨基质的合成,促进有丝分裂,抑制软骨基质的降解。细胞因子与生长因子参与OA软骨的破坏及修复过程已被证明,但它们的合成、释放、激活的作用机制和软骨破坏及修复失平衡的机制还不十分清楚。

3. 遗传因素

在 OA 发病机制中,遗传因素的作用已得到证实,尤其是涉及全身多个关节的全身性 OA 和手 OA。父母患有 OA,尤其是患多关节 OA 或者是在中年或更年轻时发病者,那么他本人发生 OA 的危险性很高。女性 OA 的遗传性高于男性。

OA 的遗传作用是多方面的,可以由编码关节软骨大分子成分的一个或多个基因突变引起,也可以是一种基因突变影响到一种已知的危险因素,如肥胖等。目前在关节软骨中发现至少有 10 种特异基因编码 5 种不同类型的胶原。编码这些胶原的基因发生突变会导致 OA。另外,早期发生的膝 OA 与维生素 D 受体基因的多态性有关。目前研究的诸多基因中,编码 II 型胶原的基因(COL2A1)是研究最多的一个。现在已知该基因存在 50 多种突变,其中一半是单碱基置换,表现为多种软骨发育异常,并认为其胞嘧啶和鸟嘌呤双联体是高突变的热点。编码 II 型胶原的基因突变与家族性、全身性骨关节炎的发病有关。一小部分原发性 OA 可能是由于一种少见的编码 II 型胶原的等位基因导致的,它可使基因表达减少。

总的来说,OA 是一个长期的,逐渐发展的病变过程。其机制涉及全身及局部的诸多因素,没有任何一种因素可以完美的解释 OA 的发生。全身性因素,如年龄、性别、遗传、营养因素等使关节软骨易于受到损伤并使其修复能力下降。而局部因素,如关节损伤、畸形、肌力下降、关节的反复过度使用等在造成关节软骨损伤过程中发挥作用。总之,OA 的发生是多种因素共同作用的结果,在其预防和治疗时应全方位综合分析。

二、关节的临床解剖

关节也称骨连接(joint articulation),是指骨与骨之间借纤维结缔组织,软骨或骨相连。在肌肉骨骼系统中关节可被看做是一个主要提供骨骼运动性和稳定性作用的器官。关节是在力学和生物学允许条件下,发生作用的复杂结构。

(一) 关节的分类

关节有多种分类方式。按骨与骨之间连接方式的不同,可将关节分为直接连接和间接连接两大类。直接连接较牢固,不活动或少许活动,这种连接可分为纤维连接,软骨连接和骨性结合 3 类。间接连接又称为关节或滑膜关节。按关节运动情况的不同,可将关节分为:不动关节、微动关节和动关节。

1. 不动关节

不动关节是指骨与骨之间借厚纤维结缔组织相连,不能活动的关节。不动关节又可分为缝、透明软骨结合、骨性结合和夹合连接。

缝:相邻颅骨之边缘借薄层纤维结缔组织相连,称之为缝。骨缝可成锯齿状,鱼鳞状或平直状,如矢状缝、冠状缝等。随着年龄的增长,缝可以骨化,称为骨性结合。

透明软骨结合:指两骨之间借透明软骨连接,如幼儿的蝶骨和枕骨之间的蝶枕结合。这种软骨在发育到一定年龄时会发生骨化,使软骨结合转化为骨性结合。

骨性结合:两骨之间借骨组织连接,即形成了骨性结合。这种骨组织一般由纤维结缔组织或透明软骨组织骨化而来,如各骶椎之间的骨性结合和髂骨、耻骨、坐骨之间在髋臼处的骨性结合等。

夹合连接:如犁骨与蝶骨和上颌骨之间的连接,是两骨之间借裂缝、裂口相互嵌插,并有纤维组织相连接。钉状关节见于牙与上颌骨和下颌骨之间的连接。

2. 微动关节

微动关节是骨与骨之间借透明软骨、纤维软骨或骨间韧带相连接,并可以轻微活动的一类关节。这类关节没有关节囊和滑膜。微动关节主要包括两种类型:韧带连接和纤维软骨结合。

韧带连接:骨与骨之间借骨间韧带相连接。连接比较牢固,仅允许两骨之间有少许的活动。如椎骨棘突之间的连接,近、远侧胫腓骨连接等。

纤维软骨结合:两骨之间借多量纤维软骨相连接,形成纤维软骨结合。这种骨连接多为于人体中线部位,两骨间连接牢固而弹性较低。这种关节的运动主要是通过纤维软骨的变形而实现。这种纤维软骨终生不骨化,如相邻两椎体间的椎间盘以及两耻骨间的耻骨联合等。

3. 动关节

动关节也称滑膜关节,是骨连接的最高分化形式,以相对骨面间有滑液腔隙,充以滑液,一般具有较大活动性为特点。两骨面间相互分离,仅借其周围的结缔组织相连接。滑膜关节有多种分类,有的按构成关节的骨数目分成单关节(两块骨构成)和复关节(两块以上的骨构成)。有的按一个或多个关节同时运动的方式分成单动关节(如肘关节、肩关节等)和联动关节(如两侧的颞下颌关节等)。按关节面的形态可分为以下几类。

平面关节:关节头和关节窝近似于平面,但仍具有一定的弧度,可列入多轴关节,可做多轴性的滑动,其活动度主要受其关节囊和韧带的限制,如腕骨间关节和跗骨间关节等。

屈戌关节:也称滑车关节。关节头呈滑车状,另一骨有与其相适应的关节窝。这类关节为单轴关节,通常只能在冠状轴上做伸屈运动。如肱尺关节和手指间关节等。

鞍状关节:此类关节相对应的两个关节面都呈鞍状,互为头和窝,可沿着相互垂直的两个轴作屈、伸、收、展和环转运动,如第 1 腕掌关节等。

椭圆关节:关节头呈椭圆形凸面,关节窝呈相应的凹面,允许关节沿冠状轴和矢状轴作伸、屈、收、展和环转运动,如桡腕关节等。

车轴关节:该类关节的关节面呈圆柱状,关节窝常由骨和韧带连成的环组成,可沿垂直轴作旋转运动,如尺桡骨的近、远侧桡尺关节、寰枢正中关节等。

杵臼关节:此类关节的关节头呈球形,较大,关节窝较深。这一类关节可沿多个轴作屈伸、收展、旋转和环转运动,因此其运动幅度较大,如髋关节和肩关节等。

(二) 关节的构成

临床上所说的关节,通常指的是滑膜关节。本节所讲的关节的构成也是指滑膜关节的构成。滑膜关节的基本结构包括关节面、关节囊和关节腔。韧带、关节内软骨、滑膜襞和滑膜囊以及脂肪垫等,是某些滑膜关节为适应其特殊功能而形成的一些特殊结构,以增加关节的灵活性或稳定性,是滑膜关节的辅助结构,不是每个滑膜关节所必须具备的。

1. 关节面

关节面(articular surface)是指构成关节的各相关骨的接触面,每个关节至少包括两个关节面,凸者称为关节头,凹者称为关节窝。关节面的表面覆盖着一层关节软骨(articular cartilage)。关节软骨多数由透明软骨组成,少数为纤维软骨,表面光滑,深部与软骨下骨相连。关节软骨通常 2～7 mm 厚,但是不同年龄不同关节其厚度可不相同。在同一关节的不同部位关节软骨的厚度也不相同。在关节头处关节软骨中央厚、周围薄,而在关节窝处则是中央薄、周围厚。关节软骨的这种薄厚的变化使之与相对应的关节更相适应。关节软骨具有弹性,能够承受负荷,吸收震荡,减轻运动时的震荡和冲击,并能够降低关节面间的摩擦力。关节软骨不含血管、淋巴管和神经,其营养由表面覆盖的滑液和关节滑膜层血管渗透获得。

2. 关节囊

关节囊(articular capsule)是由纤维结缔组织膜构成的囊,附着于关节的周围,并与骨膜融合续连,它包围关节,封闭关节腔。可分为内外两层,即:

外层为纤维膜(fibrous membrane),厚而坚韧,由致密结缔组织构成,含有丰富的血管和神经。纤维膜的厚薄通常与关节的功能有关,如下肢关节的负重较大,相对稳固,其关节囊的纤维膜则坚韧而紧张。而上肢关节运动灵活,则纤维膜薄而松弛。纤维膜的有些部分还可以显著增厚形成韧带,以增强关节的稳固,限制其过度运动。

内层为滑膜(synovial membrane),由薄而柔润的疏松结缔组织膜构成,衬贴于纤维膜的内面,其边缘附着于关节软骨的周缘,包被着关节内除关节软骨、关节唇和关节盘以外的所有结构。滑膜表面有时形成许多小突起,称为滑膜绒毛(synovial villi),多见于关节囊附着部的附近,这些突起有些是暂时的,有些是永久性的。滑膜内富含血管、淋巴管和神经,滑膜的主要功能是产生滑液(synovial fluid)。滑液是透明的蛋白样液体,呈弱碱性,它为关节腔内提供了液态环境,不仅能增加润滑,而且也是关节软骨、半月板等新陈代谢的重要媒介。

关节囊有几个重要作用。关节囊可帮助保持关节的休息位,并为滑囊提供结构支持。它能明显增强关节的稳定性。关节囊与其他关节周围结构一起(如半月板、韧带、肌腱)可限制关节运动。关节内负压和滑液的黏着力,也有助于关节在整个运动过程中的稳定性。

3. 关节腔

关节腔(articular cavity)是由关节囊滑膜层和关节面共同围成的密闭腔隙,腔内含有少量滑液。关节腔内为负压,这对维持关节的稳固有一定的作用。

4. 关节的辅助结构

关节除了具备上述的关节面、关节囊、关节腔 3 项基本结构外,部分关节为适应其功能还形成了特殊的辅助结构,这些辅助结构对于增加关节的灵活性或稳固性都有重要的作用。

(1) 韧带(ligament)是连于两骨之间的致密纤维结缔组织束,有加强关节的稳固或限制其过度运动的作用。位于关节囊外的称为囊外韧带,有的与囊相贴,为囊的局部纤维增厚,如髋关节的髂股韧带;有的与囊不相贴,分离存在,如膝关节的腓侧副韧带;有的是关节周围肌腱的直接延续,如膝关节的髌韧带。位于关节囊内的称囊内韧带,有滑膜包裹,如膝关节的交叉韧带等。

(2) 关节盘和关节唇(articular disc and articular labrum)是关节腔内两种不同形态的纤维软骨。

关节盘是为于两关节面之间的纤维软骨板,其周缘附着于关节囊内面,将关节腔分为两个部分。它使得两个关节面更适合,改善了关节面间滑液的润滑性能,并具有吸收震荡和冲击力,分散负荷的作用。此外,分隔成的两个腔可增加关节运动的形式和范围。关节盘结构见于全身多个关节内,如膝关节、腕关节、胸锁关节和颞下颌关节等处。其中膝关节内的关节盘呈半月形,被形象地称为半月板(meniscus)。

关节唇是附着在关节窝周缘的环状纤维软骨。关节唇加深了关节窝,增加了关节面的面积,使两关节面间更加合适,同时增加了关节的稳固性。见于肩关节的关节盂和髋关节的髋臼等处。

（3）滑膜襞和滑膜囊（synovial fold and synovial bursa）在某些关节内,其滑膜的面积大于纤维膜的面积,于是多余的滑膜向关节腔内重叠突出,形成了滑膜襞。有时此襞内含有脂肪,则形成滑膜脂垫。在关节运动时,关节腔的形状、容积、压力发生改变,滑膜襞可起到调节或填充的作用,同时扩大了关节腔的面积,有利于滑液的分泌和吸收。滑膜囊是滑膜从纤维膜缺如或薄弱处向外突出,呈囊状充填于肌腱和骨面之间而形成的结构,它可以减少肌肉活动时与骨面之间的摩擦。

（三）关节软骨

骨关节炎关节软骨的组织学改变是该病的一个显著特征。本节主要介绍关节软骨的正常结构和功能及在骨关节炎中关节软骨发生的变化和特点,这有助于认识骨关节炎的发病机制和进行相应的治疗。

1. 正常的关节软骨结构及功能

软骨主要由软骨细胞（占总体积的 1%～2%）和软骨外基质（占总体积的 98%～99%）组成。软骨细胞产生细胞外基质。关节软骨中软骨细胞与基质相比,细胞很少,故代谢活性低,软骨中含有高浓度乳酸和糖酵解代谢的各种酶。关节软骨的形成与维持依赖于软骨细胞。它们来源于间充质细胞,在骨骼生长过程中,这些细胞可以增加基质的体积。在成熟组织中,软骨细胞负责维持基质。软骨细胞代谢活跃,可以对许多环境刺激产生反应,其中对一些因子（如 IL-1）的反应可以导致基质改变。软骨外基质主要由水分、胶原和蛋白聚糖组成。水分是正常关节软骨中最丰富的成分,占正常软骨湿重的 65%～80%。骨关节炎的早期,组织分解以前水分的含量可达 90% 以上。少量水分位于细胞间隙,30% 位于胶原中的纤维间隙,剩余的位于基质中的分子间隙。胶原是基质中的主要大分子,至少有 15 种不同的胶原种类。胶原蛋白占关节软骨干重的 50% 以上,其中,90%～95% 是 II 型胶原。关节软骨中胶原蛋白使组织具有张力与剪力特性,固定基质中的蛋白聚糖。蛋白聚糖（proteoglycan）被胶原网络包绕,占软骨干重的 22%～38%,其中一种主要的蛋白聚糖称为聚合素（aggrecan）,是由核心蛋白、硫酸软骨素、硫酸角质素和少量的寡糖侧链组成（又称蛋白聚糖单体）。约 200 个聚合素通过连接蛋白与 1 个透明质酸链结合形成具有负电聚集体（又称蛋白聚糖聚合物）,这种聚集体把水包绕其中。软骨的属性是由细胞外基质各成分间的相互作用及结构的排列所决定的。胶原网络赋予软骨一定的形态和硬度,而聚合素和水又使软骨富有压缩性。关节软骨无神经、血管和淋巴管,其营养来自滑膜表面和软骨下血管,尤以前者为主要来源。正常情况下,软骨细胞不断合成新的基质和降解衰老的基质,其功能受多种化学、力学及免疫学因素的影响,处于一种微妙的动态平衡中。

关节软骨具有弹性和韧性,覆盖于滑膜关节的关节面,使关节面具有低摩擦、润滑和耐磨特性,保证关节可以无痛的滑动。关节软骨还可以吸收震荡,将其传导至软骨下骨。人工合成的或自行修复的材料均无法像天然关节面那样活动。关节软骨需要承受常年反复施加于关节面的强负荷。因此,关节软骨的结构分子,包括胶原、糖蛋白以及其他分子,必须组成强大、抗疲劳、强健且坚固的基质。此基质必须可以承受高负荷。与其他肌肉骨骼疾病相比,关节软骨损伤或病变会使更多的人产生疼痛和活动障碍。因此,有必要学习一下骨关节炎中软骨的改变。

2. 骨性关节炎的软骨的改变

（1）形态学改变：关节软骨形态学变化十分明显,包括软骨表面失去均一性、变薄、糜烂、凹陷、裂开和溃疡,严重者软骨完全消失,使软骨下骨皮质完全裸露。组织化学染色可见着色不规则,有微血管侵入,细胞成簇状或串状。覆盖在骨赘上的软骨有新形成的透明软骨和纤维软骨,结构部规则。

骨赘在某些骨性关节炎早期便可出现,它一方面通过增加受损的关节的表面积,有助于承受压力;但另一方面也是关节活动受限和引起关节疼痛的原因之一。有人认为骨赘形成是由于血管侵入退化的软骨,或是软骨损伤后在关节边缘软骨下骨板的不正常愈合的结果。此外,也可能与关节表面软骨碎片长期存在,刺激关节边缘的多能细胞增生有关。

(2)生化改变:骨性关节炎软骨的生化改变包括:水分含量明显增加,其程度与病变严重性直接相关,胶原网状结构的破坏使蛋白聚糖伸展,因而使其浓度降低而水含量增加;I型胶原蛋白增多,尤其是在软骨细胞周围的更为明显;胶原纤维较正常小,排列松弛而紊乱;蛋白聚糖含量明显减少,其程度与病情严重性平行;透明质酸成分减少,聚合体和亚基体积缩小,亚基的聚合性降低;硫酸角质素含量较少,而4-硫酸软骨素比例增高。

(3)代谢改变:关节软骨自身的酶合成和释放增加,溶酶体酶和能降解基质中大分子物质的其他酶类活性增加数倍,其中,如酸性和中性蛋白酶能降解蛋白聚糖的核心蛋白。已证明某些溶酶体酶能降解透明质酸和6-硫酸软骨素。

有研究表明,骨性关节炎血清中胶原酶-1(基质金属蛋白酶-1)和基质溶解素(基质金属蛋白酶-3)增高,而金属蛋白酶组织抑制剂无明显增加,使基质金属蛋白酶/金属蛋白酶组织抑制剂失去平衡,导致蛋白聚糖降解,软骨破坏增加。此外,基质降解素(基质金属蛋白酶-7)对软骨蛋白聚糖等多种细胞外基质成分具有高度裂解活性。胶原酶-2(基质金属蛋白酶-8)能特异性地作用于蛋白聚糖酶裂解位点,对蛋白聚糖进行降解,它们在骨性关节炎中可能起重要作用。

虽然骨性关节炎软骨基质中蛋白聚糖含量减少,但疾病早期蛋白聚糖、蛋白质、透明质酸盐和DNA合成增加。当病情进展,形态学改变尚不严重时,蛋白聚糖和胶原蛋白合成比例已有增加;当病变达一定严重程度时,蛋白聚糖合成明显降低,提示软骨细胞"衰竭"。

三、髋、膝关节解剖

(一)髋关节

髋关节由髋臼和股骨头构成,属多轴的球窝关节。髋臼周缘附有纤维软骨组成的髋臼唇,以增加髋臼的深度。髋臼切迹被髋臼横韧带封闭,使半月形的髋臼关节面扩大为环形以紧抱股骨头。髋关节的关节囊坚韧致密,关节囊周围有多条韧带加强。

(1)髂股韧带:起自髂前下棘,呈人字形向下经囊的前方至于转子间线。是髋关节最为强健的韧带,可限制大腿过伸,对维持人体直立姿势有很大作用。

(2)股骨头韧带:位于关节内,连接股骨头凹和髋臼横韧带之间,为滑膜所包被,内含营养股骨头的血管。当大腿半屈并内收时,韧带紧张,外展时韧带松弛。

(3)耻股韧带:由耻骨上支向外下于关节囊前下壁与髂股韧带的深部融合。可限制大腿的外转及旋外运动。

(4)坐股韧带:起自坐骨体,斜向外上与关节囊融合,附着于大转子根部。加强关节囊的后面,可限制大腿的旋外运动。

(5)轮匝带:是关节囊的深层纤维围绕股骨颈的环形增厚,可约束股骨头向外脱出。

髋关节可以做三轴的屈、伸、展、收、旋内、旋外以及环转运动。由于股骨头深藏于髋臼窝内,关节囊相对紧张而坚韧,又受多条韧带限制,其运动幅度远不及肩关节,而具有较大的稳固性,以适应其承重和行走的功能。但是,髋关节囊后下部相对薄弱,股骨头易向下方脱出。

(二)膝关节

膝关节由股骨下端、胫骨上端和髌骨构成,是人体最大最复杂的关节。髌骨与股骨的髌面相接,股骨的内、外侧髁分别与胫骨的内、外侧髁相对。

膝关节的关节囊薄而松弛,附着于各关节面的周缘,周围有韧带加固,以增加关节的稳定性。主要韧带有:髌韧带、腓侧副韧带、胫侧副韧带、腘斜韧带和膝交叉韧带。在膝关节损伤中交叉韧带损伤的发生率较高,它是位于膝关节中央稍后方,非常强韧,由滑膜衬覆,可分为前后两条:前交叉韧带,起自胫骨髁间隆起的前方内侧,与外侧半月板的前角愈着,附着于股骨外侧髁的内侧;后交叉韧带:起自胫骨髁间隆起的后方,斜向前上方内侧,附着于股骨内侧髁的内侧。膝交叉韧带牢固地连接股骨和胫骨,可防止胫骨沿股骨向前、后移位。前交叉韧带在伸膝时最紧张,能防止胫骨前移。后交叉韧带在屈膝时最紧张,可防止胫骨后移。

膝关节囊的滑膜层是全身关节中最宽阔最复杂的,附着于该关节各骨的关节面周缘,覆盖关节内除了关节软骨和半月板之外的所有结构。半月板,是垫在股骨内、外侧髁与胫骨内、外侧髁关节面之间的半月形的纤维软骨板,分别成为内、外侧半月板。内侧半月板较大,呈"C"形,前端窄后边宽,外缘与关节囊及胫侧副韧带紧密相连。外侧半月板较小,近似"O"形,外缘与关节囊相连。

四、发病机制

骨关节炎是由一系列复杂的生物学进程相互作用导致的疾病,包括退变和修复。关节软骨、软骨下骨和滑膜是骨关节炎发病过程中的主要病变部位。骨关节炎的特征包括:关节软骨的退变和丢失,骨质增生导致骨赘形成,软骨下骨重塑以及在临床阶段出现的慢性滑膜炎症。1995年,国际骨性关节炎会议提出了骨性关节炎的最新定义,认为骨性关节炎的发病是力学和生物学因素共同作用下导致软骨细胞、细胞外基质及软骨下骨三者降解和合成正常耦联失衡的结果。随着疾病的进展,软骨的降解最终超过了合成,导致进行性的软骨丢失和骨质象牙化。这是在细胞外基质合成与降解的生理平衡偏向于分解作用时发生的。在疾病的临床阶段,通常会出现滑膜的炎性反应,这会增强炎症介质的合成,通过增强分解代谢、减少合成代谢来改变软骨细胞的新陈代谢,从而影响软骨基质的动态平衡。骨性关节炎的发病机制并未完全明了,目前认为骨关节炎的发生是由机械、生物、分子和酶反馈通路之间的复杂作用导致。

(一)关节软骨

一般认为OA患者最早发生病变的部位是软骨,其病变进程为:初期出现局灶性软骨表层软化,表面粗糙,呈灰黄色,失去正常弹性,并呈小片状脱落,表面有不规则的小凹或小沟,多见于负荷最重处;进而出现软骨面微小裂隙,软骨面明显粗糙和糜烂,逐渐形成溃疡,溃疡的大小、形态和深浅不一,深者可达到骨质,受累范围广泛者可见软骨大部缺失,有的软骨细胞或骨赘脱落,在关节内形成游离体。

1. 软骨基质改变

关节软骨是一种透明软骨,主要实质成分包括软骨细胞和细胞外基质(extracellular matrix,ECM)成分。软骨细胞被包裹于细胞外基质中,关节软骨所具有的有效缓冲力学冲击负荷的能力主要来源于软骨细胞外基质网状结构。这种网状结构主要由Ⅱ型胶原（type Ⅱ collagen）、蛋白聚糖、软骨素和角质素等构成，具有一定弹性变形能力，因而能够减缓关节受到的冲击力，保护其中的软骨细胞。健康的关节软骨中细胞外基质的合成代谢与分解代谢处于平衡状态，能够完成自我更新，保持生物力学性能。关节软骨之所以能承受瞬间压力，主要依靠的不是软骨细胞内的成分，而是细胞外间质结构的完整性。

骨关节炎中，软骨基质不断被破坏使关节功能逐步丧失，主要表现为：关节软骨中的蛋白聚糖含量下降，导致其浓度及组成成分的比例和分子链的改变；其次，Ⅱ型胶原纤维走形方向的变化，减弱了其对蛋白聚糖的限制作用。软骨中含量最多的胶原是Ⅱ型胶原，它与Ⅸ型、Ⅺ型和其他含量较少的胶原共同构成纤维网络。人类骨关节炎最显著的特征是Ⅱ型胶原和与之相关联的软骨纤维的丢失。因此，Ⅱ型胶原的断裂很长时间以来一直被认为在骨关节炎的发病中起主要作用。蛋白聚糖的丢失也是骨关节炎的病理指标。蛋白聚糖单体是包含3球形区（G1到G3）的多肽链，其上散布着延长的糖基化和硫酸化多肽的线性区域第一个球形区（G1）有透明质酸和连接蛋白，可使蛋白聚糖单体形成聚集体。这些蛋白聚糖复合物陷于胶原纤维网络中，起保存组织水分的作用，从而使软骨能对抗机械压力。

在骨关节炎的发展过程中，细胞外基质的物理特性受到破坏，软骨中胶原和蛋白聚糖含量较少。我们知道，即使没有病理性改变，蛋白聚糖分子的大小和硫酸化形式都随年龄改变。随着年龄增长，胶原交联增加，这使得胶原网络变硬变脆。蛋白聚糖可能是第一个受到影响的软骨基质组分，它出现进行性衰竭并与疾病的严重程度相平行。在骨关节炎发展的替代阶段，即使软骨细胞的合成能力增加，也不能完全补偿蛋白聚糖的丢失，最终导致基质含量减少。软骨中残留的蛋白聚糖结构以不同的途径发生改变。一般来说，聚集物降低了蛋白聚糖对酶的易损性。研究已经证实，在骨关节炎中特定的蛋白酶能降解蛋白聚糖单体，特别是在透明质酸（HA）结合区域。降解的碎片很快从软骨中弥散，留下的正常蛋白聚糖仍能聚集，这就可以解释为什么在骨关节炎软骨中很少发现蛋白聚糖分解产物。一旦发生降解，其产物即被软骨细胞酶进一步降解或者迅速分散到滑液中。骨关节炎软骨中的透明质酸含量减少，而线状聚合体的易扩散性使蛋白聚糖分子变小，有利于蛋白聚糖分解产物从软骨内丢失。基质蛋白聚糖含量减少伴随胶原结构受损，可导致软骨正行基质生理功能的丢失。在骨关节炎软骨中用抗体检测到了Ⅱ型胶原纤维的胶原酶切割位点附近的抗原决定簇。而且对Ⅱ型胶原的最初伤害出现在软骨细胞周围的细胞外周位点，直接使胶原中软骨细胞发生变化。

在正常关节中，软骨基质在降解和修复的连续过程之间存在一个平衡。这些功能主要由散在分布于软骨基质陷窝里的软骨细胞独自执行，在正常情况下维持终身。软骨细胞对细胞因子、生长因子信号和直接的物理刺激以复杂的方式相互作用来做出反应。最后的结果是软骨细胞周围和一定距离内软骨基质合成速率及酶裂解速率的改变。研究证实在软骨细胞和滑膜内衬细胞里有自分泌和旁分泌作用。在骨关节大多数病变位置，软骨细胞的分解代谢占优势，因此软骨自身稳态崩溃。要维持正常软骨基质的完整性，局部修复反应是不够的。当骨关节炎病变出现组织学改变时，软骨基质达到一个临界点，其黏弹性不足以经受住正常关节的符合，接下来会出现进行性软骨丢失。此后生物力学因素将起到更突出的作用。

除了机械因素，酶途径在骨关节炎软骨基质降解中也有一定作用。在OA中，软骨细胞是负责软骨基质分解代谢的酶的主要来源。在骨关节炎发病中起主要作用的酶是MMP家族，除此之外，丝氨酸蛋白酶和巯基蛋白酶家族等也发挥重要作用。OA病程中，致病因素破坏软骨基质自身代谢的平衡状态,主要表现为以 MMPs 为主的水解酶类表达显著升高,软骨基质主要成分被降解破坏,而合成的软骨基质不能完全代偿被降解的软骨组织,严重情况下即可观察到软骨面破溃。

2. 软骨细胞改变

关节软骨细胞是软骨中唯一的、高度特异性的功能细胞。软骨细胞在关节软骨各层中的表型不同,尽管软骨组织代谢率较低,软骨细胞却在不断进行增殖分化过程。其在软骨形成、代谢及修复中起着重要的作用,关节软骨细胞的增殖和凋亡在正常情况下一般是处于动态平衡,使关节软骨在总体上保证其细胞数量、形态和功能的稳定。凋亡多用以清除无功能、受损害、衰老的细胞。正常软骨细胞中亦可见凋亡现象,但很少被检出。一般多存在于软骨表层,是调控关节软骨生长发育、控制软骨细胞功能状态、维持关节内微环境稳定所必需的生理性过程。过度凋亡则是病理性的和有害的,关节软骨细胞增殖与凋亡的失衡是软骨退变发展成骨性关节炎的重要原因之一。

细胞凋亡是由较弱刺激诱导或机体为维持内环境稳定、确保正常生长发育而发生的生理性或病理性细胞死亡方式,在此过程中有新蛋白质的合成及耗能。细胞凋亡是一种由基因控制的自主性死亡,与细胞死亡的相关因素可分为诱导性因素和抑制性因素。诱导因素包括理化因素、某些激素和因子失衡、病原体等;抑制性因素包括某些细胞因子、某些激素、金属阳离子等。细胞凋亡的典型形态学特征包括 DNA 片段化、染色体凝聚、胞膜起泡、细胞皱缩以及分解为膜包围的小囊泡。在体内,凋亡过程以凋亡小体被其他细胞吞食而结束,这是为了防止胞内容物释放导致炎症。

从骨关节炎患者新鲜分离的软骨细胞和软骨中可见软骨细胞凋亡现象。OA 软骨细胞凋亡多发生于关节软骨的表层和中层,但软骨的深层可能也有凋亡发生。与通常的细胞凋亡相比,软骨细胞的凋亡有其独特特点:

(1) 三磷酸核酸核普酸脱氢酶(NTPPH)的活性检测发现,NTPPH 在 OA 患者的软骨细胞间隙内以及软骨基质间凋亡小体中的活性有明显的升高,由于 NTPPH 与钙化沉积以及骨的钙化有关。因此,这些 OA 患者软骨组织内出现的凋亡小体,可能有诱导以及加速软骨组织钙化的作用。

(2) 由于关节软骨组织中没有血管及血管基质分布,一旦软骨细胞发生凋亡,会形成凋亡小体,而这些凋亡小体无法及时、有效地被巨噬细胞吞噬清除,从而滞留在软骨组织基质内,对正常软骨生理功能造成了极大的负面影响。只有当含有凋亡小体的软骨基质发生降解时,基质中的凋亡小体才有移位到关节间隙中被清除的可能性。

(3) 软骨细胞再生能力差,成熟的软骨组织无法自行修复超过 $4\ mm^2$ 的缺损,因为软骨细胞是软骨组织中唯一的细胞类型,软骨基质的修复只能依赖于软骨细胞正常生理功能的行使。而软骨组织中不存在血管分布,软骨细胞保持正常生理功能的行使又依赖于软骨基质,通过后者渗透提供各种营养物质,故软骨细胞与基质间有着十分密切的关系。当软骨细胞发生过度凋亡时,软骨细胞无法正常地合成、分泌软骨基质所需的胶多糖等物质时,软骨基质破坏严重,无法提供软骨细胞正常的生存环境,形成恶性循环。

调控 OA 软骨细胞凋亡主要有以下 3 种途径:

(1) 线粒体介导的内源性凋亡途径:线粒体除了作为真核细胞内能量产生和转换的重要场所外,还与细胞的衰老、坏死及凋亡密切相关。某些生长因子、激素、细胞因子的缺失以及辐射、毒素、缺氧、自由基、机械损伤等多种刺激都能引发线粒体介导的细胞凋亡。在各种凋亡信号的刺激下,线粒体发生膨胀,外膜膜电位降低,外膜通透性增强进而释放出膜间隙的诸多凋亡效应因子。细胞色素 C、凋亡诱导因子、Ca^{2+} 以及膜间隙中的其他凋亡因子被释放至细胞质中,它们能够激活凋亡蛋白家族的主要成员——半脱天冬氨酸蛋白酶(cysteine containing aspartate specific protease, caspase)蛋白,也可以直接破坏核内染色质,导致整个细胞的结构破坏、功能紊乱,最终产生细胞凋亡。

（2）死亡受体介导的外源性凋亡途径：外源性细胞凋亡途径起始于死亡配体(如 Fast, TNF - α, TRAIL)与细胞膜上相应的死亡受体(如 Fas, TNF - RI, TRAIL 受体)相结合,继而启动凋亡途径的信号转导来介导细胞凋亡。死亡受体属于肿瘤坏死因子(TNF)受体基因超家族。目前已研究清楚的配体以及相应死亡受体的组合有：FasL/FasR,TNF - α/TNFR1, Apo3L/DR3,Apo2L/DR4 和 Apo2L/DR5。死亡受体分子中的死亡结构域有相互集聚的倾向,死亡配体与其受体结合后导致死亡结构域相互集聚并与接头蛋白分子的死亡结构域相互结合,从而活化死亡受体分子,引起细胞内 caspase 酶原在局部聚集,通过接头蛋白分子的含有 caspase 酶原分子相似死亡效应的结构域相互串联结合构成凋亡起始信号复合体,然后 caspase 酶原(通常为 pro - caspase - 8)被激活。激活后的 caspase - 8 通过两种不同的途径产生细胞凋亡：① 激活下游的 caspase - 3 使细胞发生凋亡；② 通过作用于胞质的 Bid,剪切后的 Bid 片段可转移到线粒体上可以促使 Bax,Bak 活化,使线粒体释放出其膜间隙及基质中的凋亡相关分子而启动凋亡。这些受体的激活除了启动这些级联放大反应外,还可以激活神经鞘磷脂酶途径、PKC、PLA2、NF - κB 的转录。

（3）内质网应激反应凋亡途径：内质网应激是指由于各种原因引起细胞内质网功能紊乱,导致错误折叠或为折叠蛋白在内质网腔内聚集的病理状态。内质网应激反应可诱导突变蛋白的表达或局部缺血,以致细胞凋亡。

目前研究比较透彻和获得公认的主要是线粒体途径中的 NO 途径和死亡受体途径中的 Fas 途径。

与软骨细胞凋亡相关的调控基因包括：① p53 基因：p53 基因位于 17 号染色体,是现今发现与人类肿瘤相关性最高的基因,分为突变型和野生型。野生型 p53 可诱导关节软骨细胞凋亡,在细胞中呈阳性表达。它被认为是影响细胞周期和 DNA 修复的调节因子,并且在限制细胞生长、导致细胞凋亡过程中起关键信号的作用。② Bcl - 2 基因家族：Bcl - 2 基因位于 18 号染色体,具有抑制细胞凋亡和延长细胞寿命的功能。Bcl - 2 家族主要定位于线粒体膜、内质网膜等部位,通过调节线粒体膜的通透性、影响膜电位及细胞色素 C 释放、调控内质网腔内 Ca^{2+} 浓度来促进或抑制细胞凋亡。③ ICE 基因家族：ICE 基因表达为 IL - 1β 转化酶,这种蛋白分子均被称为半胱天冬氨酸蛋白酶(caspases)。因此,ICE 家族多被称为 caspases 家族。caspases 家族成员多以相对分子质量 $(30\sim50)\times10^3$ 的单一多肽酶形式存在于细胞内。它的活化可激活 DNA 内切酶,最终导致 DNA 片段化和凋亡发生。研究发现,caspase - 3 在 OA 患者的软骨中大面积分布。④ c - myc 基因：位于 8 号染色体。c - myc 只在凋亡细胞中有散在表达,细胞生长受到抑制时,c - myc 阳性的增生信号和阴性生长抑制信号不成比例表达,导致细胞凋亡。

OA 进展过程中,光滑完整的关节软骨面逐渐蜕变失去光泽,严重破溃。而软骨组织在承受关节生物力学方面扮演着重要角色,关节软骨的损伤将导致关节承担力学负荷功能的严重减退。当这些构成软骨组织的主要成分被破坏且未能及时得到充分代偿,即可在大体上观察到软骨表面的磨损、破溃等表现,受到损伤的软骨组织其生物力学性能显著降低,进一步加剧 OA 病情进展。随着骨关节炎加剧,退变的软骨细胞数目逐渐增加,这些细胞含有大量的细胞内丝状物和溶酶体样结构,可进一步加重关节软骨的退变,而外力作用会加速这一过程。加上软骨细胞受损后不能再分泌产生胶原纤维,使已有的软骨损伤无法得到相应的代偿。总之,在骨关节炎的病理过程中既有关节软骨的退行性变,又有关节形态学的修复、负重表面的重新分布和稳定性的重建,但实际上破坏程度远较修复快,从而使关节面逐渐被侵蚀破坏。

（二）软骨下骨

尽管软骨下骨的弹性远小于关节软骨,但越来越多研究发现软骨下骨同样在关节力学负荷方面发挥重要作用。在 OA 发病初始阶段,软骨下骨的病理变化先于关节软骨损伤。组织结构及功能正常的关节软骨依赖于健康软骨下骨对其的保护作用。

正常情况下,关节软骨和软骨下骨共同参与应力传导。软骨下网状基质以纵向柱状排列,将负荷向下传递至骨干,这些网状骨如同能够吸收能量的骨床,保护覆盖在其上的关节软骨。负重状态下,关节通过形变最大限度地增加关节面接触面积,当负荷进一步增加,单纯软骨形变不足以完全吸收应力负荷时,软骨下骨发生形变以协助吸收应力,应力传导最终引发软骨下骨重建,而骨重建异常能够导致软骨下骨微结构改变,从而损害其吸收应力减轻震荡的作用,使关节软骨丧失保护功能。同时,局部硬化的软骨下骨顺应性也较周围正常组织下降,这种形变能力的不一致使得覆盖在其上方的关节软骨遭受异常剪切力,同样也加速了关节软骨退变。

软骨下骨不仅在解剖结构上与关节软骨相互联系,同时在组织功能上更是紧密相关。软骨下骨是由骨小梁构成、呈现空间立体结构的松质骨,这一特殊的空间结构使软骨下骨具有一定的可塑性,在一定范围内能够有效缓冲传导自关节软骨的冲击负荷。采用 micro - CT 观察软骨下骨发现,软骨下骨呈多空隙状的、类似于海绵状结构,这为软骨下骨吸收关节冲击力提供了结构基础。软骨下骨小梁不断进行着骨重建,完成自我更新。由成骨细胞介导的骨形成与由破骨细胞介导的骨吸收处于平衡状态时,软骨下骨骨量及骨小梁生物力学性能保持不变。软骨下骨能够自我感知关节所受到力学负荷的变化,并且根据这一变化在一定范围内改建骨小梁结构,同时也能够对受损的骨小梁进行修复,从而发挥承受传导自关节软骨的力学负荷的作用。

有学者提出 OA 不仅是关节软骨退行性变疾病,同时也应看作一种与骨组织密切相关的疾病。因此,将关节软骨与软骨下骨看作一个完整的功能单元,可以更好地对 OA 病理机制及干预手段进行有效的研究。异常生物力学刺激不仅对关节软骨造成损伤,同时由于软骨下骨组织弹性模量远小于关节软骨,因而对软骨下骨造成的损伤更为严重,其病理变化主要表现为软骨下骨骨小梁微裂隙和微骨折。软骨下骨在一定范围内可通过骨重塑过程完成自身修复,但持续性的异常力学刺激将造成软骨下骨骨小梁破坏不断累积,从而导致软骨下骨组织结构整体破坏。

Trueta 等将骨关节炎软骨下骨异常分为破坏期（逆向重塑）和重建期（正向重塑）。两个时期可同时发生,但可能出现在不同的关节部位。破坏期的特征表现是骨质象牙化、囊肿形成、变平和畸形,好发于关节的受压区域;重建期的特征表现是骨赘,好发于关节的非受压区域。

1. 骨质象牙化

软骨丧失后,软骨下骨出现不同程度的细胞构成增多和血管增生。骨质象牙化在贴近的骨表面上较明显,这显然与新骨沉积在原有小梁上、小梁压缩及骨折的骨痂形成有关。对带血运骨的持续磨损和撕裂可使骨塌陷。在象牙化骨的表面上会出现小的灰色或白色软骨结节或软骨栓(直径0.5～2 mm),软骨(和软骨下骨板)的碎块可被挤入至关节面下1 cm或更深处。有些学者认为,这些骨内的软骨块或软骨片是由软骨下纤维骨髓的软骨化产生的。无论起源于何处,这些软骨病灶都会发生钙化或骨化,或者发生黏蛋白性或囊性退变。

关节受压区削弱的充血软骨下骨更容易发生进一步变形。弹性软骨的丧失和关节活动的受限使骨上的异常应力进一步加大且集中,导致骨小梁骨折、变平及塌陷。

在影像学检查中,硬化和关节间隙减小是密切相关的。通常,在象牙化变得明显之前就会出现关节间隙丧失的影像学表现。随着关节间隙的进行性消失,硬化会变得更加明显,垂直扩展到软骨下骨的深层并水平扩展至毗邻的骨性区域。虽然开始时所产生的不透X线区形态上是均一的,但最终将出现不同大小的透亮病灶,表明软骨下游囊肿形成。

有些学者认为,骨关节炎的硬化和其他形式的骨质增生(骨赘)是由于静脉阻塞及血管充血所致。这种概念的临床证据包括:骨内静脉造影发现退变关节的松质骨内静脉曲张发生率增加。此外,实验证据也支持静脉充血在加速退变关节骨形成中的作用。或许是镜面充血时可能发生的pH和氧分压降低以及二氧化碳分压的增高,刺激了细胞增生和成骨细胞的分化。静脉充血伴骨内压增高也可导致退行性关节疾病患者中出现的明显疼痛。

2. 囊肿形成

囊肿是骨关节炎(以及其他关节疾病)的一个重要且主要的临床表现。这些病损曾被定义为滑液囊肿、软骨下囊肿、关节下假囊肿、坏死性假囊肿以及晶洞。

在骨关节炎软骨下骨的受压部位,增厚的小梁之间出现了囊腔。这些囊腔常多发,大小不一(直径为2～20 mm),呈梨形。单发或直径>20 mm的囊肿并不多见,但可以出现几个相邻的小囊肿融合为大的多腔病灶。病理检查时发现部分囊肿为非腔隙性,含有黏液和脂肪组织,与毗邻象牙化骨分界明显。在这些病灶中有两种类型的软骨:中央部分为关节软骨小块,壁内为化生软骨灶。

囊肿内和囊肿周围的血管种类很独特。可见毗邻硬化骨内的窦状扩张血管,囊壁内大的薄壁吻合小静脉,以及汇入静脉内的小动脉。

在影像学检查中,囊肿常伴有关节间隙丧失和骨质象牙化。病变关节中,囊肿与关节腔的相通可有可无;如果相通,关节内的气体可进入囊肿,生成一个气囊,这在骶髂关节尤为常见。偶尔会发现远离关节表面的透亮灶,说明这是一些局部骨质疏松区,其内稀疏的小梁产生有连续边界的病灶。

退行性关节疾病囊性病灶的发生机制曾受到广泛的关注。所有的报道都强调了关节软骨和软骨下骨的压力或应力集中在这些病灶的发展中起着重要作用,提出的两个有关发生机制的基础理论是:滑液侵入和骨挫伤。

(1)滑液侵入:Freund在1940年首次提出关节内压力增高可能导致滑液自关节面的裂隙渗入软骨下骨,骨小梁继发吸收。随后,Landells引用大量直接和间接证据支持滑液侵入形成骨关节炎性囊肿的假说。这些假说包括:囊肿上有异常的关节软骨,囊肿内散在的表面软骨碎片,以及关节腔和囊肿内的液体相似。同时他还指出,囊肿的梨形或烧瓶形状,以及它们常与关节相通等现象,与这一理论相符合。软骨层的缺损后期可被纤维软骨样组织填塞,消除了交通的隧道。之后的其他研究也支持滑液侵入在软骨下囊肿的形成中起着重要作用。

(2)骨挫伤:Rhaney和Lamb在1955年指出,软骨下囊肿是一些骨坏死灶,是由于失去软骨保护的并置骨面强烈撞击所致。他们的研究表明,滑液侵入(当存在时)是在坏死小梁被清除后愈合过程中的继发现象。为支持此理论,这些研究者指出:关节腔和软骨下囊肿之间常无交通,在囊壁中存在有化生软骨而非关节软骨,破骨细胞和血管肉芽组织与骨折部位所见在组织学上相似。

虽然软骨下囊肿的发生机制仍有争议,但在退行性关节疾病中囊肿的存在已成共识。在这种疾病中,囊性病灶可在关节受压区的并置骨面上产生多个大小不一的 X 线透亮区,需与其他疾病可能伴发的软骨下透亮灶相鉴别。在类风湿关节炎中,囊肿首先出现在软骨和骨的交界处,这是由于炎性滑膜组织或血管翳侵蚀无软骨的骨质并伴发有关节间隙的早期丧失所致。囊肿常为多发,没有硬化边缘,而且随着病情进展会扩展至较大的关节面。在二水合焦磷酸钙晶体沉积病中,特征性表现为广泛、多发、较大的囊性病损。它们类似于退行性关节疾病中的囊肿,也有硬化边缘并伴有关节间隙丧失和骨质象牙化。但在二水合焦磷酸钙晶体沉积病中,囊肿更大更多,并常伴有软骨下骨板中断、塌陷和碎裂。在骨坏死中,囊肿出现在关节的受压区,与破骨细胞吸收坏死的小梁以及纤维组织替代骨质有关。软骨下骨板塌陷和关节间隙保持正常是骨坏死的另一个特征性表现。

软骨下囊肿形成偶尔可成为骨损伤的后遗症,但确切的机制尚不清楚。创伤期之后数月可出现不同大小的透亮灶。这些病灶最常见于踝、膝或髋关节,周围有硬化骨明确的边缘,可能与关节腔相同。其与退行性囊肿相似,但具有尺寸更大及关节外观相对正常的特点。

骨内神经节是另一种可能与退行性囊肿类似的软骨下透亮灶。虽然关于这种病灶是否是与创伤后和退行性骨囊肿不同的实体仍有争议,但许多学者认为,骨内神经节有独特的影像学和病理学特征。这种病灶多发于中年人,其特点是轻微的局部疼痛,而没有明显的外伤史。神经节通常是实质性的,直径为 0.6~6 cm,位于长骨骨骺(尤其是内髁和股骨头)、腕骨或扁平骨的软骨下区(尤其是髋臼)。骨内神经节病灶通常为界限清楚、边缘分明的溶骨病灶伴有周边硬化,可发生于关节的非负重区,而且在影像学和病理学检查中可伴或不伴有与关节腔的相通。可见毗邻软组织肿块,表现为软组织神经节。在神经节的骨性成分和(或)软组织成分内可能存在有气体。其病理学特征包括:单腔或多腔囊性结构,含有白色或黄色凝胶状物质,其周围环绕有纤维衬膜。

很明显,骨内神经节和退行性囊肿的影像学和病理学特征是类似的,但也有一些区别。骨内神经节区别性的特征包括:其出现在关节的非负重区,伴有相对正常的毗邻关节,与邻近关节无交通,以及体积相对较大。实际上,有学者曾指出,这些神经节样囊肿并不源于关节疾病;在邻近关节通常也没有退行性或炎性病变。

骨内神经节的发病机制尚不清楚。虽然大多数作者认为,这些病灶会一再出现在骨内,但是在骨内神经节、表皮黏液囊肿和深部软组织神经节之间并没有组织学差异,说明骨性神经节与其软组织类似物的发生方式是相似的。骨内病灶是由于表面的软组织神经节扩展至骨组织所致;软组织肿物对骨面的长期压力通过逐渐侵蚀骨表面而产生缺损。局部囊性变的组织学特征支持后一种理论,这种囊性变在骨病损上方的骨膜结缔组织较明显。其他关于神经节(软组织或骨)发病机制的理论也较多,包括:由滑膜疝形成、滑膜剩余或肿瘤组织进展形成,由黏液退变所致,以及由结缔组织化生和增殖所致。Schajowicz 等提出,将骨内神经节分为两种不同类型:约 15% 是由近骨神经节穿入下方骨质所致;约 85% 是骨内的,与机械应力改变导致髓内血管紊乱有关,继而出现的骨坏死病灶被增殖的成纤维细胞和结缔组织黏液样退变所修复。成人髋关节进行性发育不良的髋臼区出现的骨与软组织神经节,伴有股骨头向外侧移位和唇盂囊性退变,这种支持应力改变在这些病灶发病机制中起着重要作用。

退行性关节疾病的软骨下囊肿还必须与各种原发性和继发性骨肿瘤相鉴别。其中包括软骨细胞瘤(10～30岁年龄组,实性病灶)、巨细胞瘤(20～40岁年龄组,实性偏心性含小梁的病灶)以及骨转移瘤(老年患者,表现多样的单发或多发病灶),一般情况下鉴别不难。退行性囊肿的特征,如多样性、区域性分布、周围硬化和毗邻关节异常,有很大的诊断价值。

3. 骨赘形成

许多医生将骨赘看作骨关节炎的最典型异常。正是由于骨赘的出现才产生了曾用来描述这种关节病变(增生性关节炎)的多种旧称。将这些外生结构称为"边缘性"过于简单化,因为骨赘发生在承受较低应力的关节部位,可以是边缘性的,也可以出现在其他位置,这主要取决于关节的具体受累部位和进行性关节退变的独有特征。最为典型的是,骨赘来自剩余软骨的再生或修复反应,但也可源于骨膜或滑膜组织。这种骨关节炎中软骨转变为骨的特征类似于:正常软骨内成骨(在生长骨的骺板或长骨体生长部)伴血管侵入和软骨下骨板及钙化软骨侵蚀,以及伴侵蚀表面骨性组织沉积或增殖。在实验中可通过解除部分关节的所有压应力来再现类似的骨形成机制。在实验和临床环境下,所产生的骨赘可能由于缺乏正常应力而呈多孔性。

覆盖骨赘的软骨在单体大小和6-硫酸软骨素的含量方面与正常软骨相似;但骨赘软骨的硫酸角质素较少,而且对透明质酸无反应,这种软骨以Ⅰ型胶原为主。在实验中制动关节或使用糖皮质激素可使骨赘形成减小。

(1) 边缘骨赘:在受累关节边缘部分关节软骨与滑膜和骨膜相延续,在退行性关节疾病中这些部分会出现典型的外生物。此区域的软骨下骨髓血管化导致了毗邻软骨的钙化,并刺激软骨内的骨化。这种进行性的向外生长会逐渐沿阻力最小的路径伸入"游离的"关节腔。通常,其含有海绵样骨小梁和脂肪样骨髓,并覆盖有关节软骨。随着骨赘的生长,其会在残留的最初钙化软骨(以及软骨下骨板)后面成为原始关节面的定位标志。这些残余物不仅在组织学可以鉴别,而且在影像学上表现为密度增高区。最后骨赘里的海绵骨可与相邻的软骨下海绵状骨小梁相延续。

影像学上边缘骨赘表现为关节周缘的新生骨唇。新生骨赘可以是光滑、有凹痕或波浪形的,且大小不一。这些赘生物常好发于关节的一侧。边缘骨赘最初出现在关节腔相对正常的区域,而且通常不伴有明显的毗邻硬化或囊肿形成;关节受压区的典型表现是关节间隙丧失、象牙化和软骨下囊肿。

骨关节炎的边缘骨赘容易与骨软骨瘤相鉴别,后者多见于年轻患者的干骺端。骨骺骨软骨瘤可在儿童出现,尤其是在下肢。

(2) 中央(关节内)骨赘:位于关节腔中央或内部的骨赘是骨关节炎的一种未被广泛认识的表现,其发病机制与边缘骨赘相似。在中央区域仍有残留的关节软骨,软骨下血管增生会刺激软骨内骨化。所产生的赘生物(最常见于髋和膝)呈纽扣样或扁平状,而且常在基底部以初始化的软骨分界。Jaffe将这种现象定义为软骨和骨的复制,使其和骨软骨界面的移位相区别。后一种情况下软骨和骨的界面向关节移动,不遗留任何初始钙化软骨部分。

影像学检查时中央骨赘常出现不平滑的关节轮廓。小的赘生物可被误认为关节内(松动)骨块或软骨钙化(软骨钙质沉着症)。骨赘和下方骨质之间的连续性,以及存在的是骨化而非钙化,有助于正确分析影像学检查。MRI 可对这种分析有帮助,能够发现伴发的关节软骨缺损。

(3) 骨膜和滑膜骨赘:在某些关节中,骨膜或滑膜可发展成骨。此现象在股骨颈最典型,称之为"支撑"。在退行性髋关节中,这种支撑多位于股骨颈内侧,可能与关节两端的机械应力变化有关。这些变化可导致微骨折,刺激滑膜组织(骨膜对侧)成骨。影像学表现为沿部分或整个股骨颈延伸的不同厚度的致密线。伴发的赘生物可环状突出,在股骨颈两端产生类似骨折的致密线。

支撑最常见于骨关节炎,但在骨坏死、进行性髋关节发育不良、类风湿关节炎以及强直性脊柱炎,甚至在伴有相邻的骨样骨瘤时,也较多见。

(4) 关节囊骨赘:退行性关节疾病的骨赘也可出现在关节囊(以及关节韧带)的骨性附着处。这种现象在指间关节尤为典型,在此处关节囊的赘生物向近端延伸如同海鸥的翅膀(海鸥征)。在关节内韧带的骨附着处(如膝关节的交叉韧带)也可出现骨赘。

4. 骨坏死

骨关节炎中的骨坏死发生率和显著性并未完全明确。组织学检查可发现在关节受压部分的硬化表面有明显的骨坏死。这种坏死(空的骨细胞陷窝)的主要表现一般不明显且局限于表层组织,但有时坏死灶也可广泛延伸至硬化的小梁中,在骨的其他部位出现散在的病灶,并可出现在骨组织内将相邻的囊性病灶分隔开。随着病程进展,坏死改变会更加明显;但骨坏死在骨关节炎中一般是局限性的微观过程,不会广泛散布,在大体标本检查时也不容易被发现。偶尔可在大体观察到小的软骨下骨梗死,导致组织变黄,而且有时也可有深部楔形骨坏死灶。

影像学检查中骨关节炎伴发的骨坏死并不常见。与退行性病程相关的骨质象牙化和囊肿形成可混淆骨坏死的异常表现。此外,骨关节炎出现变平和塌陷并不意味着有明显的骨坏死。原发性骨坏死也可伴发于软骨下骨折,此特征在骨关节炎并发的骨坏死中并不明显,并且原发性骨坏死最终可导致相对关节面的不协调、软骨退变和破坏并伴有关节间隙丧失的骨关节炎。但在影像学(和病理学)上鉴别骨关节炎(伴或不伴骨坏死)与继发有关节退变的骨坏死非常困难。在后一种情况下,可出现更大程度上的骨塌陷以及更广泛或均一的关节间隙丧失。

动物模型的研究指出,软骨下骨的变化可能发生在软骨分解和消失之前。越来越明了的是,OA 中软骨下骨的变化不仅是疾病的继发表现,而且可能是引起 OA 发病或进展的一个活跃因素。OA 的软骨下骨组织能为叠层软骨提供生长因子、细胞因子和类二十烷酸类物质,并刺激它的异常骨重塑和新陈代谢,导致基质降解。

软骨或软骨下骨出现退变之后,引发恶性循环从而加重了关节破坏,并导致了疾病的进展。软骨的破坏加大了关节的不稳定,引起软骨和骨上应力的增加。无论异常的原发部位在何处,并非每个病例中的关节磨损与退变都是不可缓解而越来越重的。另外,退行性病变的进展可能是周期性而不是线性的,疾病的活动有不同阶段。虽然所有活组织都有修复或存活的倾向,但愈合的速度是极其多变的,而且取决于损伤的类型和部位,可能无法跟上组织破坏的进程。至于滑膜关节,局限于软骨的损伤修复反应通常较差,而扩展到软骨下骨的损伤则伴有血管侵入形成的软骨样组织。这种组织的机械性能不及正常的透明表面,类似于纤维软骨,并可导致关节面的恢复、骨质象牙化和囊肿的消失以及关节协调性的改善。愈合过程的成功取决于细胞来源的建立、基质替代物的提供、异常应力集中的消除、关节压力正常化以及机械刺激。

（三）滑膜

滑膜是被覆关节腔内面的纤维结缔组织，可以分为靠近关节腔的滑膜内层（滑膜衬里内层或滑膜细胞层）及滑膜下层（滑膜衬里下层）。滑膜细胞具有清除、合成作用，维持关节结构稳定、分泌滑液营养和润滑关节软骨、重吸收滑液、保持关节腔内环境稳定的作用。

软骨不包含血管，其营养由滑膜产生供给。在骨性关节炎的病程中，滑膜的改变是显著的。OA 的软骨基质蛋白酶水解、表面侵蚀并伴随组织崩解进入关节滑液中，当滑液通过产生吞噬蛋白酶及炎性细胞因子来吞噬崩解蛋白时，滑膜炎症开始。OA 起病初期可无明显变化。随着疾病进展，坏死、脱落的软骨可激惹关节囊和滑膜，使其充血、水肿、滑液分泌增多，产生继发性滑膜炎。关节滑液变稀，影响了其对关节软骨的润滑和营养功能。接着滑膜增生、肥厚，关节囊纤维化并挛缩，最后导致关节纤维性僵硬，严重影响关节活动度。

滑膜炎症被认为在软骨病变的进展中起到重要作用。在大多数 OA 患者中都能发现局部或散在的滑膜炎症，在病变的初期，该组织可正常或有轻度的充血或绒毛增生，尤其是在骨上附着处附近。在关节囊结构周围可出现局部淋巴细胞和浆细胞的聚集。随着软骨和骨性改变严重性的增加，滑膜的这种病变可明显增加，在含有软骨增殖灶的骨表面之间会有大的绒毛突出。来自关节面的软骨和骨性碎屑被滑膜包埋，成为一种局部刺激物而产生增生变化。

在可产生骨关节炎的继发性滑膜炎的因素中，滑膜细胞吞噬关节面脱落入关节腔中的软骨碎片起着主要作用。软骨性组织可导致溶菌酶的释放，或激活激肽原以及体液活细胞免疫机制。其他因素还包括晶体沉积、出血和淀粉样变性。局部淀粉沉积可见于关节软骨、纤维软骨盘、关节囊以及骨关节炎关节的滑膜中，并伴有组织改变和二水合焦磷酸钙晶体沉积。尽管在这种情况下淀粉积聚的确切发病机制以及其与炎性变化的关系仍不清楚，但淀粉样变的确是可以改变骨关节炎病程的因素之一。

某些情况下，骨关节炎的滑膜炎症会异常严重，在指间关节，炎性（侵蚀性）骨关节炎中可出现这种滑膜炎症。在行全膝关节或全髋关节置换的患者中，经常能看到明显的炎症滑膜，在一定程度上类似于类风湿性关节炎的滑膜病变。骨关节炎滑膜在组织学上相当不均质，滑膜内层增生显著，大量细胞浸润，主要包括淋巴细胞和单核细胞。滑膜外层是肥厚的纤维变性组织，只有少量细胞浸润。滑液里的细胞因子来源于增强的滑膜合成能力，但这并非滑膜炎的原发病因。OA 的滑膜炎症基本上可以肯定是继发性的，并与多种因素有关，包括微晶体、机械应力和软骨的蛋白裂解，而蛋白裂解可以导致磨损颗粒和来源于基质大分子的可溶性软骨特异性抗原的释放。软骨基质成分被释放到关节滑液中，被滑膜内衬细胞吸收或者进入血液中。一方面，随着时间的流逝，蛋白水解酶分解软骨基质释放越来越多的基质碎片到滑液中，刺激并使滑膜炎症长期存在。另一方面，通过各种介质的合成，滑膜炎症将导致一个恶性循环，软骨降解越多，随之产生的炎症就越多。

在临床和影像学检查中，骨关节炎病例可发现滑液渗出。一般情况下渗出量少，在创伤或迅速骨塌陷的情况下会有大量渗出。若在没有创伤或骨塌陷的情况下出现了大量的关节渗出，则应仔细进行检查以排除是否有关节疾病的叠加，例如感染或晶体沉积疾病。其他部位出现的炎性组织或血管翳可提示原有的滑膜炎性疾病上叠加了继发性骨关节炎，或者在骨关节炎上叠加了继发性滑膜炎性疾病。

（四）其他关节结构的异常

在某些关节（膝、腕、胸锁关节、肩锁关节以及颞下颌关节）中，存在由纤维软骨盘或半月板,其可能有明显的退变,尤其是在老年人或严重创伤后更显著。显微或大体撕裂常伴有纤维软骨内增生、肥大和细胞退变。可见到与二水合焦磷酸钙晶体沉积有关的钙化。关节盘可出现广泛碎裂甚至消失。这种严重异常也常伴有关节内其他部位同样严重的退变。这种严重异常也常伴有关节内其他部位同样严重的退变。在这些病例中,尚不清楚半月板退变是骨关节炎的并发症,还是骨关节炎是半月板退变的并发症。

在髋关节盂唇纤维软骨和盂肱关节中也可出现退变和钙化。有时在没有任何其他关节异常时也可出现这些病变,而有时还可出现骨关节炎的表现。此外,这些结构的钙化也可能是二水合焦磷酸钙晶体沉积症的一种临床表现。

退变的关节囊可出现变形、增厚及其附着点的骨化生。也曾发现软骨化生伴有局部淀粉沉积。

(五) 金属蛋白酶

基质金属蛋白酶(matrix metallo proteinase, MMPs)是一组能够降解细胞外基质的内肽酶的总称。MMPs 是由多种结构相似的蛋白构成的一个蛋白酶家族,其中 MMP - 1,- 2,- 3,- 7,- 8,- 9,- 10,- 12,- 13 和- 14 均可以切割核心蛋白球间区上 Asn341～Phe342 之间的肽键,产生含有 G1 区的 C 端为 VDIPEN341 的片段,目前认为这一过程在软骨降解的晚期发挥着重要作用。

基质金属蛋白酶的功能主要有:一是能降解多糖以外几乎全部的细胞外基质成分;其二是使别的基质金属蛋白酶激活,形成瀑布效应。Ⅱ型胶原的损害是软骨降解的关键。基质金属蛋白酶组织抑制物和金属蛋白酶之间的平衡将决定蛋白酶被激活后是否能够起作用。

多种炎症介质、基质成分和机械刺激共同作用于关节细胞从而导致关节软骨的分解代谢明显大于合成代谢,这些介质都是通过特异性地与其受体结合传递信号进入细胞核,启动 MMPs 和炎症基因的转录和表达来发挥作用。MMPs 过量分泌导致细胞外基质降解产生的片段对软骨细胞正常代谢有重要影响。软骨细胞生存所依赖的正常环境丧失导致其在数量上的减少,在综合作用下出现软骨层变薄、产生裂隙、软骨细胞分布排列发生变化、成簇、数量减少等病理变化及生物力学改变。

研究发现,MMPs 基因通常表达水平较低,致炎(炎症前)细胞因子(IL - 1β 和 TNF - α)和一些生长因子(表皮细胞生长因子 EGF、血小板生长因子 PDGF、基础成纤维生长因子 bFGF 和肿瘤坏死因子 TGF - β)可以诱导其转录。对于绝大多数这些因子,MMPs 基因转录的激活至少部分依赖于 AP - 1 位点,Jun 和 Fos 家族聚合成二聚体活化 AP - 1 位点,并促进基础和诱导的 MMPs 转录。虽然如此,但 AP - 1 不是唯一的转录调节因子,而可能是同其他顺式作用元件共同起作用。

许多信号途径能使特异的 MMPs 基因表达。致炎细胞因子通过 3 种不同的 MAP 激酶途径可诱导 MMPs 表达:ERK1/2(P44/42)、应力激活蛋白激酶(SAPK)/JNK 和 p38,而某些 MMPs 则可通过 NFKβ 途径实现。

多种因子能抑制 MMP 基因转录。对关节组织起生理作用的因子有 TGF - β(依赖于细胞类型、细胞状态、亚型和 MMPs)、维生素 A 类似物和糖皮质激素。虽然每种因子有自己的途径来抑制 MMPs 基因的转录,但在 MMPs 基因启动子里的 AP - 1 位点的出现应该是这种抑制效果的关键因素。

MMPs 的活性由抑制剂和活化剂来控制。金属蛋白酶组织抑制剂(TIMP)是 MMPs 的特殊生理抑制剂,它能与 MMPs 的活性位点结合并抑制它们的催化活性。TIMP 同样由生成

MMPs 的细胞合成。在包括软骨细胞的人类关节细胞中,已经确认了 4 种 TIMP 分子(TIMP1～TIMP4)。在病变组织中 TIMP 和 MMPs 含量之间出现失衡说明抑制剂相对剂量不足,这可以解释骨关节炎软骨中活化的 MMPs 水平增加的原因。所有活化的 MMPs 均能被 TIMP 以 1∶1 的比例抑制。TIMP 抑制 MMPs 是通过特殊的非共价键结合 TIMP 与 MMPs 活性位点和相对分子质量 72 000 明胶酶(TIMP - 2,-3,-4)、92 000 明胶酶(TIMP - 1,-3)前体的结果。

　　MMPs 的活化途径至少有两条。大多数 MMPs 为细胞外活化,胶原酶 3 和相对分子质量 72 000 的明胶酶为细胞表面活化,而有一些 MMP 为细胞内活化。细胞外活化是一个逐步的过程,激活物刺激生成一种中间产物,然后这种产物或者说部分活化的 MMPs 被完全活化。这个过程需要极精细的酶活性调节。数个酶家族已经被认定为 MMPs 的活化剂,丝氨酸蛋白酶、巯基蛋白酶、纤维蛋白溶酶原激活剂(PA)——血纤维蛋白溶酶系统和组织蛋白酶 B 可能是 MMPs 的活化剂。潜在活性胶原酶的活化是一个级联事件,从蛋白酶切割其氨基末端开始,到基质分解素 1 溶蛋白性裂解其羧基末端为止,完全活化胶原酶。另外,胶原酶和明胶酶也可以被其他活化的 MMPs 激活。MT1 - MMPs 激活胶原酶 3,同时相对分子质量 72 000 的明胶酶能够加强这种激活作用。相对分子质量 72 000 的明胶酶同样能够被 MT1 - MMPs 激活。除此之外,胶原酶 3 自身能激活相对分子质量 92 000 的明胶酶前体。基质分解素 1 可以激活胶原酶 1 和 3 以及相对分子质量 92 000 的明胶酶。另外一些 MMPs,例如 MT - MMP 和基质分解素 3,可被 Golgi 相关的弗林蛋白酶以细胞内方式活化。这些酶以活化的形式接触细胞表面,允许其他 MMPs 的活化。

　　(六) 致炎症细胞因子

　　关于生物力学和细胞分子生物学的大量研究使理解 OA 的发病机制有了很大的进展。尽管导致这种疾病的许多因素正日渐明了,但是许多病原学的因素还有待发现。对这种复杂疾病成功理解的关键在于把相关蛋白在亚细胞、细胞、组织、器官及系统结构的大背景下的相互作用联系起来。对 OA 发病机制更为透彻地了解,方能对症下药,形成有效的治疗方法。

　　关节软骨中酶的改变或许能解释组织的彻底降解,但不能解释蛋白水解酶尤其是 MMPs 合成和表达的增加。一个引人注意的证据表明,分泌性炎症介质包括细胞因子通过改变软骨细胞的代谢影响软骨基质自身稳态。现存的数据表明,在 OA 中,滑膜内衬细胞作为促炎症作用因子发挥了主要作用。IL - β 和 TNF - β 在 OA 的代谢过程中发挥了重要作用,但尚不清楚他们在 OA 的发病机制中是各自发挥作用还是协同作用,或者是分层次发挥作用。研究证实,IL - β 在关节软骨破坏中发挥重要作用,TNF - β 驱动炎症过程。两种细胞因子在 OA 滑膜、滑液和软骨中的含量均增加。细胞因子促进组织损伤的原因在于它们可刺激细胞外基质蛋白的水解并抑制其合成。

　　IL - 1 和 TNF - α 能增加蛋白酶的合成,包括 MMPs 和 PA。一些促炎介质,如 PGE_2 和 NO,也会刺激 OA 组织,这反过来成为 OA 患者许多表现的原因。IL - 1 同样能增加滑液成纤维细胞增加 I 和 III 型胶原质的合成,因此可能促进 OA 滑膜的纤维化。

　　1. IL - 1

　　越来越多的证据表明 IL - 1 在 OA 组织降解中起重要作用,已证实软骨细胞中 mRNA 编码 IL - 1α 和 IL - 1β。软骨的免疫组化研究证实 IL - 1β 的表达主要在 OA 软骨的表层。有证据显示,除诱导 OA 组织蛋白水解酶的合成外,IL - 1β 还参与软骨细胞基层高分子合成的调节。OA 软骨微型胶原质的增加证实了 IL - 1β 的作用。事实上,细胞因子能刺激软骨 I 和 III

型胶原质的合成,也能降低Ⅱ型和Ⅸ型胶原质的合成。这样的变化能够导致基层的不合理修复以及软骨的进一步侵蚀。同样,IL-1β至少在部分程度上会导致蛋白聚糖合成下降而引发OA软骨损伤。

在OA组织中,这种细胞因子调节着抑制和激活MMPs的平衡。例如,IL-1β可以调节TIMP和MMP的平衡,这是因为细胞因子在活体外能降低关节软骨细胞TMMP-1的合成,同时在关节软骨细胞中能增加PA-1的合成。与此类似,PA系统可由IL-1β进行调节。在活体外,IL-1能在剂量依赖的条件下增加关节软骨的PA合成,降低PAI-1水平。而且,IL-1对PAI-1的作用及PA表达的增加是促进纤维蛋白溶酶产生和激活MMPs的主要机制。

除此之外,IL-1β可通过刺激人成骨细胞样细胞的增殖参与如OA骨赘形成等增殖现象的发生,最终导致关节周围骨组织形成的增加。

在软骨细胞中IL-1的生物学活性是通过一种特定的表面受体IL-1βR结合实现的。已经发现两种类型的IL-1R,Ⅰ型在信号转导中发挥作用,Ⅱ型不转导信号,被称为诱捕受体。研究表明,在OA中,软骨细胞和滑液成纤维细胞中Ⅰ型IL-1R的高表达可能使这些细胞对IL-1刺激更敏感,因此增加了它们潜在的分泌MMPs和介导关节破坏的可能性。IL-1信号转导涉及IL-1、IL-1受体和IL-1受体附着蛋白(IL-RacP)等异源二聚体的形成。

IL-1的活动能被一种天然的竞争性IL-1抑制剂IL-1Ra抑制。IL-1Ra能通过特异性结合IL-1RI抑制IL-1的活动而不引起生化反应。通过给健康人群静注IL-1Ra的研究证实IL-1Ra是一种纯受体拮抗剂。给予人类1 000 000倍剂量的IL-1α或IL-1β,IL-1Ra无拮抗作用。IL-1Ra由多分子家族组成,已经发现了4种IL-1Ra形式,包括一个分泌型(sIL-1Ra)和3个细胞内型(icIL-1Ra1\2\3)。icIL-1Ra不能保持引导序列,因此其常在细胞质内合成,通常不被分泌。虽然IL-1Ra表现出抗炎作用,但在病理情况下产生的IL-1Ra不能完全抑制IL-1。虽然IL-1Ra像IL-1一样易于与IL-1R结合,但是要100倍甚至更多的IL-1Ra作用于IL-1才能抑制它的活性。这是因为细胞,尤其是软骨细胞,只需要一小部分IL-1Ra与IL-1结合来介导IL-1效应。在OA中,滑膜所产生IL-1Ra的量不足以抑制其所产生的IL-1。OA实验动物模型的体内研究显示,通过关节腔内注射或使用基因治疗,用IL-1Ra阻滞IL-1的活性可显著减缓OA组织结构改变的进程。临床试验证实,类风湿关节炎患者通过单独皮下注射人重组IL-1Ra或同时给予甲氨蝶呤,能降低RA影像学进展的比例且安全、有效。

两种类型的IL-1R都可从细胞表面脱落,以截短的形式被释放到细胞周围环境中,它们被称为IL-1可溶性受体(IL-1sR)。对IL-1而言,脱落的受体起到受体拮抗剂的作用,因为配体结合区被保存且因此能够与靶细胞膜相关受体竞争性结合IL-1。而且,脱落的表面受体或许能降低靶细胞对配体的敏感性。Ⅱ型IL-1R是脱落的可溶性受体的主要前体物质。IL-1sR与IL-1同源体和IL-1Ra的结合力是不同的。Ⅱ型IL-1sR与IL-1β的结合比与IL-1Ra的结合更稳定;相反,Ⅰ型IL-1sR与IL-1Ra有更高的亲和力。因此,当IL-1Ra与IL-1sR同时出现时,它们各自的抑制作用被消除。而然,当Ⅱ型IL-1sR与IL-1Ra结合时,其结果是有益的。

2. TNF-α

在OA中,TNF-α似乎是潜在致基层降解的介导剂和促使滑膜炎症反应的重要细胞因子。然而,由于其在OA组织中的研究尚处于探索水平,它的作用目前还不确切。TNF-α是以前体蛋白的形式合成的,其氨基末端的延长部分在分泌之前就从成熟的序列上剪切下来了。溶蛋白性降解发生在细胞表面,通过属于 ADAM 亚族的 TNF - α 转化酶 TACE 来完成的。TNF 受体脱落时也需要酶。有报道称人类 OA 软骨中的 TACEmRNA 上调。

TNF - α 也可结合两个根据其分子量大小命名的特殊膜受体——TNF - R55 和 TNF - R75。在关节组织细胞中,TNF - R55 可能是介导 TNF - α 活动的主要受体。有报道称在 OA 软骨细胞和滑液成纤维细胞中 TNF - R55 呈高表达状态,TNF - R75 也同 TNF - R55 一同调节 TNF - α。细胞内 TNF - R55 与被称为受体连接蛋白(RIP)的蛋白结合,但需要另一种包含死亡区的蛋白,即 TNF 受体I相关死亡区蛋白(TRADD)的参与,TRADD 转而又和 TRAF - 1 和 - 2 两个蛋白相连。在 TNF - α 激活 NF - αB 的过程中 TRAF - 2 是中间媒介。

和 IL - 1R 一样,TNF - R55 和 - R75 也可以从软骨细胞和滑液成纤维细胞脱落下来。TNF - α 与其他细胞因子(如 IL - 1)在软骨疾病的病理生理机制中,发挥着重要的作用,它们都间接地与软骨细胞的死亡及基质的降解相关。p55 TNF - α 受体已经在骨关节炎软骨的蛋白聚糖局部缺损区域细胞内定位。有学者比较骨关节炎患者和正常对照组的血浆及软骨内炎症因子和基质降解产物,显示患者血浆中 TNF - α、MMP - 3 和 MMP - 9 水平显著升高,关节液中 TNF - α 也升高,软骨和滑膜高表达 MMP - 2、3、9 和 IL - 10,在软骨下骨中也有所体现。

除此之外,其他细胞致炎因子如 IL - 6、白血病抑制因子(LIF)、IL - 17、IL - 18 和某些趋化因子也被认为在 OA 发病机制中具有潜在的作用。

(七) 一氧化氮(NO)

近年来对 OA 软骨细胞和滑膜细胞信号转导通路的研究提示,诱导型一氧化氮合酶(inducible nitric oxide synthase, iNOS)的激活被认为是 OA 发生发展一个重要的原因。NO 在关节软骨破坏及软骨细胞凋亡方面起重要作用。OA 发生时,滑膜细胞和软骨细胞可合成大量的 NO,进而促进软骨细胞合成 MMPs,抑制软骨细胞的增殖,并且参与了细胞因子引发的软骨蛋白聚糖合成的抑制。

NO 作为一种小分子气体物质,无须特殊受体即可直接作用于细胞内靶分子发挥作用,这对于缺乏血供的软骨来说效应可能更为突出。在 OA 发病过程中,ECM 与软骨细胞的结合可促进软骨细胞合成 ECM 及软骨细胞的迁移,软骨细胞的迁移对软骨损伤区的修复具有重要作用。NO 可作用于胞膜下细胞骨架复合物部分,干扰其组装,抑制软骨细胞与 ECM 结合和细胞迁移,从而抑制 II 型胶原和蛋白聚糖的合成及损伤区的修复。这种作用是由于 NO 激活鸟苷酸环化酶(GC)产生环磷鸟苷(cGMP),后者激活 cGMP 依赖的蛋白激酶而破坏膜下复合物的组装造成的。

NO 是由一氧化氮合酶(NOS)催化 L - 精氨酸生成的,目前已经确定的 NOS 有神经元型(nNOS)、内皮型(eNOS)和诱导型(iNOS)3 种,其中 iNOS 是 NO 生产过程的关键酶。在正常人体内 nNOS 和 eNOS 是表达的,生理情况下合成微量 NO 作为第二信使参与细胞的生理作用。而 iNOS 在正常软骨组织中未表达,但某些细胞因子如 IL - 1、TNF - α、γ - 干扰素等能刺激 iNOS 的表达,一旦 iNOS 蛋白合成,它的活性是非 Ca^{2+} 依赖性的,可持续表达,使 NO 水平升高,并可协同各种细胞因子增加软骨损害。NO 作为 ROS 的一种,能激活 NF - κB、MAPKs 等多种信号途径诱导软骨细胞代谢分解增强。研究表明 NO 激活 JNK 途径的作用较弱,说明 NO 可能通过别的信号途径诱导 MMPs 等的合成,但目前这方面的研究尚无定论。

糖皮质激素是 iNOS 的非选择性抑制剂,可抑制 NO 的生成,这也是临床上应用关节腔内冲洗加泼尼松龙注射,能在去除关节腔内的有害成分如细胞因子、NO 及前列腺素 E_2(PGE_2)等的同时有效地抑制滑膜的炎症,减少细胞因子及 NO 的生成从而达到减轻疼痛、缓解症状的重要原因。有关动物实验证实,非选择性 NOS 抑制剂 L-单甲基-精氨酸(LNMMA)与 iNOS 选择性抑制剂 N-亚胺乙基-L-赖氨酸均可通过抑制 NO 的合成,阻止实验性关节炎的发展。

五、诊断要点

(一)临床表现

1. 髋骨关节炎

1)临床表现

髋关节骨性关节炎可分为两种类型,即原发性和继发性。原发性髋关节骨性关节炎是指发病原因不明,患者无遗传缺陷,没有全身代谢及内分泌异常。髋关节没有创伤、感染、先天性畸形等病史,多见于 50 岁以上肥胖型患者。继发性髋骨关节炎是指在发病前髋关节有某些病变存在者,如髋部骨折、脱位、髋臼先天发育不良、扁平髋、股骨头滑移、股骨头缺血坏死、感染、类风湿关节炎等。尽管这两种类型髋关节骨性关节炎有着上述的区别,但到后期两者的临床表现大致相同,症状及体征方面无明显差别,主要表现为:

(1)疼痛:是髋关节骨性关节炎的早期症状,也是骨关节炎最主要的症状。最初并不严重,在活动多时发生,休息后好转,严重者休息时亦痛,可受寒冷、潮湿的影响而加重。刚开始疼痛并不能准确定位,随着疾病进展,少量活动或休息时也可能出现疼痛。症状严重的患者甚至会出现睡眠中痛醒,这是因为肌肉失去了保护性的张力作用。疼痛常伴有跛行,疼痛的部位可在髋关节的前面、侧方或大腿内侧。疼痛常可放射到肢体其他部位,如坐骨神经走行区域、膝关节附近,患者主诉为膝关节疼痛或坐骨神经痛。由于上述部位疼痛严重,以致忽视了关节的病变,易于误诊。造成髋关节疼痛的原因有以下几种:

a. 关节软骨并无血管及神经分布,因此 OA 患者出现的疼痛不可能来源于软骨损害,而是由关节内或关节周围非软骨结构引起的,如周围骨突生长伴骨膜张应力增高、暴露的软骨下骨受压、髓内高压引起的静脉充血、骨小梁的微骨折、关节内韧带受累、关节周围囊腔的扩大、滑膜绒毛的磨损等。骨内压(intraosseous pressure, IOP)是指骨内血流动力在骨髓腔内或骨质间隙内所产生的压力,IOP 持续增高的病理状态称为骨内高压(intraoseous hypertension, IOH)。IOH 表现为局部骨关节的顽固性疼痛,具有典型的休息痛或夜间痛。骨内静脉淤滞是 IOH 的病理本质,骨内组织容量增加、骨内血液淤滞时均可引起骨内高压。骨内血液循环障碍引起的骨内压增高是形成 OA 的重要因素。骨内压增高一方面使软骨下骨发生坏死,坏死以后的骨小梁在吸收和重建过程中可使软骨下骨硬化梯度增加,从而使软骨下骨吸收震荡能力下降,使其受力不均造成局部压力变大,进而导致或加重软骨进一步损伤;另一方面可使关节内滑液 pH 下降及成分发生改变,干扰并破坏软骨细胞正常代谢,导致细胞变性坏死,胶原纤维解聚,蛋白聚糖分解,软骨下骨破坏与修复失衡,最终发展为 OA。

b. 其他因素有滑膜炎和关节囊炎,从滑膜和软骨细胞中释放出的前列腺素理论上也会引起疼痛症状。

c. 肌腱和筋膜等关节周围组织因肌肉不自主的收缩致周围神经引力增高,其引起的疼痛比关节源性更为严重。

(2)僵硬:这是髋骨关节骨性关节炎的另一个主诉。其特点为髋关节僵硬感常出现在清晨起床后或是白天在一段时间关节不活动之后,而活动后关节疼痛减轻,活动度增加故称之为"晨僵"。髋骨关节炎的僵硬现象与其他疾患所造成僵硬一个显著的不同点是持续时间短,一般不超过 15 min。

(3) 功能障碍:严重的髋关节骨性关节炎出现屈曲、外旋和内收畸形。患者采取这种体位是由于在此位置,纤维化的关节囊最松弛,因而关节容积最大,由于有一定量的关节滑液存在,此时关节内压力最小。此外,患者常感行走、上楼梯,由坐位站起困难。如有游离体存在,可出现关节交锁症。

(4) 体征:早期髋关节骨性关节炎可无明显体征出现,严重时髋骨关节处于前述畸形位。髋关节前方及内收肌处可有压痛,关节活动受限,以内外旋受限为主。髋关节内旋角度越大,则疼痛越重,这是由于内旋位时可使髋关节囊容积减少。畸形较重时,Thomas 征阳性。

2) 临床分期

髋关节骨性关节炎临床上一般可分为 4 期:① 前期:髋关节在活动后伴有不适,随髋关节活动增强后伴有关节疼痛,髋关节 X 线及 CT 检查无明显软骨损害表现;② 早期:髋关节活动后明显疼痛,休息后缓解。髋关节 X 线改变较少,CT 检查可见软骨轻度损害表现。MRI 检查可直接显示软骨,能更早显示早期骨关节炎的软骨损害;③ 进展期:髋关节活动后疼痛明显,伴有髋关节功能部分丧失畸形。X 线检查可见髋关节间隙变窄,关节周围骨囊性变,有时可见关节内游离体;④ 晚期:髋关节功能严重丧失,畸形明显,X 线检查可见髋关节间隙明显变窄,关节周围骨增生严重,可见股骨头塌陷。

2. 膝骨关节炎

膝关节是最常见的退行性病变部位,病变从膝关节软骨退行性改变开始逐步累积软骨下骨质、滑膜、关节囊等关节重要结构,其修复及代偿过程是一个慢性炎症过程。我国 60 岁以上膝 OA 发病率高达 49%。关节软骨退变是膝 OA 发生的始动环节,随着年龄的增长,软骨的弹性和韧性减弱,软骨变薄,骨与软骨连接区修复和重建的能力越来越差,当关节软骨承受的压力过大时,导致关节软骨的退行性改变,病理以早期软骨纤绒样变、中期软骨丢失、负重关节面糜烂,晚期出现软骨下骨质硬化、囊变和骨赘为特征。临床以慢性关节疼痛、僵硬、肿胀,伴关节功能障碍(包括关节畸形)为主要表现,有时患者会有与滑膜破裂和腘窝囊肿有关的较多关节渗出和肿块。成角畸形(常为内翻),不稳定和软组织萎缩是该病的晚期表现。

(1) 病史:膝骨关节炎的病史重点是疼痛、肿胀、畸形及功能障碍等。一般来说,膝 OA 的病史是一个缓慢、持续的过程。疼痛、发热、关节肿胀明显,应注意与类风湿关节炎、感染性炎症、痛风等相鉴别。

(2) 疼痛:疼痛多是膝 OA 患者的最初表现,且先于 X 线或 MRI 的影像学改变而出现,早期的膝 OA 常呈间断性疼痛。OA 疼痛的特点常呈关节间隙疼痛(包括髌股、股胫关节)运动时加重,而休息后好转。患膝内侧及髌上囊疼痛、压痛症状往往较外侧重,其中以膝内侧症状为最重且关节间隙明显狭窄。在 OA 病程发展期休息后也加重,甚至在夜间疼痛是 OA 病情进展的表现。痛常呈酸痛性质,一般疼痛位置局限于受累的关节间隙,只有伴有滑膜炎时则呈全膝关节疼痛,但很少呈放射性疼痛。OA 也有晨僵现象,与类风湿关节炎不同,一般很少超过 30 min。髌股关节的骨关节炎,则以髌骨下疼痛,主动伸屈膝关节时引起髌下摩擦感及疼痛为早期症状。在上下楼梯或坐位站起等动作中,股四头肌收缩即引起髌骨下疼痛及摩擦音。被动伸屈时则无症状,有时也出现交锁现象、髌骨下压痛。膝骨关节炎一般关节内渗出较少,只有在急性滑膜炎时才有大量关节积液,很少有血性关节炎。滑膜增厚也是炎性关节的表现。因此,膝关节面损害和软骨病灶下方的骨改变都是导致膝关节 OA 骨性疼痛的重要因素。

(3) 膝关节畸形:是 OA 的晚期表现,膝内侧关节间隙变狭窄,膝内翻畸形是 OA 最常见的畸形。膝外翻畸形多见于类风湿关节炎,稍后期则出现在膝全屈及全伸时引起疼痛,以致引起关节软组织的挛缩。

(4) 体征:膝关节骨关节炎早期表现为关节间隙压痛,髌骨下摩擦感阳性,关节活动受限,股四头肌萎缩,关节肿胀积液时,浮髌试验阳性,可伴发关节畸形,如膝屈曲内翻畸形或外翻畸形。主动或被动活动时,关节伴有响声,侧方活动检查时可见关节侧副韧带松弛体征。关节步态常呈患肢着地时相缩短。站立时常见膝内翻畸形,坐位站起及上下楼时运动困难,单足站立时可观察到膝关节向外或向内侧弯曲现象。

(二) 辅助检查

骨关节炎没有严格的诊断标准和特异性试验,其诊断主要依据临床表现和放射学检查。骨关节炎 X 线改变非常普遍,但其中大多数患者并无症状。因此,诊断的关键是确定引起症状的原因是否为骨关节炎,这主要依靠临床检查和医生的经验来判定。

1. 常规实验室检查

骨关节炎没有特异性的实验室检查,主要用于排除其他疾病。三大常规、免疫复合物、血尿酸等指标一般都在正常范围内,很少出现贫血、血小板增多、红细胞沉降率(血沉)升高、C 反应蛋白阳性、自身抗体、免疫复合物阳性等异常,但检查后有鉴别诊断意义。伴有滑膜炎的患者可出现血沉和 C 反应蛋白的轻度升高。继发性骨关节炎患者可出现原发病的实验室检查异常。

2. 滑液检查

受累关节如伴发滑膜炎可出现滑液量增多,关节液清亮,呈草黄色,偶见浑浊和血性渗出,黏稠度高,黏蛋白凝块坚硬,白细胞计数常在 $1 \times 10^9 / L$ 以内,中性 $< 25\%$,以淋巴细胞为主,镜下可见软骨碎片和胶原小块。

3. 特异性生化标记物

针对 OA 的特异性标志物的检查目前仍处于实验阶段,临床上尚未广泛开展。理想的病变标志物应来自患者的血液、滑液、尿液或关节组织,能够及时反映关节软骨降解、合成过程和软骨下骨代谢状态,以便了解病变进展和病情活动或预后。至今,单一的标志物较难达到此要求,可能需要同时观测几种标记物。OA 的特异性标记物如表 2-1 所示。

表 2-1 OA 的生化标记物

来源	标 记 物	反映软骨代谢	临床意义
软骨	硫酸软骨素新表位($3B3^-$,7D4,846)	合成	病情活动
	C-Ⅱ型原胶原前肽	合成	病情活动
	葡糖胺聚糖	分解	病情活动
	硫酸角质素	分解	病情活动
	6-硫酸软骨素/4-硫酸软骨素比值	分解	病情活动
	聚合素核心蛋白新表位(BC3,BC14)	分解	病情活动
	胶原吡啶啉交连物	分解	病情活动
	软骨寡聚基质蛋白	分解	提示预后

（续　表）

来源	标　记　物	反映软骨代谢	临床意义
骨	骨钙素	合成	病情活动
	骨唾液蛋白	合　成	提示预后
	胶原脱氧吡啶啉交连物	分　解	病情活动
滑膜	透明质酸	合成	提示预后
	n-Ⅱ型原胶原前肽	合成	病情活动

（1）葡糖胺聚糖：该成分是软骨基质中蛋白聚糖的降解产物。OA 患者滑液中葡糖胺聚糖含量增高，并与 X 线片观察到的疾病程度相关。经有效治疗后该含量下降，提示 OA 患者血清和滑液中葡糖胺聚糖水平可用于判断病情。

（2）Ⅱ型原胶原前肽：该成分含量可反映关节软骨破坏后的代偿性合成增加，在儿童和青年人血清水平较高，随年龄增长而迅速下降。Shinmei 等研究显示，OA 滑液 C 前肽水平增高，并与关节 X 线片改变相关。因此，检测Ⅱ型原胶原前肽可作为 OA 病情活动性指标。

（3）透明质酸：透明质酸由滑膜衬里细胞产生，是关节液及软骨基质的主要组成成分之一。OA 滑液中的透明质酸浓度、分子量及黏性均低于正常。袁国华等一项研究显示，OA 患者滑液透明质酸浓度下降的程度与 X 线片证实的关节病变程度呈负相关，并发现滑液与血清透明质酸比值能更灵敏的反映局部或全身 OA 病变程度。

（4）金属蛋白酶及其裂解产物：基质溶解素、金属蛋白酶-9 及蛋白聚糖酶新表位和金属蛋白酶新表位是较有前途的 OA 标志物。膝 OA 关节滑液中基质溶解素增高 15～45 倍，它与金属蛋白酶组织抑制剂的比率在正常人为 0.5，而在 OA 患者高达 1.6～5.3。基质溶解素作为 OA 标志物的敏感性和特异性分别为 84% 和 90%。Mohtai 等在 OA 患者关节软骨纤维化严重的区域，发现仅有金属蛋白酶-9mRNA 高表达，推测该酶可能是 OA 关节软骨进行性破坏的标志物之一。Singer 等用Ⅱ型胶原诱导的小鼠关节炎模型，对蛋白聚糖酶新表位 NITEGE373 及金属蛋白酶新表位 VDIPEN341 和 VDIPEN 的研究显示，前两者主要见于轻型关节炎，推测它们可能是早期关节病变敏感而特异的标志物，而后者则在关节软骨严重破坏时表达，主要反映蛋白聚糖丢失的严重程度。

4. X 线检查

应在患者站立状态下拍摄下肢关节前后位 X 线片，因为这样能更准确地反映关节的力线和畸形程度。一般情况下，负重状态下拍摄的下肢关节间隙狭窄或畸形程度往往要重于卧位拍摄的 X 线片所显示的病变。关节间隙狭窄、软骨下骨硬化和骨赘形成是骨关节炎的基本 X 线特征。早期病变局限在软骨表面时，X 线片为阴性。随着病情进展，关节间隙逐渐变窄，其特点是局限于最大负重区的非均匀性关节间隙狭窄。同时，关节内有骨赘形成，在 X 线片上，骨关节炎增生的骨赘可分为两类：一类是边缘性骨赘，多见于关节边缘软骨与滑膜交界处，如髋臼边缘，胫骨平台边缘，形态多变；一类是中央型骨赘，多见于膝关节髁间棘处，呈尖端指向关节腔的三角形。部分患者在关节内可见一个或数个圆形的游离体（又称关节鼠），其部位不恒定，可随关节屈伸而移动。晚期关节间隙基本消失，软骨下骨致密、硬化，术中所见质地如象牙。负重部位软骨下骨中可见囊腔形成，常为数个并存，多为圆形，一般直径<2 cm，囊壁骨硬

化。同时,晚期骨关节炎导致关节变形,力线偏移,出现髋关节屈曲外旋畸形。关节积液时可见关节囊肿胀,骨性强直在骨关节炎患者中罕见。但 X 线平片不能直接显示关节软骨的损害,不能发现软骨的局限性缺损。

膝骨关节炎患者建议加摄应力片,应力片可以更精确地显示关节间隙的距离以推测软骨的厚度,同时应力片可检测软组织的松弛或挛缩程度,精确估测关节畸形情况。

在 MRI 问世以前,X 线平片是诊断 OA 的主要影像学手段,其检查时间短、价格低廉、空间分辨率高,能够显示骨质疏松、骨质增生硬化、关节破坏、关节间隙狭窄及关节周围软组织病变等。但也存在诸多不足,X 线检查有辐射性,影像结构相互重叠易漏诊,其密度分辨率差,仅能显示 OA 的中晚期改变,对于关节内滑膜、关节软骨、肌腱、韧带等软组织及病理改变均不能提供明确的诊断依据,因此对早期 OA 的诊断价值有限,但适合中晚期病变的观察和已确诊病例的随访复查。

5. CT 扫描

CT 是一种断层成像,其密度分辨率较 X 线平片明显提高,能够显示 X 线平片不能发现的骨结构的细微病变,能够早期发现软骨下骨质的侵蚀及骨破坏程度,对关节积液等征象的判断也更准确;MSCT 多层面重建技术能够提高骨骼成像质量,可以清晰显示关节面各个部位,并可以显示关节最外侧及中间部的骨质细节情况。有人认为 CT 评价骨质破坏比 MRI 更可靠,可作为评价骨侵蚀的"金标准"。但 CT 有辐射,其软组织分辨率较低,对关节内滑膜、关节软骨、半月板、韧带的显示仍较困难,亦不能显示骨髓水肿。故对于早期 OA 的诊断和鉴别特异性较差。

6. 超声(US)检查

以无电离辐射、价格优廉及易于操作等优点已逐渐应用于临床。近年来随着技术的进步,超声能够显示滑膜、腱鞘病变及关节内积液和滑膜血管异常增殖。亦有研究表明,超声可直接显示膝关节软骨并能辨别正常软骨和退变的软骨病灶。此外,US 引导下可行关节腔及腱鞘介入穿刺,引流关节腔积液并进行药物注射。但因其穿透力差,不能穿过骨组织,影像分辨力低,很难清晰显示骨骼的病变,且具有操作者的技术依赖性,不同的操作者使用不同型号的仪器可能得出不同的结论。且国内外尚未制定严格的操作标准和判读结果的诊断标准,所以US 的应用受到一定的限制。

7. 磁共振成像(MRI)检查

MRI 可直接检查关节软骨、滑膜、半月板、关节内和关节周围韧带和骨髓水肿,能直接反映软骨的厚度,甚至软骨基质损害状态,有利于早期诊断。但 MRI 的价格昂贵,需有丰富经验的医师阅片,目前还不能作为常规检查,也不能替代 X 线片的地位。

8. 关节镜检查

关节镜能直接观察关节软骨及其周围组织,已成为关节疾病诊断和治疗的手段之一。但由于该检查属创伤性,可能伴发感染或出血等副作用,不可能作为常规方法。另外,关节镜不可能观察到全部关节软骨,因此尚难达到早期诊断目的。

(三) 诊断标准

根据患者的症状、体征、典型 X 线表现等,骨关节炎诊断并不难。诊断原发性骨关节炎,首先要排除可能引起继发性骨关节炎的病因。国际上一般只把具有临床症状的患者才诊断为骨关节炎,放射学有改变而无症状者,只能称为放射学骨关节炎。

不同关节骨关节炎自有不同的诊断标准。1995 年,美国风湿病学会修订的有关膝、髋和手关节的骨关节炎分类标准如下：

1. 膝关节骨关节炎临床诊断标准

(1) 近1个月内大多数时间有膝关节疼痛；

(2) 膝关节活动时有摩擦声；

(3) 晨僵<30 min；

(4) 年龄≥38岁；

(5) 膝关节检查有骨性肥大。

满足1+2+3+4条,或1+2+5条,或1+4+5者,可诊断为膝关节骨关节炎。

2. 膝关节骨关节炎临床及放射学诊断标准

(1) 近1个月内大多数时间有膝关节疼痛；

(2) X线示关节边缘骨赘；

(3) 关节液实验室检查符合骨关节炎；

(4) 年龄≥40岁；

(5) 晨僵<30 min；

(6) 膝关节活动时有摩擦声。

满足1+2条,或1+3+5+6条,或1+4+5+6条者,可诊断膝关节骨关节炎。

3. 髋关节骨关节炎的临床诊断标准

(1) 近1个月内大多数时间有髋关节疼痛；

(2) 髋内旋≤15°；

(3) 髋外旋>15°；

(4) 血沉≤45 mm/h；

(5) 髋晨僵≤60 min；

(6) 血沉未做,髋屈曲<115°；

(7) 年龄>50岁。

满足1+2+4条,或1+2+5条,或1+3+6+7条者,可诊断髋关节骨关节炎。

4. 髋关节骨关节炎的临床及放射学诊断标准

(1) 近1个月内大多数时间有髋关节疼痛；

(2) 血沉≤20 mm/h；

(3) X线片示股骨和(或)髋臼有骨赘；

(4) X线片示髋关节间隙狭窄。

满足1+2+3条,或1+2+4条,或1+3+4条者,可诊断髋关节骨关节炎。

5. 手骨关节炎的诊断标准

(1) 近1个月内大多数时间有手痛、发酸、发僵；

(2) 10个指定手关节中2个以上硬性组织肥大；

(3) 掌指关节肿胀≤2个；

(4) 远端指间关节硬性组织肥大在1个以上；

(5) 10个指定关节中有1个或1个以上畸形。

注：10个指定关节含双侧第2、3指远端指间关节及近端指间关节,和第1腕掌关节。

满足1+2+3+4条或1+2+3+5条,可诊断为手骨关节炎。

（四）鉴别诊断

骨关节炎伴有关节间隙丢失、骨质硬化以及关节受压区的囊肿形成和非受压区的骨赘行成。本病没有典型的骨质疏松、骨破坏以及大量关节渗出。

1. 类风湿关节炎

女性多见，年龄20～45岁，早期常有低热、乏力、贫血、消瘦等全身症状。多关节炎表现，以近侧指间关节多见，其次是腕、膝、肘、踝、肩、髋。发作时受累关节肿胀、疼痛、活动受限，缓解后有后遗功能障碍或关节畸形。20%～30%的患者有皮下类风湿结节。实验室检查血红蛋白减少，类风湿因子阳性，活动期血沉加快。X线片上可见关节周围软组织肿胀影，骨质疏松，关节间隙狭窄，关节软骨下出现囊性破坏。

2. 痛风性关节炎

症状为发作性关节红肿、疼痛、皮温升高，多见于第1跖趾关节和踝关节。往往与饮食有关，常见致病食物有海鲜、动物内脏等，实验室检查血尿酸和血沉升高。

3. 强直性脊柱炎

强直性脊柱炎可引起膝关节病变，鉴别要点是发病年龄轻，男性多见，早期感双侧骶髂关节及下腰部疼痛，逐渐发展至胸段和颈段脊柱强直。实验室检查血沉加快，HLA-B27阳性。X线片上常有骶髂关节炎表现，脊柱呈"竹节样"改变。

4. 化脓性关节炎

多见于儿童，起病前有身体其他部位感染或外伤史。起病急，有发热、畏寒、食欲减退等全身症状。关节红肿热痛，不能承重，活动关节时有剧痛。血象中白细胞计数和中性粒细胞计数增多，关节液浑浊或脓性。

5. 色素沉着绒毛结节性滑膜炎

好发于20～30岁年龄，男女患病率基本相等。常发生于膝关节，多为单膝关节发病，滑膜病变有局限型和弥漫型两种类型，局限型往往有蒂，蒂扭伤时可有急性发作，弥漫型起病缓慢。症状首先为膝部不适，接着局部皮温增高，关节肿胀，压痛。关节穿刺可见深色或咖啡色血性液体，MRI上可见增生的绒毛和增厚的滑膜，滑膜中由于高铁含量而在T_1，T_2序列中均呈低信号。

6. 内源性褐黄病、肢端肥大症、Paget病、血友病、多发骨骺发育不良以及脊柱骨骺发育不良的关节病变

表现包括继发性退变性病变，其与"原发性"骨关节炎的表现相似。在所有这些疾病中，依据其他的一些临床和影像学表现即可准确的做出诊断。

（刘邦忠　石明芳　杨名珍）

参考文献

[1]（美）库普曼（Koopman W J），（美）莫兰德（Moreland L W）. 关节炎与相关疾病[M]. 15版. 陆芸，等译. 天津：天津科技翻译出版公司，2010.

[2]（美）雷斯尼克（Resnick D）. 骨与关节疾病诊断学. 第4版. 王学谦，等译. 天津：天津科技翻译出版公司，2009.

[3] 张林，陆军，李永刚. 骨关节炎中介导软骨细胞代谢失衡的相关信号通路研究进展[J]. 东南大学学报（医学版），2013,32(04)：465-472.

[4] 杨南萍，谭静雅. 骨关节炎的发病机制及其诊治的研究进展[J]. 华西医学，2012,27(12).

[5] 窦晓丽，段晓琴，夏玲，等. 骨关节炎：关节软骨退变的相关研究与进展[J]. 中国组织工程研究与临床康

复,2011,15(20):3763-3766.

[6]于长隆.骨科康复学.北京:人民卫生出版社,2010.

[7]胥少汀,等.实用骨科学.第4版.北京:人民军医出版社,2012.

[8]施桂英,等.关节炎诊断与治疗.北京:人民卫生出版社,2009.

[9]戴尅戎,等.现代关节外科学.北京:科学出版社,2007.

第四节　脑　卒　中

一、概述

脑卒中(stroke)是指急性起病、迅速出现局限性或弥漫性脑功能缺失征象的脑血管性临床事件,即急性脑血管病。

脑卒中是神经系统的常见病及多发病,其发病率为(100～300)/10万,患病率为(500～740)/10万,病死率为(50～100)/10万,约占所有疾病死亡人数的10%,是目前人类疾病的三大死亡原因之一,存活者中50%～70%遗留瘫痪、失语等严重残疾,给社会和家庭带来沉重的负担。

随着我国国民经济的快速发展,人们生活条件和生活方式的明显改变,加之迅速到来的人口老龄化,导致国民的疾病谱、死亡谱发生了很大的变化。目前,脑卒中是危害我国中老年人身体健康和生命的主要疾病。据卫生部统计中心发布的人群监测资料显示,无论是城市或农村,脑血管病近年在全死因顺位中都呈现明显前移的趋势。城市居民脑血管病死亡已上升至第一、二位,农村地区在20世纪90年代初脑血管病死亡列第三位,90年代后期升至第二位。国内完成的7城市和21省农村神经疾病流行病学调查结果显示,我国城市脑血管病的年发病率、死亡率和时点患病率分别为219/10万、116/10万和719/10万;农村地区分别为185/10万、142/10万和394/10万。据此估算,全国每年新发脑卒中约200万人;每年死于脑血管病约150万人;存活的患者数(包括已痊愈者)600万～700万。

脑卒中发病率男性高于女性,男:女约为13:1～1.7:1。脑卒中发病率、患病率和病死率随年龄增长而增加,45岁以后明显增加,65岁以上人群增加最为明显,75岁以上者发病率是45～54岁组的5～8倍。脑卒中的发病与环境因素、饮食习惯和气候(纬度)等因素有关。我国脑卒中发病率总体分布呈现北高南低、西高东低的特征;纬度每增高5°,脑卒中发病率则增高64/10万,病死率增高6.6/10万。

脑卒中是致残率很高的疾病。据统计,在存活的脑血管病患者中,约有3/4不同程度地丧失劳动能力,其中重度致残者约占40%。目前,全国每年用于治疗脑血管病的费用估计要在100亿元以上,加上各种间接经济损失,每年因本病支出接近200亿元人民币,给国家和众多家庭造成沉重的经济负担。

与西方工业发达国家相比,所不同的是我国脑卒中发病率和病死率大大高于心血管疾病,原因尚不十分明确。值得引起重视的是当前我国高血压患者的数量正在快速递增,且多数患者血压控制不理想,这可能是导致脑卒中高发的最主要原因。此外,人口老龄化的进程加速也是一个重要的影响因素。预计到2030年,我国60岁以上的人口将达到3亿以上,而脑血管病首次发病者约有2/3是在60岁以上的老年人口。另一个不容忽视的原因,即很多人由于缺乏科学的防病保健知识,养成了不健康的生活方式。因此,预计脑血管病近期在我国还会继续上升,造成的危害也将日趋严重。所以进一步加大防治力度,尽快降低卒中的发病率和病死率,已成为当前一项刻不容缓的重要任务。

(一) 脑卒中的分类

脑血管疾病(cerebrovascular disease,CVD)是指由于各种脑血管病变所引起的脑部病变。脑卒中则是指急性脑血管疾病。脑血管疾病有不同的分类方法:① 依据神经功能缺失症状持续的时间,将不足 24 h 者称为短暂性脑缺血发作(TIA),超过 24 h 者称为脑卒中;② 依据病情严重程度可分为小卒中(minor stroke)、大卒中(middle stroke)和静息性卒中(silent stroke);③ 依据病理性质可分为缺血性卒中(ischemia stroke)和出血性卒中(hemorrhage stroke);前者又称为脑梗死,包括脑血栓形成和脑栓塞;后者包括脑出血和蛛网膜下隙出血。

根据神经功能缺损持续时间或病理性质的不同,我国 1995 年将 CVD 分为 10 类,第二类为脑卒中,包括蛛网膜下隙出血、脑出血、脑梗死。如表 2-2 所示。

表 2-2 1995 年脑血管疾病分类(简表)

Ⅰ. 短暂性脑缺血发作	(1) 动脉粥样硬化性血栓性脑梗死
1. 颈内动脉系统	(2) 脑栓塞
2. 椎-基底动脉系统	① 心源性
Ⅱ. 脑卒中	② 动脉源性
1. 蛛网膜下隙出血	③ 其他
(1) 动脉瘤破裂引起	(3) 腔隙性脑梗死
① 先天性动脉瘤	(4) 出血性脑梗死
② 动脉硬化性动脉瘤	(5) 无症状性脑梗死
③ 感染性动脉瘤	(6) 其他
(2) 血管畸形	(7) 原因不明
(3) 颅内异常血管网症	Ⅲ. 椎-基底动脉供血不足
(4) 其他	Ⅳ. 脑血管性痴呆
(5) 原因不明	Ⅴ. 高血压脑病
2. 脑出血	Ⅵ. 颅内动脉瘤
(1) 高血压脑出血	1. 先天性动脉瘤
(2) 继发性梗死的出血	2. 动脉硬化性动脉瘤
(3) 肿瘤性出血	3. 感染性动脉瘤
(4) 血液病引起	4. 外伤性假动脉瘤
(5) 淀粉样脑血管病	5. 其他
(6) 动脉炎引起	Ⅶ. 颅内血管畸形
(7) 药物引起	1. 脑动静脉畸形
(8) 脑血管畸形或动脉瘤引起	2. 海绵状血管瘤
(9) 其他	3. 静脉性血管畸形
(10) 原因不明	4. Galen 静脉瘤
3. 脑梗死	5. 颈内动脉海绵窦瘘

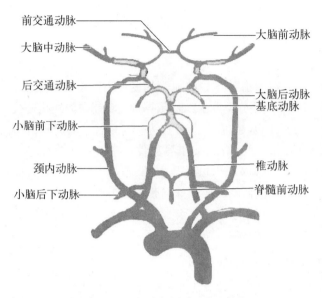

图 2－42　脑部各动脉分支示意图

（二）脑的血液供应

1. 脑的动脉系统

包括颈内动脉系统和椎-基底动脉系统。是脑的重要供血动脉（图 2－42）。

（1）颈内动脉系统（又称前循环）：起自颈总动脉，沿咽侧壁上升至颅底，穿行颈动脉管至海绵窦，然后进入蛛网膜下隙。颈内动脉的主要分支有眼动脉（主要供应眼部血液）、脉络膜前动脉（供应纹状体、海马、外侧膝状体、大脑脚、乳头体和灰结节等）、后交通动脉（与椎-基底动脉系统连接组成 Willis 环）、大脑前动脉和大脑中动脉；供应眼部和大脑半球前 3/5 部分（额叶、颞叶、顶叶和基底节）的血液。

大脑前动脉是颈内动脉的终支。在视交叉上方折入大脑纵裂，在大脑半球内侧面延伸，主要分支有眶前动脉、眶后动脉、额极动脉、额叶内侧动脉、胼周动脉、胼缘动脉等皮质支和深穿支；左、右大脑前动脉之间有前交通动脉相连。大脑前动脉皮质支主要供应大脑半球内侧面前 3/4 及额叶背面上 1/4 部皮质。

大脑中动脉是颈内动脉的直接延续，供应大脑半球背外侧面的 2/3，包括额叶、顶叶、颞叶和岛叶，内囊膝部和后肢前 2/3，壳核、苍白球、尾状核。主要的分支有眶额动脉，中央沟、中央沟前及中央沟后动脉，角回动脉，颞后动脉等皮质支和深穿支（图 2－43、图 2－44）。

（2）椎-基底动脉系统（又称后循环）：两侧椎动脉均由锁骨下动脉的根部上后方发出，经第 6 颈椎至第 1 颈椎的横突孔入颅，在脑桥下缘合成基底动脉。椎动脉分支有脊髓后动脉、脊髓前动脉、延髓动脉、小脑后下动脉；基底动脉的分支有小脑前下动脉、脑桥支、内听动脉、小脑上动脉和大脑后动脉；大脑后动脉是基底动脉终末支，其分支有皮质支（颞下动脉、距状动脉和顶枕动脉），深穿支（丘脑穿通动脉、丘脑膝状体动脉和中脑支），后脉络膜动脉。该系统供应大

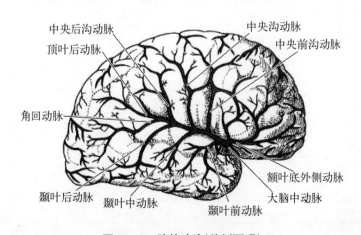

图 2－43　脑的动脉（外侧面观）

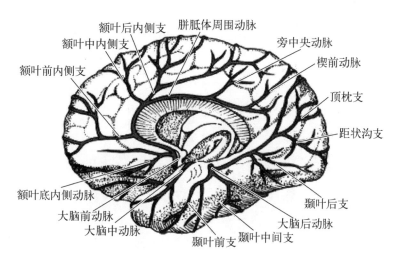

图 2-44　脑的动脉(内侧面观)

脑半球后 2/5 部分、丘脑、脑干和小脑的血液。

脑动脉壁较薄。中膜和外膜均较相同管径的颅外动脉壁薄。颈内动脉和椎-基底动脉通过几组吻合支形成丰富的侧支循环,其中最重要的是脑底动脉环(Willis 环),它通过前交通动脉使两侧大脑前动脉互相沟通;颈内动脉或大脑中动脉与大脑后动脉之间由后交通动脉沟通,在脑底部形成环状吻合。该环由双侧大脑前动脉、颈内动脉、大脑后动脉、前交通动脉和后交通动脉组成,使两侧大脑半球及一侧大脑半球的前、后部分有充分的侧支循环(图 2-45),具有脑血流供应的调节和代偿作用。颈内动脉与颈外动脉分支间的侧支循环(如颈内动脉的眼动脉与颈外动脉的颞浅动脉、

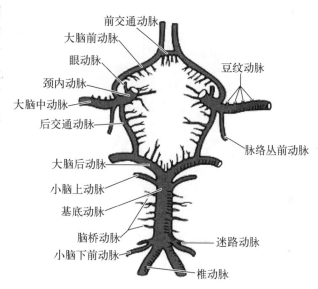

图 2-45　Willis 环的组成和分支

颈外动脉的脑膜中动脉与大脑前、中、后动脉的软脑膜动脉间的吻合),椎动脉、锁骨下动脉与颈外动脉间的侧支循环,大脑前、中、后动脉末梢分支间互相吻合等,均有脑血流的调节及代偿作用。但脑深部穿动脉的吻合支较少,脑血流的调节和代偿作用较差。

2. 脑的静脉系统

由脑静脉和静脉窦组成。大脑浅静脉分为 3 组:大脑上静脉汇集大脑皮质的大部分血流注入上矢状窦;大脑中静脉汇集大脑外侧沟附近的血液注入海绵窦,大脑下静脉汇集大脑半球外侧面下部和底部的血液注入海绵窦和大脑大静脉。大脑的深静脉主要为大脑静脉(Galen 静脉),它包括大脑内静脉和基底静脉两部分;前者由丘脑纹状体静脉、透明隔静脉、丘脑上静脉和侧脑室静脉组成。后者由大脑前静脉、大脑中静脉和下纹状体静脉组成,大脑大静脉汇集

大脑半球白质、基底节、间脑及脑室脉络丛等处静脉血注入直窦。下矢状窦接受大脑镰静脉注入直窦。深浅两组静脉的血液经乙状窦由颈内静脉出颅。上矢状窦、下矢状窦、直窦、海绵窦、横窦和乙状窦是颅内主要的静脉窦（图2-46、图2-47）。

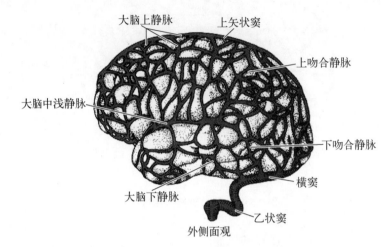

图2-46　脑的静脉系统（外侧面观）

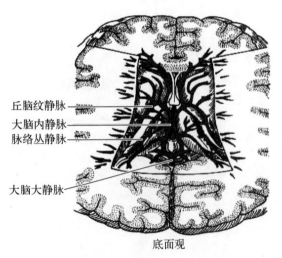

图2-47　脑的静脉（底面观）

（三）脑血液循环调节及病理生理

正常成人的脑重约为1 500 g，占体重的2％～3％，流经脑组织的血液（750～1 000）ml/min，占每分心搏出量的20％，表明脑血液供应非常丰富，代谢极为旺盛。脑组织耗氧量占全身耗氧量的20％～30％。能量来源主要依赖于糖的有氧代谢，几乎无能量储备。因此，脑组织对缺血、缺氧性损害十分敏感，无论氧分压明显下降或血流量明显减少都会出现脑功能的严重损害。

在正常情况下，脑血流量（cerebral blood flow，CBF）具有自动调节作用，CBF与脑灌注压成正比，与脑血管阻力成反比。在缺血或缺氧的病理状态下，脑血管的自动调节机制紊乱，血管扩张或反应异常，脑水肿和颅内压升高，就会出现缺血区内充血和过度灌注或脑内盗血现象。颅外血管（椎动脉、锁骨下动脉或无名动脉）狭窄或闭塞时可发生脑外盗血现象，出现相应的临床综合征，如锁骨下动脉盗血综合征。

由于脑组织的血流量的分布并不均一，灰质的血流量远高于白质，大脑皮质的血液供应最丰富，其次为基底核和小脑皮质，因此，急性缺血时大脑皮质可发生出血性脑梗死（红色梗死），白质易出现缺血性脑梗死（白色梗死）。

不同部位的脑组织对缺血、缺氧性损害的敏感性亦不相同。大脑皮质（第3、4层）、海马神经元对缺血、缺氧性损害最敏感，其次为纹状体和小脑浦肯野（Purkinje）细胞，脑干运动神经核的耐受性较高。因此，相同的致病因素在不同的部位可出现程度不同的病理损害。

（四）脑卒中的病因

许多全身性血管病变、局部脑血管病变及血液系统病变均与 CVD 的发生有关，其病因可以是单一的，亦可由多种病因联合所致。常见的病因有：

1. 血管壁病变

以高血压性动脉硬化和动脉粥样硬化所致的血管损害最常见，其次为结核、梅毒、结缔组织疾病和钩端螺旋体等多种原因所致的动脉炎，以及先天性血管病（如动脉瘤、血管畸形和先天性狭窄）和各种原因（外伤、颅脑手术、插入导管、穿刺等）所致的血管损伤，药物、毒物、恶性肿瘤等所致的血管病损等。

2. 心脏病和血流动力学改变

如高血压、低血压或血压的急骤波动，以及心功能障碍、传导阻滞、风湿性或非风湿性瓣膜病、心肌病及心律失常，特别是心房纤颤。

3. 血液成分和血液流变学改变

包括各种原因所致的高黏血症，如脱水、红细胞增多症、高纤维蛋白原血症和白血病等，以及凝血机制异常，特别是应用抗凝剂、服用避孕药物和弥散性血管内凝血等。

4. 其他病因

包括空气、脂肪、癌细胞和寄生虫等栓子，脑血管受压、外伤、痉挛等。部分 CVD 患者的病因不明。

（五）脑血管病的危险因素

流行病学调查发现，许多因素与脑卒中的发生及发展有密切关系。这些危险因素主要有：

（1）高血压（hypertention）是最重要的和独立的脑卒中危险因素。无论收缩压或（和）舒张压增高都会增加脑卒中的发病率并有线性关系；而且，血压与脑出血或脑梗死的发病危险性均呈正相关，控制高血压可显著降低脑卒中的发病率。

（2）心脏病（heart diseases），如心瓣膜疾病、非风湿性心房纤颤、冠心病、心肌梗死、二尖瓣脱垂、心脏黏液瘤和各种原因所致的心力衰竭均会增加 TIA、脑卒中（特别是缺血性）的发病率，是肯定的卒中危险因素，有效防治可降低脑血管病事件的发生率。

（3）糖尿病（diabetes）是脑卒中重要的危险因素，糖耐量异常或糖尿病患者发生脑卒中的可能性可比一般人群成倍增加。糖尿病与微血管病变、大血管病变、高脂血症及缺血性脑卒中的发生有关。高血糖可进一步加重卒中后的脑损害。

（4）TIA 和脑卒中史也是脑卒中的危险因素，约 20% 脑梗死患者有 TIA 史，TIA 患者脑卒中的年发生率为 1%～15%；TIA 发作越频繁，发生脑卒中的危险性愈高。有卒中史者的 CVD 复发率比一般人群高 4 倍。

（5）吸烟和酗酒均为脑卒中重要的危险因素。吸烟可提高血浆纤维蛋白原的含量，增加血液黏度及血管壁损伤；尼古丁刺激交感神经可使血管收缩、血压升高；卒中危险性与吸烟量及持续时间相关，戒烟 2 年后卒中的危险性才会降低。酗酒者脑卒中的发病率是一般人群的4～5 倍，特别是可增加出血性卒中的危险。但少量饮酒通常并不构成脑卒中的危险。

（6）高脂血症可增加血液黏滞度，加速脑动脉硬化的发生。高胆固醇血症，特别是低密度脂蛋白（LDL）水平增加，与缺血性脑卒中的发生有关。血胆固醇水平降低可增加脑出血的危险性。

（7）其他脑卒中危险因素，包括体力活动减少、饮食（如高摄盐量及肉类、动物油的高摄人)、超重、药物滥用、感染、眼底动脉硬化、无症状性颈动脉杂音、血液病及血液流变学异常所致的血栓前状态(prethrombotic state)或血黏度增加等亦与脑卒中的发生有关。以上危险因素都是可以干预的,如能对其中某些确定的可改变的危险因素予以有效干预,即可降低脑卒中的发病率和病死率。也有一些危险因素,如高龄、性别、种族、气候和卒中家族史等是无法干预的。

（六）脑卒中的预防

脑卒中的预防包括一级预防和二级预防两种。前者是指对有脑卒中倾向,但尚无 CVD 病史的个体发生脑卒中的预防;后者是指对已有脑卒中或 TIA 病史的个体再发脑卒中的预防。无论一级或二级预防都能明显降低脑卒中或 TIA 的发生率。在脑卒中的预防中,除了对危险因素进行非药物性调整外,主要的预防性药物有阿司匹林、噻氯匹定和华法林等,应依据患者的个体情况加以选择。

二、颅脑功能解剖

中枢神经系统(central nervus system,CNS)包括脑和脊髓,脑分大脑、间脑、脑干和小脑等部分,不同的神经结构受损后,其临床症状各有特点。

（一）大脑半球

大脑半球(cerebral hemisphere)的表面由大脑皮质所覆盖,在脑表面形成脑沟和脑回,内部为白质、基底节及侧脑室。两侧大脑半球由胼胝体连接。每侧大脑半球借中央沟、大脑外侧裂和其延长线、顶枕沟和枕前切迹的连线分为额叶、顶叶、颞叶和枕叶,根据功能又有不同分区(图 2 - 48)。此外,大脑还包括位于大脑外侧裂深部的岛叶和位于半球内侧面的由边缘叶、杏仁核、丘脑前核、下丘脑等构成的边缘系统(图 2 - 49,图 2 - 50)。

两侧大脑半球的功能不完全对称,按功能分优势半球和非优势半球。优势半球为在语言、逻辑思维、分析综合及计算功能等方面占优势的半球,多位于左侧,只有一小部分右利手和约半数左利手者可能在右侧。非优势半球多为右侧大脑半球,主要在音乐、美术、综合能力、空间、几何图形和人物面容的识别及视觉记忆功能等方面占优势。不同部位的损害产生不同的临床症状。

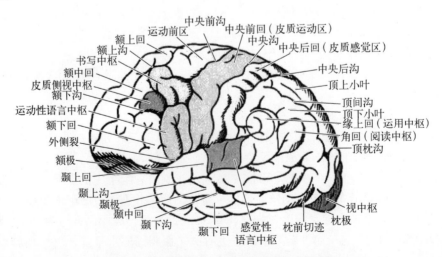

图 2 - 48　左侧大脑半球外侧面结构及功能区

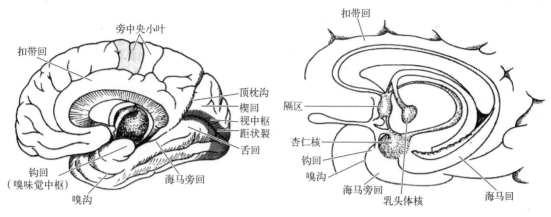

图 2 - 49　右侧大脑半球内侧面结构及功能区　　　　图 2 - 50　边缘系统构成

1. 额叶

1) 解剖结构及生理功能

额叶(frontal lobe)占大脑半球表面的前 1/3,位于外侧裂上方和中央沟前方,是大脑半球主要功能区之一。前端为额极,外侧面以中央沟与顶叶分界,底面以外侧裂与颞叶分界,内侧面以扣带沟与扣带回分界。中央沟前有与之略平行的中央前沟,两沟之间为中央前回,是大脑皮质运动区。中央前回前方从上向下有额上沟及额下沟,将额叶外侧面的其余部分分为额上回、额中回和额下回(图 2 - 48)。

额叶的主要功能与精神、语言和随意运动有关。其主要功能区包括:① 皮质运动区:位于中央前回。该区大锥体细胞的轴突构成了锥体束的大部,支配对侧半身的随意运动。身体各部位代表区在此的排列由上向下呈"倒人状"(图 2 - 51),头部在下,最接近外侧裂;足最高,位于额叶内侧面。② 运动前区:位于皮质运动区前方,是锥体外系的皮质中枢,发出纤维到

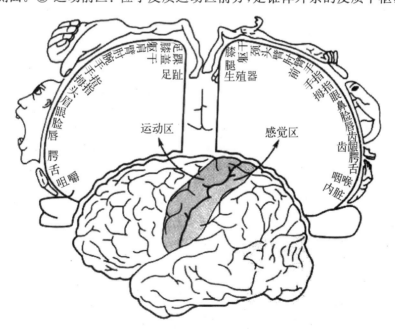

图 2 - 51　人体各部位在皮质运动区和感觉区的定位关系

丘脑、基底节和红核等处,与联合运动和姿势调节有关;该区也发出额桥小脑束,与共济运动有关。此外,此区也是自主神经皮质中枢的一部分;还包括肌张力的抑制区。此区受损瘫痪不明显,可出现共济失调和步态不稳等锥体外系症状。③ 皮质侧视中枢:位于额中回后部,司双眼同向侧视运动。④ 书写中枢:位于优势半球的额中回后部,与支配手部的皮质运动区相邻。⑤ 运动性语言中枢(Broca区):位于优势半球外侧裂上方和额下回后部交界的三角区,管理语言运动。⑥ 额叶前部:有广泛的联络纤维,与记忆、判断、抽象思维、情感和冲动行为有关。

2)病损表现及定位诊断

额叶病变时主要引起以下症状和表现:

(1)外侧面:以脑梗死、肿瘤和外伤多见。① 额极病变:以精神障碍为主,表现为记忆力和注意力减退,表情淡漠,反应迟钝,缺乏始动性和内省力,思维和综合能力下降,可有欣快感或易怒。② 中央前回病变:刺激性病变可导致对侧上、下肢或面部的抽搐(Jackson癫痫)或继发全身性癫痫发作;破坏性病变多引起单瘫。中央前回上部受损产生对侧下肢瘫痪,下部受损产生对侧面、舌或上肢的瘫痪;严重而广泛的损害可出现对侧偏瘫。③ 额上回后部病变:可产生对侧上肢强握和摸索反射。④ 额中回后部病变:刺激性病变引起双眼向病灶对侧凝视,破坏性病变双眼向病灶侧凝视;更后部位的病变产生书写不能。⑤ 优势侧额下回后部病变:产生运动性失语。

(2)内侧面:以大脑前动脉闭塞和矢状窦旁脑膜瘤多见。后部的旁中央小叶(paracentral lobule)病变可使对侧膝以下瘫痪,矢状窦旁脑膜瘤可压迫两侧下肢运动区而使其产生瘫痪,伴有尿便障碍,临床上可凭膝关节以下瘫痪严重而膝关节以上无瘫痪与脊髓病变相鉴别。

(3)底面:以额叶底面的挫裂伤、嗅沟脑膜瘤和蝶骨嵴脑膜瘤较为多见。病损主要位于额叶眶面,表现为饮食过量、胃肠蠕动过度、多尿、高热、出汗和皮肤血管扩张等症状。额叶底面肿瘤可出现同侧嗅觉缺失和视神经萎缩,对侧视乳头水肿,称为福斯特肯尼迪综合征(Foster-Kennedy syndrome)。

2. 顶叶

1)解剖结构及生理功能

顶叶(parietal lobe)位于中央沟后、顶枕沟前和外侧裂沿线的上方。前面以中央沟与额叶分界,后面以顶枕沟和枕前切迹的连线与枕叶分界,下面以外侧裂与颞叶分界。中央沟与中央后沟之间为中央后回,为大脑皮质感觉区。中央后回后面有横行的顶间沟,将顶叶分为顶上小叶和顶下小叶。顶下小叶由围绕外侧裂末端的缘上回和围绕颞上沟终点的角回组成(图2-48)。

顶叶主要有以下功能分区:① 皮质感觉区:中央后回为深浅感觉的皮质中枢,接受对侧肢体的深浅感觉信息,各部位代表区的排列也呈"倒人状"(图2-51),头部在下而足在顶端。顶上小叶为触觉和实体觉的皮质中枢。② 运用中枢:位于优势半球的缘上回,与复杂动作和劳动技巧有关。③ 视觉性语言中枢:又称阅读中枢,位于角回,靠近视觉中枢,为理解看到的文字和符号的皮质中枢。

2)病损表现及定位诊断

顶叶病变主要产生皮质性感觉障碍、失用和失认症等。

(1)中央后回和顶上小叶病变破坏性病变主要表现为病灶对侧肢体复合性感觉障碍,如实体觉、位置觉、两点辨别觉和皮肤定位觉的减退和缺失。刺激性病变可出现病灶对侧肢体的部分性感觉性癫痫,如扩散到中央前回运动区,可引起部分性运动性发作,也可扩展为全身抽搐及意识丧失。

（2）顶下小叶（缘上回和角回）病变：① 体象障碍：顶叶病变可产生体象障碍。② 古茨曼综合征（Gerstmann syndrome）：为优势侧角回损害所致,主要表现有：计算不能（失算症）、手指失认、左右辨别不能（左右失认症）、书写不能（失写症）,有时伴失读。③ 失用症：优势侧缘上回是运用功能的皮质代表区,发出的纤维至同侧中央前回运动中枢,再经胼胝体到达右侧中央前回运动中枢,因此优势侧缘上回病变时可产生双侧失用症。

3. 颞叶

1）解剖结构及生理功能

颞叶（temporal lobe）位于外侧裂的下方,顶枕裂前方。以外侧裂与额、顶叶分界,后面与枕叶相邻。颞叶前端为颞极,外侧面有与外侧裂平行的颞上沟以及底面的颞下沟,两沟界限了颞上回、颞中回和颞下回（图2-48）。颞上回的一部分掩入外侧裂中,为颞横凹。

颞叶的主要功能区包括：① 感觉性语言中枢（Wernicke区）：位于优势半球颞上回后部。② 听觉中枢：位于颞上回中部及颞横回。③ 嗅觉中枢：位于钩回和海马回前部,接受双侧嗅觉纤维的传入。④ 颞叶前部：与记忆、联想和比较等高级神经活动有关。⑤ 颞叶内侧面：此区域属边缘系统,海马是其中的重要结构,与记忆、精神、行为和内脏功能有关。

2）病损表现及定位诊断

颞叶病变时主要引起听觉、语言、记忆及精神活动障碍。

（1）优势半球颞上回后部（Wernicke区）损害：患者能听见对方和自己说话的声音,但不能理解说话的含义,即感觉性失语（Wernicke aphasia）。

（2）优势半球颞中回后部损害：患者对于一个物品,能说出它的用途,但说不出它的名称。如对钥匙,只能说出它是"开门用的",但说不出"钥匙"名称。如果告诉他这叫"钥匙",患者能复述,但很快又忘掉,称之为命名性失语（anomie aphasia）。

（3）颞叶钩回损害可出现幻嗅和幻味,做舔舌、咀嚼动作,称为钩回发作。

（4）海马损害可发生癫痫,出现错觉、幻觉、自动症、似曾相识感、情感异常、精神异常、内脏症状和抽搐,还可以导致严重的近记忆障碍。

（5）优势侧颞叶广泛病变或双侧颞叶病变：可出现精神症状,多为人格改变、情绪异常、记忆障碍、精神迟钝及表情淡漠。

（6）颞叶深部的视辐射纤维和视束受损：可出现视野改变,表现为两眼对侧视野的同向上象限盲。

4. 枕叶

1）解剖结构及生理功能

枕叶（occipital lobe）位于顶枕沟和枕前切迹连线的后方,为大脑半球后部的小部分。其后端为枕极,内侧面以距状裂分成楔回和舌回（图2-49）。围绕距状裂的皮质为视中枢,亦称纹状区,接受外侧膝状体传来的视网膜视觉冲动。距状裂上方的视皮质接受上部视网膜传来的冲动,下方的视皮质接受下部视网膜传来的冲动。枕叶主要与视觉有关。

2）病损表现及定位诊断

枕叶损害主要引起视觉障碍。

（1）视觉中枢病变刺激性病变可出现闪光、暗影、色彩等幻视现象,破坏性病变可出现视野缺损。视野缺损的类型取决于视皮质损害范围的大小：① 双侧视觉中枢病变产生皮质盲，表现为全盲，视物不见，但对光反射存在。② 一侧视中枢病变可产生偏盲，特点为对侧视野同向性偏盲，而中心视力不受影响，称为黄斑回避(macular sparing)。③ 距状裂以下舌回损害可产生对侧同向性上象限盲；距状裂以上楔回损害可产生对侧同向性下象限盲。

（2）优势侧纹状区周围病变患者并非失明，但对图形、面容或颜色等都失去辨别能力，有时需借助于触觉方可辨认。如给患者看钥匙不能认识，放在手上触摸一下即能辨认，称之为视觉失认。

（3）顶枕颞交界区病变：可出现视物变形。患者对所看物体发生变大、变小、形状歪斜及颜色改变等现象，这些症状有时是癫痫的先兆。

5. 岛叶

岛叶(insular lobe)又称脑岛(insula)，呈三角形岛状，位于外侧裂深面，被额、顶、颞叶所覆盖。岛叶的功能与内脏感觉和运动有关。刺激人的岛叶可以引起内脏运动改变，如唾液分泌增加、恶心、呃逆、胃肠蠕动增加和饱胀感等。该叶损害多引起内脏运动和感觉的障碍。

6. 边缘叶

边缘叶(limbic lobe)由半球内侧面位于胼胝体周围和侧脑室下角底壁的一圆弧形结构构成，包括隔区、扣带回、海马回、海马旁回和钩回(图 2-49、图 2-50)。边缘叶与杏仁核、丘脑前核、下丘脑、中脑被盖、岛叶前部、额叶眶面等结构共同组成边缘系统。边缘系统与网状结构和大脑皮质有广泛联系，参与高级神经、精神(情绪和记忆等)和内脏的活动。边缘系统损害时可出现情绪及记忆障碍、行为异常、幻觉、反应迟钝等精神障碍及内脏活动障碍。

（二）内囊

1. 解剖结构及生理功能

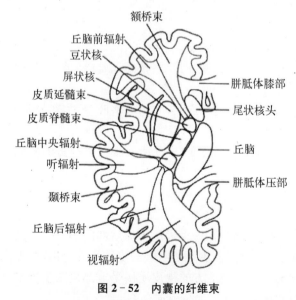

图 2-52   内囊的纤维束

内囊(internal capsule)是宽厚的白质层，位于尾状核、豆状核及丘脑之间，其外侧为豆状核，内侧为丘脑，前内侧为尾状核，由纵行的纤维束组成，向上呈放射状投射至皮质各部。在水平切面上，内囊形成尖端向内的钝角形，分为前肢、后肢和膝部。

内囊前肢位于尾状核与豆状核之间，上行纤维是丘脑内侧核至额叶皮质的纤维(丘脑前辐射)，下行纤维是额叶脑桥束(额桥束)；内囊膝部位于前、后肢相连处，皮质延髓束于此通过；内囊后肢位于丘脑与豆状核之间，依前后顺序分别为皮质脊髓束(支配上肢者靠前，支配下肢者靠后)、丘脑至中央后回的丘脑皮质束(丘脑中央辐射)，其后为听辐射、颞桥束、丘脑后辐射和视辐射等(图 2-52)。

2. 病损表现及定位诊断

1) 完全性内囊损害

内囊聚集了大量的上下行传导束，特别是锥体束在此高度集中，如完全损害，病灶对侧可出现偏瘫、偏身感觉障碍及偏盲,谓之"三偏"综合征,多见于脑出血及脑梗死等。

2) 部分性内囊损害

由于前肢、膝部、后肢的传导束不同,不同部位和程度的损害可出现偏瘫、偏身感觉障碍、偏盲、偏身共济失调、一侧中枢性面舌瘫或运动性失语中的 1~2 个或更多症状。

（三）基底神经节

1. 解剖结构及生理功能

基底神经节(basal ganglia)亦称基底节(basal nucleus),位于大脑白质深部,其主要由尾状核、豆状核、屏状核、杏仁核组成(图 2-53、图 2-54)。另外,红核、黑质及丘脑底核也参与基底节系统的组成。尾状核和豆状核合称为纹状体,豆状核又分为壳核和苍白球两部分。尾状核和壳核种系发生较晚,称为新纹状体;苍白球出现较早,称为旧纹状体;杏仁核是基底神经节中发生最古老的部分,称为古纹状体。基底节是锥体外系统的中继站,各核之间有密切的纤维联系,其经丘脑将信息上传至大脑皮质,又经丘脑将冲动下传至苍白球,再通过红核、黑质、网状结构等影响脊髓下运动神经元。基底神经节与大脑皮质及小脑协同调节随意运动、肌张力和姿势反射,也参与复杂行为的调节。

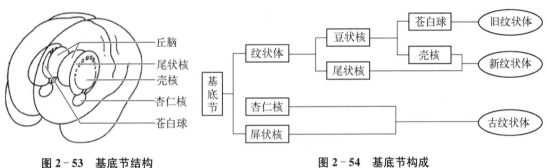

图 2-53　基底节结构　　　　　图 2-54　基底节构成

2. 病损表现及定位诊断

基底节病变主要产生运动异常(动作增多或减少)和肌张力改变(增高或降低)。

（1）新纹状体病变可出现肌张力减低-运动过多综合征,主要产生舞蹈样动作、手足徐动症和偏身投掷运动等。壳核病变可出现舞蹈样动作,表现为不重复、无规律和无目的急骤运动;尾状核病变可出现手足徐动症,表现为手指、足趾的缓慢如蚯蚓蠕动样动作;丘脑底核病变可出现偏侧投掷运动,表现为一侧肢体大幅度、有力的活动。此类综合征可见于风湿性舞蹈病、遗传性舞蹈病、肝豆状核变性等。

（2）旧纹状体及黑质病变可出现肌张力增高-运动减少综合征,表现为肌张力增高、动作减少及静止性震颤。此多见于帕金森病和帕金森综合征。

（四）间脑

间脑(diencephalon)位于两侧大脑半球之间,是脑干与大脑半球连接的中继站。间脑前方以室间孔与视交叉上缘的连线为界,下方与中脑相连,两侧为内囊。左右间脑之间的矢状窄隙为第三脑室,其侧壁为左右间脑的内侧面。间脑包括丘脑(thalamus)、上丘脑(epithalamus)、下丘脑(hypothalamus)和底丘脑(subthalamus)4 部分(图 2-55)。

间脑病变多无明显定位体征,此区占位病变与脑室内肿瘤相似,临床上常称为中线肿瘤。主要表现为颅内压增高症状,临床定位较为困难,需要全面进行分析。

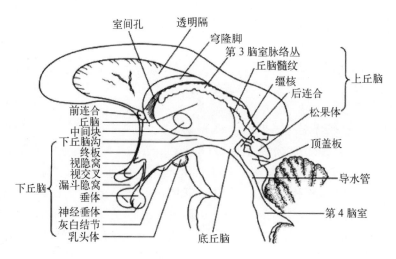

图 2-55 间脑

1. 丘脑

1) 解剖结构及生理功能

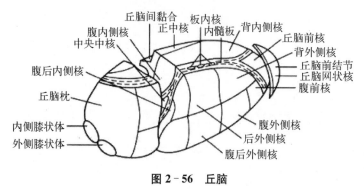

图 2-56 丘脑

丘脑是间脑中最大的卵圆形灰质团块,对称分布于第3脑室两侧。丘脑前端凸隆,称丘脑前结节;后端膨大,为丘脑枕,其下方为内侧膝状体和外侧膝状体(图 2-56)。丘脑被薄层 Y 形白质纤维(内髓板)分隔为若干核群,主要有前核群、内侧核群、外侧核群。丘脑是各种感觉(嗅觉除外)传导的皮质下中枢

和中继站,其对运动系统、感觉系统、边缘系统、上行网状系统和大脑皮质的活动产生着重要影响。

(1)前核群位于丘脑内髓板分叉部的前上方,为边缘系统的中继站,与下丘脑、乳头体及扣带回联系,与内脏活动有关。

(2)内侧核群位于内髓板内侧,包括背内侧核和腹内侧核。背内侧核与丘脑其他核团、额叶皮质、海马和纹状体等均有联系;腹内侧核与海马和海马回有联系。内侧核群为躯体和内脏感觉的整合中枢,亦与记忆功能和情感调节有关。

(3)外侧核群位于内髓板外侧,分为背侧核群和腹侧核群两部分,其中腹侧核群包括:① 腹前核:接受小脑齿状核、苍白球、黑质等的传入,与额叶运动皮质联系,调节躯体运动。② 腹外侧核:接受经结合臂的小脑丘脑束或红核丘脑束的纤维,并与大脑皮质运动前区联系,与锥体外系的运动协调有关。③ 腹后外侧核:接受内侧丘系和脊髓丘脑束的纤维,由此发出纤维形成丘脑皮质束的大部,终止于大脑中央后回皮质感觉中枢,传导躯体和四肢的感觉。④ 腹后内侧核:接受三叉丘系及味觉纤维,发出纤维组成丘脑皮质束的一部分,终止于中央后回下部,传导面部的感觉和味觉。

另外,靠近丘脑枕腹侧的外侧膝状体和内侧膝状体也属于丘脑特异性投射核团,可以看作是腹侧核群向后方的延续。内侧膝状体接受来自下丘臂的传导听觉的纤维,发出纤维至颞叶的听觉中枢,参与听觉冲动的传导。外侧膝状体接受视束的传入纤维,发出纤维至枕叶的视觉中枢,与视觉有关。

2) 病损表现及定位诊断

丘脑病变可产生丘脑综合征,主要为对侧的感觉缺失和(或)刺激症状,对侧不自主运动,并可有情感与记忆障碍。丘脑受损主要产生如下症状:

(1) 丘脑外侧核群尤其是腹后外侧核和腹后内侧核受损产生对侧偏身感觉障碍,具有如下特点:① 各种感觉均发生障碍;② 深感觉和精细触觉障碍重于浅感觉;③ 肢体及躯干的感觉障碍重于面部;④ 可有深感觉障碍所导致的共济失调;⑤ 感觉异常;⑥ 对侧偏身自发性疼痛(丘脑痛),疼痛部位弥散、不固定;疼痛的性质多难以描述;疼痛可因各种情绪刺激而加剧;常伴有自主神经功能障碍,如血压增高或血糖增高。

(2) 丘脑至皮质下(锥体外系统)诸神经核的纤维联系受累时产生面部表情分离性运动障碍,即当患者大哭大笑时,病灶对侧面部表情丧失,但令患者做随意动作时,面肌并无瘫痪。

(3) 丘脑外侧核群与红核、小脑、苍白球的联系纤维受损产生对侧偏身不自主运动,可出现舞蹈样动作或手足徐动样动作。

(4) 丘脑前核与下丘脑及边缘系统的联系受损产生情感障碍,表现为情绪不稳及强哭强笑。

2. 下丘脑

1) 解剖结构及生理功能

下丘脑又称丘脑下部。位于丘脑下沟的下方,由第三脑室周围的灰质组成,体积很小,约占全脑质量的0.3%,但其纤维联系却广泛而复杂,与脑干、基底节、丘脑、边缘系统及大脑皮质之间有密切联系。下丘脑的核团分为4个区:① 视前区:视前核所在,位于第三脑室两旁,终板后方。分为视前内侧核和视前外侧核,与体温调节有关。② 视上区:内有两个核,视上核在视交叉之上,发出视上垂体束至神经垂体,与水代谢有关;室旁核在第三脑室两旁,前连合后方,与糖代谢有关。③ 结节区:内有下丘脑内侧核群的腹内侧核和背内侧核及漏斗核,腹内侧核是位于乳头体之前视上核之后的卵圆形灰质块,与性功能有关;背内侧核居于腹内侧核之上、第三脑室两旁及室旁核腹侧,与脂肪代谢有关。④ 乳头体区:含有下丘脑后核和乳头体核,下丘脑后核位于第三脑室两旁,与产热保温有关(图2-57)。

下丘脑是调节内脏活动和内分泌活动的皮质下中枢,下丘脑的某些细胞既是神经元又是内分泌细胞。下丘脑对体温、摄食、水盐平衡和内分泌活动进行调节,同时也参与情绪活动。

2) 病损表现及定位诊断

下丘脑损害可出现一系列十分复杂的症状和综合征(图2-57)。

(1) 视上核、室旁核及其纤维束损害可产生中枢性尿崩症。此症是由于抗利尿激素分泌不足引起的,表现为多饮烦渴、多尿、尿密度降低(一般<1.006)、尿渗透压<290 mmol/L,尿中不含糖。

(2) 下丘脑的散热和产热中枢损害时可产生体温调节障碍。散热中枢在前内侧区,尤其是视前区,对体温的升高敏感。当体温增高时,散热功能被发动,表现为皮肤血管扩张和大量出汗,通过热辐射和汗液的蒸发散失多余的热量,以维持正常的体温。此区病变破坏了散热机制,表现为中枢性高热和不能忍受高温环境。下丘脑的产热中枢在后外侧区,对低温敏感,受

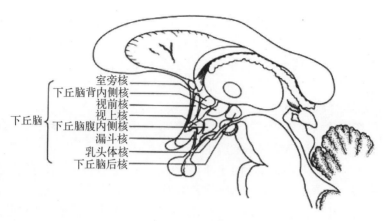

图 2 - 57　下丘脑各核团

到低于体温的温度刺激时,可发动产热机制,表现血管收缩、汗腺分泌减少、竖毛、心率增加和内脏活动增强等,通过这些活动来减少散热和产生热量,以维持正常的体温。如此区病变破坏了产热机制,则可表现体温过低。

（3）下丘脑饱食中枢和摄食中枢受损可产生摄食异常。饱食中枢(下丘脑腹内侧核)损害,表现为食欲亢进、食量增大,往往导致过度肥胖,称为下丘脑性肥胖;摄食中枢(灰结节的外侧区)损害,表现为食欲缺乏、厌食,消瘦甚至恶病质。

（4）下丘脑视前区与后区网状结构损害可产生睡眠觉醒障碍。下丘脑视前区与睡眠有关,此区损害可出现失眠。下丘脑后区属网状结构的一部分,参与上行激活系统的功能,与觉醒有关,损害时可产生睡眠过度、嗜睡,还可出现"发作性睡病(narcolepsy)"。

（5）下丘脑腹内侧核和结节区损害可产生生殖与性功能障碍。腹内侧核为性行为抑制中枢,病损时失去抑制,可出现性早熟、智力低下等。下丘脑结节区的腹内侧核是促性腺中枢,损害时促性腺激素释放不足,有时病损波及相近的调节脂肪代谢的神经结构,常同时出现向心性肥胖,性器官发育迟缓,男性睾丸较小,女性原发性闭经等,称为肥胖性生殖无能症。

（6）下丘脑的后区和前区损害可出现自主神经功能障碍。下丘脑的后区和前区分别为交感神经与副交感神经的高级中枢,损害时可出现血压不稳、心率改变、多汗、腺体分泌障碍及胃肠功能失调等,还可出现严重的胃肠功能障碍,有时可导致胃和十二指肠溃疡。

3. 上丘脑

上丘脑位于丘脑内侧,第三脑室顶部周围。主要结构有:① 松果体:位于两上丘之间,长约 1 cm,呈锥体形,其基底附着于缰连合。② 缰连合:位于两上丘中间,松果体前方,由横行的纤维束组成。③ 后连合:位于松果体下方,亦由横行的纤维束组成。

上丘脑的病变常见于松果体肿瘤,可出现由肿瘤压迫中脑四叠体而引起的帕里诺综合征(Parinaud syndrome),表现为:① 瞳孔对光反射消失(上丘受损);② 眼球垂直同向运动障碍,特别是向上的凝视麻痹(上丘受损);③ 神经性聋(下丘受损);④ 小脑性共济失调(结合臂受损)。症状多为双侧。

4. 底丘脑

底丘脑外邻内囊,位于下丘脑前内侧,是位于中脑被盖和背侧丘脑的过渡区域,红核和黑质的上端也伸入此区。主要结构是丘脑底核,属于锥体外系的一部分,接受苍白球和额叶运动前区的纤维,发出的纤维到苍白球、黑质、红核和中脑被盖,参与锥体外系的功能。

丘脑底核损害时可出现对侧以上肢为重的舞蹈运动，表现为连续的不能控制的投掷运动，称为偏身投掷(hemiballismus)。

（五）脑干

脑干(brain stem)上与间脑下与脊髓相连，包括中脑、脑桥和延髓。内部结构主要有神经核、上下行传导束和网状结构。

1. 解剖结构及生理功能

1) 脑干神经核

为脑干内的灰质核团(图2-58)。中脑有第Ⅲ、Ⅳ对脑神经的核团，脑桥有第Ⅴ，Ⅵ、Ⅶ、Ⅷ对脑神经的核团，延髓有第Ⅸ、Ⅹ、Ⅺ、Ⅻ对脑神经的核团。除上述脑神经核以外还有传导深感觉的中继核团(薄束核和楔束核)及与锥体外系有关的红核和黑质等。

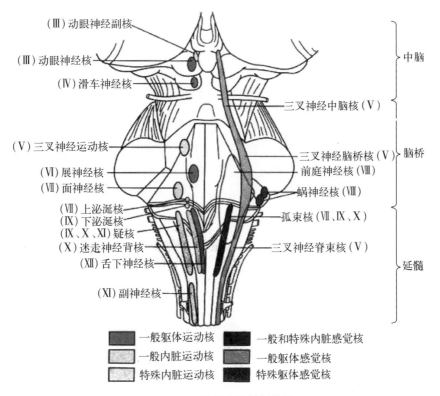

图 2-58　脑干内脑神经核团

2) 脑干传导束

为脑干内的白质，包括深浅感觉传导束、锥体束、锥体外通路及内侧纵束等。

3) 脑干网状结构

脑干中轴内呈弥散分布的胞体和纤维交错排列的"网状"区域，称为网状结构(reticular formation)，其中细胞集中的地方称为网状核，与大脑皮质、间脑、脑干、小脑、边缘系统及脊髓均有密切而广泛的联系。在脑干网状结构中有许多神经调节中枢，如心血管运动中枢、血压反射中枢、呼吸中枢及呕吐中枢等，这些中枢在维持机体正常生理活动中起着重要的作用。网状结构的一些核团接受各种信息，又传至丘脑，再经丘脑非特异性核团中继后传至大脑皮质的广泛区域，以维持人的意识清醒，因此被称为上行网状激活系统。如网状结构受损，可出现意识障碍。

2. 病损表现及定位诊断

脑干病变大多出现交叉性瘫痪，即病灶侧脑神经周围性瘫痪和对侧肢体中枢性瘫痪及感觉障碍。病变水平的高低可依受损脑神经进行定位，如第Ⅲ对脑神经麻痹则病灶在中脑；第Ⅴ、Ⅵ、Ⅶ、Ⅷ对脑神经麻痹则病灶在脑桥；第Ⅸ、Ⅹ、Ⅺ、Ⅻ对脑神经麻痹则病灶在延髓。脑干病变多见于血管病、肿瘤和多发性硬化等。

1）延髓（medulla oblongata）

（1）延髓上段的背外侧区病变：可出现延髓背外侧综合征（Wallenberg syndrome）。主要表现为：① 眩晕、恶心、呕吐及眼震（前庭神经核损害）；② 病灶侧软腭、咽喉肌瘫痪，表现为吞咽困难、构音障碍、同侧软腭低垂及咽反射消失（疑核及舌咽、迷走神经损害）；③ 病灶侧共济失调（绳状体及脊髓小脑束、部分小脑半球损害）；④ Morner 综合征（交感神经下行纤维损害）；⑤ 交叉性感觉障碍，即同侧面部痛、温觉缺失（三叉神经脊束核损害），对侧偏身痛、温觉减退或丧失（脊髓丘脑侧束损害）：常见于小脑后下动脉、椎基底动脉或外侧延髓动脉缺血性损害（图 2-59）。

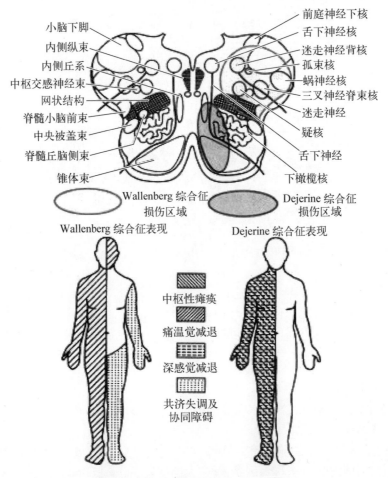

图 2-59 延髓综合征损伤部位及表现

（2）延髓中腹侧损害：可出现延髓内侧综合征（Dejerine syndrome）。主要表现为：① 病灶侧舌肌瘫痪及肌肉萎缩（舌下神经损害）；② 对侧肢体中枢性瘫痪（锥体束损害）；③ 对侧上下肢触觉、位置觉、振动觉减退或丧失（内侧丘系损害）。可见于椎动脉及其分支或基底动脉后部血管阻塞(图2-59)。

2)脑桥(pons)

(1)脑桥腹外侧部损害:可出现脑桥腹外侧综合征(Millard-Gubler syndrome),主要累及展神经、面神经、锥体束、脊髓丘脑束和内侧丘系。主要表现:① 病灶侧眼球不能外展(展神经麻痹)及周围性面神经麻痹(面神经核损害);② 对侧中枢性偏瘫(锥体束损害);③ 对侧偏身感觉障碍(内侧丘系和脊髓丘脑束损害)。多见于小脑下前动脉阻塞(图2-60)。

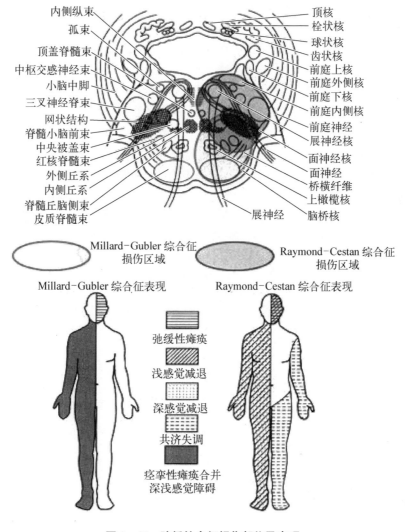

图2-60 脑桥综合征损伤部位及表现

(2)脑桥腹内侧部损害:可出现脑桥腹内侧综合征,又称福维尔综合征(Foville syndrome)。主要累及展神经、面神经、脑桥侧视中枢、内侧纵束、锥体束,主要表现:① 病灶侧眼球不能外展(展神经麻痹)及周围性面神经麻痹(面神经核损害);② 两眼向病灶对侧凝视(脑桥侧视中枢及内侧纵束损害);③ 对侧中枢性偏瘫(锥体束损害)。多见于脑桥旁正中动脉阻塞。

(3)脑桥背外侧部损害:可出现脑桥被盖下部综合征(Raymond-Cestan syndrome),累及前庭神经核、展神经核、面神经核、内侧纵束、小脑中脚、小脑下脚、脊髓丘脑侧束和内侧丘系,见于小脑上动脉或小脑下前动脉阻塞,又称小脑上动脉综合征。表现为:① 眩晕、恶心、呕吐、眼球震颤(前庭神经核损害);② 病侧眼球不能外展(展神经损害);③ 病侧面肌麻痹(面神经核损害);④ 双眼患侧注视不能(脑桥侧视中枢及内侧纵束损害);⑤ 交叉性感觉碍,即同侧面部痛、温觉减退或丧失(脊髓丘脑侧束损害);⑥ 对侧偏身触觉、位置觉、振动觉减退或丧失(内侧丘系损害);⑦ 病侧 Horner 征(交感神经下行纤维损害);⑧ 病侧偏身共济失调(小脑中脚、小脑下脚和脊髓小脑前束损害)(图 2 - 60)。

(4) 双侧脑桥基底部病变:可出现闭锁综合征(locked-in syndrome),又称去传出状态,主要见于基底动脉脑桥分支双侧闭塞。患者大脑半球和脑干被盖部网状激活系统无损害,意识清醒,语言理解无障碍,出现双侧中枢性瘫痪(双侧皮质脊髓束和支配三叉神经以下的皮质脑干束受损),只能以眼球上下运动示意(动眼神经与滑车神经功能保留),眼球水平运动障碍,不能讲话,双侧面瘫,舌、咽、构音及吞咽运动均障碍,不能转颈耸肩,四肢全瘫,可有双侧病理反射,常被误认为昏迷。脑电图正常或有轻度慢波有助于和真性意识障碍区别。

3) 中脑(mesencephalon)

(1) 一侧中脑大脑脚脚底损害:可出现大脑脚综合征(Weber syndrome),损伤动眼神经和锥体束,又称动眼神经交叉瘫,多见于小脑幕裂孔疝。表现为:① 病侧除外直肌和上斜肌外的所有眼肌麻痹、瞳孔扩大(动眼神经麻痹);② 对侧中枢性面舌瘫和上下肢瘫痪(锥体束损害)(图 2 - 61)。

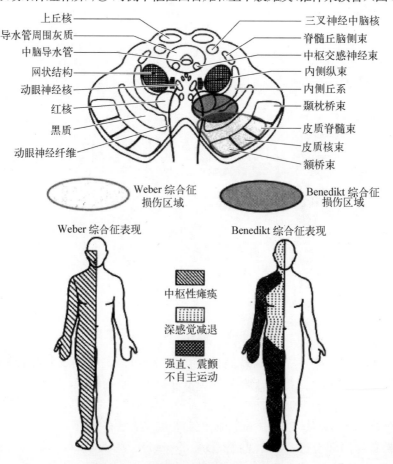

图 2 - 61　中脑综合征损伤部位及表现

（2）中脑被盖腹内侧部损害：可出现红核综合征（Benedikt syndrome），侵犯动眼神经、红核、黑质和内侧丘系，而锥体束未受影响。表现为：① 病侧除外直肌和上斜肌外的所有眼肌麻痹，瞳孔散大（动眼神经麻痹）；② 对侧肢体震颤、强直（黑质损害）或舞蹈、手足徐动及共济失调（红核损害）；③ 对侧肢体深感觉和精细触觉障碍（内侧丘系损害）（图 2 - 61）。

（六）小脑

1. 解剖结构及生理功能

小脑（cerebellum）位于颅后窝，小脑幕下方，脑桥及延髓的背侧。上方借小脑幕与枕叶隔开，下方为小脑延髓池，腹侧为脑桥和延髓，其间为第四脑室。小脑以小脑下脚（绳状体）、中脚（脑桥臂）、上脚（结合臂）分别与延髓、脑桥及中脑相连。

1）小脑的结构

小脑的中央为小脑蚓部，两侧为小脑半球。根据小脑表面的沟和裂，小脑分为 3 个主叶，即绒球小结叶、前叶和后叶（图 2 - 62）。小脑表面覆以灰质（小脑皮质），由分子层、普肯野（Purkinje）细胞层和颗粒层 3 层组成。皮质下为白质（小脑髓质）。在两侧小脑半球白质内各有 4 个小脑核，由内向外依次为顶核、球状核、栓状核和齿状核。顶核在发生学上最为古老，齿状核是 4 个核团中最大的一个。

2）小脑的纤维及联系

小脑系统的纤维联系分传入和传出两组。

（1）传入纤维：小脑的传入纤维来自大脑皮质、脑干（前庭核、网状结构及下橄榄核等）和脊髓，组成了脊髓小脑束、前庭小脑束、脑桥小脑束和橄榄小脑束等。所有传入小脑的冲动，均通过小脑的 3 个脚而进入小脑，终止于小脑皮质和深部核团：① 脊髓小脑束：肌腱、关节的深感觉由脊髓小脑前后束经小脑上脚和小脑下脚传至小脑蚓部；② 前庭小脑束：将前庭细胞核发出的冲动经小脑下脚传入同侧绒球小结叶及顶核；③ 脑桥小脑束：大脑皮质额中回、额中下回或枕叶的冲动传至同侧脑桥核，再组成脑桥小脑束交叉到对侧，经小脑中脚至对侧小脑皮质；④ 橄榄小脑束：将对侧下橄榄核的冲动经小脑中脚传至小脑皮质。

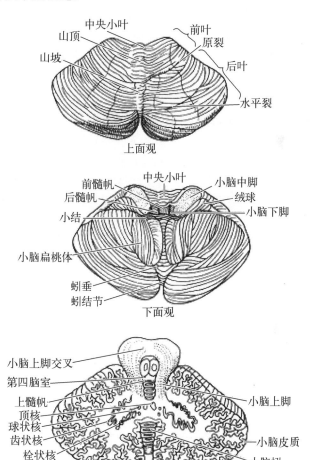

图 2 - 62 小脑的外观和结构

（2）传出纤维：小脑的传出纤维发自小脑深部核团（主要是齿状核、顶核），经过小脑上脚（结合臂）离开小脑，再经过中间神经元（前庭外侧核、红核、脑干的网状核和丘脑核团）而到达脑干的脑神经核及脊髓前角细胞。主要有：① 齿状核红核脊髓束：自齿状核发出的纤维交叉后至对侧红核，再组成红核脊髓束后交叉至同侧脊髓前角，参与运动的调节；② 齿状核红核丘脑束：自齿状核发出的纤维交叉后至对侧红核，再至丘脑，上传至大脑皮质运动区及运动前区，参与锥体束及锥体外系的调节；③ 顶核脊髓束：小脑顶核发出的纤维经小脑下脚至延髓网状结构和前庭核，一方面经网状脊髓束和前庭脊髓束至脊髓前角细胞，参与运动的调节，另一方面经前庭核与内侧纵束和眼肌神经核联系，参与眼球运动的调节。

3）小脑的功能

小脑主要维持躯体平衡，控制姿势和步态，调节肌张力和协调随意运动的准确性。小脑的传出纤维在传导过程中有两次交叉，对躯体活动发挥同侧协调作用，并有躯体各部位的代表区，如小脑半球为四肢的代表区，其上半部分代表上肢，下半部分代表下肢，蚓部则是躯干代表区。

2. 病损表现及定位诊断

小脑病变最主要的症状为共济失调。

此外，小脑占位性病变压迫脑干可发生阵发性强直性惊厥，或出现去大脑强直状态表现为四肢强直，角弓反张，神志不清，称为小脑发作。

小脑蚓部和半球损害时可产生不同症状：① 小脑蚓部损害：出现躯干共济失调，即轴性平衡障碍。表现为躯干不能保持直立姿势，站立不稳、向前或向后倾倒及闭目难立征（Romberg sign）阳性。行走时两脚分开、步态蹒跚、左右摇晃，呈醉酒步态。睁眼并不能改善此种共济失调，这与深感觉障碍性共济失调不同。但肢体共济失调及眼震很轻或不明显，肌张力常正常，言语障碍常不明显。多见于儿童小脑蚓部的髓母细胞瘤等。② 小脑半球损害：一侧小脑半球病变时表现为同侧肢体共济失调，上肢比下肢重，远端比近端重，精细动作比粗略动作重，指鼻试验、跟膝胫试验、轮替试验笨拙，常有水平性也可旋转性眼球震颤，眼球向病灶侧注视时震颤更加粗大，往往出现小脑性语言。多见于小脑脓肿、肿瘤、脑血管病、遗传变性疾病等。

小脑慢性弥漫性变性时，蚓部和小脑半球虽同样受损，但临床上多只表现躯干性和言语的共济失调，四肢共济失调不明显，此由于新小脑的代偿作用所致。急性病变则缺少这种代偿作用，故可出现明显的四肢共济失调。

三、发病机制

(一) 蛛网膜下隙出血

蛛网膜下隙出血（subarachnoid heamorrhage，SAH）是多种病因所致脑底部或脑及脊髓表面血管破裂的急性出血性脑血管病，血液直接流入蛛网膜下隙，又称原发性 SAH。SAH 约占急性脑卒中的 10％左右。

SAH 发病机制一般认为是由以下原因造成的。

1. 动脉瘤

粟粒样动脉瘤可能与遗传及先天性发育缺陷有关。尸解发现约 80％的人 Willis 环动脉壁弹力层和中膜发育异常或受损，随年龄增长，在动脉壁粥样硬化、血压增高和血流涡流冲击等因素影响下，动脉壁弹性和强度逐渐减弱，管壁薄弱的部分逐渐向外膨胀突出，形成囊状动脉瘤；动脉瘤发病率随年龄而增加，有颅内动脉瘤家族史、常染色体显性遗传多囊肾患者发病率更高；动脉瘤体积从 2 mm^3 到 3 cm^3 不等，平均 7.5 mm^3。动脉瘤体积是决定其是否破裂出血的危险因素,有临床症状者发生出血危险性更高;典型动脉瘤仅由内膜和外膜组成,菲薄如纸。炎症动脉瘤是由动脉炎或颅内炎症引起的血管病变。

2. 脑血管畸形

是胚胎期发育异常形成的畸形血管团,其血管壁极薄弱,处于破裂的临界状态,当激动或因不明显诱因即可破裂出血。

3. 其他

如肿瘤或转移癌可直接侵蚀血管,引起血管壁病变,最终导致破裂出血。

(二) 脑出血

脑出血(intracerebral hemorrhage,ICH)是指原发性非外伤性脑实质内出血。占全部脑卒中20%～30%。高血压是脑出血最常见的原因,高血压伴发脑内小动脉病变,血压骤升引起动脉破裂出血称为高血压性脑出血。

颅内动脉具有中层肌细胞和外层结缔组织少、外弹力层缺失的特点,长期高血压可导致脑内细小动脉或深穿支动脉壁纤维素样坏死、玻璃样变性或脂质透明变性,甚至小动脉瘤或微夹层动脉瘤形成。当血压骤然升高时,血液自血管壁渗出或动脉瘤壁直接破裂,血液进入脑组织形成血肿。另外,高血压可引起远端血管痉挛,导致小血管缺氧、坏死及血栓形成,斑点状出血及脑水肿,出血融合成片即发生较大量出血。随年龄增长及病变加重,脑内小动脉变得弯曲呈螺旋状,使深穿支动脉成为出血的主要部位;豆纹动脉自大脑中动脉近端呈直角分出,受高压血流冲击易发生粟粒状动脉瘤,是脑出血的好发部位,其外侧支被称为出血动脉。非高血压性脑出血,由于其病因不同,故发病机制各异。

一次高血压性脑出血通常在 30 min 内停止,致命性出血可直接导致死亡。近年来利用头颅 CT 扫描对脑出血进行动态观察,发现脑出血有稳定型和活动型两种,后者的血肿形态往往不规则,密度不均一,发病后 3 h 内血肿迅速扩大,前者的血肿与之相反,保持相对稳定,血肿体积扩大不明显。多发性脑出血通常继发于血液病、脑淀粉样血管病、新生物、血管炎或窦静脉闭塞性疾病。

(三) 脑梗死

脑梗死(cerebral infarct,CI)又称缺血性脑卒中,是指由于脑部血液供应障碍,缺血、缺氧引起的局限性脑组织的缺血性坏死或脑软化。脑梗死的临床常见类型有脑血栓形成、腔隙性梗死和脑栓塞等。脑梗死约占全部脑卒中的 70%。

1. 脑血栓形成

脑血栓形成(cerebral thrombosis)是脑梗死中最常见的类型,通常指脑动脉的主干或其皮质支因动脉粥样硬化及各类动脉炎等血管病变,导致血管的管腔狭窄或闭塞,并进而发生血栓形成,造成脑局部供血区血流中断,发生脑组织缺血、缺氧,软化坏死,出现相应的神经系统症状和体征。

动脉硬化是本病最基本病因,特别是动脉粥样硬化,常伴高血压病,两者互为因果,糖尿病和高脂症也可加速动脉粥样硬化的进程。脑动脉粥样硬化主要发生在管径 500 μm 以上的动脉,其斑块导致管腔狭窄或血栓形成,可见于颈内动脉和椎基底动脉系统的任何部位,以动脉分叉处或转弯处多见,如大脑中动脉、前动脉和后动脉的起始部,颈总动脉与颈内、外动脉的分叉处,椎动脉在锁骨下动脉的起始处,基底动脉起始段及分叉处。

其次是动脉炎,如结缔组织疾病、抗磷脂抗体综合征及细菌、病毒、螺旋体等感染均可导致动脉炎症,使管腔狭窄或闭塞。

其他少见原因包括药源性〔可卡因、苯丙胺(安非他明)等〕、血液系统疾病(红细胞增多症、血小板增多症、血栓栓塞性血小板减少性紫癜、弥漫性血管内凝血、镰状细胞贫血等)、脑淀粉样血管病、烟雾病(moyamoya)病、肌纤维发育不良、Binswang 病和颅内外夹层动脉瘤等。此外，尚有极少数不明原因者。

2. 脑栓塞(cerebral embolism)

是指各种栓子随血流进入颅内动脉系统使血管腔急性闭塞引起相应供血区脑组织缺血坏死及脑功能障碍。

脑栓塞根据栓子来源不同，可分为：

(1) 心源性：最常见，占脑栓塞 60％～75％，最常见的直接原因是慢性心房纤颤；风湿性心瓣膜病、心内膜炎赘生物及附壁血栓脱落等是栓子的主要来源，心肌梗死、心房黏液瘤、心脏手术(瓣膜置换及心脏移植)、心脏导管、二尖瓣脱垂和钙化，以及先天性心脏病房室间隔缺损，来自静脉的反常栓子亦可为栓子来源。

(2) 非心源性：如动脉粥样硬化斑块的脱落、肺静脉血栓或血凝块、骨折或手术时脂肪栓和气栓、血管内治疗时的血凝块或血栓脱落、癌细胞、寄生虫及虫卵等；颈动脉纤维肌肉发育不良是一种节段性非动脉粥样硬化性血管病变，主要见于女性，也可发生脑栓塞；肺部感染、败血症可引起脑栓塞，肾病综合征高凝状态亦可发生脑栓塞。

(3) 来源不明：约 30％脑栓塞不能确定原因。

成人脑血流量约占心血输出量的 20％，脑栓塞发病率可占全身动脉栓塞的 50％。推测来自心脏的第一个栓子几乎 90％停驻在脑部，故脑栓塞常常是全身动脉栓塞性疾病的最初表现，只要栓子的来源不消除，脑栓塞就可能反复发生，约 2/3 脑栓塞的复发是发生在首次脑栓塞后的 1 年之内。

3. 腔隙性梗死

腔隙性梗死(lacuna infarct)是指发生在大脑半球深部白质及脑干的缺血性微梗死。

该病的病因及发病机制尚无定论，常见的有：

(1) 高血压导致小动脉及微小动脉壁的脂质透明变性，引起管腔闭塞而产生腔隙性病变；但有资料认为，单一病灶的腔隙性病变与高血压无显著相关性，但舒张压增高是多发性腔隙性梗死的主要易患因素。

(2) 大脑中动脉和基底动脉的动脉粥样硬化病变及形成的小的血栓可累及和阻塞深穿支动脉而导致腔隙性梗死。

(3) 血流动力学异常如血压突然下降可使已严重狭窄的动脉远端血流明显减少而致病。

(4) 各种类型小栓子如红细胞、纤维蛋白、胆固醇、空气及动脉粥样硬化物质等阻塞小动脉，颈动脉系统颅外段动脉粥样硬化病变是微栓子最常见来源，心脏病和念珠菌性动脉瘤也是栓子的可能来源。

(5) 血液异常如红细胞增多症、血小板增多症和高凝状态也可能对发病起作用。

四、诊断要点

(一) 临床表现

1. 蛛网膜下腔出血(SAH)

(1) 任何年龄均可发病，由动脉瘤破裂所致者好发于 30～60 岁间，女性多于男性；因血管畸形者多见于青少年,两性无差异。

(2) SAH 典型临床表现是突然发生剧烈头痛、呕吐、脑膜刺激征及血性脑脊液。多在剧烈活动中或活动后出现爆裂样局限性或全头部剧痛,其始发部位常与动脉瘤破裂部位有关。常见的伴随症状有短暂意识障碍、项背部或下肢疼痛、畏光等。因发病年龄、病变部位、破裂血管的大小及发病次数不同,临床表现各异;轻者可无明显症状和体征,重者突然昏迷并在短期内死亡。绝大多数病例发病后数小时内可出现脑膜刺激征,以颈强直最明显,克氏征、布氏征均呈阳性,有时脑膜刺激征是 SAH 唯一的临床表现,这是因为 SAH 如不出现脑膜刺激征提示血量较少,病情不重。眼底检查可见视网膜出血、视乳盘水肿;约 25% 患者可见玻璃体膜下片块状出血,发病 1 h 内即可出现,是急性高颅压、眼静脉回流受阻所致,有诊断特异性;也可有脑神经瘫痪、轻偏瘫、感觉障碍、眩晕、共济失调和癫痫发作等。少数患者急性期可出现精神症状,如欣快、谵妄、幻觉等,2～3 周后自行消失。

(3) 诱因及先驱症状:发病前多有明显诱因,如剧烈运动、过劳、激动、用力、排便、咳嗽、饮酒等;少数可在安静条件下发病。动脉瘤未破裂时常无症状,当扩张压迫邻近结构可出现头痛或脑神经瘫痪;约 1/3 的 SAH 患者动脉瘤破裂前数日或数周有头痛、恶心、呕吐等"警告性渗漏"症状。后交通动脉瘤易压迫动眼神经而致麻痹症状;颈内动脉海绵窦段动脉瘤易损害第Ⅲ、Ⅳ、Ⅴ、Ⅵ对脑神经,破裂后可导致颈内动脉海绵窦瘘;大脑前动脉瘤可出现精神症状;大脑中动脉瘤可出现偏瘫、偏身感觉障碍和抽搐;椎-基底动脉瘤可出现面瘫等脑神经瘫痪。脑血管畸形患者常有癫痫发作,可有或无局灶性神经功能缺损症状和体征,部分病例仅在 MRA/DSA 检查时才被发现。

(4) 60 岁以上老年 SAH 患者表现常不典型,起病较缓慢,头痛、脑膜刺激征不显著,而意识障碍和脑实质损害症状较重,如精神症状较明显。常伴有心脏损害的心电图改变,其他脏器并发症出现率高,如肺部感染、消化道出血、泌尿道和胆道感染等。

(5) 常见并发症主要包括:① 再出血:是 SAH 致命的并发症。出血后 1 个月内再出血危险性最大,2 周内再发率占再发病例的 54%～80%,近期再发的病死率为 41%～46%,明显高于 SAH 的病死率(25%);2 个月后远期再发率为 15%～30%;再出血原因多为动脉瘤破裂,多在病情稳定情况下,突然再次出现剧烈头痛、呕吐、抽搐发作、昏迷,甚至去脑强直及神经定位体征,颈强及克氏征明显加重;复查脑脊液再次呈新鲜红色;② 脑血管痉挛(cerebrovascular spasm, CVS):是死亡和伤残的重要原因。早发性出现于出血后,历时数十分钟至数小时缓解;迟发性发生于出血后 4～15d,7～10d 为高峰期,2～4 周后逐渐减少;迟发性 CVS 为弥散性,可继发脑梗死。常见症状是意识障碍、局灶神经体征如偏瘫等,但体征对载瘤动脉无定位价值;③ 脑积水(hydrocephalus):急性脑积水于发病后 1 周内发生,发生率约为 20%,与脑室及蛛网膜下隙中积血量有关;轻者仅有嗜睡、近记忆受损,可有上视受限、外展神经瘫痪、下肢腱反射亢进等;重者出现昏睡或昏迷,可因脑疝形成而死亡;迟发性脑积水发生在 SAH 后 2～3 周;④ 其他:5%～10% 患者可发生抽搐,5%～30% 患者可发生低钠血症和血容量减少,与抗利尿激素分泌不足和水潴留有关;还可出现神经源性心脏及肺功能障碍等。

2. 脑出血

(1) 高血压性脑出血:常发生在 50～70 岁,男性略多见,冬春季发病较多,多有高血压病史。通常在活动和情绪激动时发生,大多数病例病前无预兆,少数可有头痛、头晕、肢体麻木等前驱症状。临床症状常在数分钟到数小时内达到高峰,可因出血部位及出血量不同而临床特点各异。重症者发病时突感剧烈头痛,瞬即呕吐,数分钟内可转入意识模糊或昏迷。

(2) 基底节区出血:约占全部脑出血的70%,壳核出血最为常见,约占全部的60%,丘脑出血占全部的10%。由于出血常累及内囊,并以内囊损害体征为突出表现,故又称内囊区出血;壳核又称为内囊外侧型,丘脑又称内囊内侧型出血。

a. 壳核出血:系豆纹动脉尤其是其外侧支破裂所致。表现突发的病灶对侧偏瘫、偏身感觉缺失和同向性偏盲,双眼球向病灶对侧同向凝视不能,主侧半球可有失语;出血量大可有意识障碍,出血量较小可仅表现纯运动、纯感觉障碍,不伴头痛、呕吐,与腔隙性梗死不易区分。

b. 丘脑出血:由丘脑膝状动脉和丘脑穿通动脉破裂所致。亦表现突发对侧偏瘫、偏身感觉障碍、甚至偏盲等内囊性三偏症状;其与壳核出血不同之处是:上下肢瘫痪均等或基本均等,深浅感觉均有障碍,而深感觉障碍更突出;可有特征性眼征,如上视障碍或凝视鼻尖、眼球偏斜或分离性斜视、眼球会聚障碍和无反应性小瞳孔等;意识障碍多见且较重,出血波及下丘脑或破人第三脑室则出现昏迷加深、瞳孔缩小、去皮质强直等中线症状。如为小量出血或出血局限于丘脑内侧则症状较轻;丘脑中间腹侧核受累可出现运动性震颤、帕金森综合征表现;累及丘脑底核或纹状体可呈偏身舞蹈、投掷样运动;优势侧丘脑出血可出现丘脑性失语(语言低沉、缓慢、无自发语言、听觉及阅读理解能力障碍、语言流畅性减低、错语、重复言语);可有情感淡漠、欣快、视听幻觉,以及定向、计算、记忆障碍,情绪低落等。

c. 尾状核头出血:也属基底节区出血,较少见,临床表现与蛛网膜下腔出血颇相似,仅有脑膜刺激征而无明显瘫痪,头痛、呕吐及轻度颈强、Kernig征,可有对侧中枢性面舌瘫;或仅有头痛而在CT检查时偶然发现,临床上往往容易被忽略。

(3) 脑桥出血:约占脑出血的10%,多由基底动脉脑桥支破裂所致。出血灶多位于脑桥基底与被盖部之间。大量出血(血肿>5 ml)累及双侧被盖和基底部,常破入第四脑室,患者迅即进入昏迷、双侧针尖样瞳孔、呕吐咖啡样胃内容物、中枢性高热(持续39℃以上、躯干热而四肢不热)、中枢性呼吸障碍、眼球浮动、四肢瘫痪和去大脑强直发作等,多在48 h内死亡。小量出血可无意识障碍,表现交叉性瘫痪和共济失调性偏瘫,两眼向病灶侧凝视麻痹或核间性眼肌麻痹。

(4) 中脑出血:罕见。但应用CT及MRI检查并结合临床已可确诊,轻症表现为一侧Ⅰ或双侧动眼神经不全瘫痪或Weber综合征;重症表现为深昏迷,四肢弛缓性瘫痪,可迅速死亡。

(5) 小脑出血:约占脑出血的10%。多由小脑齿状核动脉破裂所致。发病初期大多意识清楚或有轻度意识障碍,表现眩晕、频繁呕吐、枕部剧烈头痛和平衡障碍等,但无肢体瘫痪是其常见的临床特点;轻症者表现出一侧肢体笨拙、行动不稳、共济失调和眼球震颤,无瘫痪;两眼向病灶对侧凝视,吞咽及发音困难,四肢锥体束征,病侧或对侧瞳孔缩小、对光反应减弱,晚期瞳孔散大,中枢性呼吸障碍,最后枕大孔疝死亡;暴发型则常突然昏迷,在数小时内迅速死亡。如出血量较大,病情迅速进展,发病时或发病后12~24 h内出现昏迷及脑干受压征象,可有面神经麻痹,两眼凝视病灶对侧,肢体瘫痪及病理反射等。

(6) 脑叶出血:约占脑出血的10%,常由脑动静脉畸形、烟雾病、血管淀粉样病变、肿瘤等所致。出血以顶叶最常见,其次为颞叶、枕叶、额叶,也可有多发脑叶出血。常表现头痛、呕吐、脑膜刺激征及出血脑叶的局灶定位症状,如额叶出血可有偏瘫、Broca失语、摸索等;颞叶可有Wernieke失语、精神症状;枕叶可有视野缺损;顶叶可有偏身感觉障碍、空间构象障碍。抽搐较其他部位出血常见,昏迷较少见;部分病例缺乏脑叶的定位症状。

(7) 脑室出血:约占脑出血的 3%～5%,由脑室内脉络丛动脉或室管膜下动脉破裂出血,血液直流入脑室内所致,又称原发性脑室出血。多数病例为小量脑室出血,常有头痛、呕吐、脑膜刺激征,一般无意识障碍及局灶性神经缺损症状,血性 CSF,酷似蛛网膜下腔出血,可完全恢复,预后良好。大量脑室出血常起病急骤,迅速出现昏迷、频繁呕吐、针尖样瞳孔、眼球分离斜视或浮动、四肢弛缓性瘫痪及去脑强直发作等,病情危笃,预后不良,多迅速死亡。

3. 脑梗死

1) 脑血栓形成

一般特点:由动脉粥样硬化所致者以中、老年人多见,由动脉炎所致者以中青年多见。常在安静或休息状态下发病,部分病例病前有肢体无力及麻木、眩晕等 TIA 前驱症状。神经系统局灶性症状多在发病后 10 余小时或 1～2 d 内达到高峰。除脑干梗死和大面积梗死外,大多数患者意识清楚或仅有轻度意识障碍。

临床类型:依据症状和体征的演进过程可分为:

(1) 完全性卒中(complete stroke):指发病后神经功能缺失症状较重较完全,常于数小时内(6 h)达到高峰。

(2) 进展性卒中(progressive stroke):指发病后神经功能缺失症状在 48 小时内逐渐进展或呈阶梯式加重。

(3) 可逆性缺血性神经功能缺失(reversible ischemia neurologic deficit, RIND):指发病后神经缺失症状较轻,持续 24 h 以上,但可于 3 周内恢复。

脑梗死的临床综合征:

(1) 颈内动脉闭塞综合征:病灶侧单眼一过性黑蒙,偶可为永久性视力障碍(因眼动脉缺血),或病灶侧 Horner 征(因颈上交感神经节后纤维受损);颈动脉搏动减弱,眼或颈部血管杂音;对侧偏瘫、偏身感觉障碍和偏盲等(大脑中动脉或大脑中、前动脉缺血);主侧半球受累可有失语症,非主侧半球受累可出现体象障碍;亦可出现晕厥发作或痴呆。

(2) 大脑中动脉闭塞综合征:

a. 主干闭塞:① 三偏症状,病灶对侧中枢性面舌瘫及偏瘫、偏身感觉障碍和偏盲或象限盲;上下肢瘫痪程度基本相等;② 可有不同程度的意识障碍;③ 主侧半球受累可出现失语症,非主侧半球受累可见体象障碍。

b. 皮质支闭塞:① 上分支包括至眶额部、额部、中央回、前中央回及顶前部的分支,闭塞时可出现病灶对侧偏瘫和感觉缺失,面部及上肢重于下肢,Broco 失语(主侧半球)及体象障碍(非主侧半球);② 下分支包括至颞极及颞枕部,颞叶前、中、后部的分支,闭塞时常出现 Wernike 失语、命名性失语和行为障碍等,而无偏瘫。

c. 深穿支闭塞:① 对侧中枢性上下肢均等性偏瘫,可伴有面舌瘫;② 对侧偏身感觉障碍,有时可伴有对侧同向性偏盲;③ 主侧半球病变可出现皮质下失语。

(3) 大脑前动脉闭塞综合征:

a. 主干闭塞:发生于前交通动脉之前,因对侧代偿可无任何症状;发生于前交通动脉之后可有:① 对侧中枢性面舌瘫及偏瘫,以面舌瘫及下肢瘫为重,可伴轻度感觉障碍;② 尿潴留或尿急(旁中央小叶受损);③ 精神障碍如淡漠、反应迟钝、欣快、始动障碍和缄默等(额极与胼胝体受累),常有强握与吸吮反射(额叶病变);④ 主侧半球病变可见上肢失用,亦可出现 Broca

失语。

b. 皮质支闭塞：① 对侧下肢远端为主的中枢性瘫，可伴感觉障碍（胼周和胼缘动脉闭塞）；② 对侧肢体短暂性共济失调、强握反射及精神症状（眶动脉及额极动脉闭塞）。

c. 深穿支闭塞：对侧中枢性面舌瘫及上肢近端轻瘫（影响内囊膝部及部分前肢）。

（4）大脑后动脉闭塞综合征：

a. 主干闭塞：对侧偏盲、偏瘫及偏身感觉障碍（较轻）。丘脑综合征，主侧半球病变可有失读症。

b. 皮质支闭塞：① 因侧支循环丰富而很少出现症状，仔细检查可见对侧同向性偏盲或象限盲，而黄斑视力保存（黄斑回避现象）；两侧病变可有皮质盲；② 主侧颞下动脉闭塞可见视觉失认及颜色失认；③ 顶枕动脉闭塞可见对侧偏盲，可有不定型的光幻觉痫性发作，主侧病损可有命名性失语；距状动脉闭塞出现对侧偏盲或象限盲。

c. 深穿支闭塞：① 丘脑穿通动脉闭塞产生红核丘脑综合征：病灶侧小脑性共济失调、意向性震颤、舞蹈样不自主运动，对侧感觉障碍；② 丘脑膝状体动脉闭塞可见丘脑综合征：对侧感觉障碍，深感觉为主. 以及自发性疼痛、感觉过度、轻偏瘫，共济失调和不自主运动，可有舞蹈、手足徐动症和震颤等锥体外系症状；③ 中脑支闭塞出现 Weber 综合征：同侧动眼神经瘫痪，对侧中枢性偏瘫；或 Benedit 综合征：同侧动眼神经瘫痪，对侧不自主运动。

d. 后脉络膜动脉闭塞：罕见，主要表现对侧象限盲。

（5）椎-基底动脉闭塞综合征：

a. 主干闭塞：常引起脑干广泛梗死，出现脑神经、锥体束及小脑症状，如眩晕、呕吐、共济失调、瞳孔缩小、四肢瘫痪、肺水肿、消化道出血、昏迷、高热等，常因病情危重死亡。

b. 基底动脉尖综合征：基底动脉尖端分出两对动脉即小脑上动脉和大脑后动脉，其分支供应中脑、丘脑、小脑上部、颞叶内侧及枕叶。故可出现以中脑病损为主要表现的一组临床综合征，多因动脉粥样硬化性脑血栓形成、心源性或动脉源性栓塞引起。临床表现：① 眼球运动及瞳孔异常：一侧或双侧动眼神经部分或完全麻痹、眼球上视不能（上丘受累）及一个半综合征，瞳孔光反应迟钝而调节反应存在，类似阿-罗瞳孔（顶盖前区病损）；② 意识障碍：一过性或持续数天，或反复发作〔中脑及（或）丘脑网状激活系统受累〕；③ 对侧偏盲或皮质盲；④ 严重记忆障碍（颞叶内侧受累）。有卒中危险因素的中老年人，突然发生意识障碍又较快恢复，无明显运动、感觉障碍，但有瞳孔改变、动眼神经麻痹、垂直注视障碍，应想到该综合征；如有皮质盲或偏盲、严重记忆障碍则更支持；CT 及 MRI 检查见中脑、双侧丘脑、枕叶、颞叶病灶即可确诊。

c. 中脑支闭塞出现 Weber 综合征、Benedit 综合征；脑桥支闭塞出现 Millard - Gubler 综合征（外展神经、面神经麻痹，对侧肢体瘫痪）、Foville 综合征（同侧凝视麻痹、周围性面瘫，对侧偏瘫）。

d. 小脑后下动脉或椎动脉闭塞综合征：或延髓背外侧（Wallenberg）综合征，是脑干梗死中最常见的类型。主要表现：① 眩晕、呕吐、眼球震颤（前庭神经核）；② 交叉性感觉障碍（三叉神经脊束核及对侧交叉的脊髓丘脑束受损）；③ 同侧 Homer 征（交感神经下行纤维受损）；④ 吞咽困难和声音嘶哑（舌咽、逃走神经受损）；⑤ 同侧小脑性共济失调（绳状体或小脑受损）。由于小脑后下动脉的解剖变异较多，使临床症状复杂化，常有不典型的临床表现。

e. 双侧脑桥基底部梗死出现闭锁综合征：患者意识清楚，四肢瘫痪，不能讲话和吞咽，仅能以目示意。

（6）小脑梗死：由小脑上动脉、小脑后下动脉、小脑前下动脉等闭塞所致,常有眩晕、恶心、呕吐、眼球震颤、共济失调、站立不稳和肌张力降低等,可有脑干受压及颅内压增高症状。

2）脑栓塞

（1）任何年龄均可发病,但以青壮年多见。多在活动中突然发病,常无前驱症状,局限性神经缺失症状多在数秒至数分钟内发展到高峰,是发病最急的脑卒中,且多表现为完全性卒中。个别病例因栓塞反复发生或继发出血,于发病后数天内呈进行性加重,或局限性神经功能缺失症状一度好转或稳定后又加重。

（2）大多数患者意识清楚或仅有轻度意识模糊,颈内动脉或大脑中动脉主干的大面积脑栓塞可发生严重脑水肿、颅内压增高、昏迷及抽搐发作,病情危重;椎-基底动脉系统栓塞也可发生昏迷。

（3）局限性神经缺失症状与栓塞动脉供血区的功能相对应。约 4/5 脑栓塞累及 Willis 环前部,多为大脑中动脉主干及其分支,出现失语、偏瘫、单瘫、偏身感觉障碍和局限性癫痫发作等,偏瘫多以面部和上肢为重,下肢较轻;约 1/5 发生在 Willis 环后部,即椎-基底动脉系统。表现眩晕、复视、共济失调、交叉瘫、四肢瘫、发音及吞咽困难等;栓子进入一侧或两侧大脑后动脉可导致同向性偏盲或皮质盲;较大栓子偶可栓塞在基底动脉主干,造成突然昏迷、四肢瘫或基底动脉尖综合征。

（4）大多数患者有栓子来源的原发疾病,如风湿性心脏病、冠心病和严重心律失常等;部分病例有心脏手术、长骨骨折、血管内治疗史等;部分病例有脑外多处栓塞证据,如皮肤、球结膜、肺、肾、脾、肠系膜等栓塞和相应的临床症状和体征,肺栓塞常有气急、发绀、胸痛、咯血和胸膜摩擦音等,肾栓塞常有腰痛、血尿等,其他如皮肤出血点或瘀斑、球结膜出血、腹痛、便血等。

3）腔隙性梗死

（1）本病多发生于 40～60 岁及以上的中老年人,男性多于女性,常伴有高血压。

（2）起病常较突然,多为急性发病,部分为渐进性或亚急性起病;20% 以下表现 TIA 样起病。多数学者认为,TIA 持续时间超过数小时以上应考虑为本病;多在白天活动中发病。

（3）临床表现多样,可有 20 种以上的临床综合征,临床特点是症状较轻、体征单一、预后较好;无头痛、颅内压增高和意识障碍等。

（4）临床常见的腔隙综合征:

a. 纯运动性轻偏瘫（pure motor hemiparesis, PMH）:最常见类型,约占 60%。出现一侧面部和上下肢无力,无感觉障碍、视野缺损及皮质功能缺失如失语;脑干病变的 PMH 无眩晕、耳鸣、眼震、复视及小脑性共济失调。多在 2 周内开始恢复。病灶位于内囊后肢、脑桥基底或大脑脚。

PMH 有 7 种少见的变异型:① 合并运动性失语:豆纹动脉闭塞所致,病灶在内囊膝部、后肢及邻近的放射冠白质,如不经 CT 证实临床易误诊为动脉粥样硬化性脑梗死;② 无面瘫的 PMH:椎动脉或深穿支闭塞所致一侧延髓锥体微梗死,病初可有轻度眩晕、舌麻、舌肌无力等指示定位;③ 合并水平凝视麻痹:病理证实为脑桥下部旁中线动脉闭塞累及脑桥旁正中网状结构,引起短暂的一个半综合征;④ 合并动眼神经交叉瘫（Weber 综合征）:病灶在大脑脚中部,累及动眼神经传出纤维;⑤ 合并展神经交叉瘫:病灶在脑桥下部旁中线区,累及展神经出脑干纤维;⑥ 伴有精神混乱:精神混乱急性发作,注意力、记忆力障碍;病理证实病灶在内囊前肢及后肢前部,破坏了丘脑至额叶联系纤维;⑦闭锁综合征:四肢瘫、不能讲话,貌似昏迷,可借眼球垂直运动示意;实为双侧 PMH,是双侧内囊或脑桥的皮质脊髓束受损结果。

b. 纯感觉性卒中(pure sensory stroke,PSS):较常见。出现对侧偏身或局部感觉障碍,如麻木、烧灼或沉重感、刺痛、僵硬感等;多为主观感觉体验,很少有感觉缺失体征,但亦有感觉缺失者。可分为 TIA 型、持续感觉障碍型、TIA 后转为持续型。病灶位于丘脑腹后外侧核、内囊后肢、放射冠后部及脑干背外侧部累及感觉神经核或传导束,通常为大脑后动脉的丘脑穿通支闭塞所致;感觉障碍严格沿人体中轴分隔,是丘脑性感觉障碍的特点。感觉异常仅位于面口部和手部者称口手综合征。

c. 共济失调性轻偏瘫(ataxic-hemiparesis,AH):病变对侧 PMH 伴小脑型共济失调,下肢重,足、踝尤为明显,上肢轻,面部最轻;指鼻试验、跟膝胫试验、轮替动作、Romberg 征均(+)。病变可位于 4 个部位:放射冠和半卵圆中心(影响皮质脑桥束和部分锥体束)、内囊后肢及偏上处(影响颞、枕桥束及锥体束)、丘脑伴内囊后肢受损和脑桥基底部上 1/3 与下 2/3 交界处。

d. 构音障碍-手笨拙综合征(dysarthric-clumsy hand syndrome,DCHS):起病突然,发病后症状即达高峰。有严重构音障碍、吞咽困难、病变对侧中枢性面舌瘫、同侧手轻度无力及精细动作笨拙,书写时易发现,指鼻试验不准,行走时轻度平衡障碍。病变在脑桥基底部上1/3与下 2/3 交界处,可视为 AH 的变异型,为基底动脉旁中线支闭塞;亦可见于内囊最上部的膝部病变。

e. 感觉运动性卒中(sensorimotor stroke,SMS):以偏身感觉障碍起病.再出现轻偏瘫,可为 PSS 合并 PMH。病灶在丘脑腹后核及邻近的内囊后肢(丘脑内囊综合征),是丘脑膝状体动脉分支或脉络膜后动脉丘脑支闭塞。

f. 腔隙状态(lacunar state):多发性腔隙累及双侧锥体束,出现严重精神障碍、痴呆、假性球麻痹、双侧锥体束征、类帕金森综合征和尿便失禁等;但并非所有的多发性腔隙性梗死都是腔隙状态。

(二)辅助检查

1. 蛛网膜下隙出血

(1)颅脑 CT 是确诊 SAH 的首选诊断方法:CT 检查可见蛛网膜下隙高密度出血征象,多位于大脑外侧裂、前纵裂池、后纵裂池、鞍上池和环池等(图 2-63);大量出血时脑室、脑池可呈"铸型"样改变。CT 检查安全、敏感,可早期诊断,并提供出血部位的线索,显示出血量、血液分布、脑室大小和有无再出血,对病情进行动态观察。CT 增强扫描有可能显示大的动脉瘤和脑血管畸形。但出血量不多、病变在后颅凹或贫血患者,CT 扫描容易漏诊。约 15% 患者 CT 扫描显示仅在脚间池有少量出血,可向中脑环池及外侧裂池基底部扩散,称为非动脉瘤性 SAH。

(2)CSF 检查腰椎穿刺:CSF 检查是诊断 SAH 的重要依据,常见均匀一致的血性 CSF,压力增高,蛋白含量增加,糖和氯化物水平多正常。最初 CSF 中红、白细胞数比例与外周血一致(700:1),数天后因无菌性炎性反应,白细胞计数增加,糖含量轻度降低。发病 12 h 后可出现黄变,如无再出血,2~3 周后 CSF 中红细胞和黄变现象消失。CSF 氧合

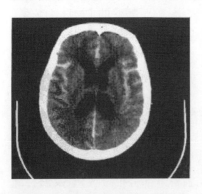

图 2-63　蛛网膜下隙出血 CT 表现

血红蛋白含量增加,多种酶活性增高,细胞学检查可见巨噬细胞内吞噬的红细胞及碎片,这些发现均有助于SAH诊断及与穿刺损伤进行鉴别。腰椎穿刺有诱发重症病例脑疝形成的危险,只是在无条件做CT检查而病情允许的情况下,或CT检查无阳性发现而临床又高度疑诊SAH时才考虑做此项检查。

(3) 数字减影血管造影(DSA)检查:DSA检查可确定动脉瘤位置,发现多发性动脉瘤,显示血管解剖行程、侧支循环和血管痉挛情况;还可发现引起SAH的其他病因,如动静脉畸形、烟雾病、血管性肿瘤等(图2-64),为SAH的病因诊断提供可靠的证据,对确定手术方案有重要价值。约1/3患者有多发性动脉瘤,故应做全脑血管造影;首次DSA阴性的患者1~2周后再行检查,约5%患者可发现动脉瘤,若仍为阴性应考虑颅内夹层动脉瘤、硬膜动静脉畸形、出血性疾病或颈脊髓出血的可能。应注意非动脉瘤性SAH患者DSA检查也为阴性。

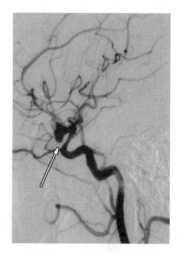

图 2-64 DSA 检查示后交通动脉瘤

(4) MRI和MRA检查:在SAH急性期通常不行MRI检查,因可能诱发再出血。MRA对直径3~15 mm的动脉瘤检出率可达84%~100%,但显示动脉瘤颈部和穿通支动脉不如DSA;对发现血管畸形很有帮助,但因其空间分辨率较差,还不能取代DSA。

(5) 经颅多普勒TCD检查:作为追踪监测SAH后脑血管痉挛的一种非侵入性技术有一定局限性,不能估计脑动脉远端分支的狭窄,10%患者找不到适当的超声窗,其价值受到一定影响。

(6) 实验室检查:血常规、凝血功能、肝功能及免疫学等检查有助于寻找出血的其他原因。

2. 脑出血

(1) CT检查:临床疑诊脑出血的首选检查。发病后CT检查即可显示新鲜血肿,为圆形或卵圆形均匀高密度区,边界清楚(图2-65);可显示血肿部位、大小、形态,是否破入脑室,血肿周围有无低密度水肿带及占位效应、脑组织移位和梗阻性脑积水等,有助于确诊及指导治疗。脑室大量积血呈高密度铸型,脑室扩大。1周后血肿周围有环形增强,血肿吸收后呈低密度或囊性变。严重贫血患者出血灶可呈等或稍低密度改变。对进展型脑出血病例应进行CT动态观察。

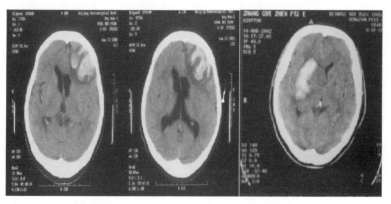

图 2-65 脑出血 CT 检查示高密度灶

(2) MRI 检查：急性期对幕上及小脑出血的价值不如 CT 检查，对脑干出血优于 CT 检查，病程 4～5 周后 CT 检查不能辨认脑出血时，MRI 检查仍可明确分辨，故可区别陈旧性脑出血和脑梗死；可显示血管畸形的流空现象。MRA 检查较 CT 检查更易发现脑血管畸形、血管瘤及肿瘤等出血原因。血肿及周围脑组织 MRI 检查表现较复杂，主要受血肿所含血红蛋白量的变化影响。① 超急性期(24 h)：血肿为长 T_1、长 T_2 信号，与脑梗死、水肿不易鉴别；② 急性期(2～7 d)：为等 T_1、短 T_2；③ 亚急性期(8 d～4 周)：短 T_1、长 T_2 信号；④ 慢性期(>4 周)：长 T_1、长 T_2 信号。随血肿缩小 T_2 加权最终形成裂隙状低信号带。

(3) 数字减影脑血管造影检查：怀疑脑血管畸形、烟雾病、血管炎等可行 DSA 检查，尤其是血压正常的年轻患者应考虑以查明病因，预防复发。

(4) 脑脊液检查：脑压增高，CSF 多呈洗肉水样均匀血性。因有诱发脑疝的危险，仅在不能进行头颅 CT 检查、且临床无明显颅内压增高表现时进行；怀疑小脑出血禁行腰穿。

(5) 血、尿、便常规及肝功、肾功、凝血功能、心电图检查：外周血白细胞计数可暂时增高达(10～20)×10^9/L，血糖、尿素氮等亦可短暂升高，凝血活酶时间和部分凝血活酶时间异常提示凝血功能障碍。

3. 脑梗死

1) 脑血栓形成

(1) 颅脑 CT 检查：多数脑梗死病例于发病后 24 h 内 CT 不显示密度变化，24～48 h 后逐渐显示与闭塞血管供血区一致的低密度梗死灶(图 2－66)，如梗死灶体积较大则可有占位效应。出血性脑梗死呈混杂密度改变。如病灶较小或脑干部位脑梗死 CT 检查可不显示。值得注意的是，病后 2～3 周(亚急性期)梗死区处于吸收期，此时因水肿消失及吞噬细胞的浸润，病灶可与脑组织等密度，导致 CT 上不能见到病灶，称"模糊效应"，需强化方可显示。

(2) MRI 检查：脑梗死数小时内，病灶区即有 MRI 信号改变，呈长 T_1、长 T_2 信号(图 2－67)，出血性梗死区为长 T_1、长 T_2，信号中混杂有短 T_1 和短 T_2 信号。与 CT 扫描相比，MRI 扫描具有显示病灶早，能早期发现大面积脑梗死，清晰显示小病灶及后颅凹的梗死灶，病灶检出率为95%。功能性 MRI 如弥散加权 MRI 可于缺血早期发现病变，发病后 0.5 h 即可显示梗死灶。

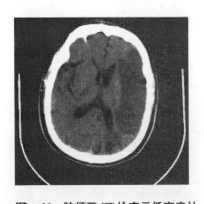

图－66　脑梗死 CT 检查示低密度灶

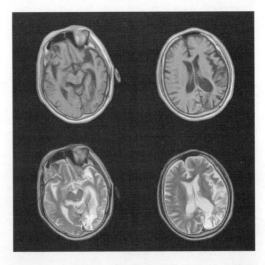

图 2－67　脑梗死 MRI 检查示长 T_1 和长 T_2 信号

（3）血管造影 DSA 或 MRA：可发现血管狭窄和闭塞的部位，可显示动脉炎、烟雾病、动脉瘤和血管畸形等。

（4）脑脊液检查：通常 CSF 压力、常规及生化检查正常，大面积脑梗死压力可增高，出血性脑梗死 CSF 可见红细胞，如通过临床及影像学检查已经确诊为脑梗死，则不必进行 CSF 检查。

（5）其他：彩色多普勒超声检查（TCD）可发现颈动脉及颈内动脉的狭窄、动脉粥样硬化斑或血栓形成。超声心动图检查有助于发现心脏附壁血栓、心房黏液瘤和二尖瓣脱垂。脑电图、脑电地形图、脑超声检查、放射性核素脑扫描等已很少在脑梗死的诊断中应用。虽然 SPECT 能早期显示脑梗死的部位、程度和局部脑血流改变，PET 能显示脑梗死灶的局部脑血流、氧代谢及葡萄糖代谢，并监测缺血半暗带及对远隔部位代谢的影响，但由于费用昂贵，难以在脑梗死诊断中广泛应用。

2）脑栓塞

（1）头颅 CT 及 MRI 扫描：可显示缺血性梗死或出血性梗死的改变，出现出血性更支持脑栓塞的诊断。多数患者继发出血性梗死而临床症状并无明显加重，故应定期复查头颅 CT 扫描，特别是在发病 2～3 d 时，以便早期发现继发梗死后出血，及时改变治疗方案。MRA 检查可发现颈动脉及主动脉狭窄程度，显示栓塞血管的部位。

（2）脑脊液检查：压力正常，大面积栓塞性脑梗死可增高；出血性梗死者 CSF 可呈血性或镜下可见红细胞；亚急性细菌性心内膜炎等感染性脑栓塞 CSF 白细胞计数增高，早期以中性粒细胞为主，晚期淋巴细胞为主；脂肪栓塞者 CSF 可见脂肪球。

（3）脑电图检查：在栓塞侧可有局限性慢波增多，但无定性意义。由于脑栓塞作为心肌梗死的第 1 个症状者并不少见，且约 20% 心肌梗死是无症状性的，心电图检查应作为常规，可发现心肌梗死、风心病、心律失常、冠状动脉供血不足和心肌炎的证据。超声心动图检查可证实心源性栓子的存在。颈动脉超声检查可评估颈动脉管腔狭窄、血流及颈动脉斑块，对颈动脉源性脑栓塞有提示意义。

3）腔隙性梗死

（1）CT 扫描：可见深穿支供血区单个或多个直径 2～15 mm 病灶，呈圆形、卵圆形、长方形或楔形腔隙性阴影，边界清晰，无占位效应，增强时可见轻度斑片状强化；以基底节、皮质下白质和内囊多见，其次为丘脑及脑干，阳性率为 60%～96%；CT 扫描对腔隙性梗死的发现率与病灶的部位、大小及检查的时间有关。CT 扫描可发现直径 2 mm 以上的腔隙病灶，但由于伪影的干扰使脑干的腔隙病灶不易检出。CT 检查最好在发病 7 d 内进行，以除外小量出血。腔隙性梗死发病 10 天内的检出率通常为 79%，1 月内 92%，7 月内 69%。

（2）MRI 扫描：显示腔隙病灶呈 T_1 等信号或低信号、T_2 高信号，T_2 加权像阳性率几乎可达 100%，并可清晰显示脑干病灶；且对大脑可行横断面、矢状位、冠状位扫描，对病灶进行准确定位，并能区分陈旧性腔隙系由于腔隙性梗死抑或颅内小出血所致，是最有效的检查手段。

（3）其他：脑电图、脑脊液及脑血管造影无肯定的阳性发现。PET 和 SPEET 通常在早期即可发现脑组织缺血变化。颈动脉超声可发现颈动脉粥样硬化斑块。

（三）诊断标准与鉴别诊断

1.蛛网膜下隙出血

1）诊断

突然发生的剧烈头痛、恶心、呕吐和脑膜刺激征阳性的患者，无局灶性神经缺损体征，伴或不伴有意识障碍,可诊断本病;如 CSF 呈均匀一致血性,压力增高,眼底检查发现玻璃体下出血则可临床确诊。应常规进行 CT 检查证实临床诊断,并进行病因学诊断。

2）鉴别诊断

SAH 需与以下疾病鉴别:

（1）脑出血:深昏迷时与 SAH 不易鉴别,脑出血多有高血压,伴有偏瘫、失语等局灶性神经功能缺失症状和体征。原发性脑室出血与重症 SAH 临床难以鉴别,小脑出血、尾状核头出血等因无明显肢体瘫痪易与 SAH 混淆,仔细的神经系统检查、头颅 CT 和 DSA 检查可资鉴别。

（2）颅内感染:各种类型的脑膜炎如结核性、真菌性、细菌性和病毒性脑膜炎等。虽有头痛、呕吐和脑膜刺激征,但常先有发热,CSF 性状提示感染而非出血可以鉴别。但 SAH 发病 1～2 周后,CSF 黄变,白细胞计数增加,也应注意与结核性脑膜炎鉴别,但后者头颅 CT 扫描正常。

（3）瘤卒中或颅内转移瘤:约 1.5% 脑瘤可发生瘤卒中,形成瘤内或瘤旁血肿合并 SAH,癌瘤颅内转移、脑膜癌症或 CNS 白血病有时可为血性 CSF。依靠详细的病史、CSF 查到瘤细胞和 CT 扫描可以区别。

（4）部分老年人 SAH 起病以精神症状为主,起病较缓慢,头痛、颈强直等脑膜刺激征不明显,或表现意识障碍和脑实质损害症状较重,容易漏诊或误诊,应注意询问病史及体格检查,并行头颅 CT 或 CSF 检查以明确诊断。

2. 脑出血

1）诊断

50 岁以上中老年高血压患者在活动或情绪激动时突然发病,迅速出现偏瘫、失语等局灶性神经缺失症状应首先想到脑出血的可能,头颅 CT 检查可提供脑出血的直接证据。

2）鉴别诊断

（1）首选应与其他类型的脑血管疾病如蛛网膜下隙出血、急性脑梗死等进行鉴别（见1.3.3）。

（2）对发病突然、迅速昏迷且局灶体征不明显者,应注意与引起昏迷的全身性中毒（酒精、药物、一氧化碳）及代谢性疾病（糖尿病、低血糖、肝性昏迷、尿毒症）鉴别,病史及相关实验室检查可提供诊断线索,头颅 CT 扫描无出血性改变.

（3）外伤性颅内血肿多有外伤史,头颅 CT 扫描可发现血肿。

（4）出血位于壳核、苍白球、丘脑、内囊、脑室周围深部白质、脑桥、小脑者,若病前有高血压病史,基本上可确诊为高血压性脑出血;老年人脑叶出血若无高血压及其他原因,多为淀粉样脑血管病变所致;血液病及抗凝、溶栓治疗引起的出血常有相应的病史或治疗史;肿瘤、动脉瘤、动静脉畸形等引起者,头颅 CT、MRI、MRA 及 DSA 检查常有相应发现,瘤卒中常表现在慢性病程中出现急性加重。

3. 脑梗死

1）脑血栓形成

A. 诊断

突然发病,迅速出现局限性神经功能缺失症状并持续 24 h 以上,具有脑梗死的一般特点,神经症状和体征可以用某一血管综合征解释者,应当考虑急性脑梗死的可能。再经脑 CT/MRI 梗死发现梗死灶,或排除脑出血、瘤卒中和炎症性疾病等,诊断即可确定。有明显感染或炎症疾病史的年轻患者需考虑动脉炎致血栓形成的可能。

B. 鉴别诊断

主要需与以下疾病相鉴别：

（1）脑出血：脑梗死有时与小量脑出血的临床表现相似，但活动中起病、病情进展快、发病当时血压明显升高常提示脑出血，CT 检查发现出血灶可明确诊断（表 2-3）。

表 2-3　脑梗死与脑出血的鉴别诊断

项目	脑 梗 死	脑 出 血
发病年龄	多为 60 岁以上	多为 60 岁以下
起病状态	安静或睡眠中	动态起病（活动中或情绪激动）
起病速度	十余小时或 1～2 d 症状达到高峰	10 min 至数小时症状达到高峰
全脑症状	轻或无	头痛、呕吐、嗜睡、打哈欠等高颅压症状
意识障碍	无或较轻	多见且较重
神经体征	多为非均等性偏瘫（大脑中动脉主干或皮质支）	多为均等性偏瘫（基底节区）
CT 检查	脑实质内低密度病灶	脑实质内高密度病灶
脑脊液	无色透明	可有血性

（2）脑栓塞：起病急骤，局灶性体征在数秒至数分钟达到高峰，常有栓子来源的基础疾病如心源性（心房纤颤、风湿性心脏病、冠心病、心肌梗死、亚急性细菌性心内膜炎等）、非心源性（颅内外动脉粥样硬化斑块脱落、空气、脂肪滴等）。大脑中动脉栓塞引起大面积脑梗死最常见。

（3）颅内占位病变：某些硬膜下血肿、颅内肿瘤、脑脓肿等也可呈卒中样发病，出现偏瘫等局限性神经功能缺失症状，有时颅内高压征象、特别是视乳盘水肿并不明显，可与脑梗死混淆，CT/MRI 检查不难鉴别。

2）脑栓塞

A. 诊断

根据骤然起病，数秒至数分钟内出现偏瘫、失语、一过性意识障碍、抽搐发作等局灶性症状，有心脏病史或发现栓子来源，诊断不难。同时发生其他脏器栓塞、心电图异常均有助于诊断，脑 CT 和 MRI 检查可明确脑栓塞部位、范围、数目及是否伴出血。

B. 鉴别诊断

应注意与脑血栓形成、脑出血鉴别。

3）腔隙性梗死

A. 诊断

目前国内外尚无统一的诊断标准，以下标准可资参考：

（1）中年以后发病，有长期高血压病史。

（2）临床表现符合腔隙综合征之一。

（3）CT 或 MRI 影像学检查可证实存在与神经功能缺失一致的病灶。

（4）EEG、腰椎穿刺或 DSA 等检查均无肯定的阳性发现。

（5）预后良好，多数患者可在短期内恢复。

B. 鉴别诊断

腔隙综合征的病因除梗死之外，还包括小量脑出血、感染、囊虫病、烟雾病、脑脓肿、颅外段颈动脉闭塞、脑桥出血、脱髓鞘病和转移瘤等，故在临床诊断中应注意鉴别非梗死性腔隙病变。

参考文献

［1］贾建平. 神经病学［M］. 6 版. 北京：人民卫生出版社，2008.

［2］柏树令. 系统解剖学［M］. 7 版. 北京：人民卫生出版社，2008.

（编写：吴芳玲　审校：杨　坚）

第三章
康复治疗篇

第一节　颈　椎　病

一、康复评定

(一) 颈部关节活动度

1. 检查方法

颈椎是脊柱中灵活性最大的部分,可以进行多轴向的运动,包括前屈、后伸、左右侧屈及旋转等活动。检查时,患者一般处于端坐或直立位(正常人两眉间、鼻尖与胸骨连成一垂直线,头部如有姿势异常,此线会发生偏斜)下颌内收,固定肩部和躯干,使之不参加颈椎的动作,再做颈椎各方向活动检查。颈椎关节活动度测量一般分为主动关节活动度测量和被动关节活动度测量,先主动后被动是关节活动度评定的一般原则,但是实际临床工作中,对于颈椎活动度测量,我们一般以主动关节活动度测量为主。下面就颈椎主动关节活动度测量进行详细叙述。

(1) 颈部前屈:被检查者体位为坐位,胸腰椎紧靠在椅背上,颈椎无旋转或侧屈。

运动测量:嘱被检查者屈颈使下颌贴近胸部,检查者测量运动起始位与终末位之间的角度或从下颌到胸骨角的距离。

关节角度尺测量的轴心(图 3 - 1):肩峰。

固定臂:靠在被检查者肩上,平行于水平面的中心线。

移动臂:与头顶与耳孔连线平行。

参考值范围:0°～45°。

(2) 颈部后伸:被检查者体位为坐位,胸腰椎紧靠在椅背上,颈椎无旋转或侧屈。

运动测量:嘱被检查者仰望天花板使头的背侧靠近胸椎,检查者用关节角度尺测量运动起始位与终末位之间的角度。

关节角度尺测量的轴心(图 3 - 2):肩峰。

固定臂:靠在被检查者肩上,平行于水平面的中心线。

移动臂:与头顶与耳孔连线平行。

参考值范围:0°～45°。

(3) 颈部侧屈:被检查者体位为坐位,胸腰椎紧靠在椅背上,颈椎无屈曲、伸展及旋转。

运动测量:嘱被检查者向侧方屈颈使耳朵向肩部移动,检查者用关节角度尺测量运动起

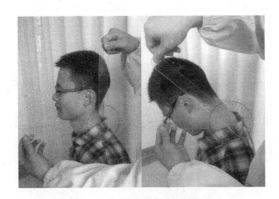

图 3-1　颈椎屈曲关节活动度测量

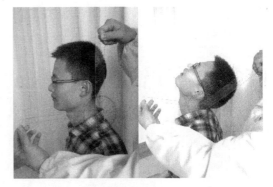

图 3-2　颈椎后伸关节活动度测量

始位与终末位之间的角度,也可用刻度尺量出从耳朵到肩部的距离。

关节角度尺测量的轴心(图 3-3):第 7 颈椎的棘突。

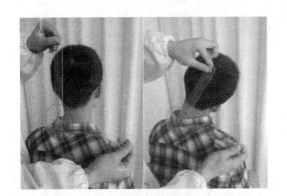

图 3-3　颈椎侧屈关节活动度测量

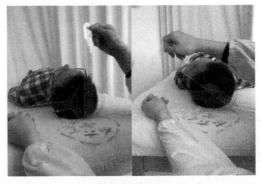

图 3-4　颈椎旋转关节活动度测量

固定臂:靠在被检查者肩上,与地面平行。

移动臂:对准患者的枕后隆突。

参考值范围:0°~45°。

(4) 颈部旋转:被检查者体位为坐位,胸腰椎紧靠在椅背上,颈椎无屈曲、伸展及侧屈。

颈部旋转活动度测量,被检查者体位也可以采取仰卧位,颈部处于中立位。

运动测量:嘱被检查者头处于中立位,然后从右往左进行旋转,检查者用关节角度尺于头顶测量运动起始位与终末位之间的角度。

关节角度尺测量的轴心(图 3-4):头顶中心。

固定臂:与两侧肩峰连线平行,并朝向测试侧。

移动臂:指向鼻尖,并与鼻尖到枕骨结节的连线平行。

参考值范围:0°~60°。

2. 临床意义

形态解剖与运动功能相对应,根据关节活动改变可以初步了解患者局部有无器质性改变。检查枕骨与寰椎的两个侧块主要是点头动作,观察点头动作的有无或受限程度,可判断枕骨与寰椎之间的关节是否正常。头部旋转主要靠寰枢关节完成。此关节发生病变时,头部旋转几乎完全丧失。当颈椎病患者一侧斜方肌过于紧张时,由于软组织原因,也会导致颈椎旋转功能受限。颈椎的屈伸由第 2 颈椎至第 7 颈椎完成。前屈以下颈段为主,后伸以中颈段为主,左右侧屈以中颈段为主,当相应颈段出现问题时,就会出现相应的运动受限。当颈椎屈伸运动时,椎间孔会产生增大和缩小,从而引发相应的症状。当颈椎间盘突出时,颈部的侧屈和前屈运动可引起椎间盘向对侧或后侧进一步突出,引发神经根受压症状或出现疼痛。临床检查时,观察患者完成颈椎屈伸动作是否异常,也有助于判断受损的主要颈段。

3. 注意事项

（1）对于急性颈椎损伤时,严禁对患者做颈椎被动检查,必要时仅可做有限的主动动作,防止加重疾病。急性颈椎病发作的患者,检查时切记动作温柔,以不增加疼痛和症状为原则。

（2）在做检查时,动作要标准,时间要充足,并让患者尽可能做到所能达到的最大度数,而且避免代偿运动产生。

（3）检查过程中,我们需要注意检查时患者的体位,当采取颈椎的后伸、侧屈旋转检查时,很容易诱发椎动脉型颈椎病的症状。

（4）记录方法:正常活动度参考:前屈 45°,后伸 45°,侧屈 45°,旋转 75°(图 3-5)。

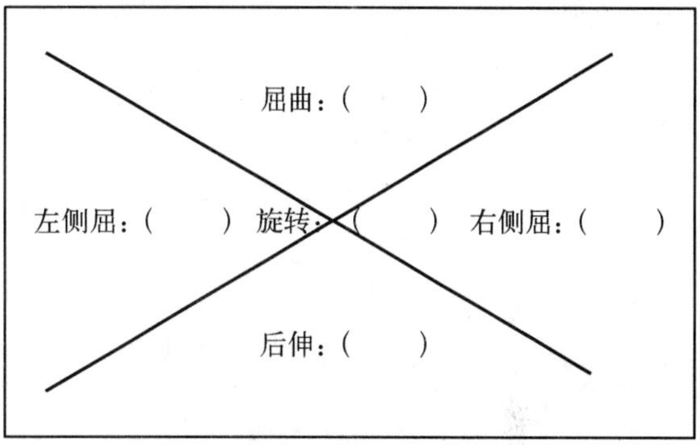

图 3-5 颈椎关节活动度记录图

（二）上、下肢肌力评定

颈椎病因各种原因可以压迫脊神经根或脊髓,从而引起上肢和下肢肌力的下降。颈椎病上、下肢肌力的评定可以帮助判断疾病的程度和范围、预后以及指导治疗方法的选择。肌力评定一般有徒手肌力评定法和器械肌力评定法。下面重点介绍上肢肌力的评定。

1. 徒手肌力评定法(manual muscle testing,MMT)

徒手肌力评定法请参见本章第三节骨性关节炎肌力测定内容。

2. 器械肌力评定法

用器械评定肌力,常可获得具体数据,具有定量、客观的特点。测定设备有等长测力仪、等张测力仪、等速测力仪等,其中等速肌力测定可以较全面反映肌肉的肌力、耐力、爆发力等。随着医工交叉学科的发展,仪器的先进性实用性的提高可以使得临床上对于颈椎病的肌力评定更加便捷和可靠。

3. 颈椎病肌力评估的常用肌群

肌力评定一般只能用作某一肌群的肌力评定,一般来说低于 3 级的肌力很难用仪器测定,主要依靠手法肌力测试。当肌力超过 3 级时可采用器械和设备进行定量测试。

（1）上肢肌力评定:如表 3-1 所示。

表 3-1 上肢肌力评定

评定肌肉或肌群	临床意义(受累节段)
冈上肌,三角肌	C4～C5
三角肌,肱二头肌,伸腕肌	C5～C6
胸大肌,肱三头肌	C6～C7
指固有肌,骨间肌(手部握力)	C7～T1

（2）下肢肌力评定：主要是下肢大肌群（屈髋肌、伸膝肌、踝背屈肌、长伸趾肌、踝跖屈肌）。

（三）上、下肢神经反射评定

1. 浅反射

浅反射指刺激体表感受器（如皮肤、黏膜等）引起的反射，检查时两侧对比（表3-2）。

表3-2　下肢神经浅反射评定

浅反射名称	检查方法	阳性表现	肌肉、神经、节段
腹壁反射（上）	锐器从腹外侧沿肋缘下向上快速滑过	上腹臂收缩	腹横肌、肋间神经、T7～9
腹壁反射（中）	从腹中部外侧快速向脐孔方向划过	中腹壁收缩	腹斜肌、肋间神经、T9～10
腹壁反射（下）	自腹下部向耻骨联合快速划过	下腹壁收缩	腹直肌、肋间神经、T11～12
提睾反射	轻划股内侧	同侧睾丸上提	提睾肌、生殖股神经、L1～2
肛门反射	轻划或刺激肛周皮肤	外侧括约肌收缩	肛门括约肌、肛尾神经、S4～5
正常跖反射（足底反射）	轻划足底外侧	足趾和足向跖面屈曲	屈趾肌、坐骨神经、S1～2

临床意义：浅反射为皮质性反射，其传入纤维在构成阶段性皮质下反射弧的同时上行入皮质，再经皮质下进入锥体束内下行，所以锥体束损伤后可出现浅反射减弱或消失。脊髓型颈椎病病变波及脊髓节段，腹壁反射、提睾反射、肛门反射和正常跖反射可减弱或消失。

2. 深反射

深反射指刺激肌肉、肌腱、骨膜和关节的本体感受器而引起的反射，检查时两侧对比（表3-3）。

表3-3　下肢神经深反射对比

浅反射名称	检　查　方　法	正常表现	中枢节段
肱二头肌肌腱反射	前臂屈曲90°，检查者以左拇指置于患者肘部肱二头肌肌腱上，然后右手持叩诊锤扣左拇指指甲	可使肱二头肌收缩，引出屈肘动作	反射中枢为颈髓5～6节
肱三头肌肌腱反射	外展上臂，半屈肘关节，检查者用左手托住其上臂，右手持叩诊锤叩击鹰嘴上方的肱三头肌肌腱	可引起肱三头肌收缩，引起前臂伸展	反射中枢为颈髓7～8节
桡骨膜反射	前臂置于半屈半旋前位，检查者以左手托住其腕部，并使腕关节自然下垂，随即以叩诊锤扣桡骨茎突	可引起肱桡肌收缩，发生屈肘和前臂旋前动作	反射中枢为颈髓5～6节
膝反射	坐位检查，小腿完全松弛下垂，检查者以左手托起膝关节使之屈曲约120°，用右手持叩诊锤叩击膝盖髌骨下方的髌腱	可引起小腿伸展	反射中枢为腰髓2～3节
踝反射	仰卧位，髋及膝关节稍屈曲，下肢取外旋外展位。检查者左手将患者足部背屈成直角，以叩诊锤叩击跟腱	腓肠肌收缩，足向跖面屈曲	反射中枢为骶髓1～2节

临床意义：深反射亢进表现为刺激阈降低，反应速度加快，但运动力量与幅度增大，肌肉收缩时间延长；皮质运动区和锥体束病变多表现深反射增强；深反射消失或减退表示反射弧中断或受到抑制，病变可发生在传入、传出或脊髓反射中枢。神经根型颈椎病腱反射早期呈现活跃，而中后期则减退或消失，脊髓型颈椎病腱反射多为亢进或活跃。

3. 病理反射

颈椎疾病严重时，当颈髓中的锥体束发生损害，失去了对损伤节段以下脊髓的抑制功能，原本被锥体束抑制的屈曲性防御反射变得易化或被释放，又称锥体束征，检查时需两侧对比（表3-4）。

表3-4 下肢神经病理反射评定

病理反射名称	检 查 方 法	阳 性 表 现
Hoffmann 征	前臂旋前，掌面向下，检查者向掌侧弹拨中指指甲	拇指和其他各指迅速屈曲
Rossolimo 征	快速叩击足趾的跖面	足趾跖屈
Babinski 征	锐器在足底外侧缘，自后向前快速划过	跗趾背伸，余趾呈扇形展开
Chadock 征	锐器在外踝处自后向前快速划过	跗趾背伸，余趾呈扇形展开
Oppenheim 征	检查者用拇指沿胫骨自上而下擦过	跗趾背伸，余趾呈扇形展开
Gorden 征	检查者用手挤压腓肠肌	跗趾背伸，余趾呈扇形展开

临床意义：上述各征均为病理征，阳性表示皮质运动区或锥体束功能障碍。在各类颈椎病中，脊髓型可有病理征阳性，又以 Hoffmann 征出现的阳性率最高。神经根型颈椎病如伴有病理反射，则表示脊髓同时受累。

（四）疼痛评定

颈椎病疼痛评定与腰椎间盘突出症、骨关节炎疼痛评定基本类似，请参照本章第二节和第三节中疼痛评定内容。

（五）颈椎病常用量表

1. JOA 颈椎病判定标准（100分法）

该法是根据日本骨科学会（Japanese orthopaedic association，JOA）制定的 JOA 脊髓型颈椎病评估改进形成的，从运动功能、手指功能、下肢功能、感觉功能、膀胱功能等5方面进行评估，每个方面由重到轻计分，满分100分（表3-5）。并根据治疗前、治疗后分数计算改善率，适用于中度及以上各型颈椎病的评估与疗效评价。

表3-5 JOA 颈椎病判定标准（100分法）

指 标	评 分
运动功能（左右独立进行评价）	
肩、肘功能（三角肌、肱二头肌肌力测定）	
MMT≤2（排除肘部疾病所致）	0
MMT＝3	2

（续　表）

指　　标	评　分	
MMT = 4	3	
MMT = 5（耐久力不足，有脱力感）	4	
MMT = 5	5	
手指功能		
吃饭时不用匙、叉，不能系扣子	0	
吃饭时能用匙、叉，能系大扣子	2	
吃饭时能用匙、叉，不能用刀，勉强可用筷子，能系扣子，但不能解扣子	4	
吃饭时可勉强用力，能用筷子，能系大扣子，但系 T 恤衫的扣子困难	6	
吃饭时能自由运用刀叉，能用筷子，但不灵活，能解或系大扣子，能解或系 T 恤衫的扣子，但稍有些不灵活	8	
下肢功能（下肢功能没有明显的左右差别，左右同分）		
能站立，不能行走	0	
能扶着东西站立，能用步行器行走	2	
可用拐杖（单拐）步行，可上楼梯，不能单腿跳	4	
平地可不用拐杖行走，可上、下楼梯（下楼时需有扶手），可单腿跳	6	
平地可快速行走，对跑没有信心，下楼梯不灵活，可单腿跳	8	
正常，可单腿跳，步行、上下楼梯很自由	10	
感觉功能（左右独立评价）		
上肢、躯干、下肢	左	右
感觉消失	0	0：（0～10%）
难以忍受的麻木感		
知道自己接触了东西，但不能识别其形状、质地	3	3：（20%～40%）
麻木得难以入睡		
能识别所接触物品的形状、质地，但只能感觉出一半	5	5：（50%～70%）
有时需用药物才能止住的疼痛，有麻木感		
触觉基本正常，有轻微的疼痛钝性麻木感	8	8：（80%～90%）
正常，无麻木感、疼痛	10	10：（100%）
（%为依据患者自己的评价与正常对此所残存感觉的程度）		
膀胱功能		
不能自行排尿或尿失禁	0	
可勉强自行排尿，有时有尿不尽感，或需用尿布	3	

（续 表）

指 标	评 分
尿频,排尿时无尿线,有时有尿失禁,弄脏下装	5
膨胀感正常,但排尿时需等一段时间,尿频	8
膨胀感,排尿均正常	10

注：改善率 $=\dfrac{\text{术后分数}-\text{术前分数}}{100-\text{术前分数}}\times100\%$。

2. Nurick 颈椎病评分

Nurick 颈椎病评分对于脊髓型颈椎病进行的能力障碍的分类在国际上被较多地使用。其中对于步行功能关注较多,很难反映上肢功能和生活状况的情况（表 3 - 6）。

表 3 - 6 Nurick 颈椎病评分

0 级：有根性的症状和体征,但没有脊髓病变的证据
1 级：有脊髓病变的体征,但没有行走困难
2 级：轻度的行走困难,但不妨碍全职的工作
3 级：行走困难以至妨碍全职的工作或做所有的家务,但还不至于严重到需要别人助行
4 级：在别人或手杖助行下才能行走
5 级：卧床不起或坐轮椅

3. 北京大学第三医院颈椎脊髓功能状态评定法（40 分）

本评分系统用于脊髓型颈椎病的评估。注意着重于对日常生活活动的影响。Ⅰ级：0～10 分,完全不能实现日常生活活动;Ⅱ级：11～20 分,基本不能实现日常生活活动;Ⅲ级：21～30 分,部分实现日常生活活动;Ⅳ级：31～40 分,基本实现日常生活活动（表 3 - 7）。

表 3 - 7 北京大学第三医院颈椎脊髓功能状态评定法（40 分）

Ⅰ.	上肢功能（左右分查,共 16 分）
	无使用功能（0 分）
	勉强握食品进餐,不能系扣、不能写字（2 分）
	能持勺子进餐,勉强系扣,写字扭曲（4 分）
	能持筷子进餐,能系扣,但不灵活（6 分）
	基本正常（8 分）
Ⅱ.	下肢功能（左右不分,共 12 分）
	不能端坐,站立（0 分）
	能端坐,但不能站立（2 分）
	能站立,但不能行走（4 分）
	扶双拐或需人费力搀扶勉强行走（6 分）
	扶单拐或扶梯上下楼行走（8 分）

（续　表）

	能独立行走,跛行步态(10分)	
	基本正常(12分)	
Ⅲ.	括约肌功能(共6分)	
	尿潴留,或大小便失禁(0分)	
	大小便困难或其他障碍(3分)	
	基本正常(6分)	
Ⅵ.	四肢感觉(上下肢分查,共4分)	
	麻、痛、紧、沉或痛觉减退(0分)	
	基本正常(2分)	
Ⅴ.	束带感觉(躯干部,共2分)	
	有紧束感觉(0分)	
	基本正常(2分)	

4. JOA 脊髓型颈椎病评分

此法于 1975 年由日本骨科学会(JOA)制定并推荐使用,运用于脊髓型颈椎病患者的评估,在脊柱外科临床评估和文献报道中运用非常广泛(表 3-8)。

表 3-8　JOA 脊髓型颈椎病评分

项　目	分　级	评　分
运动功能		
上肢		
正常	0	4
用筷子吃饭有些困难	1	3
用筷子吃饭很困难	2	2
能用汤匙吃饭,但不能用筷子	3	1
自己不能吃饭	4	0
下肢		
正常	0	4
不用任何辅助,可以行走,但是有轻度的肌肉挛缩	1	3
上下台阶需要扶栏杆	2	2
在平地上行走需要辅助器具	3	1
不能行走	4	0
感觉		

（续 表）

项 目	分 级	评 分
上肢		
正常	0	2
轻微感觉缺失	1	1
明显感觉缺失	2	0
下肢		
正常	0	2
轻微感觉缺失	1	1
明显感觉缺失	2	0
躯体		
正常	0	2
轻微感觉缺失	1	1
明显感觉缺失	2	0
膀胱功能		
正常	0	3
轻度功能障碍	1	2
严重功能障碍	2	1
完全尿潴留	3	0
总分		17
恢复率（百分率）＝（术前分—术后分）÷17×100		

5. 颈部失能问卷表（NDI）

NDI 量表在国外较为常用，是由 Vernon 等于 1991 年根据 Oswestry 腰痛功能障碍指数修改编制的，是一个患者自评的问卷调查表。评定内容包括颈痛及相关的症状（疼痛程度、头痛、注意力、睡眠）和日常生活活动能力（个人生活料理、拾起物品、阅读、工作、驾驶和娱乐）共2 个部分 10 个项目。每个项目最低得分为 0 分，最高得分为 5 分，总分从 0 分（无残疾）到 50分（完全残疾），分数越高表示功能程度越重。适用于各种类型颈椎病，这类量表主要是评价颈椎病症状对患者日常生活活动能力的影响，对于判断患者病情轻重、选择合理治疗方案均有重要意义，国内曾有人对该量表做过分析，结论表明颈椎功能障碍指数具有良好的效度、信度和敏感度，可用于评定颈椎病患者的功能状态（表 3 - 9）。

表 3 - 9　颈部伤残指数（neck disability index）

请回答下面 10 个部分。在每一个部分里，请选择一个最符合您自身情况的选项。
1. 疼痛程度
　□ 我现在感觉不到任何疼痛
　□ 疼痛很轻微
　□ 疼痛中等

　　□ 疼痛相当剧烈
　　□ 疼痛剧烈到难以想象

2. 自理能力（洗脸、更衣等）
　　□ 我可以在不引起任何额外疼痛的情况下照顾我自己
　　□ 我可以正常照顾自己，但会引起额外的疼痛
　　□ 照顾自己会很痛，所以我必须谨慎并且缓慢的行动
　　□ 我需要一些帮助，但我可以自己做到大部分的自理
　　□ 我每日大部分的护理都需要帮助
　　□ 我不能自行更衣，洗脸都很困难，只能终日卧床

3. 举重
　　□ 我可以举起很重的物品而不引起额外的疼痛
　　□ 我可以举起很重的物品，但会引起额外的疼痛
　　□ 因为疼痛所以我不能举起很重的物品，但我可以做到从方便的位置上提起物品，比如桌子
　　□ 因为疼痛所以我不能将重物举离地面，但我可以提起中等程度重量的物品，只要它放在方便的位置上
　　□ 我只能举起很轻的物品
　　□ 我什么物品也举不起

4. 阅读
　　□ 我可以随时读书而颈部没有任何疼痛
　　□ 我可以随时读书但颈部会有轻微疼痛
　　□ 我可以随时读书但颈部会有中等程度的疼痛
　　□ 因为颈部有中等程度的疼痛，我不能随心所欲地读书
　　□ 因为颈部有严重的疼痛，所以我几乎不能读书
　　□ 我完全不能阅读

5. 头疼
　　□ 我完全没有头疼的症状
　　□ 我经常会有轻微的头疼
　　□ 我不时会有中等程度的头疼
　　□ 我经常会有中等程度的头疼
　　□ 我经常会有很严重的头疼
　　□ 我几乎一直头疼

6. 专注程度
　　□ 我可以随时没有任何困难地完全集中精力
　　□ 我可以随时完全集中精力，但有轻微的困难
　　□ 当我想集中精力时会有一些困难
　　□ 当我想集中精力时会有很多困难
　　□ 当我想集中精力时会有非常大的困难
　　□ 我完全不能集中精力

7. 工作
　　□ 我可以完成所有想做的工作
　　□ 我可以做完日常工作，但不能再增加了
　　□ 我可以做完大部分日常工作，但不能再增加了
　　□ 我不能完成日常工作
　　□ 我几乎不能做任何工作
　　□ 我完全不能做任何工作

8. 驾驶
　　□ 我可以随心所欲地驾驶而不引起任何颈部的疼痛
　　□ 我可以随心所欲地驾驶，但颈部会有轻微的疼痛

（续　表）

□ 我可以随心所欲的驾驶,但颈部会有中等程度地疼痛
□ 因为颈部有中等程度的疼痛,我不能随心所欲地驾驶
□ 因为颈部有很严重的疼痛,我几乎不能驾驶
□ 我完全不能驾驶

9. 睡眠
　　□ 我进入睡眠毫无困难
　　□ 我的睡眠会受到轻微干扰(失眠少于 1 h)
　　□ 我的睡眠会受到一些干扰(失眠时间为 1～2 h)
　　□ 我的睡眠会受到中等程度的干扰(失眠时间为 2～3 h)
　　□ 我的睡眠会受到很严重的干扰(失眠时间为 3～5 h)
　　□ 我几乎无法入睡(失眠时间为 5～7 h)

10. 娱乐
　　□ 我能参与所有的娱乐活动而不引起任何颈部的疼痛
　　□ 我能参与所有的娱乐活动,但会引起颈部的一些疼痛
　　□ 由于我颈部的疼痛,我能参与大部分而非全部的日常娱乐活动
　　□ 由于我颈部的疼痛,我只能参加少数的娱乐活动
　　□ 由于我颈部的疼痛,我几乎不能参加娱乐活动
　　□ 我完全不能参加娱乐活动

　　无论是北京大学第三医院颈椎脊髓功能状态评定法,还是 JOA 脊髓型颈椎病评分量表,其针对性主要是脊髓功能状态,亦即主要是针对脊髓型颈椎病,对于非脊髓型颈椎病的评价效度不大,适用性较为专一。对于 JOA 颈椎病判定标准量表,较为常用,主观评价与客观评价相结合,适用于中度及以上患者,对于轻度颈椎病(如颈型)很难有较好区分度。NDI 主要是针对患者主观感受进行评价,存在直觉与认知方面问题(如患者的实际功能与他对自己功能认识之间的差异),常会引起错误选择。自我评价时需通过阅读理解评测项目,对于文盲及低教育者存在一定的局限性,且评价结果易受被试者的填表动机、心理应付及疾病类型等影响。

　　目前,临床上使用的评价标准较多,没有统一标准,上面仅仅是列出了目前颈椎病评估的常用量表,临床上颈椎病表现的多样性导致实际工作中产生了多种独具特色的量表,其信度和效度,有待进一步考察。针对性强的量表常常存在适用的局限性,详细全面的量表又可能使灵敏性下降,或因繁琐而缺乏操作性。一套更贴近实际临床工作,适用范围更广、效度、信度更优的量表,是我们追求的目标。

二、治疗方案

(一) 治疗原则

　　颈椎病在日常生活中越来越常见,而且发病年龄也越发提前,不同患者症状表现不一,疾病不同阶段症状情况也各异。目前,国内外治疗颈椎病的方法很多,可分为非手术疗法和手术疗法两大类。大多数患者通过非手术疗法可获得较好的疗效。

　　非手术疗法是目前颈椎病治疗的最基本疗法。包括休息、药物治疗、康复治疗、针灸推拿治疗、注射疗法等。通过 3～6 周的非手术疗法可以使绝大多数颈椎病患者的症状减轻或消失。

　　颈椎病手术治疗的目的是去除脊髓和神经根的压迫;恢复颈椎生理曲度和椎间隙高度;充

分考虑保留颈椎运动节段的基础上固定融合和稳定颈椎。颈椎病手术开展半个多世纪以来，在手术方式、方法以及材料学方面取得了长足的进步。手术疗法可以分为后路椎板切除减压、前路椎间盘切除术、椎间植骨术、骨赘切除术，以及椎动脉减压术等。目前，颈椎病手术指征一般为：脊髓型颈椎病一旦确诊，经非手术治疗无效且病情日益加重者应当积极手术治疗；神经根型颈椎病症状重、影响患者生活和工作或者出现了肌肉运动障碍者，保守治疗无效或疗效不明显；反复发作的其他各型颈椎病，应考虑行手术治疗。

（二）康复治疗

颈椎病康复治疗的主要目的是缓解和消除颈部疼痛、肌肉痉挛、颈椎活动受限、头晕、手麻等临床症状，防止疾病的进一步加重，减少复发，提高生活质量。

1. 休息

颈椎病的发生和加重常常与颈椎疲劳和慢性劳损有关。长时间用颈和不良用颈姿势常是颈椎病急性发作的诱因。因此，颈椎病治疗的首要措施是消除诱因，减少用颈的时间和强度，纠正不良用颈习惯，嘱咐患者少看或不看电脑、手机，停止低头作业，禁止床上靠背看电视等。

急性发作或加重时，甚至需要绝对卧床。卧床可减少颈椎负荷，减少对神经和椎动脉的压迫和刺激，有利于椎间关节的创伤炎症消退，使症状得以消除或减轻。对于稳定期的患者，适当卧床休息也有利于缓解颈椎疲劳。

和其他疾病的卧床休息不同，颈椎病卧床休息时，需要根据颈椎正常生理形态、患者自身颈椎形态和生活习惯，选择适当的枕头和良好的睡姿。"枕头"一词，多数人会以为枕头是枕在头下，如果仰卧时头枕部垫上枕头，就可能使颈前屈，使得颈部肌肉得不到很好的休息。因此建议将枕头枕在颈后，与颈椎的生理形态相适应，有助于维持颈椎曲度，并且起到支持作用，从而缓解颈肌疲劳。不同体位下，颈椎与床的距离也不大相同，根据不同体位，选择枕头高度也就不同，根据患者睡姿选择枕头也就很有必要。一般来说，枕头应该是硬度适中、圆形或有坡度的方形枕头。习惯于仰卧位休息者（图3-6），可将枕头高度调至一拳半高，将枕头放置于颈后，使头部保持后仰姿势；习惯于侧卧位休息者（图3-7），将枕头调至与肩等高。良好的卧床休息有利于维持颈椎的生理曲度，放松颈肩肌肉，缓解疼痛。

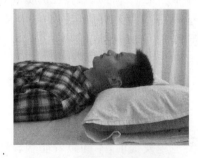 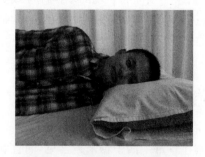

图3-6　仰卧卧枕休息姿势　　　　　　图3-7　侧卧卧枕休息姿势

2. 颈部支具

颈部支具有颈围和颈托（图3-8）。颈围是软质的，可以起到保暖作用，但是支持和制动作用弱。充气颈托固定作用弱，且对颈部软组织有压迫。硬质的颈托，可以起到制动、支持与矫正的作用。支撑点在下巴和枕后的硬质颈托，有良好的支持与制动的作用。颈椎病急性发作期使用颈托，可起到制动和减轻颈椎负荷的作用，从而缓解肌肉紧张，减轻椎间盘的压力，减少颈椎活动导致的对神经与椎动脉等组织的刺激,有利于改善神经根的激惹,并且促进组织水肿的消退。在颈椎病缓解期,使用颈托可以预防和缓解颈椎的疲劳,对于长期维持某一姿势工作的患者,间歇性使用颈托,可以预防急性发作。但是长期佩戴支具,非但无好处,反而有害,将会导致颈部肌肉萎缩,颈椎活动范围减小。因此,急性期可以适当增加佩戴时间,症状减轻后,及早去除支具,恢复颈椎的自然状态,加强颈部活动和肌肉锻炼。在缓解期,一般认为佩戴时间每天不超过 2 h。

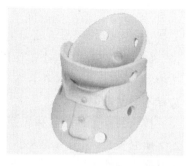

图 3 - 8　颈部支具(颈托)

3. 颈椎牵引治疗

颈椎牵引疗法是颈椎病保守治疗中较为有效且运用广泛的一种治疗方法。颈椎牵引疗法可用于多型颈椎病,主要适用于颈型、神经根型、椎动脉型,其中神经根型患者疗效更为良好,在疾病早期尤为明显。颈椎牵引的作用机制有:① 限制颈椎活动,调整和恢复已被破坏的椎管内外平衡,消除刺激症状,恢复颈椎正常功能;② 解除颈部肌肉痉挛,从而减少对椎间盘的压力;③ 增大椎间隙和椎间孔,减少神经根所受的刺激和压迫,松解神经根和周围组织的粘连;④ 缓解椎间盘组织向周缘的外突压力,有利于外突组织的复位,牵引力通过使后纵韧带紧张有利于突出物回纳;⑤ 使扭曲的椎动脉得以伸张,改善脑部血供;⑥ 牵引被嵌顿的小关节滑膜,调整错位关节和椎体的滑脱,改善颈椎的曲度。

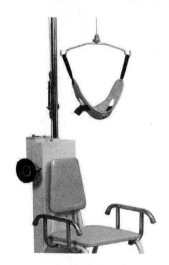

图 3 - 9　枕颌布带牵引

颈椎牵引可分为两大类,即皮牵引及骨牵引。康复治疗中主要采用皮牵引,按牵引方法不同可分为机械牵引、手法牵引及自身牵引。手法牵引一般由操作治疗师于关节松动技术实施过程中完成。良好的治疗效果的取得需要严格掌握好牵引力的方向、重量和牵引时间三大要素。

机械牵引的方法:颈椎机械牵引通常选用枕颌布带牵引(图 3 - 9),可根据患者实际情况,采取坐位或卧位,衣领松开,自然放松。治疗师将牵引带不带尼龙搭扣一侧托于下颌,另外一侧托于枕部,调整牵引带的松紧后固定,通过重锤、杠杆、滑轮、电动机等装置牵拉,牵引力经枕颌带传递进行牵引。

1) 颈椎牵引参数选择

(1) 牵引体位:常规牵引可取卧位或坐位。两者各有利弊,适合于不同症状表现的患者选择。卧位牵引优点在于有利于全身肌肉放松,减少牵引过程中头晕或其他不适症状发生,缺点是卧位时阻力较大,且不能与其他物理治疗方法同时进行,一般适合于症状严重和伴有严重头晕患者;而坐位牵引优点是可以同时配合其他物理治疗,缺点是患者症状极度严重时可能不能耐受。临床中目前以坐位枕颌带牵引更为普遍,本节紧接介绍的牵引参数均以坐位枕颌带牵引为例。

(2) 牵引时间:目前认为最佳牵引时间是 15～20 min,曾有实验从生物力学角度研究表明:牵引时间太短不能发挥牵引的力学效应,牵引时间过长却没有相应的疗效增加,反而可能会由于其他生理因素产生不良反应(如头痛、头麻、下颌关节痛、心悸、胸闷、恶心等)。有研究认为,10 min 内应力随时间增加,可使椎间隙产生有效分离;15 min 时,应力增加速度达到最大值,之后逐渐减慢;30 min 可达到饱和(即再延长牵引时间,椎间隙的分离也不再增加)。

(3) 牵引角度:指牵引作用力的方向,该方向是沿身体纵轴与重锤之间的夹角。临床工作中,需要根据患者 X 线片等影像学资料判断颈椎的生理曲度、病变部位、颈椎病类型,从而选择不同的牵引角度。

按照颈椎生理曲度和病变部位来看,正常人体颈椎存在前凸曲度,我们称其为生理曲度。力学研究表明,牵引力的大小直接与牵引应力的位置有关。在生理曲度下,角度小时最大应力位置靠近颈椎上段;随着牵引角度的增大,最大应力的位置逐渐下移。当颈椎曲度发生改变时,其力学方面可能会有所改变,牵引角度与最大应力位置的关系也会相应改变。临床上,通常病变部位在上颈段时采用小角度前屈或中立位牵引,病变在颈段中部牵引角度 10°～20°,下颈段病变时,牵引角度稍前倾,在 15°～30°之间。对于存在寰枢关节半脱位、颈椎生理曲度消失或反弓状态的颈椎病,可尝试后伸位(5°～10°)牵引,但是由于后伸位牵引可使椎间隙后部变窄和椎管前后径变小,导致椎管狭窄;还有增加颈椎平面关节不稳和椎-基底动脉供血不足的危险性,牵引过程中需要密切观察,故一般情况下很少选用,尤其是脊髓型颈椎病,以防意外发生。

根据颈椎病的不同类型和临床表现,结合 X 线片选择不同的牵引角度,神经根型颈椎病采用前屈 20°～30°,颈型颈椎病前屈 15°～20°,椎动脉型颈椎病前屈约 5°,轻度脊髓型颈椎病可采用中立位(前屈 0°～5°)。

(4) 牵引重量:牵引重量与患者的体位、头部重量、放松情况、年龄、身体情况、牵引时间、牵引方式等多因素有关。不当的牵引重量非但起不到治疗作用,反而会引起不良反应,有学者就患者对于牵引重量的治疗反应做过研究,发现牵引重量过大时患者心血管反应较大,存在一定风险性。临床应用中,一般初始重量较轻,如从 4～6 kg 开始或体重的 1/10 开始,椎动脉型 5 kg 开始或体重的 1/15 开始;每 2 天增加重量 1 kg,最大不超过 20 kg,期间如有症状改善,则维持牵引重量或者逐渐适当减轻重量,直到症状缓解消失。过大的牵引重量容易造成颈部周围软组织的损伤,临床上牵引重量设置应该充分考虑患者病情和身体情况。

(5) 牵引方式:根据牵引力作用的时间可将颈椎牵引分为持续牵引和间歇牵引。两者牵引重量和时间都有所要求,以电动颈椎牵引为例,持续牵引时,重量约相当于体重的 10%;间歇牵引时,牵引重量可稍加大,可从 8～10 kg 开始,如患者无明显不适反应,之后可每天 1 kg 递增,一般最大不超过 20 kg,症状减轻后维持或逐渐减少重量;无论是间歇牵引和持续牵引,对时间均应有所把握,时间均在 10～30 min 内进行选择,一般控制在 15～20 min。对于间歇牵引,牵引时间和间歇时间比例的选择也很为重要,原则上牵引时间和间歇时间按 3:1 或 4:1 的原则设定,即牵引 30 s,休息 10 s,过快的牵引有可能会对激惹患者症状,产生不适。不同类型的颈椎病对牵引方式的要求也不一致,颈型、神经根型颈椎病宜采用间歇牵引,这样有利于肌肉的正常生理收缩放松,减少长时间牵引造成的高张力状态引起的血供不良和代谢产物堆积。椎动脉型颈椎病需要采用持续性牵引,间隙牵引可能会加重对扭曲椎动脉的刺激,导致牵引后不良反应的产生。实际临床工作中也要根据患者的症状和实际治疗反应及时调节设置牵引方式、牵引时间和间断时间比。

(6) 牵引频率:国内目前关于牵引频率缺少相关研究报道,但是临床实践中,综合考虑各方面因素,一般遵照门诊患者 1 次/天,住院患者可 1～2 次/天。10 d 为一疗程,一般 1～2 个疗程。

2) 操作步骤

颈椎牵引的操作步骤如下：

① 熟悉牵引器械，了解器械性能，适应证和参数使用范围。确认各项控制参数指标均为零，再开始操作。② 向患者解释清楚牵引目的、治疗可能反应以及需要注意事项，指导患者使用应急开关。③ 根据患者的临床诊断、颈椎病分型、影像学资料以及体重设定牵引参数。④ 开始牵引，治疗过程中，密切关注患者的治疗反应，一旦有异常反应或症状加重，需立即停止治疗，此治疗停止可由治疗师或患者完成。⑤ 正常治疗结束后，询问患者反应，并及时在治疗记录单上做好详细记录，记录内容应该包括：时间、体位、角度、牵引重量和治疗反应等。

3) 注意事项

脊髓受压明显、节段不稳严重者、椎管明显狭窄、椎间关节退变严重、韧带及关节囊钙化骨化严重者，颈椎牵引禁用。治疗过程中应根据患者的反应及时调整体位、重量及时间；治疗过程中出现不良反应应该及时终止牵引；坐位牵引治疗结束时，先取下牵引套，静坐片刻，缓慢活动颈部，无不适再站起来。如果牵引 1 周后症状体征无改善或加重，应对患者进行重新评估并改用其他方法治疗。

4. 物理因子治疗

物理因子治疗的主要作用是镇痛，缓解神经根和脊髓的水肿，消除炎症，减轻粘连，扩张血管，改善局部组织血液循环，解除肌肉和血管的痉挛，调节自主神经功能，促进神经和肌肉功能的恢复。常用物理因子治疗方法种类丰富，可根据患者的症状、体征、病程等特点选用低中频电疗、药物离子导入、高频电疗、超声波治疗、光疗、热疗、磁疗等。应用物理因子进行颈椎病康复治疗时，方法选择一定要得当。如在急性颈椎间盘突出压迫椎间孔的神经根时，禁用较强烈的热疗。因该部位温度的升高将使血液供应增加，出现水肿，进一步使症状加剧。

1) 直流电离子导入疗法

该方法使用直流电将药物离子通过皮肤、黏膜或伤口导入体内。颈椎病治疗中，该法能够综合直流电和药物治疗作用，而且具有神经反射治疗作用，有一定的治疗效果。可以导入的药物需要具有可溶性和稳定的药理性质，该类通常有中药制剂（如乌头碱提取物）、维生素 B 类药物、镇痛药、碘离子等，按照同性电荷相斥，异性电荷相吸原理，导入体内。一般作用极置于颈后部，非作用级置于患侧上肢或腰骶部，电流密度为 $0.08\sim0.1\ \mathrm{mA/cm^2}$，20 min/次，10~15 次为一个疗程。

2) 低频调制中频电疗

低频调制中频电疗可同时具有低、中频的特点和治疗作用，治疗时，电极于颈后并置或颈后、患侧上肢斜对置，根据病情的不同选择相应处方，形成特定范围的治疗频率，常用处方有止痛处方、调节神经功能处方、促进血液循环处方等，15~20 min/次，每天 1 次，15~20 次为一疗程。可适用于各型颈椎病。

3) 超短波

超短波是高频脉冲电中的一种，具有深部透热作用，作用深度较深。超短波同时也具有非热效应，颈椎病急性期使用无热量的连续超短波治疗或脉冲超短波治疗就是充分利用了超短波的非热效应。超短波治疗时，可采用颈后单极、颈后并置或颈部对置，急性期用无热量，亚急性期用微热量，每次治疗 12~15 min，1 次/天，15~20 次为一疗程。可适用于急性期和亚急性期各型颈椎病的治疗。

4）微波

微波也是高频脉冲电中的一种，和超短波一样，同时具有温热效应和非热效应，但是其作用深度较超短波表浅。使用微波进行治疗时，一般采取颈部局部照射的方法，每次治疗12～15 min，1次/天，15～20次为一疗程。可适用于颈椎病的各期治疗，急性期可选用无热量，亚急性期选用微热量，慢性期选用温热量。

5）石蜡疗法

石蜡的热容量大，导热系数小，蓄热性能大，融化时吸收大量的热量，冷却时慢慢将热量放出，热作用时间长，加热均匀。此外石蜡具有良好的可塑性、黏滞性和延展性，凝固后的石蜡能在较长时间保持一定稳定，并且随意伸缩变形贴于体表部位。利用加热的熔解的石蜡作为传导热的介质，贴于患处，充分利用石蜡的温热作用和机械作用，使局部组织受热，改善局部血液循环，促进水肿、炎症消散。常用石蜡疗法是盘蜡法，放置颈后部，温度40～45℃，30 min/次，1次/天，20次为一个疗程。

6）光疗

（1）红外线照射疗法：红外线作用于人体组织具有缓解肌肉痉挛、镇痛消炎等作用。红外线灯于颈后照射，照射距离30～40 cm，温热量，照射时间为20～30 min/次，治疗过程中及时询问患者反应，以防照射距离过近或照射时间过长导致的烫伤，一般每日1次，20 d为1个疗程。治疗过程中，亦可在局部体表涂擦药物（常用氢化可的松、双氯芬酸钠、维生素B），促进药物吸收。可适用颈型颈椎病，或配合颈椎牵引治疗（颈椎牵引前或同时做红外线治疗）。

（2）激光穴位照射：激光具有高度定向性、高亮度性、高单色性、相干性好等特点，充分利用其生物学效应，达到局部消炎镇痛的作用，用作穴位照射时，还能通过对经络的影响，改善脏腑功能。氦-氖（He-Ne）激光器是医学上运用较广的激光器，光束垂直照射于标志好的穴位局部，一般距离照射部位30 cm、50 cm、100 cm，每个治疗部位照射3～5 min，每次总照射时间20～30 min。每日治疗1次，10～15次为一个疗程。对于各型颈椎病治疗均有一定效果。

（3）紫外线疗法：紫外线红斑量照射是强力的抗炎症因子，而且具有明显的止痛效果，对于解除各种浅表性疼痛和较深层组织病变所致的疼痛均有一定作用。紫外线疗法，选取颈后上平发际下至T2，红斑量（3～4MET），隔天一次，3次为1个疗程。可配合超短波治疗急性期神经根型颈椎病。

7）磁疗

即利用磁场治疗疾病的方法。常用低频脉冲磁疗法，脉冲频率为1Hz，内径9.5 cm的圆形磁环，中心感应磁强度5～7 mT，输出强度100%。将2组磁环（每组2个）分别放置于颈后及颈两侧，颈后磁环的N极面近皮肤，颈两侧磁环的S极面近皮肤，每天1次，20～30 min/次，15～20次为一个疗程。主要用于治疗椎动脉型与交感神经型颈椎病。

8）超声波治疗

超声波根据其频率差别，可用于医学的各个领域。颈椎病采用超声波治疗时，频率一般为800～1 000 kHz，根据病情不同，选择不同超声波强度。用于治疗脊髓型颈椎病时，选用频率800 kHz或1 000 kHz的超声波治疗机，声头与颈部皮肤密切接触，沿椎间隙与椎旁移动，强度用0.8～1.0 W/cm²，可用氢化可的松霜作接触剂，每天1次，8 min/次，20次为一个疗程；用于治疗神经根型颈椎病时，选用超声频率为800 kHz，声头沿颈两侧和两冈上窝移动，强度

$0.8\sim1.5$ W/cm²,$8\sim12$ min/次,20 次为一个疗程。治疗过程中,可加入药物导入,常用维生素 B、氢化可的松、双氯芬酸等。

5. **手法治疗**

手法是颈椎病治疗的重要手段之一,是以颈椎病的病理学和颈椎解剖及生物力学的原理为治疗基础,对患者施以相关的操作,达到改善关节功能、缓解痉挛、减轻疼痛的目的。手法治疗按大类来分,也可以分成中式手法和西式手法,中式手法主要是传统的推拿按摩,但其包含内容极为丰富。西式手法有关节松动术、McKenzie 技术、整脊手法等。

1) 推拿按摩

通过医生的手在患者身体的一定部位或穴位,沿经络循环的线路和气血运行的方向,施以不同的手法来达到预防和治疗疾病的目的。推拿疗法不仅简便易行,疗效满意,而且患者痛苦小,易于接受。推拿的手法主要包括:① 基础手法:一指禅推法、滚法、揉法、摩法、擦法、推法、搓法、抖法、拍击、弹法、按法、拿法、捏法、摇法、扳法、拔伸、屈伸法。② 颈椎病特殊手法:颈椎牵引法、颈椎斜扳法、颈椎旋转复位法。推拿治疗能够活血化瘀,通络止痛;扩大椎间隙和椎间孔,解除神经根压迫;整复椎体错缝,调整机械紊乱,舒畅椎动脉;松解神经根与周围组织的粘连,缓解症状;缓解肌肉紧张和痉挛,减轻椎体间压力,恢复颈椎正常活动。大量的临床实践证明,推拿疗法对于绝大多数类型的颈椎病是一种行之有效的方法。当然,颈椎病推拿手法是一项需要很高手技的操作,操作必须由有经验的医务人员完成。操作严格把握适应证和适用手法,神经根型颈椎病一般需要对颈部和患侧上肢进行操作,椎动脉型和交感神经型颈椎病除颈椎外还需对头部进行操作,脊髓型颈椎病慎用推拿手法,任何类型的颈椎病,均要避免暴力推拿。一般每次推拿 $15\sim20$ min,每天一次或隔天一次,$5\sim10$ 次为一个疗程。

2) 关节松动术

关节松动术是基于对关节解剖和运动学的深刻认识,在关节允许活动范围内进行针对性的关节活动,以达到改善关节活动度、缓解疼痛、增加本体反馈的作用。关节松动术在西方使用广泛,历史悠久,经过多代专家人士的推广和改进,逐渐形成了各自的理论与操作特色,常用关节松动术有 Cyriax、Kaltenborn、Maitland、Mulligan 等。以下将重点介绍 Maitland 和 Mulligan 学派的关节松动术。

(1) Maitland 关节松动术:又称澳式关节松动技术,起源于澳大利亚。该技术治疗颈椎病的手法主要有分离牵引、旋转摆动、侧屈摆动、后伸摆动、垂直按压棘突、垂直按压横突、垂直松动椎间关节等。

a. 分离牵引:患者去枕仰卧位,头伸出治疗床外,枕在治疗师的手掌上,颈部中立位。治疗师面向患者头部坐或站立,一侧手托住患者头后部,一侧手放在下颌处,双手将头部沿长轴纵向牵拉,持续约 15 s,然后还原放松。重复 3 次。颈椎上段病变在颈椎中立位牵引,中下段病变在头前屈 $10°\sim15°$ 体位牵引。该方法可以缓解疼痛,对于神经根型颈椎病尤为明显,对缓解椎动脉型颈椎病的头晕症状有一定效果。

b. 旋转摆动:患者体位和治疗师位置同分离牵引要求。向左旋转时,治疗师右手放在患者枕部托住其头部,左手放在其下颌,双手同时使头部向左缓慢转动。向右旋转时手法操作相反。该方法可以增加颈椎旋转的活动范围,对于严重脊髓型和发作期椎动脉型颈椎病禁用。

c. 侧屈摆动：患者体位和治疗师位置同分离牵引要求。向右侧屈时，治疗师的右手放在患者的枕后部，示指和中指放在患者颈椎左侧拟发生侧屈运动的相邻椎体横突上，左手托住患者下颌。操作时治疗师上身稍微向左转动，使颈椎向右侧屈，向左侧屈时手法操作相反。该方法可以增加颈椎侧屈的活动范围，对于严重脊髓型和发作期椎动脉型颈椎病禁用。

d. 后伸摆动：患者体位同分离牵引要求，治疗师取坐位，大腿支撑患者头后部。双手放在颈部两侧向上提，使颈椎被动后伸。该方法可以增加颈椎屈、伸的活动范围，对于严重脊髓型和发作期椎动脉型颈椎病禁用。

e. 垂直按压棘突：患者去枕俯卧位，双手五指交叉，掌心向上放在前额处，下颌稍内收，治疗师体位同上，双手拇指指尖相对放在同一椎体的棘突上，将棘突向腹侧垂直推动。可以以 C2 或 C7 的棘突为标志，顺序垂直按压。该方法可以增加颈椎屈、伸的活动范围。颈椎棘突序列是督脉走行区，可以起到点按穴位，舒经活络的作用。

f. 垂直按压横突：患者去枕俯卧位，双手五指交叉，掌心向上放在前额处，下颌稍内收，治疗师体位同上，双手拇指放在同一椎体的一侧横突上，拇指指背相接触，将横突垂直向腹侧垂直推动。可以双手拇指同时推动，或内侧手拇指固定，外侧手推动。如果局部疼痛明显，外侧手的拇指可以靠近横突尖；如果关节僵硬明显，外侧手的拇指可以靠近横突根部。该方法可以增加颈椎旋转的活动范围。

g. 垂直松动椎间关节：患者体位同上，但头部向患侧转动约 30°，治疗师位置同上，双手拇指放在横突与棘突之间，向腹侧推动。如果在此体位上一时不能摸准，可先让患者头部处于中立位，治疗师一侧手拇指放在棘突上，另一侧手拇指放在同一椎体的横突上，然后让患者头向患侧转动约 30°，治疗师双手拇指同时向中间靠拢，此处即相当于椎间关节处。如果症状偏向棘突，可以外侧手固定，内侧手稍偏向棘突用力；如果症状偏向横突，可以内侧手固定，外侧手稍偏向横突用力。此方法可以增加颈椎侧屈和旋转的活动范围。

（2）Mulligan 动态关节松动术：该技术是 20 世纪 80 年代，新西兰物理治疗师 Brian R Mulligan 提出。正常颈椎的棘突是呈矢状位且斜向下方，而并不像腰椎棘突水平向后。如果应用 Maitland 手法在俯卧位对腰椎施加垂直向下按压棘突操作，可以使腰椎发生理想的小关节滑动，同样手法施加于颈椎，却由于其解剖形态特点，无法起到良好的效果，可见关节面对于关节活动的重要作用显现。Mulligan 技术正是针对小关节面滑动的一种治疗技术，这种技术强调在坐位或站位(负重体位)下进行治疗，且原则是不能引起或加重患者的疼痛。对于颈椎治疗，它强调治疗前必须要作详细检查，检查通常包括颈椎主动运动、被动运动和末端加压、椎动脉试验等，寻找良好适应征象，椎动脉试验阳性患者时不宜采用 Mulligan 技术；在检查后，通常在一次治疗中选择多种治疗技术相结合，以取得良好疗效，这是与 Maitland 技术有所不同的，后者强调一次治疗尤其是初次治疗只采用一种手法，以防多种治疗技术并用时，干扰疗效的判断。Mulligan 手法在临床实践中被证明安全有效，很多患者在治疗 1～2 次后即可有明显的效果。常用治疗技术如下：

a. 自然体位下小关节滑动技术(NAGS)：负重体位下使小关节沿某个关节面产生节律性滑动，方向为斜向上指向眼球，在小关节滑动范围的终末段行节律性被动活动，力度以患者能耐受且不引起疼痛为准。一般来说这种手法治疗重复 6 次以后即可看到活动范围明显改善。如果没有任何改善，治疗师需检查是否选择了正确的治疗平面，有时患者需要对多个平面进行治疗,如果仍然没有疗效,则可能需要换用别的手法进行治疗。

b. 反 NAGS 技术:NAGS 技术无效甚至加重时可改用反 NAGS 技术,患者的症状可能立刻得到缓解。在 NAGS 手法中,治疗平面上方椎体的小关节相对于下方产生一个斜向上的滑动(如松动 C5～C6 时,则作用于 C5 棘突);而在反 NAGS 手法中,治疗平面下方椎体的小关节相对于上方产生斜向上的滑动(如松动 C5～C6 时,则作用于 C6 棘突)。反 NAGS 手法后,患者症状可立刻得到缓解,反 NAGS 手法对于下颈椎和上胸椎的治疗(C6,7 以下)效果尤为有效,但一般对于上中颈椎的治疗无效。

c. 维持自然体位下的小关节滑动技术(sustained natural apophyseal glides,SNAGs):此为一种在主动运动过程中进行的关节松动技术,又称运动中的关节松动术(mobilization with movement,MWM),在治疗前和治疗中,需要加强与患者的沟通。其治疗原则是沿着关节面活动方向使小关节产生最大范围的滑动,且不引起或加重疼痛。包括棘突按压下旋转、牵引下旋转、棘突按压下前屈、拳牵技术、棘突按压下侧屈及后伸。

d. 自我 SNAGS 技术:由于 SNAGS 技术非常简单有效,使患者更快地改善症状。Mulligan 手法中专门介绍教患者进行自我治疗的关节松动技术,这种技术即为自我 SNAGS 技术。根据患者的受限情况,选择针对性的简单有效训练。

3) McKenzie 技术

麦肯基(McKenzie)技术起源于 1956 年,由新西兰的物理治疗师 Robin Mckenzie 先生在一次偶然腰椎间盘突出症病例治疗中发现并逐步在实践工作中形成的独特治疗、诊断体系,并命名为 McKenzie 力学诊断与治疗方法(mechanical diagnosis and therapy,MDT)。该技术广泛应用于颈肩腰腿痛的治疗,McKenzie 先生将下背痛、颈椎病明确地分为:① 姿势综合征(posture syndrome):此类患者的疼痛仅因正常组织过久地在运动范围终点受牵拉造成脊柱软组织力学异常所导致。一旦解除静态力学负荷则疼痛迅速停止;② 功能不良综合征(dysfuction syndrome):此类患者的疼痛是由于脊柱受累节段及其邻近软组织结构挛缩,进而产生局部力学变形所致,通常在试图达到活动范围终点时出现疼痛;③ 间盘移位综合征(derangement syndrome):此类患者的疼痛是因椎间隙在解剖学紊乱和(或)移位刺激外部伤害感受器所造成。

McKenzie 认为治疗时通过手法和松动获得运动范围增加也可以通过某一形式的练习获得。功能不良综合征可通过拉长适应性缩短的组织重建缺失的活动功能或功能性活动;间盘移位综合征可通过改变体位和改变髓核/纤维环的形态,减轻髓核的移位。在治疗初期,一般教会患者自我进行脊柱"松动"和"手法",减少治疗师的操作,最大限度发挥患者自身"技术",患者会由此意识到其疼痛减少和恢复极大程度的是因为自我努力的结果。而后利用姿势力学的原理,由治疗师施行一定动作。

该技术自从 2000 年后已经开始在国内多家大型医院开展,至今已经逐步推广,疗效较为显著。但是实施该技术必须严格掌握其禁忌证:① 在检查中运动试验或体位不能有效地或一定程度上降低现有的疼痛,则患者不适合接受力学治疗方法,因为下背痛的原因可能不是力学性的;② 关节过度活动或不稳定、鞍区麻木和膀胱无力者,绝对不能使用该力学治疗方法;③ 当反复采用 McKenzie 治疗时可能对心血管系统有一定程度的影响,应密切监测患者以防止产生严重后果,有效地避免潜在的危险因素,可以提高临床疗效。目前应继续对 McKenzie 疗法进行深入的循证医学研究,吸取先进理念和思路,优势互补。找出优势技术成分,适应性强,依从性好,与其他方法互补应用,是国内临床应用的一个思路。

4)整脊手法

整脊手法医学是一门关于神经-肌肉-骨骼系统疾病的诊断、治疗、预防以及相关疾病对人体健康影响的医学体系。在充分把握脊柱解剖形态的基础上,整脊手法强调采取保守治疗,尤其是徒手操作技巧,在国外使用较多。在其发展过程中,在各个国家又形成了各自独特的整脊手法,在颈椎病治疗方面,有一定疗效。

6. 针灸治疗

针灸疗法分为针法和灸法。针法就是用精制的金属针刺入人体的一定部位中,可根据病症辨证选穴和经络触诊检查出阳性反应的穴位,也可以寻找准确的压痛点,用适当的手法进行刺激。灸法是指用艾条或艾柱点燃后熏烤穴位进行刺激,通过刺激来达到调整人体经络脏腑气血的功能,防治疾病的目的,针灸疗法对颈椎病的治疗可取得明显疗效,而且设备简单、易行。

针法常取绝骨穴和后溪穴,再配以局部穴位的大椎、风府、天脊、天目、天柱等,一般每天一次,每次留针 20～30 min,2 周为一个疗程。因为绝骨穴属足少阳胆经,是足三阳络,为髓之会穴;后溪穴属太阳小肠经,是八脉交会穴之一,通过督脉。而颈后部正是督脉,是足太阳膀胱经、足少阳胆经必经之路;而侧颈部有手太阳小肠经和少阳三焦经通过,所以能起到疏通经络、调理气血、舒筋止痛等功效。

7. 肌内效贴布

肌内效贴布最初用于运动员相关运动损伤的预防保健,之后逐渐被应用在运动医学和康复医学中。肌内效贴布用于治疗颈椎病具有良好疗效,可缓解疼痛和肌肉痉挛,改善局部循环,也可以起到支持的作用。常用贴法如下:

(1)痛点提高贴布:下巴内收,颈屈曲;X 形贴布中间固定于下颈椎关节活动受限处或疼痛处,尾端贴布以自然拉力向颈椎两侧贴上。

(2)头半棘肌放松贴布:下巴内收,颈屈曲;Y 形贴布基部固定于发际下方,尾端贴布以自然拉力沿脊柱两侧贴至第 4 胸椎位置。

临床中根据颈椎病表现形式不一,亦可以采取其他贴法,如胸锁乳突肌贴法、斜方肌贴法、"Ⅰ"型贴布直接贴于颈椎棘突等。

8. 药物治疗

药物是治疗颈椎病的重要手段之一。药物旨在消除炎症、减轻神经根水肿、止痛或活血化瘀。目前用于颈椎病治疗的药物种类较多,主要有非类固醇消炎药、改善循环药物、营养神经类药物、解痉类药物、激素类药物、中成药和外用药等。药物治疗具有作用快的特点,因此在急性期有良好的改善症状的作用,可以单用或和物理治疗共同进行。颈椎病系慢性疾病,如长期服用上述药物,会产生一定的不良反应,最常见的不良反应是胃肠道反应。

9. 注射疗法

注射疗法可用于各型颈椎病的治疗,根据颈椎病类型和临床表现的不同,有针对性地选择特定的注射方式,但是有明确痛点的情况下,效果较好。

处理颈椎病引起的局部疼痛症状时,一般可以选用局部痛点封闭,常用药有醋酸泼尼松龙、醋酸可的松、利多卡因等,在患处找到压痛敏感点,于痛点进行注射,每隔 5～7 d 治疗 1 次,3～5 d 为一个疗程,治疗后症状改善较为明显;对于神经根型、交感神经型颈椎病和颈椎间盘突出症的处理,颈段硬膜外腔封闭疗法是首选方案,采用低浓度的局麻药加皮质激素阻断感觉神经及交感神经在椎管内的刺激点,也可抑制椎间关节的创伤应激,治疗一般为每周 1 次,2～3 次为一个疗程。本项治疗要求备有麻醉机或人工呼吸机,在严格无菌条件下进行,要求穿刺技术熟练;对于交感神经型颈椎病,星状神经节阻滞亦有良好疗效。此法要求患者取仰卧位,头偏向侧后仰,于胸锁关节上 2 横指扪及第 7 颈椎横突,以示指深压把颈动脉挤向外侧,与气管分开,用 7 号针垂直刺入直达横突。回吸无血,无气即注射 1% 利多卡因 10 ml。数分钟后出现霍纳征为成功的标志。每隔 5～7 d 治疗一次,3～5 次为一个疗程。

（三）三级网络转诊实施

颈椎病按照其病理和临床表现来看,分类丰富多样。各种类型的颈椎病都或多或少影响着人们的工作和生活质量,按照此严重程度,结合颈椎病的分类和影像学,笔者认为可以按由轻到重的顺序分为轻度、中度、重度 3 度。

（1）轻度:颈型;休息后可以改善的神经根型、椎动脉型。影像学表现:颈椎曲度改变、轻度退变。

（2）中度:一般处理不能改善的颈型、神经根型和椎动脉型;交感神经型。影像学表现:椎间孔或椎间隙明显狭窄,椎体不稳、椎间盘突出。

（3）重度:门诊康复治疗后不能改善的颈型、神经根型、椎动脉型;脊髓型。影像学表现:椎间孔或椎间隙明显狭窄,椎间盘突出,脊髓或神经根受压,脊髓变性,终板炎。

为进一步配合三级网络转诊实施,提高诊疗效率,促进颈椎病的高效率治疗。可以按照此严重程度分度和先保守后手术治疗的原则来大致选择治疗方式,轻度患者需要进行社区家庭指导、适量药物应用、物理治疗;中度患者需要进行社区家庭指导、适量药物应用、物理治疗、颈部支具支撑;重度患者需要住院康复治疗和颈部用支具支撑,必要时手术治疗。

三、运动疗法及预防保健措施

（一）颈椎病生物力学

颈部上接头颅,下连胸廓,其灵活性好,活动度大,有 6 个自由度,即 3 个平移运动(冠状轴、纵轴和矢状轴)和 3 个轴性运动(屈、伸、旋转),可提供三维空间的生理活动,传递头部负荷及保护颈部脊髓(图 3 - 10)。颈椎的稳定性是指承载负荷时,颈椎保持平衡状态的能力。颈椎共有 7 节椎体,其形态较小,与 6 个椎间盘及周围肌肉和韧带共同组成颈段脊柱,是维持颈椎稳定性的基本单位。正常颈椎的生物力学平衡包括静力平衡及动力平衡,前者是指颈部脊柱的两柱或三柱结构,后者为椎外肌肉或肌群维持或调节平衡的作用。颈部正常的生理运动及其稳定性总是在静力平衡的基础上,依靠肌肉的作用来随时调整以达到动力平衡。

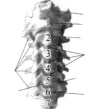

图 3 - 10　颈椎解剖结构

早在 1983 年 Denis 提出三柱分类概念,提出脊柱的稳定性有赖于中柱的完整,而并非决定于后方韧带复合结构。Denis 提出三柱分类将脊柱分为前、中、后三柱。前柱:前纵韧带、椎体的前 1/2、椎间盘的前部;中柱:后纵韧带、椎体的后 1/2、椎间盘的后部;后柱:椎弓、黄韧带、棘间韧带。1984 年,Ferguson 完善了 Denis 提出三柱分类概念(图 3 - 11),认为椎体和椎间盘的前 2/3 属前柱,后 1/3 属中柱,这是目前比较一致公认的三柱分类概念,凡中柱损伤者

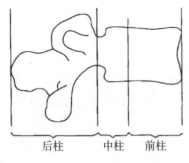

图 3-11　Ferguson 脊柱三柱理论

属于不稳定性骨折。法国的 Roy-Camille、Saillant 的三柱概念略有不同,他们认为中柱除椎体和椎间盘的后 1/3 以外,尚应包括椎弓根、关节突。中柱的范围较广,而后柱仅指关节突后方的椎弓,包括椎板、横突、棘突。在脊柱骨折中,仍然主张中柱损伤属于不稳定性骨折,因此判定中柱损伤是分类的基础。目前,骨折分类主要还是按照 Denis 和 Ferguson 的分类方法,由此可见中柱结构对于颈椎稳定性的重要作用。而头部位置对于中柱负荷影响很大,正常情况,颈椎有一生理曲度,即"颈曲",主要是 C4~5 椎间盘前厚后薄所造成的颈部中段向前突出的弧度,其能增加颈椎的强度和弹性,减轻和缓冲重力的震荡。颈部直立时,颈曲大多保持前凸,因此椎体和椎间盘承受的压力大致为头颅的重量。屈曲时,头颅的中心前移,力臂改变,因而造成了颈肌收缩阻力及椎体、椎间盘承受的压力显著增加。头部极度前屈时颈椎的负荷最大,为中立位时的 3 倍多,以 C4~5 段为例测得的最大压力在前屈、扭转、侧弯时为 500~700 N。因此,不同头部位置对颈椎造成的负荷差异明显,可影响颈椎退变。

动力平衡主要指头、颈、项、背部肌肉的活动和调节,是颈椎运动的原始动力。动力平衡由颈椎周围神经以及肌群共同维持,颈部有 40 多条肌肉(图 3-12)包括颈椎前屈、后伸、侧屈、旋转等肌群,是颈椎运动的原始动力,这些肌肉间相互协同或拮抗,共同维系颈椎的正常形态和活动。颈椎周围有丰富的肌群,主要分为颈前肌群和颈后肌群。颈前肌群包括前、中、后斜角肌、头长肌和颈长肌、胸锁乳突肌,这些肌肉各司其职,参与颈椎活动,两侧头长肌同时收缩可以使头和上颈椎前屈,单侧收缩产生颈椎侧屈和旋转;颈长肌收缩前屈颈部;斜角肌可以前屈、侧屈颈部;一侧胸锁乳突肌收缩时,可使头倾向同侧、面转向对侧,两侧同时收缩时,可使头后仰,并且屈颈。颈后肌群包

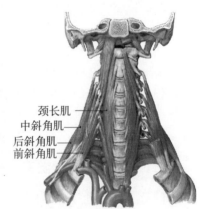

图 3-12　颈椎周围肌肉

（标注：颈长肌　中斜角肌　后斜角肌　前斜角肌）

括枕下小肌群、横突棘肌、斜方肌、颈部竖脊肌,它们均可参与颈椎的复杂活动,双侧斜方肌收缩可使头后仰;两侧颈竖脊肌收缩可使寰椎关节和颈椎后伸,一侧收缩产生颈椎侧屈;枕小肌群和横突棘肌位于深层,对姿势稳定性起到重要作用。颈椎的功能性活动需要靠这些肌肉共同协调完成,因此肌肉的形态和功能的重要性对于维系动力平衡就显得尤为突出,动力性平衡取决于附着在颈椎体和附件的头、颈、背、肩胛区不同层次肌群结构与功能的完整性、统一性以及协调性。

动静态平衡的关系,两者互为始动,相互影响,作用明显。在动力性平衡结构中,颈部周围软组织起着重要的作用,维系着颈椎的动力平衡。诸如急慢性损伤、不良体位和姿势、炎症感染、精神过度紧张等因素均可造成颈部肌力减弱。有学者报道,在这其中,一般伸颈肌力减弱更为明显,肌力的减弱将会影响颈椎动力性平衡,一旦伸颈肌力继续减弱至一定程度,则可导致维系颈椎稳定的静力平衡的破坏。从某种意义上面而言,颈椎动力性平衡较静力性平衡重要。失去静力学平衡,颈椎的变化比较缓慢,而失去动力学平衡,则颈椎不能维持其正常的功

能。由于维系动力学平衡的肌肉组织均是附着在颈椎体和附件的，静力学平衡失调过程达到一定程度，肌肉组织的形态势必会受到影响，组织将形成炎症损伤等，肌力表现进一步会降低，颈椎的动力学平衡则将受到影响。动静态平衡，两者相互影响，其中之一受破坏，则将形成恶性循环。所以在预防和治疗颈椎病方面，两者一样重要，我们需要维持颈椎的正常姿势、防止头颈部外伤、炎症感染、加强颈部肌力训练、活动度训练、本体感觉训练等，从最大限度上维持颈椎的动静态平衡。

（二）运动疗法

运动疗法是以生物力学、运动生理学和神经发育学为基础，以改善生理、躯体、精神和心理的功能障碍为主要目标，通过力的作用，最终引起人体内部宏观和微观变化的一种疗法。各型颈椎病均可存在生物力学方面的改变。可能因为长期不良运动造成各肌群力量的不平衡，也可以因为局部炎症病变、疼痛，或是神经损害所致颈部静态结构的损伤和肌肉力量的下降。长期肌力下降，又可以造成颈肌的肌肉萎缩，进一步加剧颈椎的不稳定。颈椎病变所致肌肉、韧带、关节囊等组织的反复炎症反应，可以导致颈椎关节内、外的纤维组织的粘连，促使颈椎关节活动度减少。患者自我为减轻疼痛的局部制动或减少运动等原因也将导致颈椎关节的僵硬，影响颈椎关节活动范围。

颈椎病运动疗法的主要作用是增强颈部与肩胛带肌力，增加颈部各韧带弹性，改善颈椎各关节功能，达到巩固疗效、防止复发的目的。运动疗法主要包括：颈椎稳定性训练、肌力训练、颈椎关节活动度训练、颈椎本体感觉训练、医疗康复体操等，通过有效的运动疗法，可以使患者积极主动地参与治疗过程，充分调动患者自身的主观能动性，发挥内在的积极因素，通过机体局部或全身的运动方法，以消除或缓解病理状态，恢复正常功能。运动疗法可以用于各型颈椎病症状缓解期或术后，但是实施运动疗法需要结合患者的实际情况，应根据颈椎病患者的年龄、机体状况和颈椎病症状等因素拟定处方，注意运动的强度、时间和频率，以及注意事项。有些颈椎病患者不宜运用运动疗法治疗。如：颈椎颈部软组织急性损伤期、颈椎发生骨折、脱位者、颈椎椎体融合术后、脊髓型颈椎病及精神病患者等。运动可借助各种器械，但最简便易行的是徒手操。以下介绍常用的运动体操。

1. 颈椎病肌力训练

肌力训练可以分为自我锻炼、治疗师徒手肌力训练、器械肌力训练等。

（1）自我锻炼：按照其训练形式可以分为：

a. 等长运动：适用于颈椎病急性期，可加速静脉血液回流，促进炎症吸收。① 仰卧位（图 3-13），做抬头动作（头勿离开床面），每次 3～5 s，1～2 次/d。② 仰卧位（图 3-13），做头后伸动作（头勿离开床面），每次 3～5 s，1～2 次/d。

b. 等张运动：适用于颈椎病亚急性期，可提高肌肉协调性。① 仰卧位（图 3-14），头前屈，下颌尽力接近胸骨，慢起慢落，每次 5 s。② 俯卧位（图 3-15），头后伸到极限，慢起慢落，每次 5 s。③ 站立位，双臂平举，慢起慢落，每次 5 s。

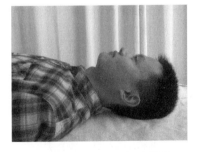

图 3-13 颈椎等长运动锻炼

（2）治疗师徒手肌力训练：徒手肌力训练需要治疗师和患者的共同参与，能够最大限度发挥患者的主动积极性。训练方案主要依据患者颈部肌力评定结果制定，可分为颈前屈肌群肌力训练和颈后伸肌群肌力训练，具体训练如表 3-10～表 3-11 所示。

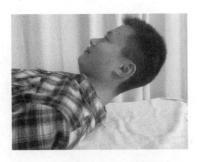
图 3 - 14　颈椎等张运动锻炼(前屈)

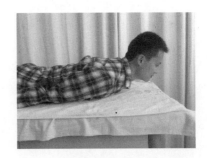
图 3 - 15　颈椎等张运动锻炼(后伸)

表 3 - 10　增强颈前屈肌群肌力

肌力分级	患者体位	治疗师位置	方　　法
1～3 级	侧卧位,头下垫枕头保持水平,肩部放松	立于患者一侧,一手托住患者头部,一手固定患者肩部	患者注意力集中,努力做全范围的颈前屈动作。1 级肌力[图 16(a)]时,治疗师给予助力帮助颈前屈动作;2～3 级肌力[图 16(b)]时,只固定肩部、托起胸部,不予颈前屈动作助力
4～5 级	侧卧位,头下垫枕头保持水平,肩部放松	立于患者一侧,一手固定患者肩部,一手置于患者前额部向下施加阻力	抗阻力做全关节活动范围的颈前屈动作[图 3 - 16(c)]

表 3 - 11　增强颈后伸肌群肌力

肌力分级	患者体位	治疗师位置	方　　法
1～3 级	侧卧位,头下垫枕头保持水平,肩部放松	立于患者一侧,一手托住患者头部,一手固定患者肩部	患者注意力集中,努力做全范围的颈后伸动作。1 级肌力[图 3 - 17(a)]时,治疗师给予助力帮助颈后伸动作;2～3 级肌力[图 3 - 17(b)]时,只固定肩部、托起胸部,不予颈后伸动作助力
4～5 级	侧卧位,头下垫枕头保持水平,肩部放松	立于患者一侧,一手固定患者肩部,一手置于患者枕部向下施加阻力	抗阻力做全关节活动范围的颈后伸动作[图 3 - 17(c)]

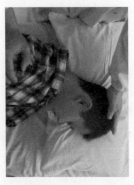
(a) 体位 1

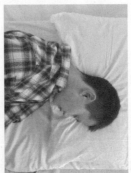
(b) 体位 2

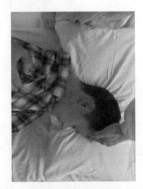
(c) 体位 3

图 3 - 16　颈前屈肌群肌力训练

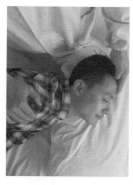　　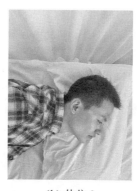　　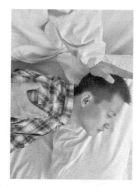

（a）体位1　　　　　　　　　（b）体位2　　　　　　　　　（c）体位3

图 3 - 17　颈后伸肌群肌力训练

　　（3）器械肌力训练：在颈椎病肌力训练方面，我们亦可选用有效的器械进行肌力训练，考虑到颈椎的控制性训练与训练的简便有效性，运用 Ther - Band 弹力带进行抗阻力肌力训练是一种较好方法。该弹力带一般有多种颜色，可以区分不同阻力，可根据个人力量从低阻力递增到高阻力。运用 Ther - Band 弹力带进行颈椎病肌力训练的运动处方可以分为：① 被动拉伸颈椎：弹力带一端缠绕于头部（置于两耳上方），另一端系于固定物上，脊柱处于自然的中轴位置。人体成立位，分别在前屈后伸、左右侧屈、左右旋转 6 个方向迈步拉伸训练带，当拉动到最大角度时停留 1 min 后，缓慢返回原位继续下一次拉动，每组 1 分钟，每个方向 2 组。② 主动对抗阻力训练：弹力带使用方法同上。运动量为前屈 18 次、后伸 20 次、左侧屈 20 次、右侧屈 20 次、左旋转 20 次、右旋转 20 次，每个方向 3 组。一般要求患者能以 70 次/分钟速度进行抗阻运动。当然具体需要患者实际能力对此运动量作适当调整。如果某种颜色弹力带能很轻松地完成计划时，可考虑采用下一级别弹力带训练。有条件的地区，亦可选用大型等速肌力训练器械进行训练，如 Biodex 和 Cybex 等。

　　2. 颈椎关节活动度训练

　　颈椎关节活动度训练是通过有效的训练手段，来增加关节的活动范围。颈椎关节内外纤维组织的粘连，促使颈椎关节活动范围减少，产生疼痛。僵硬的关节又使关节活动范围减小，使得关节活动时压迫脊神经疼痛加重，产生恶性循环。颈椎关节活动度的改善，一方面可以改善血液循环，促进慢性炎症的消除，改善关节软骨的营养和代谢，同时也可以改变椎管内结构的关系减轻或消除病变组织对椎管内容物的挤压，提高椎管内容物对颈椎各项活动功能的耐受阈值。进行颈椎病关节活动度训练，将有利于颈椎病的治疗，颈椎关节活动度训练一般适用于颈椎病后期，关节肌肉僵硬、颈椎活动度差的患者，促进肌肉韧性和收缩功能的恢复。颈椎关节活动范围训练可分为主动和被动关节活动度训练，主动关节活动度是指连接关节的肌肉随意收缩使关节运动时所通过的运动弧；被动关节活动度是指通过外力使关节运动时所通过的运动弧。被动关节活动度训练，一般在进行颈椎关节松动训练时配合完成，亦可借助器械完成。主动关节活动度训练则在实际临床运用过程中形成多种多样的训练方式。目前，主动关节活动度训练有多种康复操，如颈椎俯仰操、米字操和颈椎环绕操等。

　　（1）颈椎俯仰操（图 3 - 18）：预备动作取坐姿，全身放松，颈部正直。双手自然置于腿上或体侧。第 1 节［图 3 - 18（a）］：① 低头至最大限度；② 抬头回到正位；③ 抬头后仰至最大限度；④ 头回到正位。重复动作 6 次。第 2 节［图 3 - 18（b）］：① 头向左转至最大限度；② 头回到正位;③ 头向右转至最大限度;④ 头回到正位。重复动作 6 次。第 3 节[图 3 - 18(c)]:① 下颌向左上方 45°伸展;② 头回到正位;③ 下颌向右下 45°伸展,下颌尽量触右肩;④ 头回到正位。重复动作 6 次。第 4 节[图 3 - 18(d)]:① 下颌向右上方 45°伸展:② 头回到正位;③ 下颌向左下 45°伸展,下颌尽量触左肩;④ 头回到正位。重复动作 6 次。

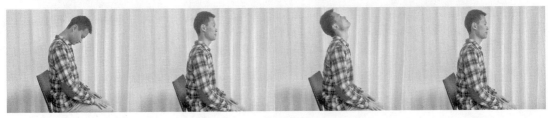

(a) 颈椎俯仰操第 1 节

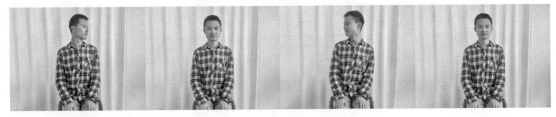

(b) 颈椎俯仰操第 2 节

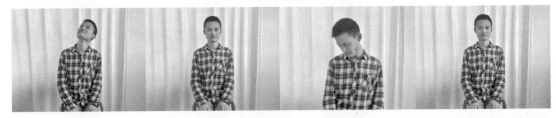

(c) 颈椎俯仰操第 3 节

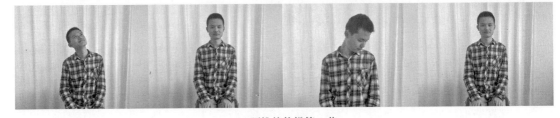

(d) 颈椎俯仰操第 4 节

图 3 - 18　颈椎俯仰操

(2) 颈椎"米"字操(图 3 - 19):① 站立位,双臂自然下垂,头部做前屈、后伸、左右侧屈动作,慢慢活动到极限,坚持 3 s,慢慢复原。② 左右旋颈:站立位,双臂自然下垂,头部向左右旋转,慢慢活动到极限,坚持 3 s,慢慢复原。

(3) 颈椎环绕操:预备动作取坐姿,双目微闭或闭合。全身放松,双手自然置于或扶于体侧。① 想象以下颌为时钟指针,随着下颌的转动,带动颈部做环绕划圆动作。准备动作:低头位于"6 点"处,下颌靠近胸部;动作开始,下颌向左肩方向顺时针转动并逐渐抬头至"12 点"处时头后仰,下颌向前上:紧接着下颌继续向右肩顺时针转动,经右肩回到"6 点"处,下颌靠近胸部。如此连续做顺时针颈绕环划圆动作 3 周或 6 周;② 同样动作,反方向做逆时针颈绕环

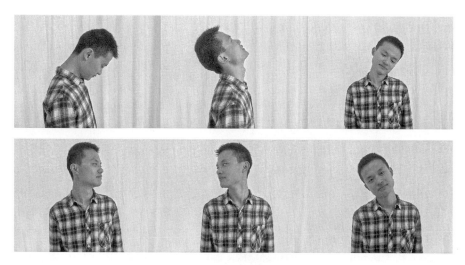

图 3－19　颈椎"米"字操

划圆动作 3 周或 6 周。初期练习可以顺、逆时针各做 3 周颈绕环。逐步适应后,即可增至 6 周。初练这一动作时会有晕眩感,这是生理自然反应,随着多次练习后。晕眩感逐渐减轻。

　　各种主被动关节活动度训练方式可以相互结合,不过需要根据场地、时间、身体状况灵活选择操练。

　　3. 颈椎本体感觉训练

　　本体感觉是指身体各个部位的肌肉、肌腱、关节、韧带等运动器官在不同状态(运动或静止)时的一种感觉,又称深感觉,这种感觉能够帮助人们进行动作和行为的调节、修饰。颈椎的本体感觉同样由其周围肌肉、肌腱、关节、韧带等进行维持,对于颈椎的活动具有重要意义。颈椎病发病过程中,颈椎周围的本体感受器受到不同程度的损害,难以帮助颈椎进行活动的调节与修饰,进一步引起颈椎的不稳定,从而颈椎病容易复发。本体感受器的修复,有助于促进颈椎关节的运动能力,维护关节的稳定性,并对关节、肌肉、韧带形成保护作用。本体感觉主要包括关节位置的静态感知能力、关节运动的动态感知能力和肌肉收缩反射和肌肉张力的调节能力。关节位置的静态感知能力、关节运动的动态感知能力主要反映本体感觉的传入活动能力,而肌肉收缩反射和肌肉张力的调节反映本体感觉传出的活动的能力。颈椎本体感觉训练是通过激发颈椎肌肉关节本体感受器的活动,引起人体内某些生理变化,达到调节人体内环境失衡状态的目的。颈椎病康复功能练习中,肌肉力量的练习可以使本体感觉恢复一部分,但是这远远不够,全面恢复本体感觉和神经肌肉控制能力是要靠专门的特殊训练才能逐渐恢复的。关于颈椎本体感觉训练,平衡功能训练、生物反馈(一种借助精密电子仪器进行的练习)、神经肌肉促通技术(PNF)等都是常用的方式。

　　4. 医疗体操

　　医疗体操通常是指用来防治疾病编排的肢体运动项目,对创伤、手术后及瘫痪者的功能恢复以及多种内科疾患具有良好的作用,是医疗体育的重要内容之一。颈椎病医疗体操顾名思义,就是为颈椎病或颈肩部肌肉劳损或疼痛患者编排的运动项目。适用于各型颈椎病症状较轻者或颈肩部肌肉劳损或疼痛的患者,而症状急性发作或有脊髓受压的症状和体征,局部骨折未愈合,颈椎肿瘤或结核,心功能不全,有心源性哮喘、呼吸困难、全身水肿、胸腔积液、腹水者,近期(10 d 内)有心肌损害发作者禁忌。设备需求简单,一般仅需床垫或者徒手,具体练习过程：① 前屈后伸：双手叉腰，放慢呼吸，缓缓低头使下巴尽量紧贴前胸；再仰头，头部尽量后仰；停留片刻后再反复做 4 次。② 左右侧弯：左、右缓慢歪头，耳垂尽量达到左右肩峰处；停留片刻后再反复做 4 次。③ 左右转颈：头部缓慢左转，吸气，颏部尽量接触肩峰，还原，再右转，吸气，颏部尽量接触肩峰，停留片刻后再反复做 4 次。④ 左右转颈前屈：头部缓慢左转后前屈，还原，头部右转前屈。停留片刻后再反复做 4 次。⑤ 左右转颈后伸：头部缓慢左转后伸，还原，头部右转后伸，停留片刻后再反复做 4 次。⑥ 旋转运动：头部顺时针旋转 4 次，再逆时针旋转 4 次。⑦ 波浪屈伸：下颌往下前方波浪式屈伸，在做该动作时，下颌尽量贴近前胸，双肩扛起，下颌慢慢屈起，胸部前挺，双肩往后上下慢慢运动。下颌屈伸时要慢慢吸气，抬头还原时慢慢呼气，双肩放松，做两次停留片刻；然后再倒过来做下颌伸屈运动，由上往下时吸气，还原时呼气，做两次，正反各练两次。⑧ 耸肩运动：左右交替耸肩 4 次后，双肩同时耸肩 4 次。⑨ 同向旋肩：两肘肩部侧弯，两手搭在肩上，以手指为轴向前缓慢旋转两肩，头部尽量向前伸，缓慢吸气，反复 4 次；再以手指为轴向后缓慢旋转两肩，头部尽量向后伸，缓慢吸气，反复 4 次。；⑩ 逆向旋肩：左肩向外旋转至前臂垂直，掌心向前，右肩向后旋转至右手在背后，掌心向后，眼视左手；反方向同法，反复 4 次。⑪ 绕肩：两臂外展平伸，以肩关节为轴向前环绕 4 次，再向后环绕 4 次。⑫ 抚项摸背：左臂屈肘，左手心抚项，右臂屈肘，右手背触背，头颈部尽量后仰，维持 5 s，换手臂。然而在实际训练过程中，目前已形成了多种行之有效，称谓不一的医疗体操，如太极云手、与项争力、苍龟探穴、前俯后仰、金狮摇头等，在以后的实践中，仍需要我们进一步探索，寻求更为有效的针对性体操，更好地预防和治疗颈椎病。

进行各种医疗体操需要严格在医务人员的指导下进行，注意以下事项：① 要持之以恒，动作到位；整个动作要缓慢、协调、循序渐进，不可冒进，以免对脊椎造成更大伤害。② 严重颈痛症状者做操慎重，动作缓慢、柔和。③ 控制好运动量，尤其是合并心肺疾病、高血压病、骨质疏松症、腰椎间盘突出症等，做操不要过于用力。④ 有眩晕症状者，头部转动应缓慢或禁止旋转动作。⑤ 椎动脉型颈椎病，注意颈部扭转与后伸时症状可能加重，侧转和旋转动作宜少做、慢做，甚至不做；神经根型颈椎病仰头时症状可能加重；脊髓型颈椎病更要注意不要超负荷活动，以免发生意外；椎动脉型颈椎病患者眩晕症状明显或伴有供血不足时，手术后 2 个月内忌做过多的颈部体操和练功，尤其是颈椎前路椎体间及后路大块骨片架桥植骨及人工关节植入后的患者。⑥ 练习后如觉疼痛或眩晕加重，提示动作幅度过大或速度过快，可适当降低速度或减小幅度甚至停止练习。

5. 现代运动项目

每天坚持打羽毛球或定点投篮 15～30 min，使颈椎处于主动后仰状态，通过头部位置的改变来减轻颈椎的负荷，有利于颈椎周围肌肉、韧带等疲劳的恢复，保持颈椎肌肉张力、韧带的弹力和关节的灵活性，预防和缓解颈椎病症状，对于颈椎曲度的康复也有一定功效。此外，游泳、放风筝、乒乓球等运动均能对预防和治疗颈椎病起到一定作用。

（三）预防保健

1. 日常生活睡眠选用保健枕

人的 1/3 时间是在床上度过的，从预防、保健角度看，枕头不仅是必不可少的生活用品，而且还是在"顺其自然"中保护颈部的椎体和肌肉、神经、血管，修复劳损，调整功能等的理想理疗器械之一。因此，必须要注意到枕头的高低、枕芯的填充物及枕头的形状问题。颈椎有其正常的向前凸出的生理弧度，但由于年龄、性别等差异，该曲度大小往往又会有所不同，故枕头高度亦不同,一般认为 3～6 岁枕高为 3～6 cm,7～11 岁为 7～10 cm,12～15 岁为 9～12 cm,15 岁以上为 11～13 cm。16 cm 以上多为成人使用,一般来说,枕头高度可为自身拳头高度的 1.5 倍。仰卧宜双肩触枕 3～7cm,枕头的长度宜超过自己肩宽 10～16 cm 为宜,以使颈部肌肉完全放松。枕头材质以质地柔软小硬、透气性好为佳,具有较好的可塑形性。

2. **注意姿势,平视、耳孔与肩峰成直线**(图 3-20)

正确的姿势有利于维持颈椎周围肌肉的正常功能,加强颈椎的稳定性,同时有利于保持颈椎的正常生理曲度,对于预防颈椎病作用明显。

3. **避免疲劳**

同一姿势一般维持 40 min,不应该超过 1 h。在某一姿势下时间过长时,必须适当活动颈部,改变头颈部的体位,定期远视,工作间歇注意休息,进行调整,从而缓解颈部周围肌肉组织等的疲劳。

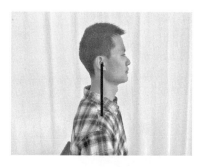

图 3-20　正确坐位颈椎姿势图

4. **合理选用颈部支具**

颈部支具俗称颈托,颈托既有治疗的作用,又有预防复发的作用。主要作用有限制颈部的过度活动,减轻颈部负荷,减轻或促使颈椎管内无菌性炎症的消退;缓解椎间隙内的压力;增加颈部的支撑作用。急性期,佩戴颈托可以促进神经及肌肉等周围组织的炎症消散,缓解症状,加快康复进程。慢性期,尤其是对于颈椎需长期保持一个姿势或者过度屈曲等,可间歇佩戴颈托以限制颈椎的过度活动,减轻颈部负荷,避免颈肌疲劳,预防颈椎组织慢性劳损,起到预防颈椎病复发的作用。但无论急性期还是慢性期,均不可以长期佩戴,以防止长期制动导致的颈椎活动度下降和颈部肌肉萎缩。

5. **注意颈部保暖,防寒冷、潮湿**

寒冷、潮湿与颈肩痛的发生和发展密切相关。故应注意做到气候变化时,注意保暖,特别是头颈部;避免潮湿环境;冬天最好穿高领毛衣或戴围巾,夏天不要对颈部吹空调和电风扇,在空调房内的时候,注意颈肩部的保暖,可以加披一条披肩等。

6. **颈椎体操**

颈椎体操作为运动疗法中的一种,对于预防与治疗颈椎功效重大。建议每天进行各方向的颈椎活动度训练、颈部肌力训练,每天 1～2 次,每次 5～10 下。这对于加强颈椎稳定性,促进颈椎病的康复,预防复发具有重要意义。做运动时应注意不应有任何不适(拉紧的感觉及肌肉酸痛除外),练习节奏由慢到快,动作活动范围由小到大。

7. **体育运动**

体育运动作为运动疗法的一种,它更贴近于我们的日常活动,能够寓锻炼于日常娱乐活动。投篮、放风筝、游泳、打乒乓球等日常体育活动均对颈椎病的治疗和预防有一定益处。但是进行体育活动应因人而异,不要强调一律,同时运动时应避免过于激烈,强度不要太大,以免拉伤颈部肌肉。

8. **严防急性头、颈、肩外伤**

头颈部损伤容易导致颈椎周围组织的损伤,然而颈椎周围组织是颈椎的良好维持结构,周围组织的损伤将会导致颈椎的不稳,进一步会导致颈椎软骨损伤与骨质增生,形成颈椎病,导致一系列的症状。故预防颈椎病需要严防急性头、颈、肩外伤。

9. 其他预防措施

有研究认为咽喉部炎症是颈椎病发生和复发的主要因素之一,尤其在少年患者中多见,因此,要避免咽喉部反复感染,及时治疗咽喉炎症,加强对此认识。吸烟对颈椎病患者的康复非常有害,应告诫患者及时戒烟。注意休息,尤其急性期或病情严重者应卧床休息 2～3 周,以减轻颈椎负荷,缓解症状。

参考文献

[1] 王玉龙. 康复评定学[M]. 北京:人民卫生出版社,2008:130-131.

[2] 邵福元,邵华磊. 颈肩腰腿痛应用检查学[M]. 郑州:河南科学技术出版社,2002:164-168.

[3] 恽晓平. 康复疗法评定学[M]. 北京:华夏出版社,2005:92-93.

[4] Fukui M, Chiba K, Kawakami M, et al. An outcome measure for patients with cervical myelopathy: Japanese Orthopaedic Association Cervical Myelopathy Evaluation Questionnaire (JOACMEQ): part 1 [J]. Orthop Sci, 2007,12:227-240.

[5] 陆廷仁. 骨科康复学[M]. 北京:人民卫生出版社,2007:864-871.

[6] 白跃宏. 颈肩痛临床与康复[M]. 上海:上海交通大学出版社,2007:20-26,448-453.

[7] 颈椎病诊治与康复指南[J]. 北京:中国康复医学会,2010:2-19.

[8] 关骅. 中国骨科康复学[M]. 北京:人民军医出版社,2011:366-372.

[9] 于长隆. 骨科康复学[M]. 北京:人民卫生出版社,2010:127-128,457-459.

[10] 常用康复治疗技术操作规范(2012 年版)[M]. 北京:卫生部颁:2012:100-101.

[11] Chien T T, Wen D C, et al. Changes in Blood Pressure and Related Autonomic Function During Cervical Traction in Healthy Women [J]. Available from: URL: http://www.ORTHOSuperSite.com. Search: 20110526-08.

[12] 李晶,郑春开. 从生物力学观点探讨颈椎牵引时间[J]. 中华理疗杂志,1995,18(2):99-100.

[13] 倪国新,苏力,唐军凯. 颈椎牵引时间的初步探讨[J]. 中国临床康复,2002,6(4):487.

[14] 燕铁斌. 物理治疗学[M]. 北京:人民卫生出版社,2008:83-84,141-145.

[15] Robert Boyles, Patrick Toy, James Mellon Jr, et al. Effectiveness of manual physical therapy in the treatment of cervical radiculopathy: a systematic review [J]. Journal of Manual and Manipulative Therapy, 2011,19(3):135.

[16] 黄桂成,赵和庚,孙玉明. 颈椎病的中医特色疗法[M]. 上海:上海中医药大学出版社,2004:57-77.

[17] 王荣丽,黄真. Mulligan 手法在颈椎病中的应用[J]. 中国康复医学杂志,2005,20(3):224-226.

[18] 陈才,洪芳芳. Mulligan 手法治疗椎动脉型颈椎病的临床研究[J]. 中国康复医学杂志,2009,24(4):327.

[19] 田洋,马朝阳,范小艳. 麦肯基力学诊断治疗技术的应用概况[J]. 现代诊断与治疗,2007,18(3):172.

[20] 郑悦承. 软组织贴扎技术[M]. 台湾:台记国书出版社,2006:70-72.

[21] 王宁,于旭东. 颈椎病与用枕的关系初探[J]. 医学理论与实践,2011,24(16):1927-1928.

[22] 徐蔚华,马燕红. 颈椎病的生物力学研究概况[J]. 颈腰痛杂志,2013,34(3):245-246.

[23] 曾恒,周红海. 颈椎生物力学平衡变化的研究进展[J]. 中国中医骨伤科杂志,2008,16(2):62-63.

[24] 姜宏,廖中亚,王拥军. 颈椎动力性平衡与颈椎病的防治[J]. 中医正骨,2000,12(3):49-50.

[25] 孙鹏,施杞,钱雪华. 导引对颈椎病的治疗价值[J]. 中国临床康复,2005,9(34):133.

[26] 汪东颖,陆军达,裴建. 动静平衡思想对颈椎病防治的指导作用[J]. 中国中医骨伤科杂志,2012,20(4):60-61.

[27] 许小丽,陈鹏. 如何指导颈椎病患者进行功能锻炼[J]. 医学创新研究,2007,4(32):65.

[28] 傅旭东,杨建国. 青年颈椎病的运动康复治疗[J]. 福建中医药,2008,39(5):54-55.

[29] 陈香仙,綦湘,吕品. 颈椎病的 Thera - Band 抗阻力运动疗法[J]. 中国组织工程研究,2012,16(39):
7405 -7410.

[30] 庞建,来永庆,王件件,等. 颈椎病的运动疗法研究进展[J]. 沈阳医学院学报,2013,15(3):170 -
173,179.

[31] 张长杰. 肌肉骨骼康复学[M]. 北京:人民卫生出版社,2008,246 - 253.

[32] 胡永善. 新编康复医学[M]. 上海:复旦大学出版社,2005:219 - 220.

[33] 白跃宏. 别让我们的颈椎受伤[J]. 医药与保健,2012,11:22 - 23.

[34] 崔立津,袁烽,周国运. 枕头即"枕颈"[J]. 中国民间疗法,2007,15(4):57.

[35] 李丽娟,李立凡,李燕燕,等. 颈椎病患者健康教育的研究进展[J]. 白求恩军医学院学报,2013,11(4):
361 - 262.

[36] David J M. 罗卓荆(主译). 骨科检查评估. 4 版[M]. 北京:人民军医出版社,2007:122.

(马燕红)

第二节　腰椎间盘突出症

一、康复评定

腰椎间盘突出症的临床评定对诊断和治疗有重要指导意义,全面客观地评定有利于详细询问病史及全面查体,对病情做出正确判定,并防止发生漏诊、误诊,同时有利于临床疗效的评价。

(一) 疼痛评定

疼痛作为一种复合感觉,具有很大的变异性和多样性,腰椎间盘突出症引起的疼痛同样如此,神经根被压迫时可能出现灼通、冷痛、刺痛、酸痛等,因此,疼痛的评价方法也有很多种,目前常用的疼痛评价方法如下:

1. 口述描绘评级法

口述描绘评级法包括3～6个级别的描绘词,在次序衡量上给以量化,如无痛、轻度疼痛、中度疼痛、重度疼痛。

2. 视觉模拟评分法

视觉模拟评分法最为简便,以 VAS(visual analogue scale)为代表,是评价疼痛强度的较好方法。方法是在白纸上画一平直线段,长 100 mm,左端点为 0,为"无痛",右端点为 100,为"无法忍受的痛"。给患者的一面中间无刻度,让患者根据感受的痛强度,在线段上点上一点,表示感知到的疼痛强度。另一面有刻度,以左端起点至点点处距离的长度为疼痛的强度。其优点是简明易行,灵敏度高,可表示疼痛的细微变化,并有具体的量化指标,便于进行治疗前后的统计学处理。也可做多方位的疼痛评价。另外,也可以将 0 到 10 共 11 个数字标注在线段上,数字越大表示疼痛越严重,称为疼痛数字评分法(numerical rating scale, NRS),但有研究表明,NRS 对文化程度较高者应用更可信。

3. 调查表法(问卷法)

调查表法有通用和专用两种。莫克吉尔疼痛问卷(McGill pain questionnaire,MPQ)、威斯康星疼痛简明问卷(Wisconsin pain index, WPI)等为通用问卷;专为腰椎间盘突出症等下腰痛设计的问卷为专用问卷,如 Oswestry 功能障碍指数、Roland - Morris 功能障碍问卷、JOA 下腰痛评分系统等,具体见本节常用量表部分。

4. 疼痛行为评分法

此评分法较客观。如 UAB 评分法（Richard 等），将口述诉痛、非言语的发声诉痛、躺卧时间、愁眉苦脸、站立姿势、活动度、体态语言、器械的使用、静态时的活动和药物的应用等 10 个疼痛行为的严重程度和频率做 3 级评分，比较可靠。

（二）下肢感觉运动评定

1. 感觉评定

感觉的分类方法较多，从临床的角度一般可分为特殊感觉、浅层感觉、深部感觉和内脏感觉，又常大体区分为躯体感觉和内脏感觉两大类。浅感觉：如触觉、痛觉、温度觉。深感觉：如关节觉、震动觉、深部压觉及深部痛觉。感觉障碍一般可分为感觉消失、感觉减低、感觉过敏、感觉分离（指痛觉、温度觉缺失而触觉尚存在）。

腰椎间盘突出症患者往往需要进行浅感觉障碍的评定，最早出现的是触觉障碍，接着是痛觉及温度觉障碍。一般在突出物压迫神经根的早期，神经支配区域的感觉过敏，当压迫持续时间较长，受压程度加重时，感觉渐渐迟钝。临床上应仔细检查画出示意图。根据感觉障碍的节段不同，可推知突出的平面，通常根据感觉减迟的区域，就能明确神经根受压的节段，对诊断定位很有帮助。

（1）痛觉检查方法：用针或尖锐的物品轻轻刺激皮肤，患者感到痛时立即回答，并指明刺痛的部位。检查时进行上下和左右比较，确定刺激的强弱和范围。对痛觉麻木的患者要从有障碍的部位向正常的部位检查，而对痛觉过敏的患者要从正常的部位向有障碍的部位检查，这样容易确定异常感觉范围的大小。

（2）温度检查方法：包括冷觉与温觉。冷觉用装有 5～10℃ 的冷水试管，温觉用 40～45℃ 的温水试管。在闭目的情况下交替接触患者皮肤，嘱患者说出冷或热的感觉。选用的试管直径要小。管底面积与皮肤接触面不要过大，接触时间以 2～3 s 为宜，检查时两侧部位要对称。

（3）触觉检查方法：让患者闭目。医者用棉花或软毛笔对其体表不同部位依次接触，并且在两侧对称的部位进行比较。刺激的动作要轻，刺激不应过频。检查四肢时，刺激的方向应长轴平行。

脊神经受损平面与体表感觉障碍存在一定的对应关系（图 3-21）：L4 神经根受损，大腿前外侧、膝和小腿内侧、脚后侧出现感觉障碍；L5 神经根受损，小腿外前方痛觉减退，足背前内方和踇趾感觉障碍。骶 1 神经根受损，小腿外后方痛觉减退，足外侧及小趾感觉障碍。中央型

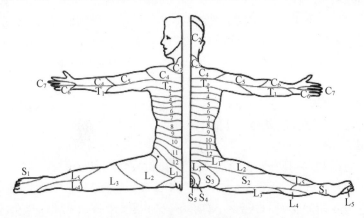

图 3-21   脊神经体表分布图

突出常使双侧神经根受压。感觉障碍可出现为主观麻木和客观麻木。腰椎间盘突出的患者除主观感觉到麻木外，用针刺激其支配区域的皮肤感觉时，痛觉反应亦较迟钝，有些患者的病觉减退区域较广泛，甚至与神经定位支配区不相符合。这可能是局部无菌性炎疾扩散和交感神经受到刺激的原因，或是由于中央型突出压迫 L2 以下硬膜囊内多根马尾神经所致。

检查体表感觉障碍时，往往检查其神经根对应的关键点，以便于对神经根受损的进行准确判断。腰骶神经根对应的体表感觉关键点如表 3-12 所示。

表 3-12　腰骶神经根对应的体表感觉关键点

神经平面	关　键　点	神经平面	关　键　点
L2	大腿前中部	S1	外　　踝
L3	股骨内髁	S2	腘窝中点
L4	内　　踝	S3	坐骨结节
L5	足背第三跖趾关节	S4～5	肛门周围

2. 肌力评定

腰椎间盘突出症肌力评定包括腰腹肌肌力评定和下肢的肌力评定两部分，两者在疾病发生发展过程中都可能受损，评价的方法采用徒手肌力检查法。

徒手肌力检查（manual muscle test，MMT），是一种不借助任何器材，仅靠检查者徒手对受试者进行肌力测定的方法。这种方法简便、易行，在临床中得到广泛的应用。对于腰椎间盘突出症患者常常进行下肢肌力评定。

徒手肌力检查方法请参见本章第三节骨性关节炎肌力测定内容。

1）腰腹肌肌力评定

腰椎屈肌（腹肌）肌力评定：患者仰卧，屈髋屈膝位，双手抱头能坐起为 5 级肌力；双手平伸于体侧，能坐起为 4 级肌力；仅能抬起头和肩胛为 3 级肌力；仅能抬起头部为 2 级肌力；仅能扪及腹部肌肉收缩为 1 级肌力。

（1）腰椎伸肌肌力评定：患者俯卧位，胸以上在床缘以外，固定下肢，能对抗较大的阻力抬起上身为 5 级肌力；对抗中等阻力抬起上身为 4 级肌力；仅能抬起上身不能对抗阻力为 3 级肌力；仅能抬起头为 2 级肌力；仅能扪及腰背部肌肉收缩为 1 级肌力。

（2）腹内和腹外斜肌肌力评定：用以测定一侧的腹内斜肌和对侧的腹外斜肌的共同肌力。患者仰卧位，嘱患者尽力抬起头和一侧的肩部，双手抱头能屈曲旋转腰椎为 5 级，双臂胸前交叉能屈曲旋转腰椎为 4 级，双臂前伸能旋转屈曲腰椎为 3 级，仅能抬起头部为 2 级，仅能扪及肌肉收缩为 1 级。

（3）躯干屈肌耐力评定：患者仰卧位，双下肢伸直，并拢抬高 45°，测量能维持该体位的时间，正常值为 60 s。

躯干伸肌耐力评定：患者俯卧位，双手抱头，脐以上在床缘以外，固定下肢，测量能保持躯干水平位的时间，正常值为 60 s。

2）下肢肌力评定

评定下肢肌力应作为腰椎间盘突出症体格检查的常规，对其中主要肌群要重点检查和评定。下肢主要肌肉的 MMT 检查方法如表 3-13 所示。

表 3 - 13　下肢主要肌群的检查方法

肌　肉	评　定　等　级		
	1 级	2 级	3 级及以上
内收肌	仰卧,分腿 30°,试图髋内收时,于股内侧可触及肌肉活动	同左,下肢放在滑板上可主动内收髋	向同侧侧卧,两腿伸直,托住对侧下肢,髋内收,阻力加于大腿远端内侧
臀大肌	俯卧,试图伸髋时,于臀部可触及肌肉活动	向同侧侧卧,托住对侧下肢,可主动伸髋	俯卧,屈膝,伸髋 10°～15°,阻力加于大腿远端后面
阔筋膜张肌	仰卧,试图髋外展时于大转子上方可触及肌活动	同左,下肢放滑板上可主动外展髋	向对侧侧卧,对侧下肢半屈,髋外展,阻力加于大腿远端外侧
股四头肌	仰卧,试图伸膝时,可触及髌韧带活动	向同侧侧卧,托住对侧下肢,可主动伸膝	仰卧,小腿在床边缘下垂,伸膝,阻力加于小腿下端前面
腓肠肌和比目鱼肌	侧卧,试图踝跖屈时,可触及跟腱活动	同左,踝可主动跖屈	俯卧,膝伸直(测腓肠肌)或膝屈曲(测比目鱼肌),踝跖屈,阻力加于足跟
胫前肌	仰卧,试图踝背屈及足内翻时,可触及肌活动	侧卧,可主动踝背屈、足内翻	坐位,小腿下垂:踝背屈并足内翻,阻力加于足背内缘
蹞长伸肌	坐位,伸蹞趾,于蹞趾近节背侧可触及肌活动	同左,有主动伸蹞趾活动	同左,固定蹞趾近节,伸蹞趾,阻力加于蹞趾近节背侧

3. 腰椎活动度评定

腰椎的运动范围较大,运动形式多样,表现为屈曲、伸展、侧弯、旋转等多方向的运动形式。L4～L5 和 L5～S1 节段是腰椎动度最大的节段。评定主动运动时,患者取站立位,观察患者腰椎各方向活动度是否受限,并观察主动活动是否自如,是否伴有疼痛、痉挛或僵硬。若患者主动运动不受限,可在主动运动达最大动度时施加外力。如患者做某个动作时出现了症状,应该让患者在该诱发症状的体位停留 10～20 s,观察症状是否加重。

(1) 前屈:腰椎最大屈曲活动度为 40°～60°。腰椎的前屈与人们俗称的弯腰动作有一定的区别。一般认为,弯腰的活动范围较大,但是弯腰并非为单独的腰椎前屈活动,而是腰椎和髋关节共同运动的结果。

(2) 后伸:腰椎后伸的最大活动度为 20°～35°。当完成这个动作的时候患者应该用双手支撑腰部以稳定腰背部。

(3) 侧屈:腰椎侧屈的最大活动度为 15°～20°。嘱患者以一侧手放于下肢的侧面尽力向下,测量双侧指尖距离地面的距离。脊柱侧屈常为伴随旋转的复合动作。

(4) 旋转:腰椎旋转的最大活动度为 20°。检查时患者取坐位以排除髋关节和骨盆运动的影响。如果站立位测量时需固定骨盆。

(5) 复合动作检查:腰背部的损伤很少由单一的动作引起,因此检查时需要让患者进行复合动作,如前屈时侧屈、后伸时侧屈、前屈和旋转、后伸和旋转等。如小关节突综合征的患者,做后伸和旋转复合动作会引起症状的加重。

（三）下肢神经反射评定

反射是指机体对感受刺激引起的不随意运动性反应，是神经活动的基本形式。完成每个反射必经反射弧，包括感受器、传入神经、反射中枢、传出神经和效应器，反射弧的任何部位中断或抑制均可致反射消失和减弱。

对于腰椎间盘突出的患者，一般检查膝及跟腱反射，检查时应与健侧做对比。深反射减弱或消失与神经功能障碍的严重程度密切相关。反射可亢进、减弱或消失。检查时，除注意反射的有无及强度外，还应对比双侧反射出现的快慢。因膝反射弧由 L3～4 神经传导，跟腱反射弧由 S1～2 神经传导。故一般 L4 神经根受累时，膝反射改变，但一般膝反射常不恒定；S1 神经受累时，跟腱反射改变，比膝反射更为敏感和稳定，这对于 L5～S1 椎间盘突出的患者具有很大的诊断价值；L5 神经受累时，膝及跟腱反射均无改变。若神经根受压时间过长或压迫过重时，神经根的损害会发生不可逆的改变，此时即使解除压迫，丧失的反射也常常会不能恢复。膝反射和跟腱反射检查对腰椎间盘突出症的临床诊断和定位诊断有重要的价值。

膝反射：患者仰卧位，检查者用左手或前臂托住患者膝部，髋关节与膝关节呈钝角屈曲，足跟不要离开床面，以免影响反射性运动而不易得出正确的结果。检查者用右手持叩诊锤叩击股四头肌肌腱，出现小腿伸直。坐位时小腿完全松弛下垂与大腿成直角，叩击膝盖下部四头肌肌腱，反应为小腿伸展。

跟腱反射：患者仰卧位，膝关节屈曲并外展，检查者把持患者足尖并使稍背屈，叩击跟腱。另一种方法是患者跪于椅子上，两足悬空，检查者用左手把持使足轻度背屈而叩击跟腱，或坐位两足悬垂，使患者足轻度背屈而叩击跟腱，这些方法优点是肌肉容易松弛，有利于反射的引出。

（四）日常生活能力评定

腰椎间盘突出症患者因为腰腿痛往往会影响日常生活活动能力，日常生活能力的评定能够评价此方面的影响程度，临床上常常使用改良的 Bathel 指数（Bathel index，BI）评价日常生活能力（具体量表见本节常用量表部分），一般进行日常生活能力评价时观察以下 5 个方面：

（1）翻身：能主动正常翻身；能主动翻身但有困难；主动翻身能力不足需旁人帮助；完全不能主动翻身。

（2）起坐：能不用手支撑起坐并重复数次；能不用手支撑勉强起坐 1～2 次；需用手支撑才能起坐；需有人帮助才能起坐；完全无主动起坐能力；不能久坐；只能坐健侧臀部，患侧不能坐实。

（3）站立：能正常站立和单脚支撑；单脚站立不稳；双脚站立平衡不稳；双脚站立，一脚不能负重支撑；必须扶持或在旁人帮助下才能站立；完全不能站立。

（4）行走：能正常行走；只能行走 100～200 m；有跛行；只能勉强移步；行走蹒跚不稳；行走需用手杖；行走需用单拐；行走需用双拐；完全不能行走。

（5）弯腰：能自由弯腰手指触地；能弯腰手摸到膝盖；弯腰不能大于 70°；能勉强弯腰；不能弯腰；腰反而后伸，挺腹僵直不能动。观测脊柱不能均匀屈曲而某段僵直。

（五）常用量表

1. 视觉模拟评分法（VAS）和疼痛数字评分法（NRS）

VAS 用来测定疼痛强度，它是由一条 100 mm 直线组成。线左端（或上端）表示"无痛"，线右端（下端）表示"无法忍受的痛"。患者将自己感受的疼痛强度标记在直线上，线左端（或上端）至标记之间的距离（mm）为该患者的疼痛强度，每次测定前，让患者在未有画过曲直线上再做标记，以避免患者比较前后标记而产生主观性误差。将该直线上标记上 0～10 共 11 个

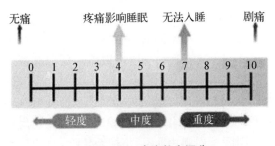

图 3 - 22 疼痛数字评分

数字,就称为疼痛数字评分法(NRS),在临床应用同样广泛(图 3 - 22)。

2. Oswestry 功能障碍指数问卷表(ODI)

Oswestry 功能障碍指数问卷表(ODI)是由 10 个问题组成,包括疼痛的强度、生活自理、提物、步行、坐位、站立、干扰睡眠、性生活、社会生活、旅游等 10 个方面的情况,每个问题 6 个选项,每个问题的最高得分为 5 分,选择第一个选项得分为 0 分,依次选择最后一个选项得分为 5 分,假如有 10 个问题都做了问答,记分方法是:实际得分/50(最高可能得分)×100%,假如有一个问题没有回答,则记分方法是:实际得分/45(最高可能得分)×100%,如指数越高表明功能障碍越严重(表 3 - 14)。

表 3 - 14 Oswestry 功能障碍指数问卷表

| 项目顺序 | 观察项目 | 项目名称(项目名称下方的数字即为该项评分) | | | | | | 得分 |
		0	1	2	3	4	5	
1	腰痛腿痛程度	无任何疼痛	轻微疼痛	疼痛中等	严重疼痛	疼痛相当严重	疼痛异常严重	
2	个人生活料理情况	正常料理个人生活,不会增加任何疼痛	能够正常料理个人生活,但非常疼痛	料理个人生活时疼痛,动作缓慢且小心	需要一些帮助,但可完成绝大部分个人料理	绝大部分个人料理都需要帮助才能完成	不能穿衣,洗漱有困难,需要卧床	
3	提举重物情况	提举重物时不会增加疼痛	能够提举重物,但疼痛有些增加	由于疼痛,不能将重物从地上提起,但如位置合适,可提起放在桌上的重物	由于疼痛,不能将重物从地上提起,但如位置合适,可提起较轻物品	能提举起较轻物品	不能提举或携带任何物品	
4	行走状况	疼痛不影响行走	由于疼痛,行走不超过 2 km 路	由于疼痛,行走不超过 1 km	由于疼痛,行走不超过 100 m	只能借助拐杖或腋杖行走	大多数时间卧床,只能爬行去厕所	
5	坐立状况	可以坐在任何座椅上,时间不受限制	能够坐在合适的座椅上,时间不受限	由于疼痛,坐立不能超过 1 h	由于疼痛,坐立不能超过 0.5 h	由于疼痛,坐立不能超过 10 min	由于疼痛,根本不能坐立	
6	站立状况	能任何长时间站立,不会增加疼痛	能任何长时间站立,但会增加疼痛	由于疼痛,站立不能超过 1 h	由于疼痛,站立不能超过 0.5 h	由于疼痛,站立不能超过 10 min	由于疼痛,根本不能站立	
7	睡眠状况	睡眠从来不受疼痛困扰	偶尔因疼痛影响睡眠	因疼痛,每天睡眠不到 6 h	因疼痛,每天睡眠不到 4 h	因疼痛,每天睡眠不到 2 h	因疼痛,根本无法入睡	

（续　表）

项目顺序	观察项目	项目名称(项目名称下方的数字即为该项评分)						得分
		0	1	2	3	4	5	
8	性生活状况	性生活完全正常,疼痛不会增加	性生活正常,但疼痛会有所增加	性生活基本正常,但会引起严重疼痛	疼痛严重影响性生活	由于疼痛,几乎没有性生活	由于疼痛,完全没有性生活	
9	社会生活状况	社会生活完全正常,不会增加疼痛	生活生活正常,但疼痛会有所加重	疼痛对社会生活影响不大,但会限制大体力运动	疼痛对社会生活有影响,基本不出家门	由于疼痛,只能在家中进行社会生活	由于疼痛,没有任何社会生活	
10	旅行状况	可以自用旅行,不伴疼痛	可到任何地方旅行,但会有些疼痛	疼痛较重,但可应付2h以上旅行	由于疼痛,旅行不能超过1h	由于疼痛,旅行不能超过0.5h	由于疼痛,不能旅行	

总分＝(所得分数/5×回答的问题数)×100％

3. JOA(日本骨科协会)下腰痛评分系统

JOA下腰痛评分系统是由JOA于1997年提出的一套用于评价腰椎间盘突出症、腰椎滑脱等腰椎疾病疗效的评价系统。该评分系统包括主观症状、临床体征、日常活动和膀胱功能4项,每项有1个或多个问题,最高为29分,最低0分。分数越低表明功能障碍越明显。改善指数＝治疗后评分－治疗前评分,治疗后评分改善率＝[(治疗后评分－治疗前评分)/(满分29分－治疗前评分)]×100％。通过改善指数可反映患者治疗前后腰椎功能的改善情况,通过改善率可了解临床治疗效果。改善率还可对应于通常采用的疗效判定标准:改善率为＞75％时为临床控制,改善率＞50％～75％为显效,25％～50％为有效,＜25％为无效。该系统简单明了、评分快捷,目前已被翻译成多个版本,在世界各国尤其是日本和我国应用较为广泛(表3-15)。

表3-15　JOA(日本骨科协会)下腰痛评分系统*

评分项目	评分标准		得分
下腰痛	1	无任何疼痛	3
	2	偶然稍微疼痛	2
	3	频发的稍微疼痛或偶发严重疼痛	1
	4	频发或持续的严重疼痛	0
腿部的疼痛和(或)麻木感	1	无任何疼痛	3
	2	偶然的稍微疼痛	2
	3	偶然的稍微疼痛或偶发严重疼痛	1
	4	频发或持续的严重疼痛	0
步态	1	正常	3
	2	即使感肌肉无力,也可步行＞500m	2
	3	步行＜500m,即出现腿痛,刺痛,无力	1
	4	步行＜100m,即出现腿痛,刺痛,无力	0

（续　表）

评分项目		评　分　标　准				得分
直腿抬高试验	1	正常			2	
	2	30°～70°			1	
	3	<30°			0	
感觉障碍	1	无			2	
	2	轻度障碍(非主观)			1	
	3	明显障碍			0	
运动障碍	1	正常(肌力5级)			2	
	2	轻度无力(肌力4级)			1	
	3	明显无力(肌力0～3级)			0	
膀胱功能	1	正常			0	
	2	轻度受限			−3	
	3	明显受限(尿失留,尿失禁)			−6	
		严重受限	中等受限	无受限		
平卧翻身		0	1	2		
站　立		0	1	2		
洗　漱		0	1	2		
前　屈		0	1	2		
坐　位		0	1	2		
举重物		0	1	2		
行　走		0	1	2		
评分日期:			总分			

＊注：JOA于2007年推出了一套新的下腰痛问卷调查表,以便于患者进行自我评价。该调查表包括下腰痛程度、腰部功能、行走能力、社会生活、精神健康5个项目,同时附加了1个直观模拟量表对腰痛、腿痛、腿麻程度分别进行评估,评价项目完整,但评定较为复杂,目前相关研究中较少使用。

4. Roland-Morris 功能障碍问卷(RMDQ)

Roland-Morris 功能障碍问卷由 24 个问题组成,调查表的每个问题的后面都附上短语"由于腰痛"加以限制,以区别由其他原因引起的功能障碍。这些问题包括下腰痛患者的行走、站立、弯腰、工作、卧床、睡眠、穿衣服等日常生活自理能力等方面。每个问题的分值为1分,回答"是"得1分,回答"否"得0分,各问题在分值上无权重之分。将回答"是"的各问题分值累加即为最后实际得分,最低分为0分,最高分为24分,分值越高表示功能障碍越严重(表3-16)。

表 3 - 16 Roland - Morris 功能障碍问卷

问题(回答"是"在前而括号内打√,"否"打×)

[ ] 由于腰痛,每天大部分时间都呆在家里
[ ] 不停地改变姿势,使得腰部尽可能舒服一些
[ ] 由于腰痛,走路要比平时慢一些
[ ] 由于腰痛,平时常做的家务事现在做不了
[ ] 由于腰痛,上楼时需要拉着楼梯扶手
[ ] 由于腰痛,经常需要躺下休息
[ ] 由于腰痛,必须借助抓住什么东西才能离开躺椅
[ ] 由于腰痛,经常需要别人帮忙做一些事情
[ ] 由于腰痛,穿衣服要比平时慢得多
[ ] 由于腰痛,只能站立一小会儿
[ ] 由于腰痛,尽量不弯腰或下蹲
[ ] 由于腰痛,从椅里站起来比较困难
[ ] 每天大部分时间都感到腰痛
[ ] 由于腰痛,在床上翻身困难
[ ] 由于腰痛,食欲不是很好
[ ] 由于腰痛,穿袜困难
[ ] 由于腰痛,只能走很短的一段距离
[ ] 由于腰痛,睡眠状况没有以前好
[ ] 由于腰痛,经常需要别人帮忙穿衣服
[ ] 由于腰痛,每天大部分时间都要坐下来休息
[ ] 由于腰痛,尽量避免做一些家务重活
[ ] 由于腰痛,要比平时容易激怒,脾气变坏
[ ] 由于腰痛,上楼梯要比平时慢得多
[ ] 由于腰痛,每天大部分时间都躺在床上

评分日期	得分

5. Bathel 指数(BI)

BI 是测量个体基本生活能力,提供残疾严重程度评分的量表。它共有 10 项内容,每项根据是否需要帮助、帮助的程度以及所花时间的长短决定给予评分。总分 100 分,表示基本日常生活能够自理。得分越少,生活依赖他人越多。该量表简明、易于使用,并提供了一个概括性的残疾程度的指标。正常 100 分;≥60 分,生活基本自理;41~59 分,中度功能障碍,生活需要帮助;21~40 分,重度功能障碍,生活依赖明显;≤20 分,生活完全依赖(表 3 - 17)。

表 3 - 17 改良 Barthel 指数评定量表(MBI)

ADL 项目	完全依赖 1 级	最大帮助 2 级	中等帮助 3 级	最小帮助 4 级	完全独立 5 级
修 饰	0	1	3	4	5
洗 澡	0	1	3	4	5
进 食	0	2	5	8	10
用 厕	0	2	5	8	10
穿 衣	0	2	5	8	10

（续　表）

ADL 项目	完全依赖 1级	最大帮助 2级	中等帮助 3级	最小帮助 4级	完全独立 5级
大便控制	0	2	5	8	10
小便控制	0	2	5	8	10
上下楼梯	0	2	5	8	10
床椅转移	0	3	8	12	15
平地行走	0	3	8	12	15
坐轮椅*	0	1	3	4	5

注：＊表示仅在不能行走时才评定此项。

MBI 评分标准为：

1）进食

进食的定义是用合适的餐具将食物由容器送到口中。整个过程包括咀嚼及吞咽。

评级标准：

0 分：完全依赖别人帮助进食。

2 分：某种程度上能运用餐具，通常是勺子或筷子，但在进食的整个过程中需要别人提供协助。

5 分：能使用餐具，通常是勺子或筷子，但在进食的某些过程仍需要别人提供协助。

8 分：除了在准备或收拾时需要协助，患者可以自行进食；或进食过程中需有人从旁监督或提示，以策安全。

10 分：可自行进食，而无须别人在场监督、提示或协助。

先决条件：患者有合适的座椅或有靠背支撑，食物准备好后放置于患者能伸手可及的桌子上。

进食方式：嘴进食或使用胃管进食。

准备或收拾活动：例如，戴上及取下进食辅助器具。

考虑因素：患者进食中如有吞咽困难、呛咳，则应被降级；不需考虑患者在进食时身体是否能保持平衡，但如安全受到影响，则应被降级；胃管进食的过程不需考虑插入及取出胃管。

2）洗澡

洗澡包括清洁、冲洗及擦干由颈至脚的部位。

评级标准：

0 分：完全依赖别人协助洗澡。

1 分：某种程度上能参与，但在整个活动的过程中需要别人提供协助才能完成。

3 分：能参与大部分的活动，但在某些过程中仍需要别人提供协助才能完成整项活动。

4 分：除了在准备或收拾时需要协助，患者可以自行洗澡；或过程中需别人从旁监督或提示，以策安全。

5 分：患者可用任何适当的方法自行洗澡，而无须别人在场监督、提示或协助。

先决条件：患者在洗澡的地方内进行测试，所有用具都须放于洗澡地方的范围内。

洗澡方法：盆浴（浴缸）、淋浴（花洒）、抹身、用桶或盆、冲凉椅或浴床。

准备或收拾活动：例如,在洗澡前后准备或更换清水,开启或关闭热水器。

考虑因素：包括在浴室内的体位转移或步行表现,但不需考虑进出浴室的步行表现,不包括洗头、携带衣物和应用物品进出浴室及洗澡前后穿脱衣物。

3) 个人卫生

个人卫生包括洗脸、洗手、梳头、保持口腔清洁(包括假牙齿)、剃须(适用于男性)及化妆(适用于有需要的女性)。

评级标准：

0分：完全依赖别人处理个人卫生。

1分：某种程度上能参与,但在整个活动的过程中需要别人提供协助才能完成。

3分：能参与大部分的活动,但在某些过程中仍需要别人提供协助才能完成整项活动。

4分：除了在准备或收拾时需要协助,患者可以自行处理个人卫生;或过程中需别人从旁监督或提示,以策安全。

5分：患者可自行处理个人卫生,不需别人在场监督、提示或协助。男性患者可自行剃须,而女性患者可自行化妆及整理头发。

先决条件：患者在设备齐全的环境下进行测试,所有用具都须伸手可及,如电动剃须刀已通电,并插好刀片。

活动场所：床边,洗漱盆旁边或洗手间内。

准备或收拾活动：例如：事前将一盆水放在床边或过程中更换清水;事先用轮椅将患者推到洗漱盆旁边;准备或清理洗漱的地方;戴上或取下辅助器具。

考虑因素：不需考虑进出洗手间的步行表现;化妆只适用于平日需要化妆的女士;梳洗不包括设计发型及编结发辫。

4) 穿衣

穿衣包括穿上、脱下及扣好衣物;有需要时也包括佩戴腰围、假肢及矫形器。

评级标准：

0分：完全依赖别人协助穿衣。

2分：某种程度上能参与,但在整个活动的过程中需要别人提供协助才能完成。

5分：能参与大部分的活动,但在某些过程中仍需别人提供协助才能完成整项活动。

8分：除了在准备或收拾时需要协助,患者可以自行穿衣;或过程中需有人从旁监督或提示,以策安全。

10分：自行穿衣而无须别人监督、提示或协助。

先决条件：所有衣物必须放在伸手可及的范围内。

衣物的种类：衣、裤、鞋、袜及有需要时包括腰围、假肢及矫形器;可接受改良过的衣服,如鞋带换上魔术贴;不包括穿脱帽子、胸围、皮带、领带及手套。

准备或收拾活动：例如,穿衣后将纽扣扣上或拉链拉上,穿鞋后把鞋带系好。

考虑因素：到衣柜或抽屉拿取衣物将不作评级考虑之列。

5) 肛门控制(大便控制)

肛门(大便)控制是指能完全地控制肛门或有意识地防止大便失禁。

评级标准：

0分：完全大便失禁。

2分：在摆放适当的姿势和诱发大肠活动的技巧方面需要协助,并经常出现大便失禁。

5分：患者能采取适当的姿势,但不能运用诱发大肠活动的技巧;或在清洁身体及更换纸尿片方面需要协助,并间中出现大便失禁。

8分：偶尔出现大便失禁,患者在使用栓剂或灌肠器时需要监督;或需要定时有人从旁提示,以防失禁。

10分：没有大便失禁,在需要时患者可自行使用栓剂或灌肠器。

其他方法：肛门造瘘口或使用纸尿片。

考虑因素："经常大便失禁"是指有每个月中有超过一半的时间出现失禁,"间中大便失禁"是指每个月中有一半或以下的时间出现失禁,"偶尔大便失禁"是指每月有不多于一次的大便失禁。评级包括保持身体清洁及有需要时能使用栓剂或灌肠器,把衣服和附近环境弄脏将不作评级考虑之列,若患者长期便秘而需要别人定时帮助放便,其情况应视作大便失禁。患者如能自行处理造瘘口或使用纸尿片,应视作完全没有大便失禁。若造瘘口或尿片发出异味而患者未能及时替换,其表现应被降级。

6) 膀胱控制(小便控制)

膀胱(小便)控制是指能完全地控制膀胱或有意识地防止小便失禁。

评级标准：

0分：完全小便失禁。

2分：患者是经常小便失禁。

5分：患者通常在日间能保持干爽但晚上小便失禁,并在使用内用或外用辅助器具时需要协助。

8分：患者通常能整天保持干爽但间中出现失禁;或在使用内用或外用辅助器具时需要监督;或需要定时有人从旁提示,以防失禁。

10分：没有小便失禁或在需要时患者亦可自行使用内用或外用辅助工具。

其他方法：内置尿管、尿套或使用纸尿片。

7) 如厕

如厕包括在厕盆上坐下及站起,脱下及穿上裤子,防止弄脏衣物及附近环境,使用厕纸和用后冲厕。

评级标准：

0分：完全依赖别人协助如厕。

2分：某种程度上能参与,但在整个活动的过程中需要别人提供协助才能完成。

5分：能参与大部分的活动,但在某些过程中仍需要别人提供协助才能完成整项活动。

8分：除了在准备或收拾时需要协助,患者可以自行如厕;或过程中需有人从旁监督或提示,以策安全。

10分：患者可用任何适当的方法自行如厕,而无须别人在场监督、提示或协助。如有需要,患者亦可在晚间使用便盆、便椅或尿壶。然而,此类方法需包括将排泄物倒出并把器皿清洗干净。

先决条件：患者在设备齐全的厕所内进行测试,厕纸须伸手可及。

如厕设备：尿壶、便盆、便椅、尿管、尿片、痰盂、坐厕或蹲厕。

准备或收拾活动：例如,如厕前后准备、清理或清洗如厕设备。

考虑因素：包括在厕所内的体位转移或步行表现，但不需考虑进出厕所的步行表现。可接受使用辅助器具，例如助行器及扶手。不需考虑患者是否能表达如厕需要，但如果患者把洗脸盆、漱口盆误作如厕的设备，其表现应被降级。

8) 床椅转移

患者将轮椅移至床边，把煞掣锁紧及拉起脚踏，然后将身体转移到床上并躺下。再坐回床边（在有需要时可移动轮椅的位置），并将身体转移坐回轮椅上。

评级标准：

0分：完全依赖或需要两人从旁协助或要使用机械装置来帮助转移。

3分：某种程度上能参与，但在整个活动的过程中需要别人提供协助才能完成。

8分：能参与大部分的活动，但在某些过程中仍需要别人提供协助才能完成整项活动。

12分：除了在准备或收拾时需要协助，患者可以自行转移；或过程中需有人从旁监督或提示，以策安全。

15分：自行转移来回于床椅之间，并无须别人从旁监督、提示或协助。

其他转移方法：由便椅转移到床上，由坐椅转移到床上。

准备或收拾活动：例如，测试前将椅子的位置移至某个角度。

考虑因素：包括移动椅子到适当的位置，可利用辅助器具，例如床栏、椅背而不被降级。

9) 行走

平地步行：行走从患者站立开始，在平地步行 50 m。患者在有需要时可戴上及除下矫形器或假肢，并能适当地使用助行器。

评级标准：

0分：完全不能步行。

3分：某种程度上能参与，但在整个活动的过程中需要别人提供协助才能完成。

8分：能参与大部分的活动，但在某些过程中仍需要别人提供协助才能完成整项活动。

12分：可自行步行一段距离，但不能完成 50 m；或过程中需有人从旁监督或提示，以策安全。

15分：可自行步行 50 m，并无须其他人从旁监督、提示或协助。

考虑因素：需要时可用助行器而不被降级，评级包括要摆放助行器在适当的位置。

10) 轮椅操作（代替步行）

轮椅操控包括在平地上推动轮椅、转弯及操控轮椅至桌边、床边或洗手间等。患者需操控轮椅并移动至少 50 m。

评级标准：

0分：完全不能操控轮椅。

1分：可在平地上自行推动轮椅并移动短距离，但在整个活动的过程中需要别人提供协助才能完成。

3分：能参与大部分的轮椅活动，但在某些过程中仍需要别人提供协助才能完成整项活动。

4分：可驱动轮椅前进、后退、转弯及移至桌边、床边或洗手间等，但在准备及收拾时仍需协助；或过程中需有人从旁监督或提示，以策安全。

5分：可完全自行操控轮椅并移动至少 50 m，并无须其他人从旁监督、提示或协助。

先决条件：此项目只适用于在第 9 项中被评"完全不能步行"的患者，而此类患者必须曾接受轮椅操控训练。

准备或收拾活动：例如，在狭窄的转角处移走障碍物。

11）上下楼梯

上下楼梯是指可安全地在两段分别有 8 级的楼梯来回上下行走。

评级标准：

0 分：完全依赖别人协助上下楼梯。

2 分：某种程度上能参与，但在整个活动的过程中需要别人提供协助才能完成。

5 分：能参与大部分的活动，但在某些过程中仍需要别人提供协助才能完成整项活动。

8 分：患者基本上不需要别人协助，但在准备及收拾时仍需协助；或过程中需有人从旁监督或提示，以策安全。

10 分：患者可在没有监督、提示或协助下，安全地在两段楼梯上下。有需要时，可使用扶手或（及）助行器。

先决条件：患者可步行。

准备或收拾活动：例如，将助行器摆放在适当的位置。

考虑因素：可接受使用扶手和助行器而无须被降级。

二、治疗方案

（一）腰椎间盘突出症分级分期

临床上，腰椎间盘突出症突出症分级分期方法很多，不同学者意见并不统一，有的按照其发病时间进行分期，有的按照其临床症状进行分期，有的按照其影像学表现进行分期，综合目前的分期方法，可以发现，不同分期方法各有其优缺点，而为了使分期方法能够指导临床治疗，亟需主观和客观相结合的分期方法，并且客观内容占较大的比重才能使分期方法更容易掌握和操作。

本项目将腰椎间盘突出症的突出主观症状疼痛和客观评价体征、影像学表现、评价量表相结合，将腰椎间盘突出症分期轻度、中度、重度 3 个等级，根据不同的等级给予相应的标准化治疗方案，在三级康复机构推行。

1. 按疼痛程度分级

根据 NRS 疼痛评分，分级方法如下：

轻度：NRS≤3 分，中度：NRS 3～7 分，重度：NRS≥7。

2. 按体征进行分级

根据临床体检获得的体征，分级方法如下：

轻度：只存在腰椎旁或棘突压痛；

中度：除腰椎旁或棘突压痛外，腰部前屈受限，下肢触及感觉障碍（影响感觉）；

重度：除中度体征外，可以发现运动功能障碍（影响运动），肌肉萎缩，生理反射减退，出现病理反射。

3. 按影像学表现进行分级

Pfirrmann 腰椎间盘突出 MRI 分级是一种很直观的分级，是 MRI 横断面上突出间盘和神经根的关系确定的一种分级：Ⅰ级为突出物与神经根之间有间隙，神经根无位移；Ⅱ级为突出物与神经根之间接触,神经根无位移;Ⅲ级为突出物与神经根接触,神经根有位移;Ⅳ级为突出物与神经根接触,神经根有严重位移(图3-23)。

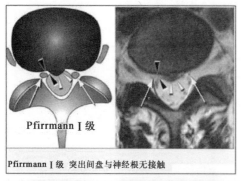

Pfirrmann Ⅰ 级

Pfirrmann Ⅰ 级　突出间盘与神经根无接触

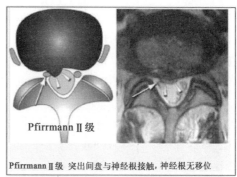

Pfirrmann Ⅱ 级

Pfirrmann Ⅱ 级　突出间盘与神经根接触,神经根无移位

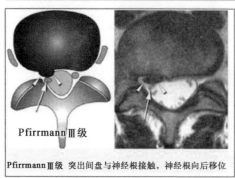

Pfirrmann Ⅲ 级

Pfirrmann Ⅲ 级　突出间盘与神经根接触,神经根向后移位

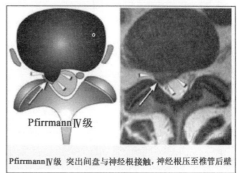

Pfirrmann Ⅳ 级

Pfirrmann Ⅳ 级　突出间盘与神经根接触,神经根压至椎管后壁

图 3-23　Pfirrmann 腰椎间盘突出 MRI 分级

本项目利用 Pfirrmann 分级法,将其Ⅱ、Ⅲ级合并为中度,具体方法如下:

轻度:PfirrmannⅠ级,突出物与神经根之间有间隙,神经根无位移;

中度:PfirrmannⅡ级为突出物与神经根之间接触,神经根无位移;Ⅲ级为突出物与神经根接触,神经根有位移;

重度:PfirrmannⅣ级为突出物与神经根接触,神经根有严重位移。

4. 按下腰痛评定量表进行分级

将临床最常用的 JOA 下腰痛评分系统和 Oswestry 功能障碍指数(ODI)作为评价的标准,具体的分级方法如(表3-18)所示。

表 3-18　腰椎间盘突出症下腰痛评定量表进行分级

下腰痛评价量表	轻　度	中　度	重　度
Oswestry 功能障碍指数	≤24%	25%～50%	≥51%
JOA 下腰痛评分	≥16	10～15 分	≤10

5. 分级方法综合

综合以上分级方法,腰椎间盘突出症的分级方法为:

(1) 轻度:仅有腰部酸痛或不适,无下肢麻木、胀痛、间歇性跛行等症状。体检椎旁肌肉可有轻压痛,X 线检查表现正常或有轻度退变表现。MRI 检查提示腰椎间盘膨隆。

NRS 疼痛评分：1~3,ODI 评分<24％,JOA 评分≥16。

(2) 中度：除有腰部酸痛不适外,或还伴有双下肢麻木、胀痛、放射痛、腰部活动范围有时受限。体格检查中可发现腰椎旁压痛和下肢感觉减退等表现,直腿抬高实验、股神经牵拉实验可阳性。X 线表现为腰椎明显退变(间隙变窄、轻度滑脱等),CT/MRI 发现腰椎间盘轻度突出、神经根部分受压、腰椎不稳等表现。

NRS 疼痛评分：4~7,ODI 评分 25％~50％,JOA 评分 10~15。

(3) 重度：腰部酸痛及伴随症状严重,下肢大范围麻木,肌肉萎缩,双下肢乏力,甚者无法行走。体检可发现下肢感觉减退、肌力下降、生理反射减退、引出病理反射。MRI/CT 表现为脊髓、马尾受压,或神经根严重受压,椎管狭窄、椎体滑脱等。

NRS 疼痛评分：8~10,ODI 评分≥51％,JOA 评分≤10。

6. 症状、体征和严重程度不对等的处理

具体操作时,有些时候上述分级方法间可能会产生矛盾,如影像学分级为中度,但是患者 NRS 评分为轻度,此时按以下原则处理：

症状重度、影像学轻时,可以按影像学分级处理;若治疗后不能缓解,转上级医院;

症状轻度、影像学重时,也按影像学分级处理,若治疗后不能缓解,转上级医院;

体征重度、影像学轻时,按体征分级处理;

体征轻度、影像学重时,按影像学分级处理;

症状重度、体征多数为重度。

症状轻度、体征重度时,按按体征分级处理;

无法判断时,使用 JOA 评分占 50％比重和 ODI 评分占 50％比重的加和处理。

总体来说,临床医师对于临床症状、体征和影像学表现的重要性按以下原则处理：体征＞影像学＞症状。

(二) 各级腰椎间盘突出症治疗方案

对腰椎间盘突出症进行分级后,本项目按级确定标准化治疗方案,各级医院按本治疗方案进行治疗,确定标准化治疗方案时考虑以下几个问题：

易掌握原则：治疗方案不能太过复杂,应该是临床医师经常接触的康复治疗方法和技术,即使无相关基础的,也可以通过培训迅速掌握。

易施行原则：治疗方案中的治疗项目不宜太多,阐述太多的治疗方法,往往难以施行。另外,社区的硬件条件往往有限,简便易行的方法才能得到施行。

易推广原则：本项目着眼于向更多省份和地区推广。因此,治疗方案采用比较成熟的方法和技术,治疗的项目能够纳入医保的范围,才能够在不同地区得到推广。

按照以上原则,本项目未将推拿针灸纳入本治疗方案,因为针灸推拿对操作者的要求较高,不同水平和经验的操作者可能产生的不同的临床疗效;本项目未将磁疗纳入本治疗方案,因为磁疗未纳入上海市医保范畴。

对于不同程度的腰椎间盘突出症,本项目制订以下治疗方案,治疗方案中提到的各项治疗方法将逐一分述,其中腰椎间盘突出症的预防保健措施见本章节第三部分内容。

轻度腰椎间盘突出症：物理治疗＋适量药物＋预防保健措施教育;

中度腰椎间盘突出症：腰部支具＋物理治疗＋适量药物＋预防保健措施教育;

重度腰椎间盘突出症：腰部支具＋物理治疗＋药物治疗＋神经阻滞＋必要时手术治疗;

1. 物理治疗

1) 低频电疗法

应用频率 1 000 Hz 以下的脉冲电流治疗疾病的方法称为低频脉冲电疗法。脉冲电流是一种按一定规律从零电位或某一电位水平上瞬间出现或消失的电流,作用于人体能引起组织内的离子呈冲击式移动,离子浓度发生急剧改变,因而对神经肌肉有较强的刺激作用。脉冲电流形式多种,常用的有方波、三角波、正弦波、双相脉冲波、指数波、梯形波等。主要参数有脉冲宽度、脉冲间歇期、脉冲频率。低频电疗法能够对周围和中枢神经系统的刺激作用,具有镇痛和促进血液循环和代谢的作用,因此能够治疗腰椎间盘突出症,尤其是疼痛为主要症状的腰椎间盘突出症患者,可采用痛点治疗,沿神经干部位治疗,或神经根部治疗。本疗法可以应用于本疾病的轻度、中度和重度。

2) 中频电疗法

中频电疗法是用频率为 1 000～100 000 Hz 的正弦或非正弦交流电疗法治疗疾病的方法。因为用的是交流电,对组织无电解作用,不会引起电解产物对皮肤的刺激。组织电阻明显下降,作用较深。中频电流有等幅和调幅两大类型,前者包括音频电,后者包括干扰电与调制中频正弦电等。其治疗作用主要为对神经肌组织有兴奋作用、镇痛、促进血液循环和消炎作用;因此能够治疗腰椎间盘突出症,尤其是疼痛为主要症状的腰椎间盘突出症患者。电极的放置一般采用并置法,一般每次 20 min,每天 1 次。如急性疼痛等,可每日 2～3 次,病情缓解时,可隔天 1 次,10～30 次为 1 个疗程。本疗法可以应用于本疾病的轻度、中度。

3) 红外线疗法

红外线是光疗法中的一种肉眼看不见的光线用其辐射能作用于人体来达到防治疾病与康复目的的一种物理疗法。红外线的主要为利用其热效应促进组织血液循环、消肿止痛。治疗时,辐射器与皮肤的距离一般为 45～60 cm,但应以患者感到有舒适的温热为宜。对于治疗腰椎间盘突出症,红外线治疗通常为局部照射腰部,根据灯的功率或治疗局部情况,可适当调整。治疗剂量一般以有舒适热感、皮肤出现桃红色的均匀红斑为合适。治疗时间一般为 15～30 min,每天 1～2 次,15～20 次为 1 个疗程。本疗法主要应用于本疾病的轻度和中度。

4) 牵引疗法

牵引是腰椎间盘突出症常用疗法之一,主要表现在可减轻椎间盘压力,扩大腰椎间隙,同时可使后纵韧带紧张,使椎间盘内负压增大,利用后纵韧带和纤维环骤然弹性回缩力,有利于突出的椎间盘髓核不同程度的回纳,或改变突出物与神经根的关系,从而减轻对神经根的刺激和压迫,牵引亦有促进炎症消退作用。牵引一般 15～20 kg 起,逐渐增加,最大重量一般不超过体重的 1/2;另外,还需注意,牵引完成后不宜立即起身;对于下列 4 种情况不宜使用牵引疗法。① 中央型腰间盘突出伴大小便功能障碍及鞍区麻木等马尾综合征者。② 合并腰椎峡部不连或伴有滑脱者。③ 孕妇及妇女在月经期者。④ 合并严重高血压、心脏病者。本疗法主要应用于本疾病的中度。

5) 高频电疗法

频率＞100 kHz 的交流电称为高频电流,它以电磁波形式向四周传播,电磁波在空间传播的速度等于光速。应用高频电磁振荡电流治疗疾病的方法称为高频电疗法。高频电流的特点是对神经肌肉无兴奋作用且产热明显,治疗时电极可以离开皮肤。高频电流所产生的热具有止痛、消炎和改善局部血液循环的作用。高频电按波长分为长波、中波、短波、超短波和微波。

本项目推荐使用微波,治疗深度可达 3～5 cm,能够到达神经压迫病灶。治疗腰椎间盘突出症,常采用圆形或马鞍型辐射电极照射腰部,辐射与皮肤距离一般为 5～10 cm,治疗时间每次 5～20 min,治疗剂量应根据病情、年老体弱等情况,采用无热量、微热量或温热量。本疗法主要应用于本疾病的中度和重度。

　　2. 药物治疗

　　在腰椎间盘突出症的早期或急性期,由于椎间盘突出所致的无菌性炎症,使患者剧烈疼痛,造成精神紧张。西药治疗腰椎间盘突出症,主要的治疗原则是缓解患者的腰腿疼和神经痛,侧重于对症处理,多在急性期使用。但由于腰椎间盘突出症的病程长短不一、病变部位及程度不同,且患者对药物的敏感度也不一样。因此,临床上在选择用药时,要考虑到患者的具体特点和病情变化,遵循合理的个性化原则,才能取得满意的疗效。西药在消除水肿、缓解疼痛、镇静等方面疗效迅速,但毒副作用也较大,不宜长期服用,而且疗效不宜巩固,停药后病情容易复发,临床只能作为治疗腰椎间盘突出症的辅助手段。目前西药治疗腰椎间盘突出症主要有口服、静注及肌注 3 种途径。

　　1) 解热镇痛药

　　主要为非类固醇消炎药,如双氯酚酸钠。另外也可以应用 COX - 2 抑制剂,如美洛昔康、塞来昔布,后者对胃肠道刺激相对较小。

　　2) 肌松药

　　氯唑沙宗:为中枢性肌肉松弛药,对缓解肌肉疼痛有一定的作用。有肝肾功能害者慎用,孕妇禁用。

　　盐酸乙哌立松:作用于中枢神经系统,缓解骨骼肌紧张状态,可以应用腰椎间盘突出症患者腰部肌肉紧张。

　　3) 镇静抗焦虑药

　　安定:口服剂量为 2.5～5.0 mg/次。适用于因疼痛发作时焦虑失眠的患者。

　　4) 维生素类药

　　维生素类如维生素 B1、维生素 B12 可以营养神经,促进神经功能恢复,且不良反应小。

　　维生素 B_1:口服剂量为 10～30 mg/次,每天 3 次。常在一些复方中使用,但不宜与阿司匹林合用。

　　维生素 B_{12}:250～500 μg/次,每天或隔天 1 次。主要适用于腰椎间盘突出症的慢性期治疗。

　　5) 激素类药

　　激素类药物在本病急性期的镇痛作用比较突出,但不能根治,也不能控制病情的发展,长期服用不良反应较多,停药后症状容易复发。

　　泼尼松(强的松):口服剂量为 5～10 mg/次,每天 3 次。常用于腰椎间盘突出症的急性期治疗,7～10 d 后减量。

　　地塞米松:口服剂量为 0.75～1.5 mg/次,每天 2 次。

　　泼尼松龙(强的松龙):12.5～25 mg/次,常肌内注射,用于阻滞疗法。

　　6) 脱水药

　　腰椎间盘突出症的急性期应用脱水药快速静脉滴注,可以减轻神经根水肿,明显地缓解疼痛症状,但肾功能不全的患者应该禁用。

20%甘露醇：250 ml加压滴注,每天1次,连用7～10 d。适用于腰椎间盘突出症的急性期治疗,必要时4～6 h可重复应用。

3. 腰部支具

腰部支具采用可支撑和保护腰部的腰托,减轻腰肌负担,同时能够包暖,减少腰部活动;腰围要与自身腰的长度、周径相适应。其上缘须达到肋下缘,下缘至臀裂以下。腰围后侧不宜过度前凸,一般稍平坦或稍向前凸为好,禁止使用过窄的腰围,以免腰椎过度前凸;腰围一般间断佩戴,尤其是要较久站立或较久坐着的时候(如外出乘车等)戴上,在睡眠或休息时可解除腰围,症状消退、体征逐渐转为阴性以后,应去掉腰围。

4. 神经阻滞

1) 痛点阻滞疗法

又称局封,是采用一定浓度的麻醉剂与激素类药物混合注射到疼痛的部位,来消除炎症、解除疼痛、改善局部血液循环的一种治疗方法。由于压痛点往往就是病变的所在,所以在封闭前可用棉签检查出最明显的压痛点,于压痛点处进针。本疗法适用于腰部和下肢有局限性压痛点的患者,封闭的痛点位置越准确,止痛的效果越好。

A. 药物选择

(1) 麻醉药：局部麻醉药能稳定神经纤维的细胞膜,使动作电位无法传导,造成神经的感觉功能被阻断,从而起到止痛的作用。封闭就是取其阻滞麻醉的效应,来中断病变处疼痛的恶性循环传导,达到治疗目的。过去和现在都把局部麻醉作为疼痛征象时对症治疗的解除局部疼痛的良好办法。目前在临床上封闭过程中应用局部麻醉剂一方面可减少封闭时的疼痛,另一方面可以发生营养障碍的神经系统过度兴奋的状态,从而阻断病变处的恶性循环刺激,调节机体的功能,当阻滞作用消失后,其功能就得以恢复,即达到治疗的目的。① 盐酸普鲁卡因：本品在封闭疗法中是应用最早的,也是现在应用最广的封闭液。盐酸普鲁卡因毒性小,发挥作用迅速,对组织无刺激性,是一切局麻药中最安全的。成人一次用量的极限为1.0 g。② 利多卡因：本品的局部阻滞作用较盐酸普鲁卡因强,发挥作用也快,但毒性相应加大。成人一次用量不宜超过0.4 g。麻醉剂一般多用2%利多卡因注射液5 ml,如用普鲁卡因,须做皮试,皮试阴性后方可应用。

(2) 激素类药：激素封闭治疗腰椎间盘突出症,主要是利用其抗炎、抗过敏的作用,从而减轻机体组织对损伤性刺激所产生的病理反应;降低毛细血管壁和细胞膜的通透性,减少炎性渗出。使局部肿胀消除,并抑制结缔组织增生,减少成纤维细胞的生长和病变组织的类纤维蛋白物质;抑制致痛物质组胺及其他毒性物质的释放。激素类一般用泼尼松龙5 mg,可根据病情配伍当归注射液、维生素B_{12}注射液、透明质酸酶、天麻注射液等。

B. 治疗作用

(1) 改善血液循环：利多卡出等麻醉类药物是对神经组织有亲和性的麻醉药物,它可以阻断恶性循环,使神经系统得到休息和调理。促进局部肿胀的消散和吸收,加速局部血液循环及淋巴液回流,改善局部营养状况,防止局部软组织粘连、纤维化及骨化。

(2) 镇痛作用：利多卡因等麻醉药物具有很强的镇痛作用,可以阻止局部的病变发出疼痛的信号,消除原发病灶的疼痛刺激,防止其病理反应的发生。

(3) 消炎作用：腰背部疾患的患者在病变的局部多存在着无菌性炎症、充血水肿,因此会引起疼痛。利多卡因和激素可以改善局部血液循环,减少渗出,促进局部代谢产物的排出,从而起到消炎作用。

C. 治疗方法

(1) 部位：局部封闭可结合腰背部的压痛点进行封闭治疗，对选择腰背部筋膜、腰肌起止点、棘突旁、棘突间、腰骶关节、腰椎第三横突尖、臀部坐骨神经出口、腘窝、腓骨小头等部位。

(2) 穴位：穴位封闭三焦俞、肾俞、大肠前、足三里、环跳、委中。

操作：一般每穴注入混合液 1 ml，3～5 d 注射 1 次。激素封闭后，一般在 24 h 内症状可明显改善、疼痛减轻、活动自如。

D. 注意事项

(1) 严格执行无菌操作规程，防止感染。

(2) 要诊断明确，选择适应证。结核病及化脓性炎症与恶性肿瘤的患者，不宜采用封闭疗法。局部皮肤有擦伤、感染或表皮糜烂的患者，亦不能应用封闭疗法。

(3) 封闭疗法一般 5～7 d 1 次，3～6 次为 1 个疗程，如 2～3 个疗程无效则应改用其他疗法。

(4) 封闭使症状减轻后，应注意休息，限制负重，保护关节，防止复发。

(5) 体弱或全身情况较差的患者、肝肾功能障碍的患者、对激素过敏的患者，不宜采用封闭疗法。

(6) 封闭前做好解释工作。封闭后局部疼痛可能短时间加重，注射部位可能有红、肿、热反应。

(7) 封闭时要仔细检查压痛点，用棉签检查出最显著的压痛点，该压痛点往往是病变所在，对封闭部位选择具有重要意义，也是穿刺的重要标识之一。

(8) 封闭时，动作要轻巧，操作要得法，触觉的感觉要仔细才能保证封闭取得好的效果。

2) 骶管阻滞疗法

骶管阻滞疗法是治疗腰椎间盘突出症的保守治疗方法之一。因其通过骶管经硬膜外腔直接注入药物作用于突出的椎间盘和受压的神经根，能使局部无菌性炎症和神经根水肿引起的症状迅速得到缓解。具有良好的止痛效果，因此临床上主要用于腰椎间盘突出症的急性期治疗。

A. 解剖学基础

骶管由 5 个骶椎融合而成的三角形骨块。上连腰椎，下接尾骨，各骶椎的椎间孔上、下融合而形成骶管。骶管的前壁较光滑，为各级椎体；后壁粗糙不平，为各级椎板。骶管是硬膜外腔的下段，上通腰硬脊膜外腔，成人骶骨长约 9～12 cm，容积 15～20 ml。内有骶神经通过，且有脂肪、疏松结缔组织及丰富血管。

第五骶椎没有棘突，左右椎板在中线未合拢而形成骶管的下口，称骶裂孔。骶裂孔两旁各有一骨性隆起，称骶角。骶裂孔和骶角是骶管穿刺的重要标志。

B. 封闭液的配方选择

醋酸泼尼松龙 2～3 ml＋1％盐酸普鲁卡因 20 ml；

氟美松 10～20 mg＋1％盐酸普鲁卡因 20 ml；

醋酸泼尼松龙 3 ml＋维生素 B_1 300 mg、维生素 B_{12} 1 000 μg、0.5％～1％盐酸普鲁卡因加至 25～30 ml。

C. 操作方法

(1) 体位：患者取俯卧位。

（2）穿刺点的定位：术者先以中指尖摸到尾骨尖,同时拇指尖从尾骨沿中线向上摸,在5～6.5 cm处即可摸到骶骨末端呈"V"形或"U"形的凹陷,此凹陷即为骶裂孔。骶后上棘的连线,穿刺时不能超过髂后上棘的连线（相当于第2骶椎,为硬脊膜囊的终止部位）,以免误入蛛网膜下腔。

（3）消毒：保证严格无菌,即包括皮肤的消毒和封闭时的操作。

（4）局部麻醉：常规消毒后,用2 ml注射器装2%盐酸普鲁卡因2 ml,在骶裂孔处做一皮丘,浸润皮下组织至骶尾韧带。

（5）进针：术者一边浸润,一边徐徐把针插入骶裂孔,然后拔出已刺入骶裂孔的针头,循原路将腰穿针刺入。当针头穿过骶尾韧带时,术者手下有落空感,再以骶骨前壁缓慢进针,此时把针体放平几乎与骶骨轴线一致,继续进针2～3 cm即可。拔出针芯,无血及脑脊液流出,就可慢慢注入封闭液。封闭操作完成后,以无菌干棉球压之,用胶布固定。

D. 注意事项

（1）整个过程要严格执行无菌操作,消毒药彻底,最好在手术室进行。

（2）治疗后患者应平卧休息,48 h内禁止淋浴。

（3）一般间隔15 d左右进行1次,3次为1个疗程。

（4）此疗法可能对循环系统有一定影响。因此,严重贫血、高血压病及心脏代偿功能不良者不宜采用。

5. 必要时手术

腰椎间盘突出症的治疗关键是解除神经刺激或压迫,消除神经炎症,促进神经修复及腰椎功能恢复。治疗方法有手术疗法和非手术疗法。80%～90%的患者可以通过保守疗法而获痊愈或缓解,牵引、药物、理疗等保守疗法各有其适应证,哪种方法最好应因人而异、因病而异,不能用一种疗法治疗所有患者。但保守疗法是有限度的,有下列情况之一者应选择手术疗法：① 腰椎间盘突出症病史超过半年,经过严格保守治疗2月以上无效;或保守治疗有效,经常复发且疼痛逐渐加重者。② 首次发作的腰椎间盘突出处疼痛剧烈,尤以下肢症状突出者,患者因疼痛难以行动和入眠,被迫处于屈髋屈膝侧卧位,甚至跪位。③ 出现单根神经麻痹或马尾神经受压麻痹症状和体征。④ 病史虽不典型,经 CT、MRI 检查证实椎间盘对神经或硬膜囊有明显压迫。⑤ 椎间盘突出并有椎管狭窄。而其手术治疗的绝对指征为马尾综合征或进行件下肢肌力减退。

手术的方法有很多种,本章不做讨论,假如患者有手术适应证,应立即转骨脊柱外科治疗,不应延误手术时机。

三、运动疗法与预防措施

导致和诱发腰椎间盘突出症的原因比较复杂,短时期内难以治愈,而且容易反复发作。因此日常生活中预防腰椎间盘突出症的发生和发展十分必要,就国外经验而言,如开办腰腿痛学校就可以使64%的患者腰背痛减轻,工伤减少70%等。由于学校的腰背痛预防教育,对工伤减少有较好的效果,很多国家效仿建立。仅北欧三国就有此类学校300多所。这些学校所开设的课程,也就是脊柱的简单解剖知识,腰背痛的病因学知识,介绍日常生活或劳动中尽量避免某些运动和不良姿势,以及教授腰背肌及肢体的正常锻炼方法。从发病机制和临床实践来看,腰椎间盘突出症是可以预防的。预防目的有两个：预防发生,预防治疗后复发或加重。两种情况下的预防措施有重叠,也有不同,读者应根据情况选择适合自己的预防措施和锻炼方法。

（一）腰椎间盘突出症缓解期预防措施

腰椎间盘突出症缓解期是指既往有腰椎间盘突出症病史,但经过治疗后症状缓解,无明显腰腿部酸痛和麻木的时期。本部分预防措施也适用于正常人预防腰椎间盘突出症的发生。

1. 日常姿势

某些工作需长期弯腰用力,如木工刨木、农民锄地等。这些工作腰椎间盘承受的压力较一般站立时增大1倍,司机在踩离合器时,腰椎间盘压力也增大1倍。又如弯腰工作尤其弯腰负重工作,腰椎间盘的压力可为正常人的几倍。长期坐位工作的人及弯腰工作的人,腰背痛发病率都非常高。据有关资料统计,腰腿痛患者是由于工作或生活中长期不注意运动,体位、姿势或用力不当所致。因此,改善不良的生活、工作姿势和体位是十分重要的。

1）坐姿

在不得不长期坐位工作时,应尽量用双手臂伏在桌面上,以减轻腰椎间盘压力,或者将椅子靠背调节向后仰110°以上,经常向后仰坐。间或起立活动一下,做一些四肢伸展运动。在无法调节坐椅的角度时,可以将脚略微垫起,这样可以减轻腰椎间盘的压力（图3-24）。

2）睡姿

人的一生中约1/3的时间是在睡眠中度过的,所以长期睡眠姿势不良也可导致腰腿痛的发生。一般而言,睡姿应使头颈保持自然仰伸位最为理想,最好平卧于木板床（或以木板床为底,上方垫一两床褥子即可）,使膝、髋略屈曲。如此体位可使全身肌肉、韧带及关节囊都获得最大限度的放松与休息。对不习惯仰卧者,采取侧卧位亦可,但双下肢仍以此种姿势为佳。俯卧位无论从生物力学或从保持呼吸道通畅来看都是欠科学的,应加以改正。

3）站姿

长时间站立工作者也会加重因为站姿不正确导致腰部肌肉没有得到放松导致腰肌劳损,进而发展成为腰椎间盘突出症。长时间站立者应使身体的重心处在一条腿上,即处在"稍息"的站立位,一段时间以后,重心再转移到另外一条腿。在适合的条件下,还可以在身体前方放置一个矮凳,将其中一只脚放在矮凳上,能够起到进一步放松肌肉的目的（图3-25）。

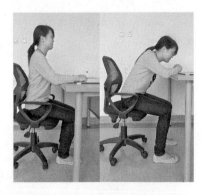
图3-24　久坐者正确的坐姿

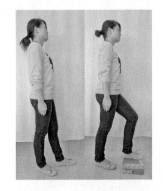
图3-25　久站者正确站姿

4）弯腰拾物

双腿伸直站立,在不屈曲髋、膝关节或屈曲程度不足的情况下弯腰拾东西,腰椎小关节负荷增加,易造成关节囊、肌肉、韧带的劳损,严重者甚至造成腰椎间盘突出症。正确的拾物姿势是先屈曲髋、膝关节,充分下蹲后再弯腰捡拾东西(图3-26)。

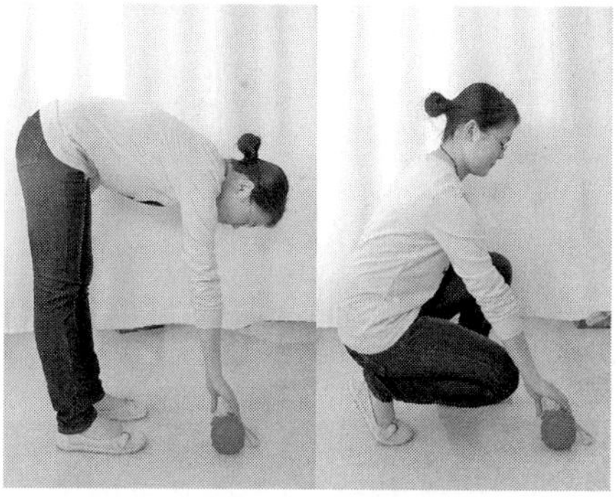

2. 日常生活注意事项

1) 避免负重

负重会增加椎间盘压力并使腰肌受损,日常生活中应尽量避免负重,尤其避免弯腰负重搬重物。腰椎间盘已经突出的患者应注意尽量避免背重包、提重包、长时间抱小孩、搬东西。

2) 避免久坐久站

图3-26 弯腰拾物

人们在劳动及工作中,注意力集中,精力充沛,动作灵活而协调,效率才高。工作及劳动后,则需要充分的休息和睡眠,才能消除疲劳;否则,大脑和肌肉得不到休息、反应迟钝、动作不协调就容易在劳动中发生损伤。另一方面,由于肌肉疲劳,韧带受到过度的牵拉,容易发生劳损。因此,注意劳逸结合在预防腰腿痛疾病中也是一个重要措施。此外,还要注意不要在一个固定体位下劳动、工作时间过久,特别是在伏案、弯腰或扭转身子工作时要间歇地变换姿势,如伸伸腰、活动活动(最好是做工间操),以使疲劳的肌肉得到休息。

3) 避免受寒

寒冷潮湿的空气使血管收缩,血液供给不足,使肌肉收缩时产生的乳酸不能及时排除,积累起来刺激神经,从而产生腰痛。外出应准备保暖衣物;夏季不应长时间处在空调间;劳动出汗后不要坐在风头上,避免受冷风吹,也不要立即洗冷水澡。室内要保持干燥,不要睡潮湿的地面。衣服淋湿后要及时更换。

4) 避免吸烟

烟中的尼古丁能使血管收缩,脊柱椎体的血容量则因血管收缩而减少,从而影响椎间盘组织及椎间关节的血液供应;同时,吸烟最易引起慢性支气管炎,支气管炎的主要症状是咳嗽。咳嗽会加重椎间盘的压力,从而诱发椎间盘突出。

5) 心情愉快

腰椎间盘突出症是一个慢性疾病,病程长,因此,在治疗上也需要一个比较长的时间,才显出疗效。过分急躁,可影响疗效;愉快的心情有利于改善不利的日常姿势和行为。

6) 饮食方面

多吃蔬菜,水果及豆类食品,肉及脂肪含量较高的食物尽量不吃,因其可使大便干燥,而大便用力时易致病情加重或复发。有咳嗽病史的患者,最好少食对食管有刺激性的食物,如辣椒、蒜等,以免引起腰腿痛,使症状加重。

7) 穿鞋

应避免穿高跟鞋。穿高跟鞋后,骨盆的前倾增加,重力线通过骨盆的前方,使腰部为保持平衡而增加负担,随之后伸增强,腰椎小关节囊处于长期紧张状态,相应的肌肉、韧带也处于长期紧张状态而发生劳损,导致腰痛。但也不是推荐平底鞋,应穿坡跟鞋,起到缓冲震荡的作用。

3. 家庭用具的选择和摆放

1) 床的选择

人的一生,大约有1/3的时间在床上度过。床对于人的重要性不言而喻。从腰椎间盘突出症的预防和治疗角度出发,劝君多睡硬板床。人的脊柱在构造上有 4 个生理弯曲:颈曲,向前凸;胸曲,向后凸;腰曲,向前凸;骶曲,向后凸。前凸、后凸,交错排列,很有规律,对人体负重,活动和平衡协调起着重要作用。如果 4 个生理弯曲因种种因素受到破坏,则必然会引发腰腿痛。生活中睡床选择得如何,恰恰对人体脊柱的生理曲度有着直接的影响。我国的床花样繁多,风格迥异。目前国内比较流行的睡床与腰椎间盘突出症的关系如下:

(1) 木板床:普通用床。一般在床面上铺大约 5 cm 厚的棉垫,略显松软,睡时舒适,又可维持腰椎的平衡状态。

(2) 棕绷床:富有弹性,透气性好。但易松弛,日久弹性渐减,会使腰背肌张力增加,腰椎前曲弧度消失,引起腰椎间盘内压增高,诱发或加重腰肌劳损和腰椎间盘突出症,导致腰腿痛。

(3) 席梦思床:目前这种床垫的硬度逐渐接近木板;可以起到维持人体生理曲度的作用。可单独使用,也可与木床联合使用。

(4) 气垫床:多为医院患者使用,床垫内灌空气,通过空气在垫内的流动,不断调整身体负重点,保持脊柱维持正常的生理曲度,但价格贵,目前无普及条件。

(5) 钢丝弹簧床:沿用已久,但质量不过关,弹簧易失去弹性,影响腰椎弧度,引发或加重腰腿痛。

2) 合适的坐具

较为合理的坐具要求是高低适中,并有一定后倾角的靠背,如有扶手则更佳,另外,还应该注意坐具与办公桌的距离及高度是否协调。长时间开会做报告时最好不要坐沙发。

3) 脸盆、洗衣盆

脸盆、洗衣盆位置不要放得过低,以免腰椎过度前屈而加重腰部负担。

4) 空调

夏天空调多使用制冷模式,夜间若无保护措施,可能就会使腰部受寒,因此安装空调时不宜直接对着坐位或床。

4. 运动锻炼

运动锻炼在防治腰椎间盘突出症中占有重要地位,但若锻炼不当,轻则对身体无益,重则使病情加重,因此如何科学地开展功能锻炼是每个腰椎间盘突出症患者十分关心的问题。一般掌握以下几个原则:

(1) 选择适宜的方法:适宜的运动量和练功方式的选择是保证练功疗效的关键,因此要根据患者的年龄、体质以及疾病的不同,选择适宜的练功方法和运动量,因人而异,因病而异,在医生的指导下,合理安排练功内容,才能使练功取得满意的效果。

(2) 注意动作的准确:正确的练功姿势是练功疗法能强身健体的保证,不正确的练功姿势不但不能达到防病祛病的目的,而且有可能加重原有的疾病。因此,医生在指导患者练功时要正确详细地讲解练功的动作要领,一招一式都要准确,并将练功的目的、意义及主要目标对患者进行解释,充分发挥其主观能动性,加强其练功的信心和耐心。

(3) 严格掌握循序渐进的原则:练功的运动量应由少到多,幅度由小到大,时间由短到长,要严格掌握循序渐进的原则,以练习时不加剧疼痛,或仅有轻微反应而能忍受为标准,切不可急于求成。

(4) 持之以恒,坚持练功:俗话说:"练功容易,守功难。"就是说学会练功的方法并不难,难就难在坚持不懈,持之以恒。要获得预期的疗效,必须学会正确的练功方法,坚持天天练、月月练,坚持不懈,不能三天打鱼,两天晒网,否则半途而废,将会前功尽弃。

1）久坐者腰部锻炼

现在大部分人坐的时间较长且运动少,适当地做一些腰部的保健操,能增强腹部的肌肉,促进血液循环,消除神经粘连和炎症防治腰椎间盘突出症的发生。在此介绍一些腰部的简易运动供久坐的白领、司机等人群参考。

（1）体转运动：两脚站立同肩宽,大小臂屈曲于胸前,小臂朝上,肘部下沉,掌心相对。以腰为轴,先向左转体,还原,再向右转体,还原,重复 8～12 次,第 2 次可稍用力（图 3 - 27）。

（2）体侧运动：两脚站立同肩宽,两手叉腰,以腰为轴向左侧弯,再向右侧弯,每个动作重复 8～12 次（图 3 - 28）。

（3）腰部绕环：两脚站立同肩宽,两手叉腰,以腰为轴,先向左绕环 180°,再向右绕 180°,每个动作重复 8～12 次（图 3 - 29）。

（4）腰部屈伸：两脚站立同肩宽,两臂举,掌心向前。以腰为轴,先向后仰体,再向前屈体。以手指或手掌尽量触地,每个动作重复 8～12 次（图 3 - 30）。

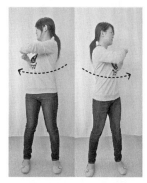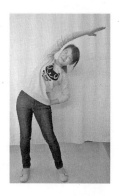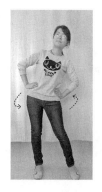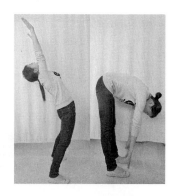

图 3 - 27　体转运动　　图 3 - 28　体侧运动　　图 3 - 29　腰部绕环　　图 3 - 30　腰部屈伸

（5）直立抱腿：两脚并立,左腿支撑,右腿高抬大腿,贴近胸部,两臂经两侧抱膝,左右交替,每个动作重复 8～12 次（图 3 - 31）。

2）腰腹肌肌力训练

腰椎间盘突出症患者腰痛可使活动受限和肌肉痉挛,久之出现肌萎缩。肌萎缩后,肌力更弱,代偿性更差,对脊柱的保护性较弱,脊柱平衡失调,更易损伤,进而加重腰痛,最终可以发展成顽固性腰痛。加强肌肉锻炼对腰痛的预防及治疗都有积极意义。腰椎间盘突出的患者,基本上都伴有腰肌无力,腰肌紧张痉挛,许多人有明显的肌萎缩。

脊柱的适当活动,尤其是腰背肌肉的锻炼可以增加血液循环。因

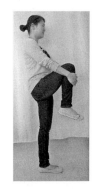

图 3 - 31　直立抱腿

为肌纤维间有大量的毛细血管,经过锻炼,毛细血管反应性加强,毛细血管在运动中立即全部或大部分开放使大量的血液流入肌肉中。这样就增加了能量和积蓄,促使肌纤维发育。经过锻炼的肌肉收缩有力、肌张力大;同时,肌纤维的伸展性和弹性也随之增强,肌肉的快速收缩的能力也得到提高。而没有经过锻炼的肌肉,毛细血管反应差,毛细血管开放得少,因而血循环不足。后者一方面不能保证营养的供应;另一方面由于缺氧,肌糖原不能充分利用,产生大量乳酸。乳酸及代谢产物堆积在肌肉中会引起水肿,刺激神经引起疼痛。若长期不锻炼,则毛细血管长期处于关闭状态,肌肉得不到充分营养,逐渐消瘦及变性,最

后为纤维组织所替代,产生废用性肌萎缩。同时,在肌肉锻炼中,韧带的弹性也相应提高。所以,肌肉锻炼对维持脊柱平衡、减少肌肉和韧带损伤,从而预防和治疗腰腿痛起着关键性的作用。另外,在锻炼的过程中,身体主要的肌肉都参加了活动,这样就促进了血液循环和新陈代谢,提高了抗病能力,对增强患者的体质也有着直接的益处。

(1) 拱桥运动(图3-32):患者仰卧,分两步练习:① 5点支撑法:头部、双肘及双足支撑全身,用力将背部、骨盆和腿离开床面,同时胸部上挺。维持5 s,休息5 s,反复。② 3点支撑法:双手交叉置于胸前,头和双足支撑全身,腾空后伸。维持5 s,休息5 s,反复。

(2) 摆尾运动(图3-33):患者俯卧,双臂放于身体两侧,分三步练习:① 上肢后抬,头颈与背部用力后伸。② 下肢伸直,用力向后抬起。③ 将前两种动作同时进行,全身向后翘起,仅腹部接触床面呈一船形。先练习第1步,经数日熟练后再练习第2步、第3步。最后,坚持第3步锻炼法。

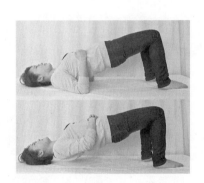

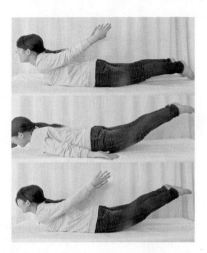

图3-32　拱桥运动(上图:五点法,下图:三点法)

图3-33　摆尾运动(上图:伸头颈,中图:伸下肢,下图:摆尾运动)

(3) 卧位抱膝(图3-34):仰卧位,尽量屈双膝,双手抱膝,做起立摇摆动作,注意:双膝贴胸,动作轻柔。若已有腰痛,抱膝后可不做摇摆。

(4) 仰卧起坐(图3-35):仰卧位,患者双手抱头,双下肢伸展足尖向下,在此状态下双下肢抬高10°,持续10 s;在上一个姿势基础上,患者上身缓慢抬起,然后停在60°角的状态上。

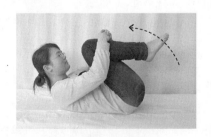

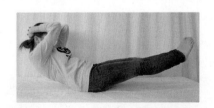

图3-34　卧位抱膝

图3-35　仰卧起坐

3) 体育锻炼选择

患者在经历了腰椎间盘突出症的折磨后,决心改变懒惰的习惯,加强体育锻炼。这种想法很好,"亡羊补牢",犹未为晚,只要持之以恒,彻底摆脱腰椎间盘突出症的困扰是完全可能的。

但由于患过腰椎间盘突出症,有些锻炼的项目受到限制,容易引发腰椎间盘突出症的运动最好不要参加。腰椎间盘突出症患者治愈后可以进行的运动项目有:

(1) 游泳:首选的运动项目是游泳,对预防腰椎间盘突出症、治疗腰肌劳损、缓解腰腿痛有着很好的作用。水的浮力可使椎间盘的压力明显减小,缓解腰腿痛有着很好的作用。在水中运动时受到水的阻力,动作变得缓慢,关节和肌肉不会受到强制性的牵拉,但需要相当强的肌肉力量。因此,每个细小的动作都可以锻炼肌肉,使肌力逐渐增强。初期游泳的姿势最好选用仰泳、蛙泳等腰部承受力量较小的泳式,等腰部肌肉力量增强了,再游蝶泳等需要腰部用力较大的泳式。游泳距离要根据循序渐进的原则。从水中出来后应尽快擦干身上的水分,以免腰部受凉。有毅力的患者可从夏天开始训练直到冬天。

(2) 跑步:陆地上的运动最好的当属跑步和跳绳了,谁都可以参加,在哪里都能进行,不需要专门的技术,可根据自己的实际情况决定运动量,不需要花钱,所以有计划地安排一定的时间跑步锻炼,这对身体健康大有益处。跑步运动与游泳一样是一种全身运动,能起到提高心肺功能、防止肥胖、强化肌肉力量的作用。腰椎间盘突出症患者在开始时要用快走的速度跑,身体状况不佳时要暂时中止,不要勉强为之。腰椎间盘突出症患者跑步锻炼的目的是增进身体健康。跑步的时候鞋要选择底子厚一点、软一点的,用跑鞋最好,可有效地缓解脚着地时的冲击力,减缓对腰椎间盘的震荡。

(3) 骑车:自行车在我国是一种较普及的交通工具,骑自行车进行身体锻炼也可作为腰腿痛患者的一种选择。很多腰椎间盘突出的患者,在骑车时腿部就没有症状,站立或走路时,腿部就有症状出现。因此腰椎间盘突出的患者可以试探性骑车,如果无明显不适的感觉,就可以选择骑自行车进行身体锻炼。

当然,无论哪种运动都要建立在适合自己实际情况的基础上,运动要有计划,不要三天打鱼,两天晒网,也不要过于疲劳,影响第二天的工作。同时要注意,对不适合的腰椎间盘突出症患者锻炼的运动项目不要选练,如打高尔夫球、网球、棒球、保龄球等都是偏用一侧肌肉,使左右肌肉失去平衡,椎间盘承受扭转力的运动。因此,对刚刚痊愈的腰椎间盘突出症患者不太适合。对抗类的球类运动,如足球、篮球、羽毛球、乒乓球等,因运动过程中腰椎的活动范围很难预料和预防,也不适合。如欲参加,应在腰椎间盘突出症痊愈,已经进行了半年以上的适应性锻炼无异常,再去尝试,但思想上应有充分的准备。

(二) 腰椎间盘突出症发病期预防措施

在发病期,腰椎间盘突出症患者保持正确的姿势,可明显减轻疼痛症状和稳定病情。

1. 卧床休息

腰椎间盘突出症发病期,应绝对卧床,并且要求睡硬板床,可在腰部垫一薄垫。发病时主张"多卧少走不坐",一般卧床 3 周,卧床太久反而引起骨质疏松、心血管系统疾病等加重。卧床期间,下床大小便,可用拐杖或由他人搀扶,以减轻椎间盘所承受的压力。大便时最好采用坐便,千万不要过度下蹲。

仰卧时应膝微屈,腘窝下垫一小枕头,全身放松,腰部自然落在床上。侧卧时屈膝屈髋,一侧上肢自然放在枕头上(图 3 - 36)。

需要下床时,应从卧位改为俯卧位,双上肢用力撑起

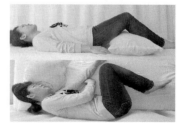

图 3 - 36　腰椎间盘突出症发病期卧床姿势
(上图:平卧,下图:侧卧)

腰部伸展,身体重心慢慢移向床边,一侧下肢先着地,然后另一侧下肢再移下,手扶床头站立(图 3-37)。

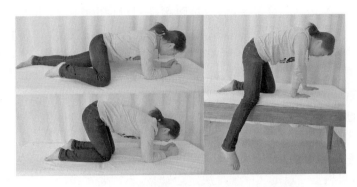

图 3-37　腰椎间盘突出症发病期下床姿势
(动作顺序:左上图、左下图、右图)

2. 腰围的选择

腰椎间盘突出症患者佩戴腰围的目的有两点,一是减轻腰椎的负荷,二是制动。腰椎间盘突出症的病理变化是突出的椎间盘压迫神经根,神经根发生炎症、水肿而产生一系列症状。出于人直立时腰椎承担着大部分上半身重量,在腰椎的受力结构中,腰椎小关节承担一小部分的重量,最主要的还是椎体-椎间盘-椎体。椎间盘突出症患者如果要站立起来,上半身绝大多数的重量就压在突出的椎间盘上,可加重突出的程度,尤其是活动时,对突出的椎间盘的影响就更大。佩戴合适腰围,可将上半身的一部分重量通过肋骨-腰围-髂骨传递下去,腰围产生的围裹力紧张腹肌,也可传递重量。这样一来,腰椎-椎间盘-腰椎的受力就大大减小,椎间盘对神经根的压迫也可得到明显缓解,有利于椎间盘的还纳和神经根炎症、水肿的吸收。腰围的另一个作用就是制动,也就是限制腰椎的活动,尤其是限制腰椎的前屈、侧屈等活动,减少对椎间盘的刺激,减轻腰部肌群的受力,从而为机体的早日康复创造条件。

腰围对腰椎间盘突出症是一种必不可少的辅助治疗方法,对其大小、硬度、材料都有要求。腰椎间盘突出症患者使用的腰围,一般选用皮帛或人造革制成,腰围的长度与患者的腰围长度符合,宽度在中间,也就是腰椎正中要宽一些,约 20 cm,在中间约 30 cm 长的位置上,也就是腰椎后部,内置 4～6 块长 20 cm,宽 2 cm 的钢片或竹板垂直支撑,两头也就是肋与髂前(后)上棘之间及腹部位置,宽度 10～15 cm,可稍软,整条腰围外用一条普通腰带加固,可使患者使用方便。这样既限制了活动度较大的运动,又不影响患者的适当活动,适于腰椎间盘突出症患者进行日常工作、行走乘车等。

腰围在治疗腰椎间盘突出症过程中使用范围较广,但佩戴和使用并不是随意的,应主要注意以下几个问题:腰围的佩戴使用应根据病情灵活掌握。患者经大力牵引或长期卧床治疗后,应严格遵医嘱佩戴腰围下地,以巩固治疗效果。而当病情减轻,症状消失后,则不应对腰围产生依赖感,应及时取下腰围,加强自身腰腹肌锻炼,以自身肌肉力量加强对腰椎的支撑和保护作用。否则,长期无原则佩戴腰围会使腰背肌肉发生废用性萎缩及关节强直,患者会出现离不开腰围,症状加重的现象,这对于腰椎间盘突出症的治疗有害无益。

选择腰围的规格与患者体型相适应,一般上至下肋弓,下至髂嵴下,后侧不宜过分前凸,前方也不宜束扎过紧,应保持腰椎良好的生型曲度。如腰围规格不当,不仅患者佩戴后会产生不适,而且也起不到共应有的作用。

3. 运动锻炼

根据疾病轻重不同,腰椎间盘突出症发病期的运动锻炼不同,轻、中度时可以进行床上的腰腹肌锻炼,重度时应绝对卧床,避免运动锻炼。具体锻炼方法基本同缓解期床上运动锻炼,但是注意,若运动锻炼时症状加重,应暂停锻炼。

(徐义明)

第三节　骨 性 关 节 炎

一、康复评定

骨性关节炎(osteoarthritis,OA)是最常见的慢性退行性关节疾病,以缓慢发展的关节疼痛、僵硬、伴活动受限等为主要特点,又称退行性骨关节病和老年性骨关节病。骨性关节炎可累及全身多个关节,常见受累部位包括手部的近端和远端指间关节,第 1 腕掌关节;足部第 1 跖趾关节;膝关节和髋关节。不同部位骨性关节炎临床症状有其特点。以膝关节 OA 为例,累及胫股关节的主要表现为负重和平地行走时疼痛,蹲起或上下楼梯等动作时无疼痛症状或疼痛无明显加重;而累及髌股关节为主的则多在蹲起或上下楼梯等动作时出现疼痛症状。手部的骨性关节炎影响手指粗大的抓握及灵巧的精细功能。因此,不同部位的骨性关节炎出现功能障碍各异,通过康复评定能分析功能障碍的部位、性质、程度、范围等,以此为依据来确定康复治疗的目标,制定康复治疗计划,并对治疗效果进行评价,预示病情发展及预后。本节将从疼痛、关节活动范围、肌力及日常生活活动能力 4 个方面对膝、髋骨关节炎进行康复评定。

(一) 疼痛评定

人体的疼痛是一种复杂的生理和心理活动,它包括伤害性刺激作用于机体所引起的疼痛感觉,以及机体对伤害性刺激的痛反应。痛觉的存在对机体起着一系列防御性保护反应,提示人们对疼痛引起机体反应须进行必要检查和治疗。

疼痛的评定是对疼痛治疗的前提,准确、及时地对疼痛性质、程度进行评定是临床治疗的前提,同时也是对治疗效果的评判。

由于疼痛是主观感觉,受多因素的影响,如躯体的、精神的、环境的、认知的和行为等方面,所以有必要从多方面对疼痛进行评估。目前评定方法有视觉模拟评级法、数字疼痛评分法、Wong-Banker 面部表情量表法、口述分级评分法、人体表面积评分法、行为疼痛测定法等,这些方法从不同角度对疼痛进行评定,适合于不同疾病及不同年龄层。疼痛评定时需注意,认知功能明显障碍者不适合进行疼痛评定;剧烈疼痛时不宜进行评定;评定环境的温度不宜过冷、过热,以免对疼痛程度造成影响;评定者避免使用诱导性语言,避免出现评定者的主观判断。

骨性关节炎最明显的临床症状是受累关节部位疼痛,常在关节活动后出现,休息后缓解。在潮湿和气压改变条件下症状加重。随着疾病的进展,关节疼痛加重,严重者可以影响睡眠及关节功能。在进行疼痛评定时依据患者年龄、认知程度、疼痛范围等因素选择适宜评定方法。

1. 视觉模拟评级法(visual analogue scale,VAS)

视觉模拟评级法是用来测定疼痛强度,它是由一条 100 mm 直线组成。线左端表示"无痛",线右端表示"极痛"(图 3 - 38)。患者将自己感受的疼痛强度以"工"标记在直线上,线左端至"工"之间的距离(mm)为该患者的疼痛强度,每次测定前,让患者在未有画过的直线上再做标记,以避免患者比较前后标记而产生主观性误差。

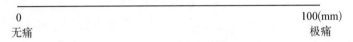

0	100(mm)
无痛	极痛

图 3－38　VAS 标尺

VAS 简单、快速、精确、易操作,在临床上广泛应用评价治疗的效果。它不仅用来测定疼痛的强弱程度,也可以测定疼痛的缓解及加重的程度。VAS 的缺点是不能做患者之间的比较,而只能对患者治疗前后做评价。VAS 对那些理解能力差的患者评定有一定的困难。其信度被许多学者证实很高,同时具有较高的效度。

2. 数字疼痛评分法(numerical pain rating scale,NPRS)

数字疼痛评分法是用数字计量评定疼痛的强度。数字范围为 0～10。0 代表"无痛",10代表"最痛"(图 3－39),患者选择一个数字来代表他自觉感受的疼痛。NPRS 与 VAS 具有较高的相关性,相关系数为 0.77～0.91。

	0	1	2	3	4	5	6	7	8	9	10	
无痛					中痛					最痛		

图 3－39　NPRS 标尺

3. Wong－Banker 面部表情量表法(face pain Scale－Revised,FPS－R)

该方法于 1990 年开始用于临床评估,是用 6 种面部表情来表达疼痛的反应,面部表情形象直观,由微笑、悲伤至痛苦得哭泣的表情画直接来表达疼痛程度的(图 4－40)。疼痛评估时要求患者选择一张最能表达其疼痛的脸谱。此法最初用于儿童的疼痛评估,但实践证明此法适合于任何年龄,尤其适用于急性疼痛者、老年人、小儿、文化程度较低者、表达能力丧失者及认知功能障碍者。这种评估方法简单、直观、形象易于掌握,不需要任何附加设备。

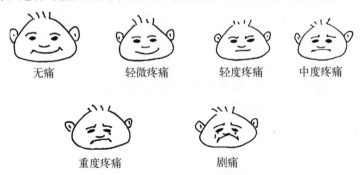

无痛　　　轻微疼痛　　　轻度疼痛　　　中度疼痛

重度疼痛　　　剧痛

图 3－40　FPS－R 表情图

4. 口述分级评分法(verbal rating scale,VRS)

此类方法是由简单形容疼痛的字词组成对疼痛程度的评定,疼痛的描述语常为口令,每增加 1 级即增加 1 分。

(1) 4 点口述分级评分法(the 4－point verbal rating scale,VRS－4):此法将疼痛分为四级:① 无痛;② 轻微疼痛;③ 中等度疼痛;④ 剧烈的疼痛。每级 1 分。

(2) 5 点口述分级评分法(the 5－point verbal rating scale,VRS－5)此方法将疼痛分为 5

级：① 轻微的疼痛(1分)；② 引起不适感的疼痛(2分)；③ 具有窘迫感的疼痛(3分)；④ 严重的疼痛(4分)；⑤ 剧烈的疼痛(5分)。

以上两种方法简单，适用于临床简单的定量评测疼痛强度，以及观察疗效的指标，由于缺乏精确性、灵敏度，不适于科学研究。

5. 人体表面积评分法

此法由 Ransford 等人提出，又被称为45区人体评分法(45 body areas rating scale, BARS-45)。此法把人体表面分成前后45个区域，每个区域内标有该区号码及占体表的百分比(图3-41)。人体前面分为22个区，背面分为23个区。每个区不论大小均为1分。评定前医生向患者讲解图式中表达人体的各个部位，由患者在图式中表出疼痛的部位，或者在评定时患者指出自己疼痛的部位，由医生在图式中表示出来。通过表示出的疼痛区，可计算患者疼痛占体表面积的百分比。对于疼痛强度的评定可用不同彩色来表示。如绿、红、蓝、黑分别代表无痛、轻痛、中度痛或重度痛，也可用不同符号为＋、＋＋、＋＋＋、＋＋＋＋，同样表示疼痛强度。此方法评定直观，用于那些有交流障碍的患者。

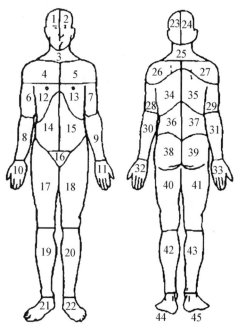

图 3-41　人体表面分区图

表 3-19　疼痛躯体表面积的百分比

疼痛区号码	各占体表面积百分比/%	疼痛区号码	各占体表面积百分比/%
25,26,27	0.50	38,39	2.50
4,5,16	1.00	14,15	3.00
3,8,9,10,11,30,31,32,33	1.50	19,20,42,43	3.50
1,2,21,22,23,24,44,45	1.75	34,35	4.00
6,7,12,13,28,29,36,37	2.00	17,18,40,41	4.75

人体表面积疼痛评分法，用于疼痛的评定记分组内信度较高，为 $r = 0.85$，组间信度 $r = 0.94 \sim 0.97$。对于效度的研究，有学者将人体表面积评分法与明尼苏达多相个性调查表(MMPI)进行了比较，结果发现两者之间相关性很高，相关系数为0.89。

表 3-19 为疼痛躯体表面积的百分比。

6. 行为疼痛测定法(behavioral rating scales, BRSS)

由于疼痛对人体的生理和心理都产生一定的影响，影响程度与疼痛的性质、持续时间、患者对疼痛耐受性及对疼痛反应相关。因此，疼痛患者会表现出行为和举止的改变，常见有以下几个方面：① 反射性痛行为：如惊恐、呻吟、叹气。② 自发反应：为了躲避或减轻疼痛而产生的主动行为，如跛行、抚摸疼痛部位、护卫身体某些部位或区域，或将身体固定于某种特殊姿势等。③ 功能限制和功能障碍：如静止不动、过多的躺卧等被动行为。④ 患者服药的态度和频率。⑤ 希望引起别人注意的举动。⑥ 睡眠习惯的改变。此评定方法尤其适用于以下人，即婴儿、缺乏语言表达能力的儿童，以及语言表达能力差的成年人或意识不清、不能进行有目的交流的患者。在这些情况下，行为测量可提供重要信息。

　　疼痛行为量表（pain behavior scale）是对疼痛引起的行为变化做定量测定，此法将 10 种疼痛行为按严重程度和出现频率做 3 级评分（0 分，0.5 分，1 分），患者的各项行为指标的总和积分即为其疼痛行为的得分，疼痛行为量表的具体内容如表 3-20 所示。

表 3-20　疼痛行为量表

疼 痛 行 为	出 现 的 频 率	评 分
1. 语言性的发音性主诉	无 偶尔 经常	0 0.5 1
2. 非语言性的发音性主诉（呻吟、喘气）	无 偶尔 经常	0 0.5 1
3. 因为疼痛，每天躺着的时间（8:00～20:00）	无 偶尔 经常	0 0.5 1
4. 面部扭曲	无 轻微和（或）偶尔 严重和（或）经常	0 0.5 1
5. 站立姿势	正常 轻度变形 明显变形	0 0.5 1
6. 运动	观察不出影响 轻度跛行和（或）影响行走 明显跛行和（或）吃力行走	0 0.5 1
7. 身体语言：抓、擦疼痛部位	无 偶尔 经常	0 0.5 1
8. 支撑物体（按医嘱不算）	无 偶尔 经常	0 0.5 1
9. 静止运动	能持续坐或站 偶尔变换位置 一直变换位置	0 0.5 1
10. 治疗	无 非麻醉性镇痛药和（或）心理治疗 增加剂量或次数和（或）麻醉性镇痛药和（或）失控	0 0.5 1

（二）关节活动范围评定

关节活动范围（range of motion，ROM）又称关节活动度，是指关节活动时可达到的最大运动弧度。关节活动范围分为主动活动范围（active range of motion，AROM）和被动活动范围（passive range of motion，PROM）。主动活动范围是指作用于关节的肌肉随意收缩使关节运动时所通过的运动弧；被动活动范围是指由外力使关节运动时所通过的运动弧。

骨性关节炎患者常常因关节疼痛而采取保护性的措施，如关节活动频率减少，活动幅度减低、关节制动等，这些保护性措施对治疗及缓解疼痛起积极作用。在骨性关节炎的中后期由于关节病理性改变及关节制动的影响，常会发生关节僵硬，活动度受限。因此，对骨性关节炎患者进行主动、被动关节活动范围的评定，可以了解关节病变的严重程度，为进一步的康复治疗提供依据。

1. 关节活动度评定时注意事项

（1）骨性关节炎处于急性发作期，关节活动度测量给患者带来痛苦时，则不要进行被动关节活动度的测量。

（2）测量时评定者应协助患者保持正确舒适的体位，固定相邻关节，防止出现错误的运动姿势和代偿运动。

（3）正确摆放角度测量器，测量器的中心应与关节运动轴心相对应，固定臂应与构成关节的固定骨长轴相平行，移动臂应与构成关节的移动骨长轴相平行，角度器摆放的平面应与被测关节的运动面相一致，不可影响关节的活动。

（4）尽量暴露测量评定的关节，以免服装影响关节活动度检查的准确性。

（5）同时测量主动和被动关节活动度，并与对侧测量结果进行比较。被动关节活动度测量时，评定者应用力柔和，速度缓慢。

（6）准确记录运动开始时和运动结束时的角度（不可只记录运动结束时的角度），以便对关节活动范围做出正确判断。

2. 髋关节活动范围测量

（1）髋关节屈曲：患者仰卧位，骨盆紧贴床面。将角度尺中心置于股骨大转子，固定臂与躯干腋中线相平行，移动臂为股骨纵轴，屈曲髋关节至最大范围。参考范围：0°～120°（图3－42、图3－43）。

（2）髋关节伸展：患者俯卧位，骨盆紧贴床面，双足在床缘外。将角度尺中心置于股骨大转子，固定臂与躯干腋中线相平行，移动臂为股骨纵轴，伸展髋关节至最大范围。参考范围：0°～15°（图3－44）。

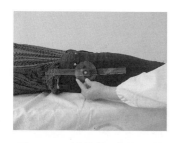 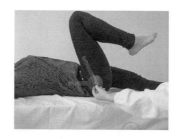 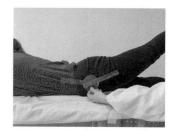

图3－42　髋关节测量起始位　　　图3－43　髋关节屈曲测量　　　图3－44　髋关节伸展测量

（3）髋关节外展：患者仰卧位，避免大腿旋转。将角度尺中心置于髂前上棘，固定臂为左右髂前上棘连线,移动臂为股骨纵轴,外展髋关节至最大范围。参考范围:0°～45°(图3-45、图3-46)。

(4)髋关节内收:患者仰卧位,避免大腿旋转。将角度尺中心置于髂前上棘,固定臂为左右髂前上棘连线,移动臂为股骨纵轴,内收髋关节至最大范围。参考范围:0°～30°(图3-47)。

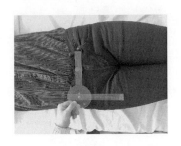 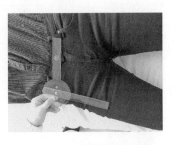 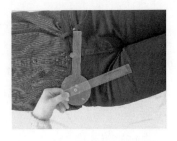

图3-45　髋关节内收、外展　　图3-46　髋关节外展测量　　图3-47　髋关节内收测量
　　　　　 测量起始位

(5)髋关节内旋、外旋:患者坐位,髋关节屈曲90°,膝关节屈曲90°,两小腿垂于床缘外。将角度尺中心置于髌骨中心,固定臂为通过髌骨中心的垂直线,移动臂为胫骨纵轴,内旋或外旋髋关节至最大范围。参考范围:内旋0°～45°,外旋0°～45°(图3-48～图3-50)。

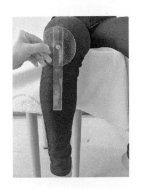 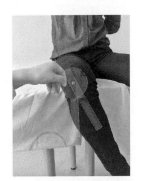 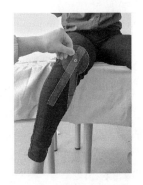

图3-48　髋关节内旋、　　　　图3-49　髋关节外旋测量　　图3-50　髋关节内旋测量
　　　　　 外旋测量始位

3. 膝关节活动度测量

(1)屈曲:患者俯卧位,髋、膝关节伸展,将角度尺中心置于股骨外侧髁,固定臂为股骨长轴的平行线,移动臂为腓骨头与外踝连线,屈曲膝关节至最大范围。参考范围:屈曲0°～135°(图3-51、图3-52)。

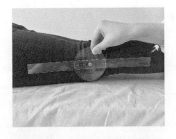 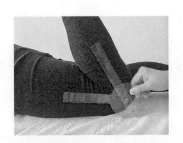

图3-51　膝关节伸直位测量　　　　图3-52　膝关节屈曲位测量

（2）伸展：将角度尺中心置于股骨外侧髁，固定臂股骨长轴的平行线，移动臂为腓骨头与外踝连线，伸展膝关节至最大范围。参考范围：伸展 0°。

（三）肌力测定

肌力有广义和狭义之分，广义的肌力是指肌肉收缩时产生的力量。狭义的肌力是指肌肉主动收缩时产生的力量，即静态或动态收缩的能力。

骨性关节炎患者由于疼痛、活动量减少等因素产生肌力下降或肌肉废用性萎缩，造成关节不稳，使骨性关节炎病变加重。对骨性关节炎患者进行肌力评定目的：① 了解有无肌肉萎缩及肌力下降。② 分析肌力下降原因。③ 分析是否存在关节不稳因素。④ 制定肌力训练方法及强度。⑤ 训练前后评定，有效判断治疗方案的优劣，为制定下一步治疗方案提供依据。

1. 徒手肌力测定

徒手肌力评定（manual muscle testing，MMT）是由 Robert Lovett 创立方便使用评定肌力的方法，在特定体位下让患者做标准动作，通过触摸肌腹，观察肌肉克服自身重力或对抗阻力完成动作的能力，从而对患者肌肉主动收缩的能力进行评定。一般将肌力分为 0～5 级，具体分级标准如表 3‑21 所示。

表 3‑21　Lovett 分级法评定标准

级别	名　　称	标　　　　准	相当于正常肌力的百分比/%
0	零（zero，Z）	无触及肌肉收缩	0
1	微弱（trace，T）	有轻微触及收缩，但不能引起关节活动	10
2	差（poor，P）	在减重状态下，可完成关节全范围活动	25
3	尚可（fair，F）	能抗重力完成关节全范围运动，但不能抗阻力	50
4	良好（good，G）	能抗重力和轻度阻力，完成关节全范围运动	75
5	正常（normal，N）	能抗重力和最大阻力，完成关节全范围运动	100

1983 年，美国医学研究委员会（Medical Research Council，MRC）在 Lovett 分级标准的基础上，根据运动幅度和施加阻力的程度等进一步分级，制订了 MRC 分级标准，如表 3‑22 所示。

表 3‑22　MRC 分级法评定标准

级　　别	标　　　　准
5	能抗最大阻力，完成全关节活动范围的运动
5⁻	能对抗与 5 级相同的阻力，但活动范围在 50%～100%
4⁺	在活动的初、中期能对抗的阻力与 4 级相同，但在末期能对抗 5 级阻力
4	能对抗阻力，且能完成全范围活动，但阻力达不到 5 级水平
4⁻	对抗的阻力与 4 级相同，但活动范围在 50%～100%
3⁺	情况与 3 级相仿，但在运动末期能对抗一定阻力
3	能抗重力，且能完成全范围活动，但不能对抗任何阻力
3⁻	能对抗重力，但活动范围在 50%～100%
2⁺	能对抗重力，但活动范围在 50% 以下

（续　表）

级　别	标　准
2	消除重力的影响，能完成全关节活动范围的运动
2⁻	消除重力的影响，关节能活动，但活动范围在 50%～100%
1	触诊发现肌肉有收缩，但不能引起任何关节活动
0	无肌肉收缩

徒手肌力评定的注意事项：① 选择适合的测试时机，锻炼后、疲劳时或饱餐后不宜做肌力测试。② 应取得患者充分理解及积极配合，测试前向患者做好说明，并做简单的预试活动。③ 采取正确的检查顺序，检查评定时一般应先做 3 级的检查，能够完成 3 级的动作再继续做 4 级和 5 级的检查；不能达到 3 级则做 2 级检查，不能达到再逐渐下降检查。不必对所有级别均进行检查评定，以减少患者的体力消耗。④ 指导患者采取标准的姿势和体位，并固定可能产生代偿动作的部位。⑤ 在评定过程中，阻力应施加于肌肉附着的远端部位，阻力的方向应与肌肉牵拉力方向相反，阻力施加的大小应持续而平稳，同时密切观察患者有无不适反应。一旦发生不适反应，应立即终止检查。⑥ 测试时应注意两侧对比，如单侧肢体病变，应先检查健侧，后检查患侧。在施加阻力大小、完成运动情况方面也应进行双侧比较。⑦ 把握禁、慎用情况，持续的等长收缩可使血压升高，心脏负担加重，故高血压病、心脏病等症状明显的患者应慎用该检查；疼痛、骨折、关节活动严重受限、创伤未愈等影响检查结果的患者，不适用该项检查；中枢神经系统疾病和损伤所致的痉挛性瘫痪患者不宜进行徒手肌力评定。

2. 髋关节肌力测定

1）髋关节屈肌

髋关节屈曲动作主要由腰大肌、髂肌（受腰丛神经分支 L1～L4 的支配）共同收缩完成，股直肌、缝匠肌、阔筋膜张肌、耻骨肌、短收肌、长收肌收缩辅助动作完成。评定分级如下。

（1）5 级与 4 级：患者坐位，双侧小腿自然下垂，两手把持评定台边缘以固定躯干。评定者一手固定患者骨盆，另一手于膝关节上方施加阻力，令患者最大限度地屈曲髋关节，能对抗充分阻力完成髋关节全关节活动范围屈曲运动者为 5 级；能对抗一定阻力完成全关节活动范围屈曲运动者为 4 级（图 3-53、图 3-54）。

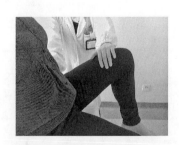 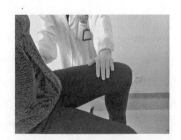 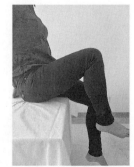

图 3-53　髋关节屈曲肌力 5 级　　图 3-54　髋关节屈曲肌力 4 级　　图 3-55　髋关节屈曲肌力 3 级

（2）3 级：体位和固定方法同前，不施加阻力，患者能对抗肢体重力的影响，完成髋关节全范围屈曲运动者为 3 级（图 3-55）。

（3）2级：患者侧卧位，双下肢重叠放一光滑评定床上，尽量减少下肢阻力，被检下肢置于伸直位，位于下方的下肢呈屈曲位。评定者令被检下肢完成屈髋屈膝运动。在解除肢体重力影响下，能完成髋关节全活动范围屈曲运动者为2级（图3－56）。

（4）1级与0级：患者仰卧位，试图屈髋时触诊缝匠肌内侧、腹股沟下方的腰大肌，能触及收缩者为1级；无收缩者为0级（图3－57）。

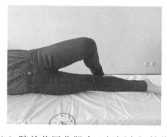 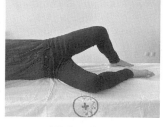 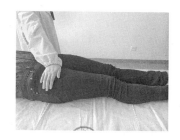

（a）髋关节屈曲肌力2级评定初始位　　（b）髋关节屈曲肌力2级

图3－56　髋关节屈曲肌力2级　　　　　　　　图3－57　髋关节屈曲肌力1级

2）髋关节伸展肌

髋关节伸展动作主要由臀大肌、半腱肌、半膜肌、股二头肌长头（受臀下神经L5～S2、胫神经L4～S3的支配）共同收缩完成。评定分级如下：

（1）5级与4级：患者俯卧位。评定者一手固定骨盆，另一手在患者膝关节后方施加阻力，嘱患者尽力伸展髋关节（单独检查臀大肌肌力时应保持膝关节屈曲位），能对抗充分阻力完成髋关节全关节活动范围伸展运动者为5级；能对抗一定阻力完成以上运动者为4级（图3－58、图3－59）。

（2）3级：体位和固定方法同前，不施加阻力，能克服肢体重力的影响，完成髋关节全关节活动范围伸展运动者为3级（图3－60）。

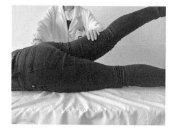 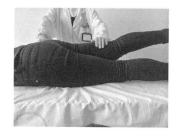 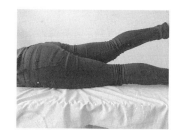

图3－58　髋关节伸展肌力5级　　图3－59　髋关节伸展肌力4级　　图3－60　髋关节伸展肌力3级

（3）2级：患者侧卧位于光滑评定床上，非评定肢体在上于屈曲位，被检下肢在下方伸直位。评定者令被检下肢完成髋关节伸展，在解除重力的影响下可以完成髋关节全关节活动范围伸展运动者为2级（图3－61）。

（4）1级与0级：患者俯卧位，试图做伸展髋关节时触诊臀大肌，有收缩者为1级；无收缩者为0级（图3－62）。

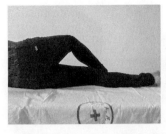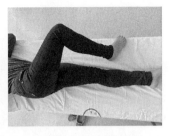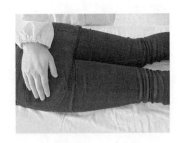

（a）髋关节伸展肌力2级评定初始位   （b）髋关节伸展肌力2级

图3-61   髋关节伸展肌力2级

图3-62   髋关节伸展肌力1级

3）髋关节外展

髋关节外展动作主要由臀中肌（受臀上神经L4～S1的支配）收缩完成，臀小肌收缩辅助动作完成。评定分级如下：

（1）5级与4级：患者侧卧位，被检测下肢在上方，髋关节轻度伸展，下方下肢膝关节呈屈曲位。评定者一手固定骨盆，另一手在膝关节施加阻力，令被检测下肢外展，能对抗充分阻力完成髋关节全关节活动范围外展运动者为5级；能对抗一定阻力完成以上运动者为4级（图3-63、图3-64）。

（2）3级：体位和固定方法同前，不施加阻力，能克服肢体重力的影响，完成髋关节全关节活动范围外展运动者为3级（图3-65）。

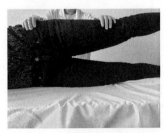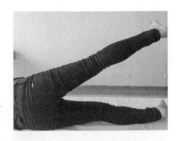

图3-63   髋关节外展肌力5级   图3-64   髋关节外展肌力4级   图3-65   髋关节外展肌力3级

（3）2级：患者仰卧于光滑的评定台上，在解除肢体重力的影响下，能完成髋关节全关节活动范围外展运动者为2级（图3-66）。

（4）1级与0级：体位同前，患者试图完成以上动作时，触诊股骨大转子上方及髂骨外侧臀中肌，有收缩者为1级；无收缩者为0级（图3-67）。

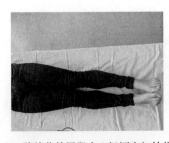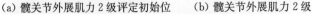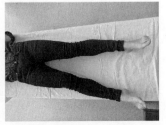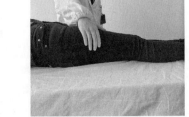

（a）髋关节外展肌力2级评定初始位   （b）髋关节外展肌力2级

图3-66   髋关节外展肌力2级

图3-67   髋关节外展肌力1级

4）髋关节内收肌

髋关节内收动作主要由大收肌、短收肌、长收肌、耻骨肌、股薄肌（受闭孔神经 L2～4、坐骨神经 L4～5 的分支配）共同收缩完成。评定分级如下：

（1）5 级与 4 级：患者侧卧位，被检测肢体位于下方。评定者抬起非检测下肢约呈 25°外展，另一手在受检下肢膝关节内侧施加阻力，嘱被检下肢内收与对侧下肢靠拢，能对抗充分阻力完成髋关节全关节活动范围内收运动者为 5 级；能对抗一定阻力完成以上运动者为 4 级（图 3 - 68、图 3 - 69）。

（2）3 级：体位和固定方法同前，不施加阻力，能克服肢体重力的影响，完成髋关节全关节活动范围内收运动者为 3 级（图 3 - 70）。

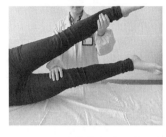 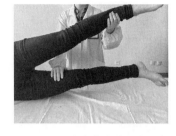 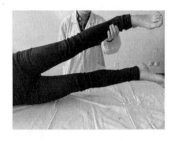

图3 - 68 髋关节内收肌力 5 级　　**图3 - 69 髋关节内收肌力 4 级**　　**图3 - 70 髋关节内收肌力 3 级**

（3）2 级：患者仰卧于光滑的评定台上，被检下肢外展约 45°，在解除肢体重力的影响下，髋关节能完成全关节活动范围内收运动、髋关节不出现旋转者为 2 级（图 3 - 71）。

（4）1 级与 0 级：患者仰卧位，髋关节试图做内收运动时，评定者于大腿内侧及耻骨附近触诊，肌肉有收缩者为 1 级；无收缩者为 0 级（图 3 - 72）。

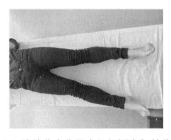 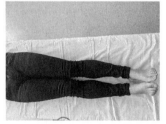 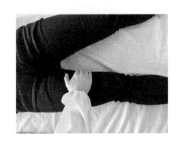

（a）髋关节内收肌力 2 级评定初始位　　（b）髋关节内收肌力 2 级

图3 - 71 髋关节内收肌力 2 级　　　　　　　　**图3 - 72 髋关节内收肌力 1 级**

5）髋关节外旋

髋关节外旋动作主要由闭孔外肌、闭孔内肌、股方肌、梨状肌、上孖肌、下孖肌、臀大肌（受闭孔神经后支 L2～S2、骶丛分支的支配）共同收缩完成，缝匠肌、股二头肌长头收缩辅助动作完成。评定分级如下：

（1）5 级与 4 级：患者坐位，双小腿自然下垂，双手握住评定台面边缘以固定骨盆。评定者一手固定膝关节上方外侧，并向内侧施加阻力，另一手握住踝关节上方内侧面，向外侧施加阻力。嘱患者被检测大腿外旋，能对抗充分阻力完成髋关节全关节活动范围外旋运动者为 5 级；能对抗一定阻力完成以上运动者为 4 级（图 3 - 73～图 3 - 75）。

（2）3 级：体位和固定方法同前，不施加阻力，能完成髋关节全关节活动范围外旋运动者为 3 级(图 3-76)。

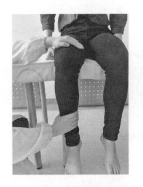
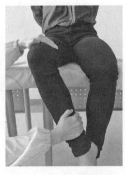
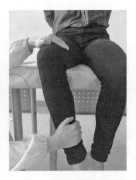
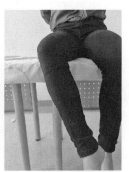

图 3-73 髋关节外旋肌力 评定初始位 | 图 3-74 髋关节外旋 肌力 5 级 | 图 3-75 髋关节外旋 肌力 4 级 | 图 3-76 髋关节外旋 肌力 3 级

(3) 2 级:患者仰卧位,髋、膝关节伸展,解除肢体重力的影响,能完成髋关节外旋者为 2 级(图 3-77)。

(4) 1 级与 0 级:患者仰卧位,髋关节试图做外旋动作时,触诊股骨大转子后方皮下深部, 肌肉有收缩者为 1 级;无收缩者为 0 级(图 3-78)。

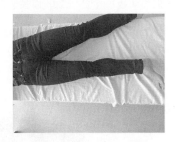
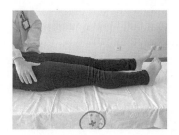

图 3-77 髋关节外旋肌力 2 级 | 图 3-78 髋关节外旋肌力 1 级

6) 髋关节内旋

髋关节内旋动作主要由臀小肌、阔筋膜张肌(受臀上神经 L4~S1 的支配)共同收缩完成, 臀中肌、半腱肌、半膜肌收缩辅助动作完成。评定分级如下:

(1) 5 级与 4 级:患者坐位,双小腿自然下垂,双手握住评定台面边缘以固定骨盆。评定 者一手固定膝关节上方并向外侧施加阻力,另一手握住踝关节上方外侧面并向内侧施加阻力。 嘱被检侧髋关节内旋,能对抗充分阻力完成髋关节全关节活动范围内旋运动者为 5 级;能对抗 一定阻力完成以上运动者为 4 级(图 3-79~图 3-81)。

(2) 3 级:体位和固定方法同前,不施加阻力,能对抗肢体重力完成髋关节内旋运动者为 3 级(图 3-82)。

(3) 2 级:患者仰卧位,髋关节置于外旋位,评定者固定患者骨盆,能完成髋关节内旋并超 过中线者为 2 级(图 3-83)。

(4) 1 级与 0 级:患者仰卧位,试图做髋关节内旋运动时,在髂前上棘的后方及下方、阔筋 膜张肌起始部触及收缩者为 1 级;无收缩者为 0 级(图 3-84)。

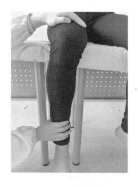
图3-79 髋关节内旋
评定初始位

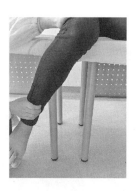
图3-80 髋关节外旋
肌力5级

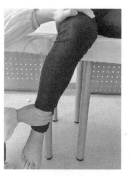
图3-81 髋关节内旋
肌力4级

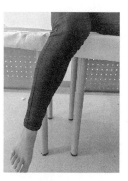
图3-82 髋关节内旋
肌力3级

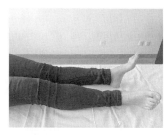
（a）髋关节内旋肌力2级评定初始位

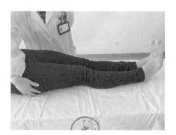
（b）髋关节内旋肌力2级

图3-83 髋关节内旋肌力2级

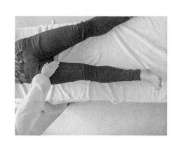
图3-84 髋关节内旋肌力1级

3. 膝关节肌力评定

1）膝关节屈肌

膝关节屈曲动作主要由股二头肌、半腱肌、半膜肌、腘肌（受胫神经 L4～S3、腓总神经 L4～S2的支配）共同收缩完成，缝匠肌、股薄肌、腓肠肌收缩辅助动作完成。评定分级如下：

（1）5级与4级：患者俯卧位，双下肢伸展。评定者一手固定患者骨盆，另一手于踝关节处施加阻力，能对抗充分阻力完成膝关节全关节活动范围屈曲运动者为5级；能对抗一定阻力完成以上运动者为4级（图3-85、图3-86）。

（2）3级：体位和固定方法同前，不施加阻力，能克服肢体重力的影响，完成膝关节屈曲运动者为3级（图3-87）。

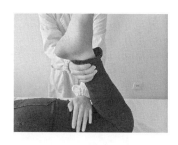
图3-85 膝关节屈曲肌力5级

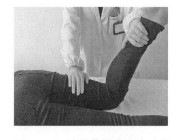
图3-86 膝关节屈曲肌力4级

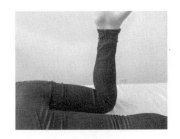
图3-87 膝关节屈曲肌力3级

（3）2级：患者侧卧位于光滑评定床上，非评定下肢在上，被检下肢在下置于伸直位，在解除肢体重力影响下,评定者令被检下肢完成膝关节全关节活动范围屈曲运动者为2级(图3-88)。

(4)1级与0级:患者俯卧位,试图屈膝时,评定者在大腿后侧膝关节附近触及肌腱收缩者为1级;无收缩者为0级(图3-89)。

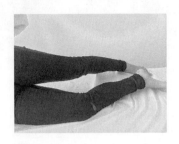 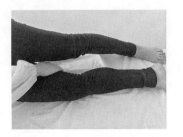

图3-88　膝关节屈曲肌力2级　　　　图3-89　膝关节屈曲肌力1级

2)膝关节伸肌

膝关节伸展动作主要由股四头肌(受股神经L2~L4的支配)收缩完成。评定分级如下。

(1)5级与4级:患者坐位,双小腿自然下垂,身体稍后倾。评定者一手固定患者大腿,另一手在踝关节上方向下施加阻力。嘱其完成伸展膝关节的运动,能对抗充分阻力完成膝关节全关节活动范围伸展运动者为5级;能对抗一定阻力完成以上运动者为4级(图3-90、图3-91)。

(2)3级:体位和固定方法同前,不施加阻力,能克服肢体重力的影响,完成膝关节全关节活动范围伸展运动者为3级(图3-92)。

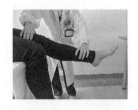 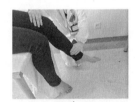 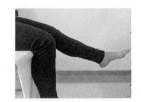

图3-90　膝关节伸肌肌力5级　　图3-91　膝关节伸肌肌力4级　　图3-92　膝关节伸肌肌力3级

(3)2级:患者侧卧位于光滑评定床上,非评定肢体在上,被检下肢在下,膝关节屈曲位,评定者令被检下肢完成膝关节伸展动作,在解除肢体重力影响下可完成膝关节全关节活动范围伸膝动作者为2级(图3-93)。

(4)1级与0级:患者仰卧位,试图伸展膝关节时,在髌韧带上方触诊股四头肌,有收缩者为1级;无收缩者为0级(图3-94)。

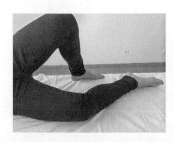 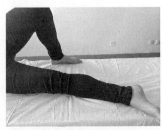 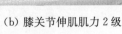 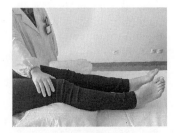

(a)膝关节伸肌肌力2级评定初始位　　(b)膝关节伸肌肌力2级

图3-93　膝关节伸肌肌力2级　　　　　　　图3-94　膝关节伸肌肌力1级

4. 等速肌力评定

等速肌力评定是通过等速测力装置进行的,目前常用的有 Biodex 和 Cybex 等多种等速测力装置,测试时肢体带动仪器的杠杆做大幅度往复运动。运动角速度在仪器上预先设定,进行肌肉力量测试的全过程角速度不变,只有肌肉力量发生变化,当肌力增加时,输出力矩增加,力矩的变化结果由仪器记录,测试数据有力矩、峰力矩、达到峰力矩的时间、力矩面积比等,在记录数据同时绘制曲线,正常曲线弧光滑。骨性关节炎因关节疼痛,在进行肌力测试时出现疼痛弧,曲线表现有双峰。等速测试方法精确合理,能提供多方面的数据,目前已成为肌肉功能检查及其力学特性研究的最佳手段。

进行等速收缩测试时应注意:测试前进行仪器校准,采用主动运动模式应要求被测肌肉肌力在 MMT3 级以上;测试仪器为计算机控制,应有专人负责,以保证结果的准确;测试前受试者应进行一定强度的准备活动,熟悉测试操作程序,使测试肌肉充分发挥作用,以保证结果的准确;测试时遵循先健侧、后患侧的原则。

(四) 日常生活能力评定

狭义的日常生活活动(activities of daily living,ADL)是指人们为了维持独立的日常生活而每天必须反复进行的、最基本的、具有共性的一系列活动,包括衣、食、住、行和个人卫生等方面内容。随着人们对参与社会活动的日益重视,逐渐出现广义的日常生活活动的概念,广义的日常生活活动除了包括上述内容外,还包括与人交往、社区活动和社会活动等。

ADL 评定的目的是综合、准确地进行评价患者进行各项日常生活活动的实际能力,为全面的康复治疗提供客观依据。具体是:① 确定患者日常生活独立情况,给予具体评分等级。② 根据 ADL 评定结果,分析患者存在的问题,结合患者的实际情况,制定合理有效康复目标。③ 治疗前、后康复评定的比较,判定治疗效果,并对预后做出初步判断。④ 根据评定结果,对有残疾患者回归社会后的家庭、工作环境的改造及自助具的应用等做出正确的指导和提出合理化建议。

进行日常生活活动能力评定有两种方法,即直接观察法和间接评定法。直接观察法是评定者通过直接观察患者 ADL 各项活动的实际完成情况来进行评定的方法。评定应尽量在患者实际进行相关活动时进行,如在患者早上起床时观察其穿衣、洗漱、修饰等活动,在进餐时间观察其进食能力等。也可有评定者向患者发出动作指令,要求患者按指令完成动作,评定者根据完成情况进行评定。这种评定方法具体,得到的结果较为可靠、准确,但所需评定时间较长,对于体弱的患者,为避免疲劳可分次进行检查。间接评定法是指通过询问的方式来收集资料和进行评定的方法,有口头询问和问卷询问两种。除了面对面的形式外,也可以采取电话、书信等形式。评定时应尽量让患者本人接受调查,如患者不能回答问题(如体力虚弱、认知障碍等)可请患者家属或护理人员问答。间接评定法有利于评定一些不便于直接观察的较私密的活动(如穿脱内衣、大小便、洗澡等),可以在较短时间内得到评定结果,评定也较为简便,但准确性不如直接观察法,可与直接观察法结合使用。

进行日常生活活动能力评定的注意事项:① 评定前应与患者交流,使其明确评定的目的,取得患者的理解与合作。② 评定前应了解患者的一般病情和肌力、肌张力、关节活动范围、平衡能力、感觉、知觉及认知状况等整体情况。③ 选择恰当的评定环境和时间。④ 正确选择评定方式和内容。⑤ 注意安全、避免疲劳。⑥ 评定时应注重观察患者的实际活动,评定其实际能力,而不是仅依赖其口述或主观推断。⑦ 在对结果进行分析判断时,应考虑患者的生活习惯、文化素质、工作性质、所处的社会和家庭环境、所承担的社会角色以及患者残疾前的功能状况、评定时的心理状况和合作态度等有关因素,以免影响评定结果的准确性。

骨性关节炎患者在病程的中后期,由于疼痛,关节活动受限,肌力下降等因素,在一定程度上会影响到患者的日常生活活动能力,导致生活质量的降低。因此,在对骨关节炎患者进行疼痛、肌力、关节活动度评定基础上,评定日常生活活动能力,对患者进行全面系统康复治疗有指导意义。

ADL评定主要通过各种标准化量表进行。这些量表经过信度、效度检验,其统一标准化的检查和评分方法使得评定结果更具科学性,并可以对不同患者、不同疗法和不同的医疗机构之间的评定结果进行比较分析。在评定髋、膝骨性关节炎ADL,临床常用Barthel指数。

Barthel指数评定(Barthel index,BI)由美国Florence Mahoney和Dorothy Barthel于20世纪50年代中期设计并用于临床,是康复医疗机构应用最广、研究最多的BADL评估方法。Barthel指数评定方法简单,可信度、灵敏度高,不仅可以用来评定患者治疗前后的功能状态,还可以用于预测治疗效果、住院时间和预后。

Bathel指数和经改良的Bathel指数具体内容请参见本章第二节腰椎间盘突出症常用量表部分。

(五) 关节评定量表

骨性关节炎评定量表操作方便,能客观反映出关节功能情况及对日常生活的影响,在临床评定中应用广泛。

1. 膝关节评定量表

表3-23、表3-24为膝关节评定量表。

表 3-23　改良的 HSS 膝关节评分

	评　分		评　分
主观因素			
疼痛强度		1 个街区	3
无	35	室内	1
轻度	28	限于床上	0
中度	21	客观因素	
重度	14	伸直正常	10
卧床休息	0	伸直不足<5°	7
不稳定		伸直不足 5°～10°	4
无	10	伸直不足 11°～20°	2
偶尔	7	伸直不足>20°	0
中度(合并活动力降低	4	屈曲	
重度(应用支具)	0	>120°	20
行走辅助		90°～120°	15
无	5	45°～90°	8

（续　表）

	评　分		评　分
手杖	3	＜45°	0
拐杖	1	肿胀	
扶车	0	无	10
行走距离		轻度	8
＞1.6 km	10	中度	5
1～5个街区	6	重度	0

表 3 - 24　JOA膝骨性关节炎评定

指　　　　　标	评　分
1. 疼痛及步行	
（1）可步行1 km以上，无疼痛，活动时偶有疼痛	30
（2）可步行1 km以上，有疼痛	25
（3）可步行500～1 000 m，有疼痛	20
（4）可步行100～500 m，有疼痛	15
（5）可室内步行或步行100 m以下，有疼痛	10
（6）不能步行	5
（7）不能站立	0
2. 疼痛及上下楼梯	
（1）上下自由，无疼痛	25
（2）上下自由，有疼痛，使用扶手、无疼痛	20
（3）使用扶手、有疼痛、一步一步、无疼痛	15
（4）一步一步、有疼痛，使用扶手、一步一步、无疼痛	10
（5）使用扶手、一步一步、有疼痛	5
（6）不能	0
3. 屈曲角度及强直、高度挛缩	
（1）能达到正常坐姿的活动度	35
（2）能达到侧身坐、盘腿坐的活动度	30
（3）能屈曲110°以上	25
（4）能屈曲75°以上	20
（5）能屈曲35°以上	10
（6）屈曲＜35°，且强直，高度挛缩	0

（续　表）

指　　　标	评　分
4. 肿胀	
（1）无水肿、肿胀	10
（2）有时需要穿刺	5
（3）经常需要穿刺	0

2. 髋关节评定量表

表 3-25 为 JOA 髋关节评定量表

表 3-25　JOA 髋关节功能评定

指　　　标	评　分
1. 疼痛（40 分）	
（1）无	40
（2）不舒服、疲劳感	35
（3）步行开始或长距离步行有痛感	30
（4）步行时有痛感，休息后消失	20
（5）时有自发痛，步行有痛感，休息后减轻	10
（6）有持续的自发痛或夜间痛	0
2. 活动度（20 分）	
屈曲角度：	
伸展角度：	
外展角度：	
内收角度：	

（关节角度为 10° 时，屈曲为 1 分，外展 2 分，屈曲 120° 以上均为 12 分，外展 30° 以上均为 8 分。屈曲挛缩时则相应减分。）

指　　　标	评　分
3. 步行能力（20 分）	
（1）能长距离步行，可快走，步态正常	20
（2）能长距离步行，可快走，有轻度跛行	18
（3）不需拐杖，走 30 min 或 2 km，有跛行，户外活动无障碍	15
（4）无拐杖走 10~15 min，超过以上距离需拐杖，有跛行	10
（5）能在户外活动，但有困难，需要拐杖	5
（6）几乎不能行走	0

（续　表）

指　　标	评　　分		
4. 日常生活动作（20分）	容易	困难	不能
（1）弯腰	4	2	0
（2）站着做家务			
持续 30 min 需要休息为困难，持续 15 min 为不能	4	2	0
（3）蹲下、站立（需要支撑为困难）	4	2	0
（4）上下楼梯（需要扶手为困难）	4	2	0

二、治疗方案

（一）轻度

骨性关节炎是慢性进展性疾病，病变过程缓慢，早期软骨变性范围小，程度轻。早期临床症状特点有：① 初感关节轻度僵硬，运动过量时出现酸痛，休息后可缓解；② 坐久后从坐位到站立位，出现关节酸胀、疼痛、关节僵硬，关节活动及行走一段距离后，症状反而减轻或消失；③ 部分患者出现上下楼梯时关节疼痛、酸胀，走平路无任何不适。轻度骨性关节炎疼痛评分 VAS≤3 分，关节无压痛或轻度压痛，对日常生活及工作影响较小，生活完全自理。X 线检查提示轻度骨性增生。MRI 检查可见关节内少量积液，未发现软骨面破坏。

1. 药物治疗

（1）氨基葡萄糖：是构成关节软骨基质中聚氨基葡萄糖（GS）和蛋白聚糖的最重要的单糖，正常人可通过葡萄糖的氨基化来合成 GS，但在骨关节炎患者的软骨细胞内 GS 合成受阻或不足，导致软骨基质软化并失去弹性，胶原纤维结构破坏，软骨表面腔隙增多使骨骼磨损及破坏。氨基葡萄糖可促使软骨细胞合成具有正常结构的蛋白聚糖，并抑制损伤组织和软骨细胞酶（如胶原酶、磷脂酶 A_2）的产生，减少软骨细胞的损坏，改善关节活动，缓解关节疼痛，延缓骨关节炎症进程，达到治疗目的。临床观察试验表明，盐酸氨基葡萄糖胶囊连续服用 4 周治疗后，关节疼痛、压痛、肿胀、晨僵、步行能力等症状及体征得到了有效改善，而且停药后，疗效仍能维持。说明盐酸氨基葡萄糖胶囊对膝骨性关节炎的治疗是有效的。临床上现有盐酸氨基葡萄糖、硫酸氨基葡萄糖，口服 250～500 mg，1 天 3 次，就餐服用最佳。

（2）活血止痛类外用药：外用药物后，在局部起到温通经脉，散寒镇痛作用。每天 1 贴，外敷 10 天。

2. 物理因子治疗

物理因子治疗疾病的作用已受到医学界的认可，尤其是康复医学的发展带动了物理治疗。近年来，随着物理因子作用机制研究的深入，为物理因子治疗和预防疾病提供科学依据。物理因子分为电、声、光、磁、热等，它们治疗作用总体上有消炎、镇痛、改善血液循环、兴奋组织、松解粘连、软化瘢痕、杀菌、抑菌等作用，不同物理因子作用机制有相同之处，但每个物理因子作用又有其特点，在临床治疗时，要选择疾病不同时期最佳物理因子治疗。在膝、髋骨性关节早期，主要目的是改善血液循环，增加关节内滑液，为软骨提供营养物质，加速致痛物质排出。

1) 红外线

红外线主要作用是温热效应,虽然穿透组织较浅,但通过热传导的效应,浅表组织的温度影响深层组织,使其温度升高,血流加速,增加组织营养,加速致痛物质排出。治疗时,红外线辐射器对准关节区,距离 30~40 cm,温热量,每次治疗 15~20 min,每天 1 次,10 次为 1 个疗程,治疗 2~3 个疗程。

2) 低频调制中频电

低频频率 1~150 Hz,中频频率在 2~8 kHz,治疗作用具有低频止痛效果及中频作用较深优点,交流电的电场变化作用,不产生电解作用,人体对频率不断变化的电流刺激不易产生适应性,作用效果明显。治疗时关节区用温水擦拭皮肤,降低皮肤电阻,增加导电性,治疗电极紧贴皮肤,放置在关节周围,电流量为耐受限,每次治疗 15~20 min,每天 1 次,10 次为 1 个疗程,治疗 2~3 个疗程。

3) 超短波

超短波作用于膝髋关节后产生温热效应,作用效应可达肌肉和骨骼层,温热效应使血流加速,增加组织营养,加速致痛物质的排除,降低神经的兴奋性。无热效应对组织修复有一定作用。目前临床上采用电容电极法,将电极于对置法放在膝、髋关节区,治疗电极间隙为 3~5 cm,温热量,每次治疗 15 min,每天 1 次,10 次为 1 个疗程,治疗 2~3 个疗程。

4) 磁疗

磁疗是利用磁场作用于膝、髋关节,磁场可抑制神经生物电活动,降低末梢神经的兴奋性,提高痛阈,达到减轻疼痛目的。磁场作用加速微循环,解除毛细血管静脉端淤滞,使骨组织中静脉压恢复正常,达到营养软骨作用。治疗时膝、髋关节位于磁场中,磁场强度为中剂量,0.1~0.3 T,每次治疗 15 min,每天 1 次,10 次为 1 疗程,治疗 2~3 疗程。

3. 运动疗法

运动疗法适用范围广,根据动力来源不同有主动运动、助动运动、被动运动;根据肌肉收缩的形式分为等长运动、等张运动、等速运动;根据作用部位有局部运动、全身运动;根据能量消耗强度分为放松性运动、力量性运动及耐力性运动;运动中是否应用器械分为器械性运动和徒手运动;根据组织形式分为集体运动和一对一运动。运动疗法不仅是维持和恢复运动器官形态和功能的主要手段,同时在提高中枢神经系统和自主神经系统的调节能力,改善代谢,增加心肺功能,促进代偿机制形成和发展等方面具有积极作用。因此,运动疗法在运动系统疾病、代谢系统疾病、神经系统疾病、心肺内脏系统疾病的治疗及康复中得到广泛应用。

轻度膝髋骨性关节炎患者,下肢肌力无明显减低,很少出现肌肉萎缩,关节活动度正常,运动疗法目标是预防肌肉萎缩,维持肌肉力量及关节活动度。肌力训练采用抗阻训练,常用有渐进抗阻训练、等速肌力训练;耐力训练选择做有氧健身操、打太极拳、游泳、慢跑、打球等全身运动。关节活动度训练采用主动运动,如膝关节屈伸活动,髋关节屈伸、内收、外展、内旋及外旋活动,应用一些器械进行助力运动可增加趣味性。

1) 渐进抗阻训练

首先测出连续重复 10 次运动所能承受最大负荷值,称为 10 RM,训练分为 3 组,第 1 组用 1/4 RM,第 2 组 1/2 RM,第 3 组用 1 RM,每组做 10 次练习,组间休息 1 min,完成一群肌力训练后休息 3~5 min,再进行下一肌群训练。肌力训练时,在关节活动度最大位置上保持体位 10 s,有等张肌力训练效果。每周重新测定 10 RM。具体训练方法如下:

(1) 髋屈肌抗阻训练:坐位,双侧小腿自然下垂,固定骨盆,在股骨远端放置负荷,进行髋屈运动(图3-95)。

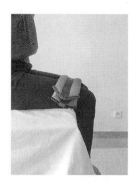
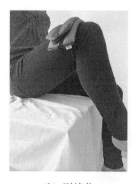
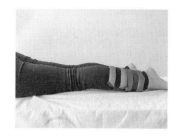

(a) 起始位　　　　　　　(b) 训练位

图3-95　髋屈肌抗阻训练　　　图3-96　髋伸展肌抗阻训练

(2) 髋伸展肌抗阻训练：俯卧位，下肢自然伸直位，在小腿远端放置负荷，进行伸髋运动(图3-96、图3-97)。

(3) 髋外展肌抗阻训练：侧卧位，训练下肢在上，非训练下肢在下方膝关节呈屈曲位，在训练小腿下外侧放置负荷，进行髋关节外展运动(图3-98)。

(4) 髋内收肌抗阻训练：侧卧位，训练肢体位于下方，抬起非训练下肢约呈25°外展，在训练下肢小腿内侧施加阻力(图3-99)。

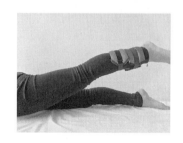
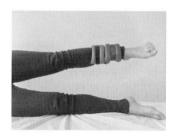
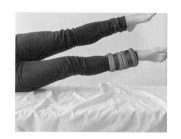

图3-97　髋伸展肌抗阻训练　　图3-98　髋外展肌抗阻训练　　图3-99　髋内收肌抗阻训练

(5) 髋内旋肌抗阻训练：坐位，固定骨盆，双下肢自然下垂，在小腿下方放置负荷，进行髋关节内旋抗阻训练(图3-100)。

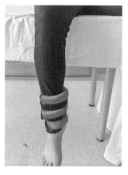
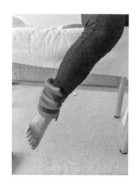

(a) 起始位　　　　　　　(b) 训练位

图3-100　髋内旋肌抗阻训练

（6）髋外旋肌抗阻训练：坐位，固定骨盆，双下肢自然下垂，在小腿下方放置负荷，进行髋关节外旋抗阻训练（图3-101）。

（7）股四头肌抗阻训练：坐位，双小腿自然下垂，固定大腿区，在训练下肢小腿前端施加负荷，进行伸膝抗阻训练（图3-102）。

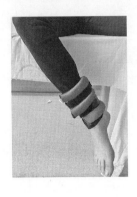 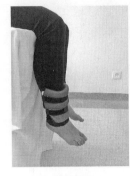 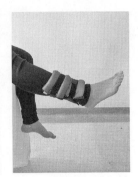

（a）起始位　　　　　　（b）训练位

图3-101　髋外旋肌抗阻训练　　　　　**图3-102　股四头肌抗阻训练**

（8）屈膝肌群训练：俯卧位，双下肢伸展，固定大腿区，在训练小腿下端施加负荷，进行屈膝抗阻训练运动（图3-103）。

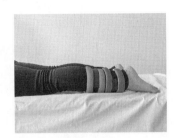 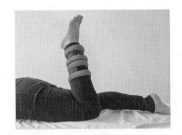

（a）起始位　　　　　　　　　　（b）训练位

图3-103　屈膝肌群训练

2）等速肌力训练

美国学者 Hislop 和 Perrine 于1976年最先提出的等速运动方式（isokinetic）的概念，由此概念发展而来的等速技术逐渐形成。等速肌力训练是利用等速运动的工作原理和专业仪器对肌肉进行肌力评估和训练。等速肌力训练由仪器提供可变顺应性阻力，即肌肉做最大收缩运动或次大收缩运动时，阻力矩与肌肉力量相匹配，顺应性阻力保证肌肉在收缩的全过程中肌肉每时每刻都承受到适宜阻力，对整个肌肉产生全面训练效益。另外，因肌肉疲劳而收缩力下降，顺应阻力也随之下降，主动收缩停止时顺应阻力随即消失，训练中肌肉不容易拉伤。大量研究表明，等速肌力训练要比等长肌力训练、等张肌力训练起效快，肌力增加及肌细胞增粗明显，治疗更为有效（图3-104）。

等速训练疗效较其他传统训练更好的原因如下：① 提供顺应性阻力，使肌肉在整个关节活动范围内始终承受最大的阻力；② 同时训练主动肌和拮抗肌；③ 提供不同的训练速度，适应功能

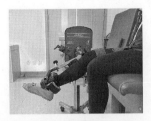

图3-104　股四头肌等速向心肌力训练

速度的需要;④ 较好的安全性,不易损伤肌肉;⑤ 提供反馈信息,患者能从曲线和数值上了解力矩及峰力矩值,每次训练能达到最大肌力收缩及次大收缩练习,增加训练信心;⑥ 在关节活动无疼痛感时做全幅度练习及有疼痛感时做短弧度练习;⑦ 可行向心及离心收缩训练;⑧ 具有客观性、安全性和可重复性的特点,已被认为是肌肉功能评估及肌肉力学训练的最佳方法。

(1) 等速向心肌力训练:在等速肌力训练中,肌肉向心性收缩,长度变短,在低速运动时接近等长收缩,高速运动时接近等张收缩。60°/s 以下速度为低速训练,低速运动中产生的肌张力较高,关节面承受的应力最大,容易造成关节面损伤。在骨性关节炎中,关节面软骨变性、退变。因此,等速训练要避免低速训练。股四头肌等速向心训练时,坐位,双小腿下垂自然放松,固定带固定在大腿中上方和骨盆,动力臂阻力加在小腿下方,训练角速度设定从 60°/s、90°/s、120°/s、150°/s、180°/s、180°/s、150°/s、120°/s、90°/s、60°/s 的顺序各做一组,每组做 10 次运动,共做 100 次,每组间休息 1 min。治疗前需要测定 60°/s、90°/s、120°/s、150°/s、180°/s 肌肉的力矩、峰力矩、总做功等数值,训练时要求峰力矩、总做功达到 80% 以上的测定数值。

(2) 等速离心肌力训练:它是指在等速训练中,等速仪器动力臂自动摆动所施加给肢体的力大于肌肉收缩力,使收缩中的肌肉被动地延伸,肌肉两端远离中心的一种训练方式。研究表明,肌肉离心收缩产生的肌力大于向心收缩及等长收缩的肌力,肌肉收缩产生最大张力的顺序为:离心收缩>等长收缩>向心收缩。这是因为肌肉在进行离心收缩时,它除有肌肉组织的收缩成分参与外,还有非收缩成分的介入,使肌肉的力矩输出明显增大。因此,这种肌肉收缩具有力量大、耗能小的特点。由于肌肉离心收缩在维持关节的稳定性及日常生活能力方面有重要意义,等速离心肌力训练也有重要意义。

膝关节屈肌离心收缩训练,第 1 步从伸膝 0° 到屈膝 100°,完成屈肌向心收缩;第 2 步持续对抗阻力垫,膝关节从屈膝 100° 到伸膝 0°(屈肌被动地延伸),中间不停顿,完成屈肌做离心收缩,形成屈肌向心-离心循环收缩运动。训练角速度设定从 60°/s、90°/s、120°/s、150°/s、180°/s、180°/s、150°/s、120°/s、90°/s、60°/s 的顺序各做一组。每组做 10 次运动,共做 100 次,每组间休息 1 min。

膝关节伸肌离心收缩训练,第 1 步从膝屈曲 100° 到伸膝 0°,完成伸肌向心收缩;第 2 步持续对抗阻力垫,从伸膝 0° 到屈膝 100°,完成伸肌离心收缩,形成向心一离心循环收缩运动。训练角速度设定从 60°/s、90°/s、120°/s、150°/s、180°/s、180°/s、150°/s、120°/s、90°/s、60°/s 的顺序各做一组。每组做 10 次运动,共做 100 次,每组间休息 1 min。

(3) 注意事项:① 等速肌力训练是抗阻训练,训练时注意心血管反应。骨性关节炎患者多为老年人,高血压病、冠心病发病率较高,在抗阻训练时由于屏气,引起 Valsalve 效应,加重心血管负担,存在心血管疾病发病风险。因此,训练前要了解心血管疾病史。② 训练前需要测试肌肉最大收缩力,训练时要求至少达到最大肌力 80%。③ 训练中观察患者各种反应,是否有关节疼痛,肌肉痉挛、心慌、气短、头痛、头晕等症状,出现任何不适反应即刻停止治疗。④ 训练后第 2 天要观察是否有肌肉疼痛不适,掌握训练强度。⑤ 在训练过程中加强宣教,强调增强肌力对保护关节重要性,从而提高患者长期锻炼的信心和坚持锻炼的积极性。

3) 功率自行车

功率自行车既能改善关节活动度又能增加肌肉力量,训练时为减轻对髌骨-股骨关节的刺激,车座稍高些较好,身体体重几乎全部落在车座上,减轻了膝关节的负担。功率设定因人而异,首次测定阻力设定在能用最大力量骑车 1 min,训练时阻力设定在测试力量 70% 以上,骑车训练时避免关节疼痛,每次运动 10~15 min,一般为每天 1 次或隔天 1 次,10 次为 1 个疗程。此运动不仅强化膝关节周围的肌肉,而且还可以强化臀肌、阔筋膜张肌、胫前肌和腓肠肌,并且对膝关节损伤小,是值得推广训练方式。

4) 有氧运动

有研究认为,体重减轻可有效降低膝关节骨关节炎的危险因素约 50%。因此,对骨性关节炎患者应强调减轻体重,尤其是对女性肥胖患者尤其重要。全身大肌群参加的有氧运动有利于促进患者体内脂肪消耗,配合饮食调节可促使患者的体重减轻,减少关节负荷。有氧运动能提高机体有氧代谢能力,增强心血管功能,提高肌肉力量,改善肢体协调性及稳定性,保护关节免受损伤;同时能消除抑郁和焦虑症状,提高患者的生活质量。有氧运动包括游泳、轻松的舞蹈、散步、太极拳、园艺等运动,游泳是较好运动项目,水浮力的作用减轻了自身重量,在水中做关节的屈伸运动减少关节的磨损,缓解疼痛,增加关节活动度;另外,游泳时肢体活动受水压力作用,长期游泳运动可以增加肌力、增强骨关节密度,预防骨质疏松。选择有氧运动时应根据自己的爱好和兴趣,尽量选择有趣、能坚持锻炼的运动项目。集体式有氧运动常需要集体运动,不仅有利于身心健康,同时增加患者之间的情感交流。

有氧运动过程中,如出现关节疼痛或疼痛加重,则需要立即停止运动,并咨询康复医生,对关节进行全面检查及重新评定关节功能,调整运动方案。

5) 关节活动度训练

早期骨性关节炎对关节活动度影响小,不会出现关节僵硬现象。为预防关节活动度障碍,每天要求进行关节全方位的运动。侧卧位下做髋关节前屈、后伸,仰卧位下做髋关节内收、外展,坐位下做内旋及外旋运动;俯卧位下做膝关节屈伸运动。每做一个动作要求达到关节最大活动度,动作缓慢。每天活动 2～3 次,每个关节活动方向至少 10 次。

(二) 中度

骨性关节炎病变继续发展,患者在行走、坐位下出现膝、髋关节疼痛,关节肿胀、僵硬或畸形,能独立步行,但步行速度减慢,对日常生活和工作有一定影响。膝关节疼痛评分 VAS 5～7 分,关节压痛明显,步行距离减少。X 线检查提示骨质增生明显,关节间隙变窄,MRI 检查可以发现软骨面有破坏,关节内积液,半月板变性。

1. 药物治疗

1) 非类固醇消炎药物(NSAIDs)

具有消炎、止痛作用,是各种骨关节炎最初治疗的首选药物。NSAIDs 类药物的最主要副作用是胃肠道反应,一般不同时使用两种以上 NSAIDs 类药物。随着对 OA 发病机制的深入了解以及对镇痛药物的进一步研究,出现了一些不良反应小或能阻止软骨退变的新药,它们有的已在临床应用并取得良好疗效。目前,临床上常用的 NSAIDs 类药物包括:美洛昔康(莫比可)、罗非昔布(万络)、塞来昔布(西乐葆)、双氯芬酸钠(诺福丁)等。

2) 氨基葡萄糖

盐酸氨基葡萄糖,硫酸氨基葡萄糖,口服 1 次 250～500 mg,1 天 3 次,就餐服用最佳。

3) 透明质酸(hyalnronate acid, HA)

透明质酸钠为临床上治疗 OA 的一种常见的药物,其效果得到肯定。透明质酸钠广泛存在于人体组织中,尤其是在关节滑液中,因具有高度黏弹性,在高剪切力状态下(快速运动),滑液主要表现为弹性,起到吸收震荡、减轻关节震动的目的;在低剪切力状态下(慢速运动),滑液主要表现为黏性,能量通过透明质酸钠分子网消散,因而起到润滑作用。近年来,通过对骨性关节炎患者滑液研究,发现其透明质酸(HA)含量明显减少,对滑膜细胞和胶原纤维支架起支持和稳定作用减低。临床上将透明质酸注射到关节腔内,提高关节腔内的透明质酸浓度,在关节软骨的表面形成保护层,恢复关节软骨的生理屏障,有效阻止炎症介质的扩散,减少化学物质对痛觉感受器的刺激。另外,透明质酸在关节腔内的润滑作用,减少组织之间的摩擦,发挥弹性作用,减小对关节软骨的损伤,达到止痛,增加关节活动度,保护关节的目的。透明质酸制剂的特点是无菌、无毒、无抗原性、无趋化作用、不引起异物反应及不与细胞和蛋白相互作用,安全性良好。现在临床上常用的透明质酸制剂有施沛特,相对分子质量为(150~250)万,关节腔内注射,每周 1 次,连续治疗 4~5 周,疗效可持续 6 个月至 1 年。

具体治疗方法:患者坐位,屈膝,小腿自然下垂,使膝关节放松。常规消毒于髌下内侧或外侧入路,一次性注射器(5 ml 规格)从膝关节内侧或外侧间隙穿刺进入关节腔内,抽吸无回血,有积液时尽量抽尽关节液,缓慢注入施沛特 1 支/次。注射后用消毒敷料覆盖注射针眼,被动活动关节,让药液快速在关节腔内均匀分布。1 次/周,交替从内、外侧注射,5 周为 1 个疗程。

4) 皮质类固醇

口服类固醇对骨关节炎没有治疗作用,关节腔内注射有明显治疗效果,特别是对于临床上出现 1 个或几个关节持续疼痛、肿胀和积液时考虑关节腔内注射皮质激素。关节腔内皮质类固醇注射目的使局部作用最大化,全身作用最小化。皮质激素关节腔内注射对各种原因引起的炎症均有明显的非特异性作用。骨性关节炎疼痛的一个重要原因即为滑膜炎症,尤其是急性期,关节局部可能还存在异常的免疫反应。皮质激素可以稳定溶酶体膜,从而减少水解酶的释放,可以抑制前列腺素等花生四烯酸代谢产物的生成。总之,通过消炎和免疫抑制作用抑制局部炎症因子的过度释放可能是糖皮质激素缓解临床症状的机制。尽管糖皮质激素关节内注射取得了良好的临床疗效,但皮质激素通过多种方式影响关节软骨细胞和软骨基质的代谢,进而影响软骨生物力学特性。因此,注射须非常慎重。注射后短期内避免关节负重,一般同一关节 1 年内反复注射不应超过 3 次。

5) 活血止痛类外用药

(1) 活血止痛膏:具有舒筋活血、止痛作用。每天 1 次,每次 1 贴。

(2) 双氯芬酸(扶他林)乳剂:每 100 g 扶他林乳剂含有 1.16 g 活血物质双氯芬酸二乙胺盐,相当于 1 g 双氯芬酸钠。局部应用可使其活性成分穿透皮肤,集聚于皮下组织,在局部起到消炎止痛作用。局部用药血液药物浓度较低,减少药物不良反应。使用方法:取 2~4 g 乳剂涂在患处,用手指轻轻揉擦局部,使药物渗透到皮下组织,每天 2~3 次。

2. 物理因子治疗

物理因子治疗能起到缓解关节疼痛、消除肿胀、改善关节僵硬作用,除了在轻度骨性关节炎治疗中提到的红外线、调制中频电、超短波、磁疗治疗外,还可以选择以下治疗:

1) 微波

温热效应明显加速血液循环,促进组织代谢,改善毛细血管通透性,促进致痛物质及渗出液的吸收,达到减轻疼痛、消除肿胀的目的。治疗时辐射器距离膝、髋关节 5~10 cm,治疗剂量为温热量,治疗时间 15 min,每天 1 次。10 次为 1 个疗程,治疗 2~3 个疗程。髋关节区治疗注意保护睾丸。

2) 超声波

超声波作用于膝、髋关节区局部产生机械振动感,机械振动在关节周围引起细微按摩效应、温热效应、空化效应,这些效应能打破粘连接缔组织之间共价键,达到松解粘连目的。另外,超声波能降低神经组织的兴奋性,抑制神经的传导,有较好的镇痛效果。治疗时超声波声头放置关节疼痛点区,缓慢移动,脉冲式超声波强度是 $0.5 \sim 2.0 \ W/cm^2$,声头靠近骨表面治疗时选择低强度治疗,每次治疗 10 min,每天 1 次,10 次为 1 个疗程,治疗 2~3 个疗程。

3) 水疗

水疗是指利用水导热性强、比热容大、热容量大特点,在治疗中通过传导(静止水疗)传递热和对流(流动水疗)传热作用起到温热效应。温热效应促进血液循环,降低神经组织兴奋性,使肌肉张力减低,疼痛减轻。同时水疗的机械挤压作用促进血液和淋巴液回流,减轻肢体水肿。水的浮力使浸泡的肢体受到向上浮力的作用,减轻肢体负荷,水中训练即能增进关节活动度,又减少关节损伤概率,达到预防和治疗目的。水疗的种类很多,对膝髋骨性关节炎多采用温水浴,水温在 37~38℃,每次治疗 15~20 min,每天 1 次,10 次为 1 个疗程,治疗 2~3 个疗程。

4) 循环压力治疗

通过对多腔气囊有顺序的反复充气、放气,形成对机体和组织的循环压力,达到促进血液和淋巴的流动,改善关节微循环,促进致痛物质排出,到达消除关节肿胀、止痛目的。

3. 关节活动度训练

中度骨性关节炎常因为疼痛、关节肿胀减少关节的活动,尤其在炎症期间需要关节制动,制动后可能出现关节僵硬,导致关节功能障碍,肌肉萎缩,肌肉收缩力量降低,影响关节稳定性。因此,病情稳定后增加关节活动度是康复治疗的关键。

1) 持续被动训练仪(continuous passive motion, CPM)

于 20 世纪 70 年代初由 Salter 等提出,现广泛应用于临床康复(图 3-105)。CPM 作用于关节,对关节面施加应力和摩擦力,促进未分化细胞向软骨细胞分化,同时使关节面获得较好塑性,延缓骨性关节炎进程。CPM 使关节较长时间连续被动运动,加速关节液流动,同时对关节软骨产生交替加压与减压,促进关节软骨基质内液与关节液交换,营养关节软骨,防止关节骨质退变。在关节持续被动活动中,关节的挤压作用刺激本体感受器,本体感觉在传递中阻断疼痛信号传递,起到止痛效果。

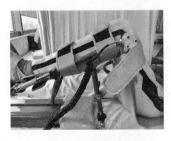

图 3-105 持续被动训练仪

治疗前对髋、膝关节进行温热治疗,增加关节纤维组织弹性,充分放松肌肉,避免肌肉和韧带紧张引起疼痛。治疗时根据关节评定结果预先设定关节活动范围、运动速度及治疗时间,关节活动角度设定在运动时产生关节轻微疼痛为准,运动速度 30~60 s 为 1 个周期,在运动终末端设定停留 1~2 min,以加强治疗效果。治疗中密切观察患者反应及持续被动训练仪器的运行情况,每次治疗 60 min,每天治疗 1~2 次,10 d 为 1 个疗程,治疗 2~3 个疗程。

2) 关节松动术

骨性关节炎中期由于滑膜炎、软骨变性、骨质增生等原因导致关节疼痛、关节僵硬及活动受限。关节松动术是改善关节活动度有效治疗手段,是治疗者在关节活动允许范围内完成一种针对性很强的手法操作技术。其治疗作用:① 能促进关节液流动,增加关节软骨和软骨盘无血管区营养,防止关节活动减少后引起关节退变;② 增加关节活动度,加速血液流动,促进致痛物质排出,缓解疼痛;③ 直接牵拉周围软组织,对关节内粘连、肌腱及关节囊挛缩的组织有牵伸作用,达到改善关节活动度目的。

关节松动术手法有4级:① Ⅰ级:治疗者在关节活动起始端做小范围、有节律来回推动关节运动。② Ⅱ级:治疗者在关节活动允许范围内,做大范围、有节律来回推动关节运动,关节推动不触及关节的起始和终末端。③ Ⅲ级:治疗者在关节活动允许范围内,做大范围、有节律来回推动关节运动,每次触及关节终末端,在终末端能感受到关节周围软组织的紧张。④ Ⅳ:治疗者在关节活动终末端,小范围有节律推动关节,每次运动触及关节的终末端,在终末端能感受到关节周围软组织的紧张。依据关节功能障碍原因选择不同手法治疗,由于疼痛反射性引起关节活动度障碍选择Ⅰ、Ⅱ级手法,疼痛伴有关节僵硬选择Ⅲ级手法,关节周围粘连、挛缩引起关节活动受限选择Ⅳ级手法。关节松动术治疗时手法要轻柔缓慢,不能给患者带来痛苦,避免暴力动作。

3)软组织牵伸

软组织牵伸是指通过治疗师、患者自身姿势改变及器械被动牵拉关节周围的肌肉和肌腱等软组织,达到延伸粘连及挛缩纤维组织,改善组织弹性,恢复肌肉、肌腱和韧带长度和柔韧性。软组织牵伸分为手法牵伸、器械牵伸、自我牵伸。

(1)手法牵伸:治疗者用正确手法对功能障碍关节施加压力,力作用方向与关节活动度方向一致,牵伸速度缓慢,持续时间因人而异,耐受性好持续时间长,耐受性差持续时间短,牵伸时不要引起肌肉痉挛。如:① 膝关节屈曲牵伸:俯卧位,大腿固定,被动屈曲小腿,手部牵伸力作用于小腿,使膝关节屈曲。坐位下,下肢放松,左手按住大腿,右手在小腿下方,向头部方向用力,使膝关节持续屈曲(图 3-106)。② 膝关节伸直牵伸:俯卧位,膝关节下区垫棉枕,左手按住大腿后侧,右手用力按压小腿下部,向下方用力,使膝关节达到最大伸直位。

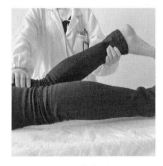 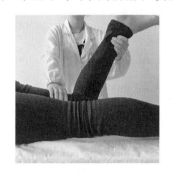 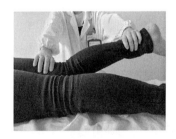

(a) 体位 1　　　　　　　(b) 体位 2　　　　　　　(c) 体位 3

图 3-106 膝关节屈曲牵伸

(2)器械牵伸:利用牵引架对关节进行牵伸治疗。膝关节屈曲牵伸治疗时,患者俯卧位,髋关节伸直,固定大腿后区,避免髋关节运动,膝关节屈曲,将牵引套固定在踝关节区,通过滑轮力作用点在膝关节区,起到膝关节屈曲牵伸作用。牵伸时间 5～10 min,每天 1～2次,10 次为 1 个疗程。

(3)自我牵伸:利用患者身体重量或特定姿势对关节进行牵伸治疗。膝关节屈曲牵伸:患者坐位,两腿自然下垂,健侧足与小腿放置患侧足踝上,缓慢向后用力使膝关节屈曲,在屈曲最大角度时保持5～10 min,每天 2～3 次,10 次为 1 个疗程(图 3-107)。

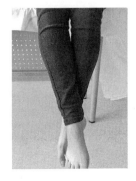

图 3-107 膝关节自我牵伸

　　4. 肌力训练

　　中度骨性关节炎疼痛症状明显,尤其是关节活动到一定角度时疼痛加重或出现明显疼痛,在进行肌力训练时要避免出现疼痛或疼痛加剧,有特定训练方法如下所述。

　　1) 短弧等速肌力训练

　　骨性关节炎常表现关节疼痛,尤其当关节活动至一定角度时可引起病变部位的疼痛加重,称为疼痛弧。如在疼痛弧内进行运动会加重损伤对康复治疗不利。训练前先测定膝关节出现疼痛的角度,在等速训练仪器上限定关节活动范围,避开出现膝关节疼痛弧度范围,即疼痛弧,在疼痛弧两侧进行等速肌力训练。训练中应选择合适的训练速度,比较理想的是先选择慢速及中速(60°/s~150°/s)进行训练,随着患者疼痛症状的改善,关节活动范围可逐渐扩大,训练速度也可逐渐增加。常用训练速度设定从 60°/s、90°/s、120°/s、120°/s、90°/s、60°/s,每组训练10 次,组间休息 1 min,每天或隔天 1 次,10 次为 1 个疗程(图 3-108)。

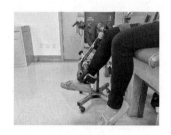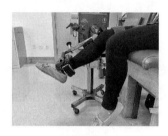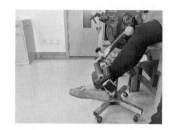

(a) 体位 1　　　　　　　　(b) 体位 2　　　　　　　　(c) 体位 3

图 3-108　短弧等速肌力训练

　　2) 多角度等长肌力训练

　　单纯等长肌力训练是在某一特定位置收缩强度最大,在其余角度等长收缩不能完全募集肌肉收缩,这就是角度特异性。为了避免这一缺陷,利用等速仪器进行训练比较方便、可靠。如股四头肌多角度等长肌力训练,患者坐位于仪器上,双小腿下垂自然放松,固定带置于大腿中上方,动力臂阻力加在小腿下方,在 100°~80°,80°~60°,60°~40°,40°~20°,20°~0°的关节活动范围内,分别进行等长肌力训练,每个角度用力收缩 10 s,休息 10 s,重复用力收缩 10 次,共训练 5~10 组,使整个关节活动范围内肌群都能得到训练。训练中,在某一关节活动范围内有关节疼痛,避开该角度的等长肌力训练,即避开"疼痛弧"。选择"疼痛弧"两侧角度的等长训练,有生理溢流作用,对"疼痛弧"处的肌力恢复也有作用。临床研究表明,膝关节骨关节炎患者经过多角度等长肌力训练后,肌肉力量增加,疼痛症状明显改善(图 3-109)。

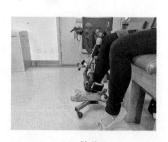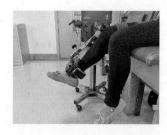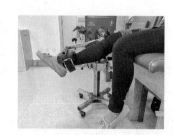

(a) 体位 1　　　　　　　　(b) 体位 2　　　　　　　　(c) 体位 3

图 3-109　多角度等长肌力训练

3）股四头肌收缩练习

仰卧膝关节伸展位,有意识地用股四头肌向近心端牵拉髌骨,同时腘窝向下压床面。通过髌骨是否向近心端移动,肌腹是否隆起或变硬来判断有无肌收缩。开始时缓慢收缩,收缩完全后用尽全力,保持 10 s,然后放松。10 次为 1 组,每次做 3 组,完成较轻松可以增加训练组数(图 3-110)。

4）小腿三头肌收缩练习

仰卧膝关节伸展位,踝关节用力上勾,开始时缓慢收缩,收缩完全后用尽全力,保持 10 s,然后放松。10 次为 1 组,每次做 3 组,完成较轻松可以增加训练组数(图 3-111)。

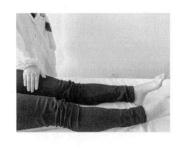
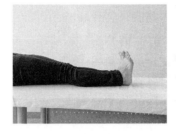
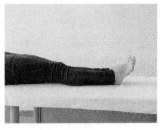

（a）双脚向上勾　　（b）双脚下踩

图 3-110　股四头肌等长收缩　　　　图 3-111　小腿三头肌收缩练习

5）大腿内收肌收缩练习

仰卧膝关节伸展位,两大腿中间夹棉枕,用力夹腿,保持 10 s,然后放松。10 次为 1 组,每次做 3 组,完成较轻松可以增加训练组数(图 3-112)。

6）大腿外展肌收缩练习

仰卧膝关节伸展位,用力做大腿外展,手放置大腿外侧触及肌肉收缩,保持 10 s,然后放松。10 次为 1 组,每次做 3 组,完成较轻松可以增加训练组数(图 3-113)。

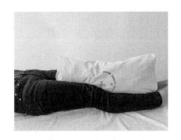
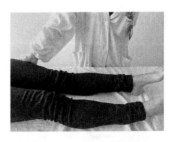

图 3-112　大腿内收肌收缩练习　　　　图 3-113　大腿外展肌收缩练习

5. 矫形器

随着材料学及工程技术的发展,康复工程应用范围逐渐扩大,现在广泛应用于骨科、整形科、手外科、足外科、烧伤科及康复科。矫形器属于康复医学工程的范围,它具有 6 个方面作用：① 稳定和支撑作用：通过保护和固定关节,达到行走目的,如脊髓损伤、脑卒中常用的足托。② 固定和保护作用：对关节活动度适当限制,有利骨折及软组织损伤恢复,如骨折、关节周围软组织损伤、神经移植后等。③ 矫正或预防身体畸形：无论是生长发育或外伤疾病等因素,引起身体的力线功能改变,出现身体畸形,应用矫形器能调整力线方向,纠正各种畸形。

④ 免负荷、减轻疼痛：常用于炎性疼痛性或不稳定性关节，以减少关节活动，有助于消肿止痛。⑤ 抑制站立、步行时肌肉痉挛：通过控制关节运动，减少肌肉反射痉挛，如脑瘫下肢痉挛，缓解肌肉痉挛后佩戴足托，行走时能防止肌肉再痉挛。⑥ 功能代偿：佩戴矫形器后能代偿肢体缺失功能。

应用矫形器治疗骨性关节炎疾病常用辅助器具，主要有拐杖、助行器、支架、轮椅、持物器、穿衣器等。矫形器的应用可预防、矫正由于骨关节炎引起的关节畸形，保持和补偿关节功能，减轻负重关节的应力负荷等作用，从而延缓关节畸形的发展。

国内新引进一种膝关节骨关节炎矫形器-布莱特矫形器（Bledsoe），目前已在临床应用。它分内侧型和外侧型两种，适用于膝关节骨性关节炎内侧型或外侧型患者。该矫形器最大的特点是能向膝关节提供内侧或外侧的"推力"，以对抗膝关节内翻或外翻不超过20°时所产生的力量，减轻因膝关节内翻或外翻所造成的局部压力增高，从而达到缓解患者关节疼痛的目的。

使用辅助器具手杖能承担身体部分重量，减少膝关节所承担的压力及关节磨损，减轻关节疼痛。助行器、支架的使用，保持身体平衡，并将身体重心前移，减轻髋膝关节负荷，减少关节损伤。膝关节内侧软骨磨损致膝内翻的骨性关节炎患者，可使用外楔形鞋垫，调整关节负荷到偏移磨损较少的外侧软骨上，减少内侧软骨磨损，减轻骨性关节症状。部分骨性关节炎患者有交叉韧带损伤，出现关节不稳，行走有膝关节打软现象，佩戴护膝加强关节稳定性，减少关节损伤。因此，矫形器的使用达到保护关节，减轻关节的疼痛，从而有效延缓关节退变，提高了患者的生活质量。

（三）重度

骨性关节炎发展到关节严重疼痛，伴有关节畸形，行走不便，下蹲困难，生活不能完全自理，需要他人的帮助，膝关节疼痛评分＞7分，关节肿胀明显，压痛明显，影响人们的日常生活及工作。X线提示关节严重增生、关节间隙消失、关节畸形、成角。MRI显示关节软骨面严重破坏，关节积液，滑膜增厚，此期为重度骨性关节炎。重度骨性关节炎保守治疗效果不理想，需要介入手术治疗，手术方法较多，常用手术治疗有：关节镜治疗、关节置换术、截骨术。

1. 关节镜治疗

关节镜外科从20世纪80年代初在中国开始应用，迄今已经有20多年的历史，特别是近几年发展极为迅速。关节镜治疗是在动态自然解剖条件下进行诊断与手术，术中将破损的软骨面修理平整，切除部分变形或撕裂的半月板，将增生肥厚的滑膜予以切除，游离体取出，用大量的林格氏液将组织碎片及炎症介质清理干净。从而恢复关节面的平整性，改善关节内环境，阻断关节炎的恶性循环，达到治疗骨性关节炎的效果。

（1）关节镜治疗的优势：① 切口小，手术安全、术后致病率降低，患者住院时间短，恢复快、效果好。② 直观下操作，直达病变区，精确度高。一次关节镜手术可同时治疗多种疾病，如膝关节手术可同时进行关节清理术、滑膜皱襞切除术等。③ 适应证宽，它适用于关节内的各种各样病变。

（2）关节镜手术指证：① 膝关节疼痛，非手术治疗疗效欠佳；② 关节软骨软化、纤维化、剥脱，骨质裸露；③ 关节滑膜绒毛增生，嵌入关节间隙内影响活动；④ 关节腔内有游离体，以及半月板损伤、关节绞锁等；⑤ 关节内大量积液；⑥ 髌股关节活动度欠佳。

（3）关节镜手术禁忌证：① 全身或局部有感染，关节部位软组织破损或有皮肤病灶。② 有严重心脏病，未控制的糖尿病或身体显著衰弱者。③ 有凝血机制障碍者。④ 关节强直、严重瘢痕挛缩、关节腔破坏闭塞、关节囊有较大破损等妨碍进行关节扩张及影响关节镜观察者。

2. 关节置换术

人工全膝、全髋关节置换术是指利用人工材料制成的假体来取代已经受到严重损坏而不能行使正常功能的膝、髋关节，重建一个接近正常的髋、膝关节，从而改善髋、膝关节疼痛、畸形、活动受限，恢复患者日常生活和工作能力，回归社会。全髋关节置换术（total hip replacement，THR）是截除股骨头、股骨颈以及髋臼表面所有的关节软骨，以人造关节替代。手术成功与否由人造关节安装的稳定性以及是否解除了患者的痛苦两方面来评价。全膝关节置换术（total knee replacement，TKR）是截除股骨下端和胫骨上端，以人造膝关节替代。如果膝关节的损害仅发生于关节的内侧或外侧，那么也可以进行单侧膝关节置换术。对于行髋、膝关节置换术也要慎重选择病例，因为它毕竟是一种破坏性的关节重建手术。

不论何种原因只要是膝、髋部严重疾病有疼痛、不稳、畸形、日常生活活动严重障碍，经保守治疗无效或效果不显著的病例均可行置换术。适应证如下：① 非感染性关节炎导致的畸形或功能障碍：如骨性关节炎、强直性脊柱炎、类风湿关节炎等疾病所致的关节破坏；② 由创伤所致的关节功能丧失或关节畸形，如骨折；③ 骨肿瘤，有保留肢体者，可以在做瘤段切除后，用特制人工膝、髋关节置换；④ 特异和非特异感染的静止期，感染、结核治愈后膝关节挛缩畸形等均可选用人工髋、膝关节置换来治疗。

目前，手术技能较为成熟，疗效也确切，关节置换术已经成为严重骨关节炎最常用、最有效的治疗方法之一。手术选材、手术方式、置换的范围可以参见骨科关节置换相关书籍。

3. 截骨术

截骨术多用于髋、膝骨性关节炎的矫形，通过截骨纠正异常关节力线和受力分布，将压力重新分布到关节软骨尚存区域，形成一个新的负重稳定关节面，有利于患侧关节软骨的修复，防止关节进一步磨损，从而达到缓解疼痛、恢复关节功能的目的。

截骨术常用于关节稳定性良好、活动度好、肌力好、有部分残存软骨的年轻人及活动量大的患者。常见手术有：① 胫骨高位截骨术，适用于胫股关节内侧骨性关节炎伴膝内翻畸形。② 股骨粗隆间截骨术，适用于关节力线缺陷所致髋关节骨性关节炎中、青年患者。③ 拇指腕掌关节骨性关节炎，实施大多角骨切除。

胫骨高位截骨术手术适应证：① 膝关节骨性关节炎单侧病变为主，内侧间隙明显变窄，外侧间隙相对正常。② 同时伴有内翻畸形。③ 膝关节退行性变所致骨性关节炎并伴有休息痛或行走疼痛者。④ X 片负重位测量解剖轴股胫角（femoral tibial angle，FTA）＞180°。⑤ 年龄在 65 岁以下。⑥ 保守治疗无效疼痛持续 3 个月以上患者。

股骨粗隆间截骨术优点：截骨面位于粗隆间，血运丰富，术后易于愈合。截骨面接触面积大，利于固定，术后不需行髋人字石膏等外固定，早期可在牵引下功能练习，避免了长期外固定可能带来的关节软骨进一步损害。截骨术后，不改变粗隆下方的解剖结构，因而不影响日后可能施行的人工关节置换术。

以上 3 种手术治疗方案，术前康复可以消除患者紧张情绪，指导患者学会手术部位周围肌肉力量及关节活动度训练，尤其是特殊体位训练，如床上大小便适应性训练。术后康复是功能恢复必要手段，临床实践证明康复治疗能缩短住院时间，促进肢体功能恢复，大大缩短身体恢复时间，节约成本，提高患者生活质量。相关手术后康复可以参看有关康复书籍。

三、预防与保健

骨性关节炎是由于关节软骨退行性变引起的以骨质增生为主的关节性疾病,这种病理变化为不可逆转性。尤其是在生理绝经期后的女性。骨性关节炎致病因素有局部和全身因素,全身因素包括年龄、性别、肥胖、种族、骨质疏松、激素代谢紊乱、营养缺乏、先天性等,局部因素包括肌力下降、半月板损伤、滑膜炎、交叉韧带损伤、经常发生关节扭伤等。本病多发于中老年人,女性多发,其发病率高,病变的程度与关节保护措施有较大关系,因此对骨性关节炎要做到早期预防,我们可以制定三级预防措施。一级预防着眼于健康人保持健康状态,防止骨性关节炎发生;二级预防重点在早期诊断、早期治疗,阻止疾病发展;三级预防在于减轻患者的痛苦,预防关节功能障碍,提高患者生活质量。在三级预防中,一级预防尤为重要,在日常生活和工作中,贯穿一级预防的措施能大大降低发病率,减轻病变程度,延缓骨性关节炎的发展。

(一) 预防措施

确定骨关节炎的危险因素并加以预防可以减少疾病的发生。

(1) 年龄因素:随着年龄的增长,关节软骨发生退行性变,含水量和亲水性黏多糖减少,软骨成分减少,导致软骨细胞性质和功能改变,严重的关节软骨可完全退化。活动时由于关节两端骨面直接接触而引起剧痛。大样本群体调查和实验数据证实,骨性关节炎与年龄有明显的关联。中老年人可以适当地补充氨基多糖,促使软骨细胞合成具有正常结构的蛋白聚糖,减少软骨细胞的损伤。

(2) 肥胖因素:流行病学调查研究发现体重指数(BMI)与膝关节 OA 首发症状的出现呈正相关趋势。在肥胖患者中不仅负重关节的发病率高,非负重关节如胸锁关节和远端指间关节的发病率也比正常体重人群高,说明肥胖与该病之间存在一定联系。肥胖可能通过两种机制促进骨性关节炎的发生,首先是肥胖者增加了承重关节的负荷,进而促使软骨破坏的发生;其次是肥胖有可能通过代谢过程的中间产物诱发骨性关节炎的发生。因此,减轻体重可降低骨性关节炎发病率。通过正确的饮食控制,加强锻炼,达到控制体重目的。

(3) 关节损伤:多项横向研究表明,在膝关节损伤和膝关节骨性关节炎之间有一定的关系,而且,膝关节损伤与单侧或双侧膝关节骨性关节炎都有关系,但与单侧膝关节 OA 更为密切。累积性劳损或损伤是加重老年人骨关节炎的危险因素,同时是骨关节炎急性疼痛的诱发因素之一。关节损伤(半月板损伤、交叉韧带损伤、副韧带损伤等)后生物力学平衡改变,导致关节应力变化,引起负荷传递紊乱可能致关节软骨损伤、退变。在日常生活和工作中要避免关节损伤,尤其是在进行剧烈体育活动前,充分做好各种准备活动。在有技巧性的运动中,要向专业人士请教学习,避免错误运动方法所致的关节损伤。一旦出现骨性关节炎疼痛,要进行关节保护,避免长时间一种姿势;尽量减少关节的负重和大幅度活动,以延缓病变的进程;下肢关节有病变时,关节应用护套保护,行走时可用拐杖或手杖,以减轻关节负担。

(4) 骨质疏松:有研究表明血液中活性维生素 D(25 -羟维生素 D)浓度较低的人群,发生进展性骨关节炎的风险大大增加。预防骨质疏松能降低骨性关节炎发病率。要经常参加户外体育活动,多晒太阳,补充钙制剂和服用促进钙质吸收的药物。

(5) 避免关节受凉:关节受凉后周围血管收缩,影响关节微循环,营养物质交换受阻,关节软骨易于退变。故在天气寒冷时应注意保暖,必要时戴上护套,防止关节受凉。

(6) 日常生活习惯:① 注意走路和劳动的姿势,不要扭着身体走路和干活。② 避免长时间下蹲,因为下蹲时膝关节的负重是自身体重的 3～6 倍,最好改为低坐位(坐小板凳)。③ 长时间坐着或站着,也要经常变换姿势,防止关节固定一种姿势而用力过大。④ 走远路时不要穿高跟鞋,要穿厚底而有弹性的软底鞋,以减少膝关节所受的冲击力,避免膝关节发生磨损。⑤ 骑自行车时,要调好车座的高度,以坐在车座上两脚蹬在脚蹬上、两腿能伸直或稍微弯曲为宜,车座过高、过低或骑车上坡时用力蹬车,对膝关节都有不良的影响,应加以克服。⑥ 有膝关节骨性关节炎的人,尽量少上下楼梯、少登山、少久站、少提重物,避免膝关节的负荷过大而加重病情。

(7) 体育锻炼:患有骨性关节炎的患者,既要避免关节过度疲劳,又要进行适当的功能锻炼,以增加关节的稳定性,防止肌肉萎缩,这不仅能缓解关节疼痛,还能防止病情进展,不要认为只有休息不活动,才能保护好患病的关节。可以进行全身有氧运动如游泳、散步、健身操、太极拳等,既不增加关节的负重能力,又能让关节四周的肌肉和韧带得到锻炼。其次,下肢及腰背腹肌的锻炼,加强局部肌肉力量,达到稳定关节目的。

(二) 饮食

良好的饮食习惯也是预防与保健的重要措施:

(1) 多食含硫的食物,如芦笋、鸡蛋、大蒜、洋葱。因为骨骼、软骨和结缔组织的修补与重建都要以硫为原料,同时硫也有助于钙的吸收。

(2) 多食含组氨酸的食物,如稻米、小麦和黑麦。组氨酸有利于清除机体过剩的金属。多食用富含胡萝卜素,黄酮类,维生素 C 和维生素 E 以及含硫化合物的食物。

(3) 经常吃新鲜的蔬菜和水果,补充身体所需各种维生素。

(4) 保证每天都吃一些富含维生素的食物,如亚麻籽、稻米麸、燕麦麸等。

(5) 多饮水,生活要规律,饮食要适度,大便不宜干结。

(三) 自我保健

以下是自我保健措施:

(1) 点揉痛点:膝周围有压痛点,用拇指、示指在压痛点按揉,每个痛点均由轻至重,再从重至轻点揉约 1 min,此法可促进痛点炎症吸收松解粘连。

(2) 拿捏股四头肌:以拇指和其余四指相对拿捏股四头肌(即大腿前面丰厚的肌肉)约 3 min,以微微酸胀为度,促进局部血液循环,放松肌肉。

(3) 擦膝部:在膝关节两侧用掌根从股四头肌至小腿中下部肌肉作直线擦动,保持一定压力,以深层组织有热感为宜,每次约 3 min。

(4) 肌肉力量的强大能保持关节稳定性,减少关节损伤,对预防骨性关节有较好作用,在日常生活中要积极参加有氧锻炼,如快走、慢跑、游泳、太极拳、健身操等项目运动,在家里可以进行腰背肌及下肢肌力训练,下肢肌力的训练主要是屈髋、伸髋肌,髋内收、外展肌,髋内旋、外旋肌,膝关节屈伸肌,训练方法见前述章节。

(5) 腰背肌及腹肌训练:有稳定脊椎、骨盆作用,对预防骨盆倾斜、纠正不良行走姿势起到有效作用。

a. 腰背肌训练(图 3 - 114～图 3 - 118):腰背肌训练对中老年患者来说是较难运动,开始训练可做分解动作。① 单腿后伸练习:患者俯卧位,双手位于身体两侧,先抬起一条腿做后伸运动,持续 10～20 s 后放下,10 次为 1 组,每次训练 3 组,两条腿交替训练。② 双腿后伸练习:训练一段时间后,自觉能较好完成可进行双腿练习,即双腿同时抬起后伸,持续 10 s,10 次为一组,每次训练 3 组。③ 挺胸练习:俯卧位,双下肢不动,尽量抬起胸部,持续 10 s,10 次为 1 组,每次做 3 组。④ 分解动作完成较好,身体条件良好可以完成胸部及下肢组合动作。

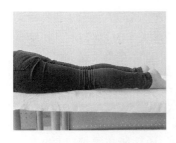

图 3-114　俯卧位

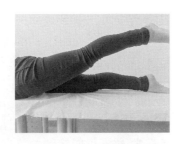

图 3-115　单腿后伸

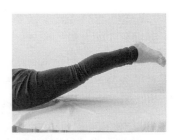

图 3-116　双腿后伸

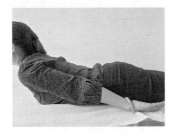

图 3-117　抬起胸部

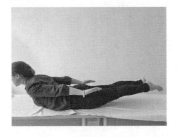

图 3-118　胸部及下肢组合动作

b. 腹肌训练(图 119～图 121)：① 单腿练习：仰卧位，双手位于身体两侧，先抬起一条腿大约 30°，持续 10 s 后放下，10 次为 1 组，每次 3 组，两腿交替训练；② 双腿练习：两腿同时抬起约 30°，持续 10 s 后放下，10 次为 1 组，每次 3 组；③ 训练一段时间后可完成腹部及下肢组合动作。

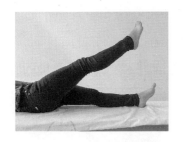

图 3-119　仰卧位抬起单腿

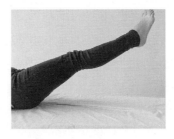

图 3-120　抬起双腿

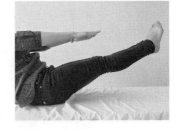

图 3-121　腹部与下肢组合动作

c. 腹肌训练(图 3-122、图 3-123)：仰卧位，双手位于身体两侧，双脚抬起，做脚蹬自行车动作。

(6) 小腿三头肌训练(图 3-124、图 3-125)：站立位，双脚跟部抬起，持续 30 s，每组 10 次，每次 5 组。

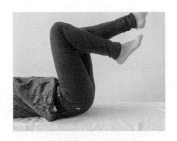

图 3-122　仰卧位抬起双下肢做
　　　　　脚踩自行车动作

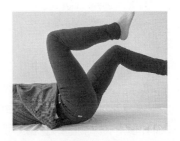

图 3-123　仰卧位做脚踩自行车动作

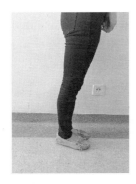 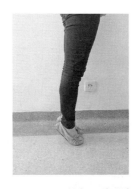

图 3-124 站立位　　　　　　图 3-125 抬起双脚跟部

参考文献

［1］徐卫东.骨关节炎的诊断与治疗［M］.上海：第二军医大学出版社,2004.

［2］诸毅晖.康复评定学［M］.上海：上海科学技术出版社,2007.

［3］陆廷仁.骨科康复学［M］.北京：人民卫生出版社,2007.

［4］邓廉夫,杨庆铭.骨关节炎［J］.中国医刊,2007,42(2)：76-78.

［5］李儒军,林剑浩.骨关节炎的诊断及治疗——骨关节炎流行病学的研究进展［J］.中国临床医学,2010,38(7)：6-10.

［6］王宁华.疼痛定量评定的进展［J］.中国临床康复,2002,6(18)：2738-2739.

［7］马相飞,蒋宗滨.疼痛的评估方法与临床应用新进展［J］.中华麻醉在线,2007.

［8］蔺勇.脑卒中患者日常生活活动能力评定［J］.中国临床康复,2002,6(9)：1249-1253.

［9］李小力.ADL 量表在伤残等级评定中运用［J］.中国司法鉴定,2004.

［10］李奎成.国内 Barthel 指数和改良 Barthel 指数应用的回顾性研究［J］.中国康复医学杂志,2009,24(8).

［11］黄晓春.功能独立性评定和生活质量评定在康复临床中的结合应用［J］.中国临床康复,2005,9(37).

［12］Rousseau J C, Delmas P D. Biological markers in osteoarthritis［J］. Nat Clin Pract Rheumatol, 2007, 3(6)：346-356.

［13］Bennell K L, Hunt M A, Wrigley T V, et al. Muscle and exercisein the prevention and management of knee osteoarthritis：aninternal medicine specialist's guide［J］. Med Clin North Am, 2009, 93(1)：161-177.

［14］蒋奇永,徐秀林.等长肌力测试的研究与应用［J］.中国组织工程研究与临床康复,2011,15(15)：2813-2816.

［15］俞晓杰,吴毅,胡永善,等.膝关节骨关节炎患者等长、等速向心和等速离心测试的比较观察［J］.中华物理医学与康复杂志,2006,28：469-472.

［16］林伟,叶洪青,蒋小毛,等.肌力训练和本体感觉训练治疗老年膝关节骨性关节炎的疗效观察［J］.中华物理医学与康复杂志,2008,30：481-484.

［17］吴毅,俞晓杰,胡永善,等.膝关节骨关节炎患者的本体感觉及其与疼痛和功能障碍间的相关性研究［J］.中华物理医学与康复杂志,2007,29：334-338.

［18］Bennell K L, Hinman R S, Metealf B R, et al. Relationship of knee joint proprioception to pain and disability in individuals with knee osteoarthritis［J］. J Orthop Res, 2003,21：792-797.

［19］谷爱武,白玉龙,吴毅,等.等速离心肌力训练治疗膝关节骨关节炎的研究［J］.中国康复医学杂志,1997,12(5)：197-199.

（曹曼林）

第四节　脑　卒　中

一、康复评定

在脑卒中康复过程中对患者的运动功能进行准确评定至关重要,系统的康复评定保证了对患者功能障碍情况作出准确的判断。在其康复治疗前、疗程中、治疗后的各阶段都需进行评估,这是制定康复治疗计划,调整治疗方案,判断功能预后情况的重要依据。本节介绍最常用的,也是适合在基层机构康复医技人员使用的脑卒中康复评定,主要包括肢体及躯干运动功能、吞咽能力评价与日常生活自理能力评定等。

(一)运动功能评定

脑卒中后运动功能的评定主要包括对运动模式、肌张力、平衡协调,肢体肌力与感觉等方面进行评价。

1. 运动能力评定

1) Brunnstrom 运动功能评定

瑞典物理治疗师 Brunnstrom 于 20 世纪中叶,对大量的偏瘫患者进行了长时期临床观察,从中注意到偏瘫的恢复过程几乎是定型的连续过程,对大多数脑卒中患者可以反映出运动功能恢复的基本规律,提出了著名的恢复 6 阶段理论:

Ⅰ期(级):无肌肉收缩;

Ⅱ期(级):出现联合反应;

Ⅲ期(级):共同运动,痉挛逐渐加重;

Ⅳ期(级):开始出现分离运动,痉挛逐渐减弱;

Ⅴ期(级):分离运动及痉挛减轻更为明显;

Ⅵ期(级):接近正常或基本正常。

该理论的出现对以后一些评定方法,如上田敏法及 Fugl - Meyer 评定法等产生了积极的影响。这种评测法简单实行,在康复评估中得到了广泛的应用。该理论不仅是评价患者运动功能的依据,也是临床治疗方案制定的基础。Brunnstrom 评价法(表 3 - 26)的优点是:内容精简、省时,易为患者接受,也易为同行所操作,每个阶段采用罗马数字表示,同行看一下数字即知患者的运动功能处在一种什么状态。该方法比较适合于神经内外科、康复科医师对患者的评价。但该评定法又存在着一定局限性,因其为等级评价,所以敏感度较差,常出现患者的功能恢复虽有进步,而功能级别却无变化的现象,所以不适合用于科学研究中的评价。而且 Brunnstrom 运动功能评定分级注重脑卒中患者的运动恢复模式,并不能发现肌力的细微变化;同时该方法易忽略动作协调能力的提高,虽然表中有关于协调性的描述,但不能真实反映协调性改善的情况,故作为判断治疗效果还是比较有限的。

关于 Brunnstrom 2 级中对痉挛的出现的解释,只要满足以下任何一种情况即成立:牵张反射增强、被动运动有阻力出现、阵挛现象出现。Brunnstrom 3 级开始出现随意的自主活动模式,但往往遵循屈肌协同模式或伸肌协同模式出现。准确地判断协同模式是很重要的,临床上经常会出现把上肢伸肌协同模式误以为是上肢的分离运动出现,所以用以下两个表格对上肢、下肢屈伸肌协同模式进行了比较(表 3 - 27、表 3 - 28)。

表 3 - 26 Brunnstrom 运动功能 6 级评定表

分级	上 肢	手	下 肢
1级	弛缓,无随意运动	弛缓,无随意运动	弛缓,无随意运动
2级	痉挛开始出现,开始出现共同运动或其成分,不一定引起关节运动	无主动手指屈曲	最小限度的随意运动开始出现共同运动或其成分
3级	痉挛加剧,可随意引起共同运动,并有一定的关节运动	能全指屈曲,钩状抓握,但不能伸展,有时可由反向引起伸展	(1)随意引起共同运动或其成分;(2)坐位和立位时,髋、膝、踝可屈曲
4级	痉挛开始减弱,出现一些脱离共同运动模式的运动;(1)手能置于腰后部;(2)上肢前屈 90°(肘伸展);(3)屈肘 90°,前臂能旋前、旋后	能侧方抓握及拇指带动松开,手指能伴随着的、小范围的伸展	开始脱离共同运动的运动:(1)坐位,足跟触地,踝能背屈;(2)坐位,足可向后滑动,使屈膝>90°
5级	痉挛减弱,基本脱离共同运动,出现分离运动(1)上肢外展 90°(肘伸展,前臂旋前);(2)上肢前平举及上举过头(肘伸展);(3)肘伸展位,前臂能旋前、旋后	(1)用手掌抓握,能握圆柱状及球形物,但不熟练;(2)能随意全指伸开,但范围大小不等	从共同运动到分离运动:(1)立位,髋伸展位能屈膝;(2)立位,膝伸直,足稍后前踏出,踝能背屈
6级	痉挛基本消失,协调运动正常或接近正常	(1)能进行各种抓握;(2)全范围的伸指;(3)可进行单个指活动,但比健侧稍差	协调运动大致正常:(1)立位髋能外展超过骨盆上提的范围;(2)坐位,髋可交替地内、外旋,并伴有踝内、外翻

表 3 - 27 上肢屈伸协同模式比较

部 位	屈肌协同模式	伸肌协同模式
肩胛骨	上抬、后缩	下沉、前凸
肩 膀	外旋、外展(过度伸直)	内旋、内收
前 臂	旋 后	旋 前
肘	屈 曲	伸 展
手腕与手指	屈 曲	手腕伸展、手指屈曲

表 3 - 28 下肢屈伸协同模式比较

部 位	屈肌协同模式	伸肌协同模式
臀 部	内收、外旋、屈曲	外展、内旋、伸展
膝	屈 曲	伸 展
踝	背屈、内翻	跖屈、内翻
趾	背屈	跖屈

2) Fugl‐Meyer 量化评定法

Fugl‐Meyer 量化评定法的全称为躯体功能评定,是目前较公认、使用最为广泛的评价方法。该评定包含了相互关联的 4 个部分:运动、平衡、感觉、关节活动度及疼痛,总分为 226 分:其中运动占 100 分,平衡占 14 分,感觉占 24 分,关节活动度及疼痛占 88 分。Fugl‐Meyer 量表常用于科学研究,临床使用时常选择其中与运动相关的评定,而成简化 Fugl‐Meyer 评价法(表 3‐29)。该评定的运动部分是根据 Brunnstrom 评测法建立的,在检测中根据 Brunnstrom 6 阶段理论,根据检测部位的不同分成了不同项目,其中上肢有 8 项,包括腕与手功能,下肢 6 项。每一项的评分标准:0 分表示完全不能执行;1 分表示部分执行;2 分表示完全执行。总分为 100 分,其中上肢为 66 分,下肢为 34 分。如总分<50 分为重度残损,50～84 分为明显受损,85～95 分为中度残损,96～99 分为轻度残损。

表 3‐29　简化 Fugl‐Meyer 运动功能评分法

	0分	1分	2分	月 日	月 日	月 日
Ⅰ. 上肢						
坐位与仰卧位						
1. 有无反射活动						
(1) 肱二头肌	不引起反射活动		能引起反射动			
(2) 肱三头肌	同上		同上			
2. 屈肌协同运动						
(3) 肩上提	完全不能进行	部分完成	无停顿地充分完成			
(4) 肩后缩	同上	同上	同上			
(5) 肩外展≥90°	同上	同上	同上			
(6) 肩外旋	同上	同上	同上			
(7) 肘屈曲	同上	同上	同上			
(8) 前臂旋后	同上	同上	同上			
3. 伸肌协同运动						
(9) 肩内收、内旋	同上	同上	同上			
(10) 肘伸展	同上	同上	同上			
(11) 前臂旋前	同上	同上	同上			
4. 伴有协同运动的活动						
(12) 手触腰椎	没有明显活动	手仅可向后越过髂前上棘	能顺利进行			
(13) 肩关节屈曲 90°,肘关节伸直	开始时手臂立即外展或肘关节屈曲	在接近规定位置时肩关节外展或肘关节屈曲	能顺利充分完成			

（续　表）

	0分	1分	2分	月　日	月　日	月　日
（14）肩 0°，肘屈 90°，前臂旋前、旋后	不能屈肘或前臂不能旋前	肩、肘位正确，基本上能旋前、旋后	顺利完成			
5. 脱离协同运动的活动						
（15）肩关节外展 90°，肘伸直，前臂旋前	开始时肘就屈曲，前臂偏离方向，不能旋前	可部分完成此动作，或在活动时肘关节屈曲或前臂不能旋前	顺利完成			
（16）肩关节前屈举臂过头，肘伸直，前臂中立位	开始时肘关节屈曲或肩关节发生外展	肩屈曲中途，肘关节屈曲，肩关节外展	顺利完成			
（17）肩屈曲度－90°，肘伸直，前臂旋前旋后	前臂旋前、旋后完全不能进行或肩肘位不正确	肩、肘位置正确，基本上能完成旋前、旋后	顺利完成			
6. 反射亢进						
（18）检查肱二头肌、肱三头肌和指屈肌 3 种反射	至少 2～3 个反射明显亢进	一个反射明显亢进或至少 2 个反射活跃	活跃反射≤1 个，且无反射亢进			
7. 腕稳定性						
（19）肩 0°，肘屈 90°时，腕背屈	不能背屈腕关节达 15°	可完成腕背屈，但不能抗拒阻力	施加轻微阻力仍可保持腕背屈			
（20）肩 0°，肘屈 90°，腕屈伸	不能随意屈伸	不能在全关节范围内主动活动腕关节	能平滑地不停顿地进行			
8. 肘伸直，肩前屈 30°时						
（21）腕背屈	不能背屈腕关节达 15°	可完成腕背屈，但不能抗拒阻力	施加轻微阻力仍可保持腕背屈			
（22）腕屈伸	不能随意屈伸	不能在全关节范围内主动活动腕关节	能平滑地不停顿地进行			
（23）腕环形运动	不能进行	活动费力或不完全	正常完成			
9. 手指						
（24）集团屈曲	不能屈曲	能屈曲，但不充分	能完全主动屈曲			

（续　表）

	0分	1分	2分	月　日	月　日	月　日
（25）集团伸展	不能伸展	能放松主动屈曲的手指	能完全主动伸展			
（26）钩状抓握	不能保持要求位置	握力微弱	能够抵抗相当大的阻力			
（27）侧捏	不能进行	能用拇指捏住一张纸,但不能抵抗拉力	可牢牢捏住纸			
（28）对捏（拇示指可挟住一根铅笔）	完全不能	捏力微弱	能抵抗相当的阻力			
（29）圆柱状抓握	同（26）	同（26）	同（26）			
（30）球形抓握	同上	同上	同上			
10. 协调能力与速度（手指指鼻试验连续5次）						
（31）震颤	明显震颤	轻度震颤	无震颤			
（32）辨距障碍	明显的或不规则的辨距障碍	轻度的或规则的辨距障碍	无辨距障碍			
（33）速度	较健侧长6 s	较健侧长2～5 s	两侧差别<2 s			
Ⅱ. 下肢						
仰卧位						
1. 有无反射活动						
（1）跟腱反射	无反射活动		有反射活动			
（2）膝腱反射	同上		同上			
2. 屈肌协同运动						
（3）髋关节屈曲	不能进行	部分进行	充分进行			
（4）膝关节屈曲	同上	同上	同上			
（5）踝关节背屈	同上	同上	同上			
3. 伸肌协同运动						
（6）髋关节伸展	没有运动	微弱运动	几乎与对侧相同			
（7）髋关节内收	同上	同上	同上			
（8）膝关节伸展	同上	同上	同上			
（9）踝关节跖屈	同上	同上	同上			

（续　表）

	0分	1分	2分	月　日	月　日	月　日
坐位						
4. 伴有协同运动的活动						
（10）膝关节屈曲	无主动运动	膝关节能从微伸位屈曲，但屈曲＜90°	屈曲＞90°			
（11）踝关节背屈	不能主动背屈	主动背屈不完全	正常背屈			
站位						
5. 脱离协同运动的活动						
（12）膝关节屈曲	在髋关节伸展位时不能屈膝	髋关节0°时膝关节能屈曲，但＜90°，或进行时髋关节屈曲	能自如运动			
（13）踝关节背屈	不能主动活动	能部分背屈	能充分背屈			
仰卧						
6. 反射亢进						
（14）查跟腱、膝和膝屈肌3种反射	2～3个明显亢进	1个反射亢进或至少2个反射活跃	活跃的反射≤1个，且无反射亢进			
7. 协调能力和速度（跟-膝-胫试验，快速连续作5次）						
（15）震颤	明显震颤	轻度震颤	无震颤			
（16）辨距障碍	明显不规则的辨距障碍	轻度规则的辨距障碍	无辨距障碍			
（17）速度	比健侧长6 s	比健侧长2～5 s	比健侧长2 s			

简化 Fugl - Meyer 评估要点如下：

（1）一般要求：① 评测应在安静的环境中、患者清醒的状态下进行；② 所需工具：床，床边桌，椅，音叉，叩诊锤，棉签。

（2）感觉评价：① 问患者是否感觉到用棉签轻触上臂、股部，与正常部位比较是否同样感觉；② 用音叉置于肘、髋、趾关节上，震动后，问患者是否有振动感觉，与正常部位比较是否有同样感觉。

（3）运动评价：① 要求患者做任何动作，必须给予清楚、明确的指示，允许给予示范和口头解释；② 先让患者用健肢进行所要求的动作；③ 重复每个动作3次，记录患者最高得分；④ 在评测中，不要对患者的人和动作给予帮助，但允许给予口头鼓励；⑤ 评测腕和手功能，肘部可给予支持，屈曲90°；⑥ 上肢屈肌共同运动：坐位，要求患者做前臂旋后、屈肘、肩关节外展 90°,手触同侧耳的动作。手与前臂达同侧股上,即可记 1 分;⑦ 下肢运动共同运动:仰卧位,要求患者完全屈髋、膝、踝关节,膝关节可离开床面,即可记 1 分。

(4) 平衡评价:① 评测展翅反应时,应在患者无准备的情况下突然推患者,同时注意保护患者,以防摔倒;② 评测健侧平衡功能时,若要判定是 1 或 2 分,患者必须能抬起其患肢离开地面。

Fugl - Meyer 评价法的优点是:① 内容详细并进行了量化,提高了评价信度和敏感度,有利于学术交流和科学研究;② 积分与姿势、步态,日常生活指数有明显的相关性;③ 能较好地分辨运动功能恢复的水平,在脑卒中恢复早期和残损较重的患者中,对运动功能恢复的分辨力比 Brunnstrom 分级高。Fugl - Meyer 评价法能够反映偏瘫功能恢复过程中各种因素的相互作用,是有效的评价方法。但该评价法也存在着不足:① 评估费时,对每个患者评价 1 次需要花费 20～30 min;② 需患者积极配合,而偏瘫患者认知等障碍问题,往往不能准确反映运动水平;③ 运动能力的评价只注重肢体忽略了躯干运动。

2. 肌张力评定

康复实践中对痉挛的评价具有十分重要的意义,了解患者痉挛的程度对患者功能的影响,为确定治疗目标、制订治疗计划提供依据,同时可用于判断痉挛干预手段的效果。然而由于肌肉痉挛本身的复杂性以及其涉及的因素众多,其评估迄今仍为一困难未决的问题,以下介绍临床常用的改良 Ashworth 评定法与临床痉挛指数。

1) 改良 Ashworth 评定法(modified Ashworth, MAS)

Ashworth 痉挛量表由 BryanAshworth 在 1964 年第 1 次提出,用于评估多发性硬化患者在使用抗痉挛药物后的效果,量表按照痉挛程度依次划分为 0、1、2、3、4 五个等级。1987 年,由 Bohannon 和 Smith 共同在原有的 Ashworth 量表上增加了"1⁺"级,并且对原有分级标准做了改动,为了增加敏感性以及提供评分的易用性,即为改良 Ashworth 量表(表 3 - 30)。改良 Ashworth 是 6 等级的量表。计分从 0～4 分不等,分数越低,代表肌张力越接近正常;分数越高,代表痉挛或者被动运动阻力增加。改良 Ashworth 量表可以用于上下肢的肌张力的评定。评定时,患者取卧位,测量者应将患者肢体从最大屈曲位伸直到最大伸直位,由于肌张力是速度依赖性,所以评估准确性的关键是必须在 1 s 内完成全关节范围内肢体活动。

表 3 - 30 改良 Ashworth 量表

等　级	标　　准
0 级	无肌张力增加
1 级	肌张力略微增加,受累部分被动屈曲时,在关节活动范围之末时出现突然卡住,然后呈现最小的阻力或释放
1⁺ 级	肌张力轻度增加,受累部分被动屈曲时,在关节活动后 50% 范围内出现突然卡住,然后均呈现最小的阻力
2 级	肌张力明显增加,通过关节活动范围的大部分时肌张力均较明显的增加,但受累部分仍能较容易地被移动
3 级	肌张力严重增高,被动活动困难
4 级	僵直,受累部分被动屈伸时呈现僵直状态,不能活动

该方法简单易行,不需要任何设备。MAS的信度研究提示,上肢明显高于下肢,所以对上肢痉挛的评定而言,MAS是一种良好的评估方法。但量表中的某些描述却比较模糊,如稍有增高、明显增高、严重增高、最小阻力、容易活动等,没有明确的划分界限,只能根据检查者的经验,缺乏经验者就不好判断。测定关节活动范围以及规定患者的起始体位可保证不同次评定是在相同的关节活动范围内进行,对于1级、1⁺级和2级的评分尤其重要,因为这三个级别主要是依据被动关节活动度来区分。

2) 临床痉挛指数(clinic spasticityIndex,CSI)

由于MAS的信度上肢优于于下肢,所以20世纪90年代初,加拿大学者Levin和Hui Chan提出一个定量评定痉挛的量表,称为临床痉挛指数(clinic spasticity index,CSI),该评定方法更适合于判别下肢的痉挛程度。该综合痉挛量表内容简单,评定标准清楚,重复测试信度良好。

CSI的评定内容包括三个方面:腱反射、肌张力及阵挛,评分标准如下:

(1) 腱反射 0分:无反射;1分:反射减弱;2分:反射正常;3分:反射活跃;4分:反射亢进。

(2) 肌张力 0分:无阻力(软瘫);2分:阻力降低(低张力);4分:正常阻力;6分:阻力轻到中度增加;8分:阻力重度增加。

(3) 阵挛 1分:无阵挛;2分:阵挛1~2次;3分:阵挛2次以上;4分:阵挛持续超过30 s。

结果判断:0~9分:轻度痉挛;10~12分:中度痉挛;13~16分:重度痉挛。

3. 平衡能力评价

平衡能力(balance equilibrium)是指身体所处的一种姿态以及在运动或受到外力作用时能自动调整并维持姿势的一种能力。人的坐、立、行等都以完整的平衡功能为基础,然而脑卒中后可导致不同程度的平衡障碍。所谓平衡功能评定就是指依照特定的方法对人体的平衡功能进行定量或定性的描述和分析。平衡评定的目的是除了确定患者是否存在平衡功能障碍,也为了预测患者可能发生跌倒的危险性等。

1) Bobath法平衡功能评定

由英国物理治疗师Berta Bobath和她的丈夫Karel Bobath于20世纪40年代创立的,其理论是"运动发育控制理论",适应于脑瘫、偏瘫等。该评定易操作,临床上较为方便,故较Berg平衡评定(表3-31)应用广泛,但比较粗略,故应用价值有一定限制。

表3-31 Bobath法平衡测定

分　级	名　称	标　准
1级平衡	静态平衡	被测试者在不需要帮助的情况下能维持所要求的体位(坐位或立位)
2级平衡	自动态平衡	被测试者能维持所要求的体位,并能在一定范围内主动移动身体重心后仍维持原来的体位
3级平衡	他动态平衡	被测试者在受到外力干扰而移动身体重心后仍恢复并维持原来的体位

2) Berg平衡量表

1989年,Katherine Berg首先报道了该量表,共包括站起、坐下、独立站立、闭眼站立、上臂前伸、转身一周、双足交替踏台阶、单腿站立等14个项目,每个项目最低得分为0分,最高得分为4分,总分56分,测试一般可在20 min内完成。按得分分为0~20、21~40和41~56等3组,其代表的平衡能力则分别相应于坐轮椅、辅助步行和独立行走3种活动状态(表3-32)。

表 3 – 32　Berg 平衡量表

评价项目	指　令	评 分 标 准	得分
1. 由坐到站	请试着不用手支撑站起来（用有扶手的椅子）	能不用手支撑站起并站稳	4
		能独自用手支撑站起并站稳	3
		能在尝试几次之后用手支撑站起来并站稳	2
		需要轻微帮助下才可站起或站稳	1
		需要中度或大量的帮助才能站起	0
2. 独立站立	请尽量站稳	能安全地站 2 min	4
		需在监护下才能站 2 min	3
		不需要支撑能站 30 s	2
		尝试几次后才能在不需要支撑能站 30 s	1
		无法在没有帮助下站 30 s	0

注：如果第 2 项≥3 分，则第 3 项给满分直接进入第 4 项测试

评价项目	指　令	评 分 标 准	得分
3. 独立坐	请将双手抱于胸前（坐在椅子上，双足平放在地面或小凳子上，背部离开椅背）	能安稳且安全地坐 2 min	4
		在监督下能坐 2 min	3
		能坐 30 s	2
		能坐 10 s	1
		无法在没有支撑下坐 10 s	0
4. 由站到坐	请坐下	用手稍微帮忙即可安全坐下	4
		需要用手帮忙来控制坐下	3
		需要用双腿后侧抵住椅子来控制坐下	2
		能独立坐到椅子上但不能控制身体的下降	1
		需要帮助才能做下	0
5. 床-椅转移	请坐到有扶手的椅子上来，再坐回床上；然后再坐到无扶手的椅子上，再坐回床上	用手稍微帮忙即可安全转移	4
		必须用手帮忙才能安全转移	3
		需要言语提示或监护才能完成转移	2
		需要一个人帮助才能完成转移	1
		需要两个人帮忙或监护才能完成转移	0
6. 闭眼站立	请闭上眼睛并尽量站稳	能安全地站立 10 s	4
		能在监护下站立 10 s	3
		能站立 3 s	2
		不能站 3 s 但睁眼后可以保持平衡	1
		闭眼站立需要帮助以避免摔倒	0

（续　表）

评价项目	指　令	评　分　标　准	得分
7. 双足并拢站立	请双脚并拢站立，不要扶任何东西，尽量站稳	能独立、安全地双足并拢站立 1 min	4
		需在监护下才能双足并拢独立站 1 min	3
		能双足并拢独立站立但不能站 30 s	2
		需要帮助才能将双脚并拢但并拢后能站 15 s	1
		需要帮助才能将双脚并拢但并拢后不能站 15 s	0
8. 站立位上肢前伸	将手臂抬高 90°，伸直手指并尽力向前伸，请注意双脚不要移动	能安心地前伸 25 cm 的距离	4
		能前伸 12 cm 的距离	3
		能前伸 5 cm 的距离	2
		能前伸但需要监护	1
		尝试前伸即失去平衡或需要外部帮助才能前伸	0

（注：进行此项测试时，要先将一根皮尺横向固定在墙壁上。受试者上肢前伸时，测量手指起始位和终末位对应于皮尺上的刻度，两者之差为患者上肢前伸的距离。如果可能的话，为了避免躯干旋转受试者要两臂同时前伸）

9. 站立位从地上拾物	请把你脚前面的拖鞋捡起来	能安全而轻易地捡起拖鞋	4
		需要在监护下捡起拖鞋	3
		不能捡起但能够到达距离拖鞋 2~5 cm 的位置并且独立保持平衡	2
		不能捡起并且当试图尝试时需要监护	1
		不能尝试或需要帮助以避免失去平衡或跌倒	0
10. 转身向后看	双脚不要动，先向左侧转身向后看，然后，再向右侧转身向后看	能从两侧向后看且重心转移良好	4
		只能从一侧向后看，另一侧重心转移较差	3
		只能向侧方转身，但能够保持平衡	2
		当转身时需要监护	1
		需要帮助以避免失去平衡或跌倒	0

（注：评定者可以站在受试者身后手拿一个受试者可以看到的物体以鼓励其更好地转身）

11. 转身一周	请转身一周，暂停，然后再从另一个方向转身一周	能从两个方向用≤4 s 的时间安全地转一圈	4
		只能在一个方向用≤4 s 的时间安全地转一圈	3
		能安全地转一圈，但用时超过 4 s	2
		转身时需要密切监护或言语提示	1
		转身时需要帮助	0
12. 双足交替踏台阶	请将左、右脚交替放到台阶/凳子上，直到每只脚都踏过 4 次台阶或凳子	能独立而安全的站立并 20 s 内完成 8 个动作	4
		能独立站立但完成 8 个动作的时间超过 20 s	3
		在监护下不需要帮助能完成 4 个动作	2

（续　表）

评价项目	指　令	评　分　标　准	得分
12. 双足交替踏台阶	请将左、右脚交替放到台阶/凳子上，直到每只脚都踏过4次台阶或凳子	需要较小帮助能完成2个或2个以上的动作	1
		需要帮助以避免跌倒或不能尝试此项活动	0
13. 双足前后站立（如果不行，就尽量跨远，这样，前脚跟就在后脚足趾之前）	（示范给受试者）将一只脚放在另一只脚的正前方并尽量站稳	能够独立地将一只脚放在另一只脚的正前方，且保持30 s	4
		能够独立地将一只脚放在另一只脚的前方，且保持30 s	3
		能够独立地将一只脚向前迈一小步，且能够保持30 s	2
		需要帮助才能向前迈步，但能保持15 s	1
		当迈步或站立时失去平衡	0

（注：3分，步长要超过另一只脚的长度，且双脚支撑的宽度应接近受试者正常的步幅宽度）

14. 单腿站立	请单腿站立尽可能长的时间	能够独立抬起一条腿，且保持10 s以上	4
		能够独立抬起一条腿，且保持5～10 s	3
		能够独立抬起一条腿，且保持3～5 s	2
		经过努力能够抬起一条腿，保持时间不足3 s，但能够保持独立站立	1
		不能够尝试此项活动或需要帮助以避免跌倒	0

总分：0～20，须用轮椅，高危摔倒风险；21～40，辅助下步行，中度摔倒风险；41～56，完全独立，低危摔倒风险。两次评估之间的分值至少相差8分，才能说明出现了真正的变化

工具：计时秒表，尺子（≥25 cm），两把椅子（高度适中，带扶手和不带），踏板（凳子）

Berg平衡评定所需设备少，评定的内容较为全面，应用方便，可以定量地反映平衡功能，但是，具体到对每个动作评分时，则需要依据比较细致的评分标准进行，所以要求测试者能熟练掌握方可保证评定结果的准确性。虽然该检测带有定量性质，但仍属功能的综合评估，带有主观性，缺乏对平衡障碍的摇摆特点深入细致的分析。

（二）日常生活功能评定

日常生活能力（ADL）是指人们在每日生活中，为了照料自己的衣、食、住、行，保持个人卫生整洁和进行独立的社区活动所必须的一系列的基本活动。对正常人群而言，这种活动极其简单，但对于脑卒中后存在明显运动障碍的患者而言，完成ADL非常困难，而所有康复治疗最根本目的是为了提高患者的日常生活能力。ADL评定内容较多，目前常用的各种评定方法内容稍有差别。按性质和内容的不同可分3类：躯体或基本ADL（physical or basic ADL, PADL or BADL）：是指在每日生活中与穿衣、进食等自理生活及坐、行走等身体活动有关的基本活动，一般都是较粗大的、无须利用工具的动作；工具性ADL（instrumental ADL, IADL）：人们在家庭和社区独立生活中常需要操作卫生和炊事用具，使用家庭电器及一些常用工具，故称工具性ADL，反映较精细的功能；其他ADL评估：一些较新的ADL量表，除含

躯体功能外,还有记忆、注意、思维、言语等认知功能在内,后者实际上属精神功能,将来很可能单列一类。

从内容、信度、效度简明实用性等方面考虑,单纯评定基本 ADL 时宜首先选用 Barthel 指数;如尚需了解认知功能时,可选用功能独立性评定(FIM);如仅需了解 IADL,则可选用功能活动问卷(the functional activities questionary,FAQ)。

1. Barthel 指数评定量表(the Barthel index of ADL,BI)

由美国 Florence Mahoney 和 Dorothy Barthel 设计并应用于临床,世界上公认的最为常用的评估 ADL 能力的量表(表 3-33)。

表 3-33　中文版简版 BI 评定内容及记分法

日常活动项目	独立	部分独立,需较少帮助	需极大帮助	完全依赖
进食	10	5	0	0
洗澡	5	0	0	0
修饰(洗脸,刷牙,刮脸,梳头)	5	0	0	0
穿衣(包括系鞋带等)	10	5	0	0
控制大便	10	5(偶尔失禁)	0(失禁)	0
控制小便	10	5(偶尔失禁)	0(失禁)	0
用厕(包括拭净、整理衣裤、冲水)	10	5	0	0
床椅转移	15	10	5	0
平地行走 45 m	15	10	5(需轮椅)	0
上下楼梯	10	5	0	0

1) BI 指数评分标准指南

(1) 评定应记录"患者确实能做什么",而不是可能或应达到什么程度。

(2) 主要目的是确定在有无任何体力或智力帮助的情况下所获得的自理程度。因此,如需提供任何帮助则表明患者不能自理。

(3) 患者自理的程度还可通过由护士、亲属或本人所提供的最好信息和通过与患者交谈来确定。

(4) 应记录患者 24 h 内所完全的情况,虽周期较长,但为了说明问题这是需要的。

(5) 尽管无大小便失禁,昏迷者也应该评为 0 分。

(6)"中度"是指患者自己能提供所需力量的一半,只要患者无须他人帮助,虽用辅助器也可划入自理类。

2) 中文版简版 BI 评定内容解释

(1) 大便:偶尔失禁为每周<1 次。

(2) 尿:偶尔失禁为 24 h<1 次,每周>1 次。导尿患者计为尿失禁。能自行清洁导尿而无需辅助,视为能控制。

(3) 修饰:指的是个人卫生,例如洁齿(包括固定义齿)、梳头、洗脸等。

(4) 如厕自理:能去厕所或便桶处,无他人辅助能解衣或完成便后处理。

（5）进食自理：能吃任何正常食物，但不能取饭，做饭。

（6）转移：指从床上到椅子上并返回。完全依赖：需两人以上辅助，或用提升机，不能坐起；大量帮助：需两人或一人强壮且动作娴熟的人帮助；小量帮助：为保证安全需1人扶持或语言指导。

（7）步行能力：指在家中或病房周围活动，不是走远路。步行可用任何辅助器；如坐轮椅，无须辅助并能拐弯应计为能独立类；任何辅助都应由未经特殊训练者提供。

（8）穿衣自理：指在无人情况下能穿好全部适合身体的衣服。检查患者能否系扣、开闭拉锁、穿拖鞋及戴乳罩。

（9）上楼梯：必须携带任何有效的辅助器才能上楼梯者，仍视为能独自进行。

（10）洗澡自理：指无须指导能进出浴池，并自行完成整个洗澡过程。

Barthel 指数评分结果：正常总分 100 分，60 分以上者为良，生活基本自理；60～40 分者为中度功能障碍，生活需要帮助；40～20 分者为重度功能障碍，生活依赖明显；20 分以下者为完全残疾，生活完全依赖。Barthel 指数 40 分以上者康复治疗效益最大。

BI 指数因其评定简单、可信度及灵敏度高，而且可用于预测治疗效果、住院时间和预后，在康复医学中被广泛使用。但也有其使用上的缺陷，如"天花板效应"，即 BI 量表的最高分值可以存在于许多残疾患者中。因此，BI 量表不能对更高功能性水平的患者进行残疾的评价。

2. 功能活动问卷

Pfeffer 的功能活动问卷，又称 Pfeffer 门诊患者功能缺损调查表（表3-34）。FAQ 的内容，虽然也包括了部分生活自理能力，但更偏重于社会适应能力，主要适用于功能水平较好的脑卒中患者，可以判断他们能否在社会上独立生活。FAQ 是典型的 IADL，在现有 IADL 量表中其效度最高。因此，在评定 IADL 时应首先选用。

表3-34　社会功能活动问卷（FAQ）

项　　目	正常或从未做过，但能做（0分）	困难，但可单独完成或从未做过（1分）	需要帮助（2分）	完全依赖他人（3分）
1. 每月平衡收支的能力，算账的能力？				
2. 患者的工作能力？				
3. 能否到商店买衣服、杂货和家庭用品？				
4. 有无爱好？会不会下棋和打扑克？				
5. 会不会做简单的事情，如点炉子、泡茶等？				
6. 会不会准备饭菜？				
7. 能否了解最近发生的事件（时事）？				
8. 能否参加讨论和了解电视、书和杂志的内容？				
9. 能否记住约会时间、家庭节日和吃药？				
10. 能否拜访邻居、自己乘公共汽车？				
总　　分				

注：≤5分为正常；≥5分表示该患者在家庭和社区中不可能独立。

3. 功能独立性评定法(functional independence measure，FIM)

功能独立性评定法作为医学康复统一数据库(uniform data system for medical rehabilitation，UDSmr)的一部分。FIM 设计原理：建立可综合反映患者功能及独立生活能力，评估和比较患者残疾严重程度，评估各阶段治疗效果，可纵向随访，简便易行，各种评估者均可操作，不受单位和条件限制的残疾测定方法。FIM 是迄今为止被广泛运用评价患者综合功能的量表，内容共六大项，即：自我料理、括约肌控制(大小便控制)、移动能力、行走能力、交流与对社会的认识。每个项目需评价 2 个或 2 个以上的活动或项目，总共 18 项。18 项中的每一项按功能的独立性评定，分为 4 级，后来为了增加其敏感性，1987 年改为 7 级评定(表 3 - 35)。

表 3 - 35　功能独立性评定量表(FIM)

项 目				评估日期		
				年 月 日	年 月 日	备注
运动功能	自理能力	1	进食			
		2	梳洗修饰			
		3	洗澡			
		4	穿裤子			
		5	穿上衣			
		6	上厕所			
	括约肌控制	7	膀胱管理(排尿)			
		8	直肠管理(排便)			
	转移	9	床、椅、轮椅间			
		10	入厕			
		11	盆浴或淋浴			
	行走	12	步行/轮椅			
		13	上下楼梯			
	运动功能评分					
认知功能	交流	14	理解			
		15	表达			
	社会认知	16	社会交往			
		17	解决问题			
		18	记忆			
	认知功能评分					
	FIM 总分					
			评估人			

FIM功能水平和评分标准如下：

（1）独立：活动中不需他人帮助。

a. 完全独立（7分）——构成活动的所有作业均能规范、完全地完成，不需修改和辅助设备或用品，并在合理的时间内完成。

b. 有条件的独立（6分）——具有下列一项或几项：活动中需要辅助设备；活动需要比正常长的时间；或有安全方面的考虑。

（2）依赖：为了进行活动，患者需要另一个人予以监护或身体的接触性帮助，或者不进行活动。

a. 有条件的依赖：患者付出50%或更多的努力，其所需的辅助水平如下：

● 监护和准备（5分）——患者所需的帮助只限于备用、提示或帮助者和患者之间没有身体的接触或帮助者仅需要帮助准备必需用品；或帮助带上矫形器。

● 少量身体接触的帮助（4分）——患者所需的帮助只限于轻轻接触，自己能付出75%或以上的努力。

● 中度身体接触的帮助（3分）——患者需要中度的帮助，自己能付出50%～75%的努力。

b. 完全依赖——患者需要一半以上的帮助或完全依赖他人，否则活动就不能进行。

● 大量身体接触的帮助（2分）——患者付出的努力小于50%，但大于25%。

c. 完全依赖（1分）：患者付出的努力＜25%。

FIM的最高分为126分（运动功能评分91分，认知功能评分35分），最低分18分。126分＝完全独立；108～125分＝基本独立；90～107分＝有条件的独立或极轻度依赖；72～89分轻度依赖；54～71分中度依赖；36～53分＝重度依赖；19～35分＝极重度依赖；18分为完全依赖。

（三）吞咽功能评定

吞咽困难是急性脑卒中患者常见的并发症，患者发病后伴有不同程度的吞咽障碍，长期留置胃管或进食方法不当，可造成营养不良及吸入性肺炎，会对患者的预后造成很大的影响。其临床评估应当在所有其他诊断性检查（如X线荧光透视检查（VFES）俗称吞钡造影检查、电视内镜检查）之前进行。作者介绍了目前康复临床中使用较多的3种评价方法。

1. 反复唾液吞咽测试

本评估法由才藤荣一在1996年提出，是一种评定吞咽反射能否诱导吞咽功能的方法。

方法：患者取坐位，或半卧位。检查者将手指放在患者的喉结及舌骨处，让患者尽量快速反复吞咽，喉结和舌骨随着吞咽运动，越过手指，向前上方移动然后再复位，通过手指确认这种上下运动，下降时即为吞咽的完成。

观察在30 s内患者吞咽的次数和喉上抬的幅度，高龄患者30 s内完成3次即可，口干患者可在舌面沾少量水后让其吞咽，如果喉上下移动＜2 cm，则可视为异常。对于患者因意识障碍或认知障碍不能听从指令，反复唾液吞咽试验执行起来有一定的困难，这时可用蘸上冰水的棉签在口腔和咽做冷按摩，观察吞咽的情况和吞咽启动所需要的时间。

2. 洼田饮水试验

本评估方法由日本人洼田俊夫在1982年设计后提出，主要通过饮水来筛查患者有无吞咽障碍及其程度。

洼田饮水试验评定方法是：先让患者单次喝下2～3茶匙水，如无问题，再让患者像平常一样喝下 30 ml 水,然后观察和记录饮水时间、有无呛咳、饮水状况等。饮水状况的观察包括啜饮、含饮、水从嘴唇流出、边饮边呛、小心翼翼地喝等表现,饮后声音变化、患者反应、听诊情况等。

(1) 洼田饮水试验按 5 级分级进行评价记录:

Ⅰ级:可一次喝完,无呛咳;

Ⅱ级:分两次以上喝完,无呛咳;

Ⅲ级:能一次喝完,但有呛咳;

Ⅳ级:分两次以上喝完,且有呛咳;

Ⅴ级:常常呛住,难以全部喝完。

(2) 洼田饮水试验结果分析:

正常:在 5 s 内喝完,分级在Ⅰ级;

可疑:饮水喝完时间超过 5 s 以上,分级在Ⅰ~Ⅱ级;

异常:分级在Ⅲ、Ⅳ、Ⅴ。用茶匙饮用,每次喝一茶匙,连续两次均呛住属异常。

饮水试验不但可以观察到患者饮水的情况,而且可以作为能否进行吞咽造影检查的筛选标准。

3. 摄食-吞咽功能等级评定(表 3 - 36)

表 3 - 36　摄食-吞咽功能等级评定

严 重 程 度	
Ⅰ. 重度 吞咽困难或无法进行,不适合吞咽训练 无法进行口腔进食,完全辅助进食	1. 吞咽困难或无法进行,不适合吞咽训练
	2. 误咽严重,吞咽困难或无法进行,只适合基础性吞咽训练
	3. 条件具备时误咽减少,可进行摄食训练
Ⅱ. 中度 经口腔和辅助混合进食	4. 可以少量,乐趣性地进食
	5. 一部分(1~2 餐)营养摄取可经口腔进行
	6. 三餐均可经口腔摄取营养
Ⅲ. 轻度 完全口腔进食,需辅以代偿和适应等方法	7. 三餐均可经口腔摄取吞咽食品
	8. 除特别难吞咽的食物外,三餐均可经口腔摄取
	9. 可以吞咽普通食物,但需要临床观察和指导
Ⅳ. 正常	10. 摄食-吞咽功能正常

上述 3 个表都属于临床吞咽功能评价表,这些表格均采用分级的模式,与仪器检查比较而言,程序相对简便,涉及的人员较少,费用也相对低廉。这些表格在评价吞咽障碍时,需要结合使用,或者根据具体情况选择合适的表格,某些患者仅以饮水的呛咳为主要表现,吞咽食物的能力基本正常,这时就需要选择洼田饮水试验。而有的患者即有咽食物也有饮水的问题,则需要将这 3 种方法结合使用。

但这些方法也有其局限性,如并不能观察到整个吞咽经过的管道,所以不能提供口腔、咽及喉部结构与功能的某些信息;由于观察不到咽,所以不能提供吞咽所需的时间,不能了解咽的力量、压缩食团的能力或吞咽后是否有残留;由于看不到喉部,所以无法直接观察到患者是否有误吸及误吸是如何发生的,故临床评估并不是吞咽障碍评价的金标准,同时其有时还会受到环境或患者本身的限制,只能完成评价的其中一部分,如果没有准备好所有评估所需的各种性状的食物,临床只能依靠现有的条件收集部分资料,如果患者身体状态较差,则无法耐受整个检查。

(编写:张　颖　审校:杨　坚)

二、治疗方案

(一) 脑卒中偏瘫的分期

1. 急性期

患者具备以下情况者:脑卒中急性发作1~2周内,或出现颅内活动性出血或进行性脑水肿,合并严重肺部感染、泌尿道感染、败血症或重度压疮等,或出现意识障碍或功能障碍加重,出现各种重要脏器严重合并症或多器官功能衰竭;出现严重的心理-精神障碍,需转至精神科或精神专科医院治疗。

治疗方案:原发病与基础疾病治疗+早期床旁康复及家属宣教。

2. 稳定期

患者具备以下情况者:脑卒中发病急性期过后,生命体征平稳,神经科专科处理结束,脑卒中相关临床实验室检查指标基本正常或平稳、接受系统康复诊疗后仍存在中、重度的功能障碍,有并发症或合并症,如意识或认知障碍、气管切开状态(无明显感染)、急性心肌梗死(稳定期)、吞咽障碍等,需继续住院康复治疗。

治疗方案:基础疾病治疗+综合康复训练+健康教育。

3. 恢复期

患者具备以下情况者:脑卒中发病1个月以上、生命体征平稳,相关临床实验室检查指标正常;没有需要住院治疗的并发症或合并症,存在轻度功能障碍、无须住院康复治疗,可进行社区康复或居家康复。

治疗方案:门诊康复治疗/家庭康复指导+基础病治疗+健康教育。

(二) 转诊标准

1. 转到二级医院标准

脑卒中发病后进入稳定期需继续住院治疗与康复,或恢复期功能障碍处于中、重度。

2. 转到一级医院标准

脑卒中发病后进入稳定期(功能障碍为轻度且无继续住院治疗与康复需要)或恢复期经治疗后功能障碍改善至轻度。

3. 转到三级医院标准

脑卒中再发或康复期间出现严重的并发症、基础疾病或脏器功能衰竭。

(三) 各期康复训练方案

1. 急性期

1) 重度

(1) 正确姿位设计与摆放:

a. 仰卧位(图3-126):头放枕上稍偏向健侧,面部朝向患侧,枕头高度适中,胸椎不得屈曲。患侧上肢轻度外展位,患侧肩关节下方垫一个小枕使肩胛骨向凸。上肢肘关节伸展放在枕上,腕关节背伸,手指伸展,或在手心放一毛巾卷,手略高于心脏。患侧臀部下方垫一小枕,使患侧骨盆向前凸,用以防止髋关节屈曲,外旋。在腘窝下放一小枕,使膝关节屈曲 $10°\sim20°$,以防膝关节过伸,在大腿及小腿中部外侧各放一沙袋防止髋关节外展、外旋。

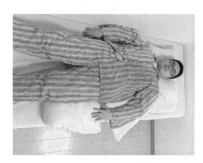

图 3‐126　正确姿位设计与
摆放:仰卧位

b. 健侧卧位(图 3‐127):患侧上肢向前伸,肩关节屈曲约 $80°\sim90°$,下方放一枕头,健侧上肢可自由摆放。患侧下肢髋、膝关节屈曲放在枕头上。健侧下肢髋关节伸展,膝关节轻度屈曲,背后挤放一枕,使躯干放松依靠其上。

c. 患侧卧位(图 3‐128):患侧肩胛带向前伸,肩关节屈曲,肘关节伸展,腕关节背伸,手指伸展。患侧下肢伸展,膝关节轻度屈曲。健侧下肢髋、膝关节屈曲,在其下方放一枕头以防压迫患侧下肢,在背部挤放一枕头,躯干放松依靠其上。

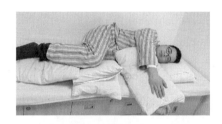

图 3‐127　正确姿位设计与摆放:健侧卧位

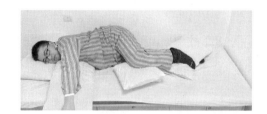

图 3‐128　正确姿位设计与摆放:患侧卧位

(注意:家属要辅助患者完成,并在生活中时刻提醒和监督患者。)

(2)病情趋于稳定者可尝试偏瘫肢体关节活动度训练:关节活动度维持训练的原则:

a. 在绝对无痛下训练,防止暴力;

b. 运动顺序从大关节到小关节,循序渐进,缓慢进行;

c. 多做一些与痉挛模式相反的运动;

d. 做肩关节时,先做一下肩胛胸壁关节的被动运动;

e. 做所有关节的全部运动模式,注意肩关节屈曲不大于 $90°$,外展不大于 $90°$,内旋、外旋不大于 $45°$;

f. 手法宜平稳、缓慢;

g. 训练时尽量避免频繁变动体位;

h. 如患者出现随意运动,应及时将被动运动变为辅助运动甚至主动运动;

i. 操作时宜从近端关节逐渐到远端关节进行。

特别指出:肩胛胸壁关节的被动运动训练:患者取坐位或健侧卧位,治疗师一手扶持患侧上肢近端,一手托住肩胛骨的下角,辅助患者完成肩胛骨的上举‐外展‐下降‐内收,完成逆时针方向运动后,根据患者情况进行相反方向的运动,之后根据患者情况逐渐减少辅助。

(3)家属宣教:正确体位的摆放,注意:由治疗师完成、护士协助。

2)中度

(1)正确姿位设计与摆放:

① 仰卧位;② 健侧卧位;③ 患侧卧位(同急性期重度)。

(2) 病情稳定者可开始关节活动度维持训练。

(3) 病情稳定者可做健侧辅助患侧的体操(详见三、运动疗法及预防保健措施):

① 健手梳头;② 捏挤患手;③ 组指上举;④ 半桥运动;⑤ 翘腿摆动;⑥ 呼吸练习。

(4) 体位变换:被动为主。

(5) 靠坐训练。

(6) 刺激技术的应用。

(7) 低频电治疗(含肌电生物反馈)。

(8) 家属宣教:① 正确体位的摆放;② 体位变换;③ 靠坐训练;④ 自助体操(同 3)。

(注意:除治疗师做外,由护士或家属协助完成。)

3) 轻度

(1) 正确姿位设计与摆放:

① 仰卧位;② 健侧卧位;③ 患侧卧位(同急性期重度)。

(2) 病情稳定者可开始关节活动度维持训练。

(3) 病情稳定者可做健侧辅助患侧的体操(详见三、运动疗法及预防保健措施):

① 健手梳头;② 捏挤患手;③ 健手击拍;④ 组指上举;⑤ 环绕洗脸;⑥ 半桥运动;⑦ 抗阻夹腿;⑧ 翘腿摆动;⑨ 直腿抬高;⑩ 手足相触;⑪ 健足敲膝;⑫ 呼吸练习。

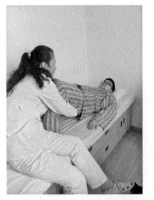

图 3 - 129　搭桥训练:
双桥训练

(4) 搭桥训练(图 3 - 129):

双桥训练:仰卧,双下肢屈髋、膝,双足全脚掌着床,双手于胸前 Bobath 握手,令其进行抬臀训练,治疗师可根据情况一手放于膝上方向下压,同时向前方牵拉,另一手扶臀助其抬起,之后使臀放下。

目的:提高骨盆及下肢控制活动,加强提高下肢负重力,抑制下肢伸肌联带,易化分离运动。

(5) 体位变换:被动→辅助:

a. 横向床上移动的训练(图 3 - 130):仰卧位,患者健足插入患足下方,辅助其下肢抬高,向一侧移动,再将臀部抬起向一侧移动,再将躯干向同方向移动。开始时,可助臀部抬起,之后可减少辅助。或双下肢屈曲,两足平放床上;治疗师一手放在膝上,边向前牵拉,边向床面按压,另一手扶臀抬起,向一侧移动,之后再放臀部。

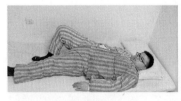

(a) 体位 1

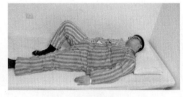

(b) 体位 2

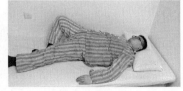

(c) 体位 3

图 3 - 130　体位变换:横向床上移动训练

b. 向患侧翻身(图 3 - 131):治疗师站于患侧,嘱患者健侧上下肢抬起并伸向对侧床面或伸向家属方向,或用健手用力抓患肩,健腿插入患腿下方和患腿同时抬起并移向健侧,或健腿屈曲,头转向患侧,同时完成躯干向患侧旋转。开始时可在治疗师协助下进行,以后可逐渐减少协助。

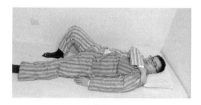

（a）体位 1　　　　　　　　　　　　（b）体位 2

图 3 - 131　体位变换：向患侧翻身

c. 向健侧翻身(图 3 - 132)：健足置于患足下方；双手 Bobath 握手,双上肢向头的方向上举(与床边垂直)；双上肢、肘伸展,在头上方做水平摆动；双上肢向健侧摆动,或用健手用力抓患肩,将患肩拉向健侧,健腿插入患腿下方,和患腿同时抬起并移向健侧,同时利用惯性将躯干上部向健侧旋转；治疗师协助骨盆旋转,完成翻身；返回,治疗师一手将患上肢保持伸展位,嘱患者肩向前伸,患下肢外展,尽量向支撑面后方移,治疗师一手协助患者的骨盆向后方旋转,加大躯干旋转角度,让后部躯干首先完成旋转后再完成躯干上部旋转。

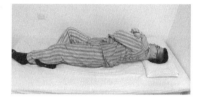

（a）体位 1　　　　　　　　　　　　（b）体位 2

图 3 - 132　体位变换：向健侧翻身

d. ① 床椅转移及搬动技巧：从床到椅：将轮椅放在患者健侧,与床成 30°至 45°夹角,控制手闸,抬起脚踏板,家属或治疗师站于患者前方,一腿置于患者两膝间,弯腰将患手放在家属或治疗师肩部,家属或治疗师的头放在患腋下,双手拉紧患者腰部,嘱健手置于家属或治疗师肩颈部,家属或治疗师双膝顶直患膝,协助患者站起后,以健腿为中心,旋转身体后转向轮椅,坐好后,放好脚踏板,放上脚。② 从椅到床：将患者的健侧的轮椅靠近床边,与床成 30°至 45°夹角,控制手闸,抬起脚踏板,家属或治疗师站于患者前方,一腿置于患者两膝间,弯腰将患手放在家属或治疗师肩部,头放在患腋下,双手拉紧患者腰部,嘱健手置于家属或治疗师肩颈部,家属或治疗师双膝顶直患膝,协助患者站起后,以健腿为中心,旋转身体后转向床,坐好。

（6）坐位训练：

a. 床上坐位、靠坐,利用枕头进行体位变化的适应性训练：从倾斜 45°,5 min 始,每日增加 10°～15°,维持 5～15 min,两项交替增大,一般 7～10 d 内达到 80°～90°,维持 30 min。

b. 正确坐位姿势的保持：

① 床上坐位(图 3 - 133)：患者躯干屈曲,患侧肩下降、后缩、内收、内旋,肘关节屈曲,前臂旋前,腕指屈曲内收,患侧下肢伸展,足跖屈内翻,这是偏瘫患者典型的痉挛体位,故坐位

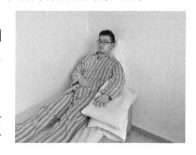

图 3 - 133　坐位训练：床上坐位

时应采取抗痉挛体位以防止或缓解痉挛的发展。尽量让患者坐直,背后放置枕头,患侧肘关节伸直,双手可防于床前桌上或双手胸前抱枕,避免患侧上肢悬吊于身边,以免引起肩关节半脱位、肩手综合征等并发症。② 轮椅/座椅的坐位(图 3-134):躯干尽量靠近椅背,背后放置枕头或一块木板以促使躯干伸展。患侧上肢放在扶手或身前的桌子上,患侧髋、膝、踝关节尽量保持 90°直角。

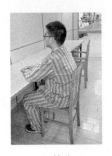 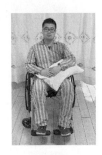 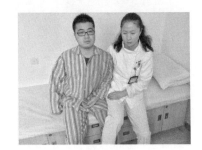

(a) 体位 1   (b) 体位 2   (c) 体位 3

图 3-134　坐位训练:轮椅/座椅的坐位

(7) 刺激技术的应用(图 3-135):用毛刷轻刷患肢前臂,胫前部,并同时用拍打、震动等手法,促使腕、踝背曲、伸肘动作出现。

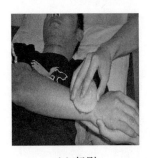 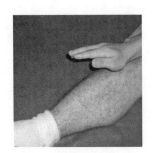 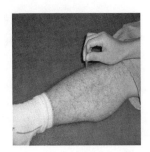

(a) 轻刷   (b) 拍打   (c) 震动

图 3-135　刺激技术的应用

(8) 低频电治疗(含肌电生物反馈)。

(9) 传统康复治疗(如针灸、推拿等)。

(10) 家属宣教:① 正确体位的摆放;② 体位变换;③ 坐位训练;④ 自助体操;⑤ 搭桥训练;⑥ 床椅转移及搬动技巧(要求同上,视情完成)。

(注意:除治疗师做外,由护士或家属协助完成。)

2. 稳定期

1) 重度

(1) 正确体位的摆放(详见急性期,重度)。

(2) 运动训练:特别指出:肩胛胸廓关节的被动运动训练:同急性期,根据患者情况逐渐减少辅助。有肌张力增高的患者,先进行牵拉运动。

A. 上肢训练

a. 上肢随意运动训练(图 3-136):患者取仰卧位,治疗师一手控制患手的远端,另一手控制患肘,分别下达"摸嘴"(屈肘)、"抬起手臂"(肩屈曲,肘伸展)、"向外伸手"(肩外展),完成以上动作以后,分别以口令"向上伸手"(伸肘)、"放下手臂"(肩下垂)、"向内收手"(肩内收)。如此反复,在过程中根据患者情况逐渐减少辅助量。当患者可自己摸到嘴后,可再进行摸头、摸对侧肩等训练。

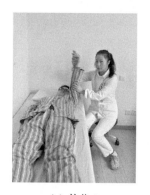 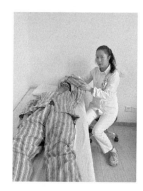

(a) 体位 1   (b) 体位 2

图 3 - 136　上肢随意运动训练

患者取仰卧位,治疗师一手控制患手的远端,另一手控制患肘,嘱屈肘从患者胸前向头上抬肩,贴近耳边后伸肘,肩外展、外旋后内收并入大腿侧,之后做反方向运动。在过程中根据患者情况逐渐减少辅助量(图 3 - 137)。

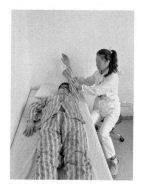 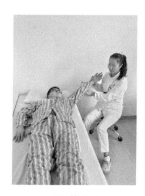 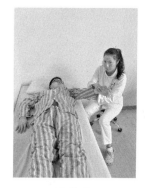

(a) 体位 1   (b) 体位 2   (c) 体位 3

图 3 - 137　上肢随意运动训练

b. 上肢分离运动训练:患者取坐位,治疗师一手扶患肩,另一手轻托患手,诱导患者完成肩屈曲、肘伸展的分离运动。之后可做相反方向的运动(图 3 - 138)。

患者取坐位,治疗师一手扶住患手置于健肩,肘上举,用肘碰触额头,之后放下,使肘碰触胸部,如此反复(图 3 - 139)。

患者取坐位,治疗师一手轻托患肘,一手扶持患手,在肩内收、内旋情况下嘱患者用患手拍健侧的肩关节,之后回到起始位,如此反复。在过程中根据患者情况逐渐减少辅助量(图 3 - 140)。

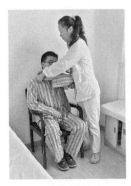
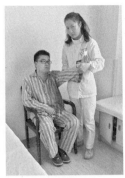

(a)体位1   (b)体位2

图3-138 上肢分离运动训练

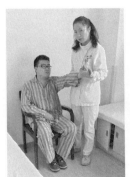
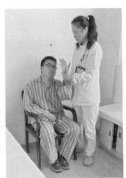

(a)体位1   (b)体位2

图3-139 上肢分离运动训练

患者面墙而立或面墙而坐,双肩屈曲90°,双肘伸展,手指伸展撑墙,用肩部力量推墙。也可患侧面墙而坐,患肩外展90°,患肘伸展,手指伸展撑墙,用肩部力量推墙(图3-141)。

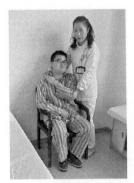
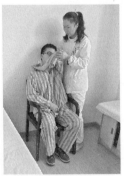

(a)体位1   (b)体位2

图3-140 上肢分离运动训练

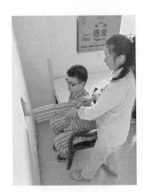
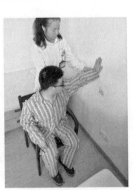

(a)体位1   (b)体位2

图3-141 上肢分离运动训练

患者取坐位或立位,利用健侧上肢带动患侧上肢上举,手心朝上,手指伸展,维持肘关节伸展,患侧躯干伸展,身体重心向患侧转移(图3-142)。

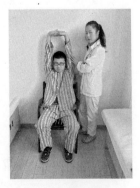
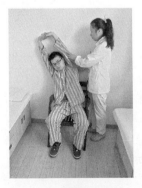
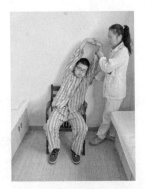

(a) 体位1   (b) 体位2   (c) 体位3

图3-142 上肢分离运动训练

c. 手指伸展动作诱发训练：治疗师一手托起患上肢，另一手使患手伸展，从患者肘关节伸肌群起始部开始，快速向指间方向滑扫，当治疗师的手指滑扫到患者的手背时，稍向下压并加速，到患者手指处时，减轻向下的压力；并迅速离开患者手指，一般如此进行 2～3 次后，可使手指伸开（图 3-143）。

治疗师一手固定患腕，使之被动掌屈，另一手扶持手指，用缓慢低沉地语音提示患者"放松、伸手"，同时缓慢协助患者完成手指伸展（图 3-144）。

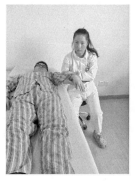

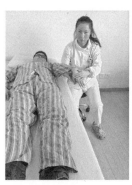
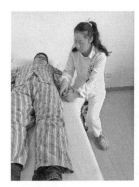
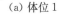
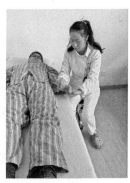

（a）体位 1　　　　（b）体位 2　　　　　　　（a）体位 1　　　　（b）体位 2

图 3-143　手指伸展动作诱发训练　　　　**图 3-144　手指伸展动作诱发训练**

治疗师一手固定患肘，使肘在胸前屈曲，一手控制患腕，嘱患者完成腕背伸动作，同时治疗师协助完成手指伸展（图 3-145）。

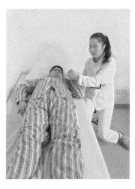
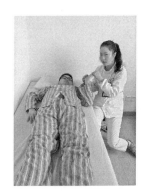

（a）体位 1　　　　　　　　　　（b）体位 2

图 3-145　手指伸展动作诱发训练

B. 下肢训练

a. 下肢随意运动训练：髋关节控制训练：患者取仰卧位，髋膝屈曲，全足底着床，治疗师坐于患者床边，用腿协助控制患足，双手距离患侧膝关节约 10 cm，嘱患者用膝碰外侧手，再返回来碰内侧手，在患者可以较好完成时，加大两手间距离，以提高难度，然后训练无辅助下的全足底着床，屈髋膝的体位控制，也可做膝伸展位的髋关节的内收和外展（图 3-146）。

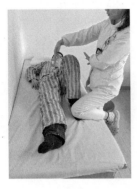
(a) 体位 1

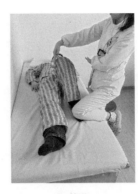
(b) 体位 2

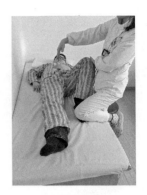
(c) 体位 3

图 3-146　髋关节控制训练

屈曲下肢易化训练：患者取仰卧位，治疗师一手控制足趾，另一手控制患膝，下达"把腿弯曲抬起来"的口令后，辅助其进行屈髋屈膝、踝关节跖屈的运动，足跟不可离床。随着患者运动功能改善，逐渐减少辅助量，直至患者可以独立完成以上动作。注意髋关节不得出现外展，外旋，治疗师拇指在踝关节下方，四指轻搭踝外侧，不可触足心（图 3-147）。

伸展下肢易化训练，与屈曲下肢易化训练相反。

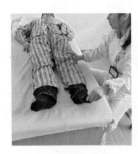
(a) 体位 1

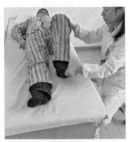
(b) 体位 2

图 3-147　屈曲下肢易化训练

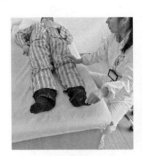
(a) 体位 1

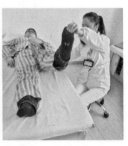
(b) 体位 2

图 3-148　患侧髋关节屈曲，膝关节伸展易化训练

b. 下肢分离运动训练：患侧髋关节屈曲，膝关节伸展易化训练：患者仰卧，练习膝关节保持伸展位的状态下髋关节屈曲，开始训练时治疗师可给予帮助，在踝关节背屈的状态下建立抬高下肢，膝关节不得出现屈曲。训练中要防止上肢和对侧出现联合反应（图3-148）。

患侧膝关节伸展，髋关节外展易化训练：患者仰卧，在膝关节保持伸展位的状况下练习下肢沿床面向外移动。能较好完成后变换体位为患侧在上方的侧卧位，练习下肢的上抬。当治疗师感到患者有较好的控制能力后，可进行在某一位置上的控制训练（图3-149）。

踝关节背屈训练：患者仰卧，将患肢髋、膝关节屈曲，在治疗师的辅助下进行踝关节背屈训练，当可以独立完成时逐渐减少髋、膝关节屈曲的角度，直至达到伸展位（图 3-150）。

患者取坐位，治疗师一手控制足趾，使踝背伸，一手控制膝关节，嘱向上抬起患腿，放于另一腿的膝上，之后再向上抬起患腿并放于地上，双下肢轮流交替做上述动作（图 3-151）。

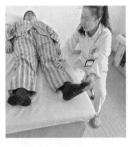
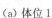
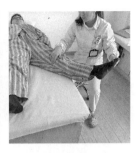

(a) 体位1　　　　　　　　(b) 体位2

图 3-149　患侧膝关节伸展,髋关节外展易化训练

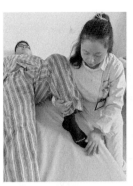
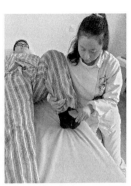

(a) 体位1　　　　　　　　(b) 体位2

图 3-150　踝关节背屈训练

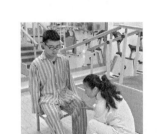
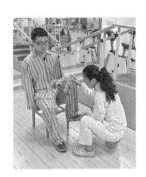
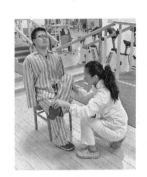

(a) 体位1　　　　　　　(b) 体位2　　　　　　　(c) 体位3

图 3-151　踝关节背屈训练

伸髋屈膝训练:俯卧位,治疗师位于患侧,一手置于患侧臀部通过手感来判断髋关节有无屈曲,另一手扶持患侧踝关节上方辅助其进行膝关节屈曲运动。动作缓慢,让患者认真体会,困难者可侧卧位做(图 3-152)。

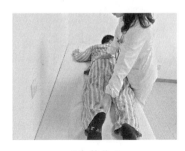
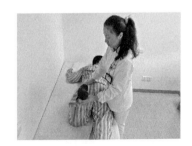

(a) 体位1　　　　　　　　(b) 体位2

图 3-152　伸髋屈膝训练

C. 搭桥训练

双桥运动:仰卧,双下肢屈髋、膝,双足全脚掌着床,双手于胸前 Bobath 握手,令其进行抬臀训练,治疗师可根据情况一手放于膝上方向下压,同时向前方牵拉,另一手扶臀助其抬起,之后使臀放下(同急性期中度)。

D. 转移训练

a. 床上转移训练(同急性期,减少辅助量)。

b. 坐位平衡训练:坐位平衡反应诱发训练如图3-153所示。

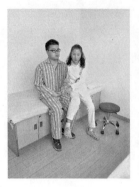
(a) 体位1

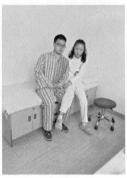
(b) 体位2

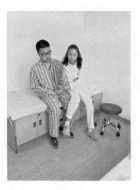
(c) 体位3

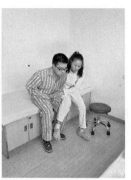
(d) 体位4

图3-153　坐位平衡反应诱发训练

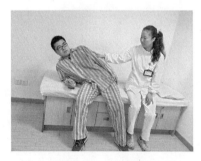

图3-154　侧方肘支撑调整训练

侧方肘支撑调整训练患者坐在治疗台上,治疗师站在台前,患者身体向一侧倾斜,直至肘关节支撑在台上,然后用自己的力量返回直立坐位。治疗师一手扶持倾斜侧的上肢进行诱导,另一手扶患者肩部并向倾斜方向轻轻推按,促进头的调整反应及健侧躯干的侧屈。患者从健侧肘支撑返回到坐位时,治疗师用手轻轻地握住患者的健手,控制在一个位置上,刺激患侧躯干的主动控制能力(图3-154)。

c. 坐起训练:从卧位到坐位及坐起训练。

向患侧翻身坐起,先向患侧翻身同急性期,然后用健腿辅助患腿移置床沿,健足勾住床沿,健手推撑床面,头部向健侧侧屈,辅助坐起(图3-155)。

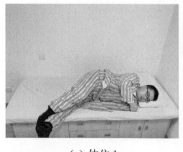
(a) 体位1

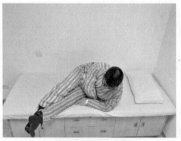
(b) 体位2

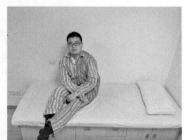
(c) 体位3

图3-155　向患侧翻身坐起

向健侧翻身坐起,先向健侧翻身同急性期,然后用健腿辅助患腿移置床沿,健足勾住床沿,健肘推撑床面,头部向健侧侧屈,辅助坐起(图3-156)。

d. 坐椅转移(同急性期,减少辅助量)(图3-157)。

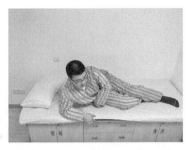 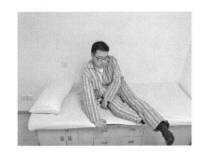

（a）体位1　　　　　　　　　　　　　（b）体位2

图3-156　向健侧翻身坐起

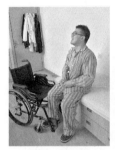 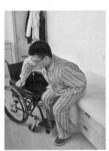 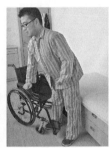 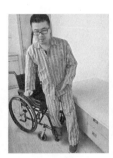 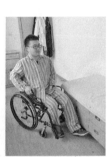

（a）体位1　　　（b）体位2　　　（c）体位3　　　（d）体位4　　　（e）体位5

图3-157　坐椅转移

床椅转移、椅椅转移时应注意：动作前先要将轮椅用刹车固定，坐好后将双足放于轮椅脚踏板上，并且治疗师和家属要在旁辅助。

床-轮椅之间的转移：轮椅放在健侧，于床成30°~45°夹角，刹住车轮，移开足托。患者健手握住轮椅外侧扶手站起，站稳后以健足为轴缓慢转动身体，使臀部对着椅子缓慢坐下。

轮椅-床之间转移：从健侧靠近床，使轮椅于床之间成30°~45°夹角，刹住车轮，移开足托。健手抓住扶手站起，站稳后，向前放到床上，以健足为轴，慢转动身体，然后坐下。

E. 站立与辅助站立训练

扶站：治疗师站于患侧，一手扶住患者腰部，辅助直腰和保护，一手扶住患者胸骨下方，辅助其挺胸（图3-158）。治疗师用一侧腘窝顶直患侧膝，辅助站立。之后可以在此姿势上做辅助下的站立下蹲。

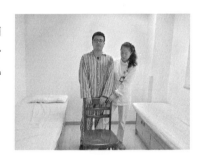

图3-158　扶站

（3）作业治疗：

a. 自助康复体操（详见三、运动疗法与预防保健）。

搭肩上举；耸肩运动；合掌夹肘；左右摆髋。

b. ADL训练（包括饮食动作、洗漱动作）。

饮食动作：进食时，以健肢使用餐具，患肢则保持在前臂负重于桌上。饮水时，以健肢紧握杯子，患肢则保持在前臂负重于桌上。一般患者多无困难，如为利手瘫痪，则根据患者的具体情况进行利手交换训练或使用自助具。常用的自助具具有万能袖袋、碟挡、带吸盘的碗和特制的筷子、勺子等（图3-159）。

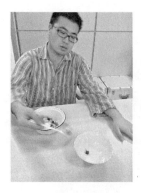

图 3 - 159　饮食动作

洗漱动作：患者自我清洁患肢可加强对患肢的意识，梳洗时，以健肢使用洁具(如牙刷、牙膏、毛巾)，患肢则保持在前臂负重的姿势。洗浴、洗脸、刷牙、洗澡都存在单手操作的困难。在卫生间洗手盆前安装固定牙刷的架子，刷牙时将牙刷固定，用健手挤牙膏。这种方法也可以解决刷洗假牙的困难。安装一个带吸盘的毛刷，用健手打香皂刷手。拧干毛巾时，可将毛巾绕在水龙头上固定，然后用健手拧干(图 3 - 160)。

c. 体位转换、转移训练(包括正确体位摆放指导，详见运动疗法中的转移训练)。

d. 上肢基本动作训练(手指抓握动作等)。

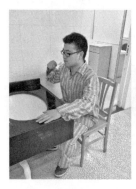

(a) 体位 1

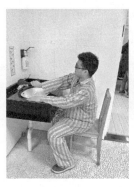

(b) 体位 2

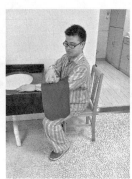

(c) 体位 3

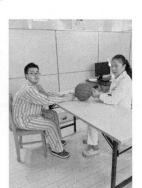

图 3 - 160　洗漱动作　　　　　　　　　图 3 - 161　上肢基本动作训练

双手在桌面上进行推球：Bobath 握手后，在桌面上向前推动球。完成肩的屈曲，肘的屈伸运动(图 3 - 161)。

站立时，用患手向前击打矿泉水瓶，水瓶的距离和瓶中水的多少可根据患者的情况来加减(图 3 - 162)。

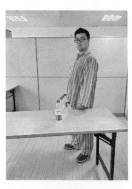

(a) 体位 1

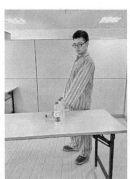

(b) 体位 2

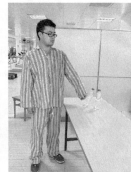

(c) 体位 3

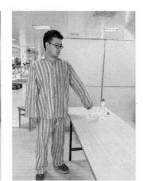

(d) 体位 4

图 3 - 162　上肢基本动作训练

在桌面上推圆柱体，患者将前臂放在圆柱体上，并向前滚动，完成肘的屈伸运动。
在地上推动巴氏球，开始时可以用双手推动，完成良好后，可用单手推动。

木钉盘(可在坐位和立位完成)双手交叉相握,或患手从木钉盘中取出木钉,然后又从其他容器中取出木钉,并将木钉插入木钉盘中。也可用矿泉水瓶代替木钉,完成肩的屈曲,肘的屈伸运动(图 3-163)。

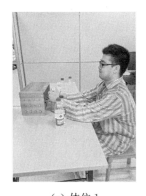 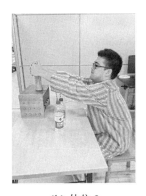 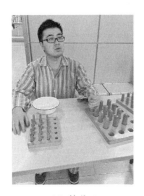

(a) 体位 1 　　　　　　 (b) 体位 2 　　　　　　 (c) 体位 3

图 3-163　上肢基本动作训练

e. 轮椅、辅助工具和矫形器的配置和使用指导。

打开与收起轮椅:打开轮椅时,双手掌分别放在轮椅的两边的横杆上(扶手下方),同时向下用力即可打开。收起轮椅时,先将脚踏板翻起,然后,双手握住坐垫终于两端,同时向上提拉。

矫形器的配置如图 3-164 所示。

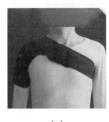 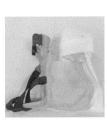 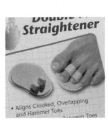 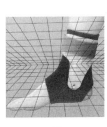 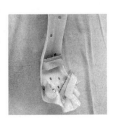

(a) 　　　　　 (b) 　　　　　 (c) 　　　　　 (d) 　　　　　 (e)

图 3-164　矫形器的配置

(4) 刺激技术的应用(同急性期)。

(5) 低频电治疗(含肌电生物反馈)。

(6) 传统康复治疗(如:中药、针灸、推拿)。

(7) 家庭康复指导:① 体位转换、转移训练(包括正确体位摆放指导)。② 站立与辅助站立训练。③ 自助康复体操:搭肩上举;耸肩运动;合掌夹肘;左右摆髋。④ ADL 训练。⑤ 轮椅使用、辅助具和矫形器的使用。

注意:除治疗师做外,平时由护士及家属帮助完成。

2) 中度

(1) 正确体位的摆放(同急性期)。

(2) 运动训练。

A. 被动牵拉抗痉挛

原则:牵拉方向与正常的关节运动方向一致。牵拉力度应缓慢施加,如有较大抵抗时,即痉挛增加,应做短暂停留后,等阻力下降后再继续。牵拉痉挛肌肉伸展性的范围,以关节活动范围为准。在牵拉的末端(即活动范围末)做5～10 s的停留,待痉挛缓解后,再缓慢回到起始位。每次牵拉数量不限,一般关节的每一个运动方向3～5次。被动牵拉后,让患者休息片刻后,痉挛缓解后,做自主训练。

被动牵拉方法:

a. 躯干的被动牵拉手法:患者呈仰卧位,治疗师立于患者一侧,被动屈曲患者的一侧或双侧下肢,用一手固定患者的一侧肩胛带,另一手固定同侧骨盆,之后缓慢地把其骨盆推向对侧。对痉挛严重者,患者取侧卧位,治疗师立于患者的背侧,身体尽可能靠近患者肢体,把患者双腿屈曲,治疗师一肘内侧作用于患者肩胛带前部,另一肘的外侧作用于同侧骨盆后部,然后肩胛带向内,骨盆向外用力牵拉(图3-165)。

b. 上肢的被动牵拉方法:牵拉肩关节的伸展肌群,取仰卧位,先把肱骨头还原于关节盂内,以肩关节的中心为轴心,治疗师一手固定患者的上臂,另一手固定腕关节,把患者的上臂向对侧腰部进行肩关节的屈曲运动(图3-166)。

牵拉肩关节的内收肌群,基本动作同:①a,只不过做肩关节的外展,注意肩关节外展约90°时肱骨需有外旋(图3-167)。

c. 手部的被动牵拉,肘关节保持伸展位,被动的腕关节背伸,治疗师四指控制患者的大鱼际,同时拇指使患者拇指外展外旋,患者的其余4指自然伸展,治疗师用另一手再轻轻伸展患者其余4指(图3-168)。

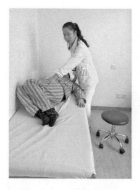 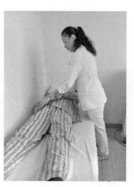 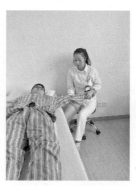 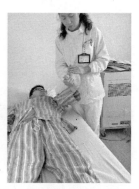

图3-165　躯干的被动　　图3-166　牵拉肩关节的　　图3-167　牵拉肩关节的　　图3-168　手部的被动
　　　　　牵拉手法　　　　　　　　伸展肌群　　　　　　　　内收肌群　　　　　　　　牵拉

d. 下肢被动牵拉方法:被动牵拉髋关节的屈曲肌群(图3-169),患者取仰卧位,治疗师面对患者跪立于床尾,被动屈曲患者的下肢(屈髋屈膝),一手固定该侧膝关节前部,缓慢用力把膝关节推向患者胸前,另一手同时把对侧大腿固定于床面,双侧轮流交替。痉挛严重者,可取俯卧位,下屈患侧膝关节,治疗师一手把患侧骨盆固定在床上,另一手缓慢抬起患侧膝关节,如需长时间牵拉,可在患者膝关节下方放一沙袋,然后双手同时作用于骨盆用力下压。

牵拉髋关节内收肌(图3-170),与牵拉髋关节屈曲肌群体位一致,屈髋屈膝下,治疗师一手固定踝关节于床面,另一手压于该膝关节的内侧,做髋关节的外展。

被动牵拉髋关节内旋(图3-171),患者取坐位或仰卧位,屈髋屈膝均为90°,固定好患者的大腿,始终保持与躯干垂直,缓慢把患者小腿沿髋膝所形成的轴进行旋外牵拉。

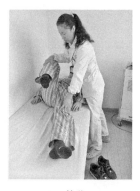 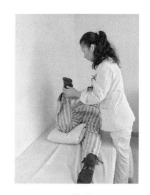 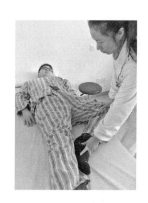

（a）体位1　　　　　　　（b）体位2

图3-169　被动牵拉髋关节的屈曲肌群　　　　　图3-170　牵拉髋关节内收肌

被动牵拉腘绳肌，患者取仰卧位，脚放在治疗师的肩上，治疗师用双手控制患侧膝关节，保持伸展，缓慢地做直腿抬起，运动末梢停留5～10 s后回到起始位，或者治疗师一手控制跟腱，前臂抵住患者足底，保持踝关节背伸，另一手控制患者的膝关节，缓慢地做直腿抬起，运动末梢停留5～10 s后回到起始位（图3-172）。

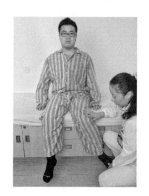 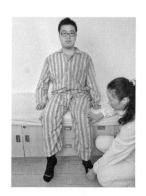 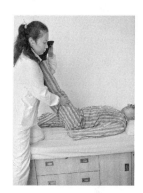

（a）体位1　　　　　　　（b）体位2

图3-171　被动牵拉髋关节内旋　　　　　图3-172　被动牵拉腘绳肌

跟腱牵拉，治疗师一手固定患者的踝关节，另一手把足放于掌心，用手紧握足跟后，用前臂作用于患足外侧足底，缓慢用力向患者头部方向牵拉，痉挛严重者应站立斜板，对墙弓步站立和足跟不离地的下蹲姿势保持（图3-173）。

B. 上肢训练

a. 上肢随意运动训练（同恢复期重度）。

b. 上肢分离运动训练（同恢复期重度）。

c. 上肢的控制训练：患者取仰卧位，治疗师一手控制患手的远端，另一手控制患肘，使肘关节伸展，命令肩关节屈曲90°时停留，并在该角度停留10 s左右，如果能够完成，可逐步减小肩关节屈曲的角度，再在任意角度进行运动或停止。

d. 手指伸展动作训练（同恢复期重度）。

C. 下肢训练

a. 下肢随意训练（同恢复期重度）。

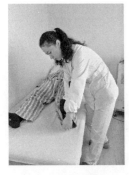

图 3-173 跟腱牵拉

b. 下肢分离训练(同恢复期重度)。

c. 下肢控制训练:患者取仰卧位,治疗师一手控制足趾使踝关节背伸,另一手控制膝关节,防止膝关节过伸,髋关节外旋,嘱直腿抬高在任意角度运动或停止。膝关节的控制训练患者取仰卧位,治疗师一手控制足趾使踝关节背伸,另一手控制膝关节,将大腿固定于床面,嘱膝关节伸或屈,在任意角度,运动或停止。膝关节不能伸时可叩击股四头肌腱,不能屈曲时叩击腘绳肌肌腱。或患者取仰卧位,治疗师一手固定患大腿于床面,一手控制患足趾,作膝关节的屈、伸,再完成较好后,嘱在任意角度运动或停止(图 3-174)。

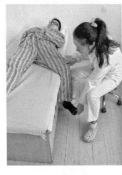

(a) 体位 1   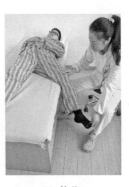
(b) 体位 2

图 3-174 膝关节的控制训练

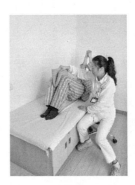
(a) 体位 1   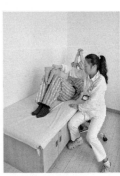
(b) 体位 2

图 3-175 髋关节的控制训练

髋关节的控制训练患者取仰卧位,双髋、膝屈曲,全足着床,在双膝间放一张纸,之后嘱患者做双桥运动,再臀部抬高后停留数秒,同时不可让纸落下(图 3-175)。

D. 搭桥训练

a. 双桥运动(同恢复期重度)。

b. 单桥训练:仰卧,健下肢交叉放于患下肢上,使患下肢全足面着床,之后同上(图 3-176)。

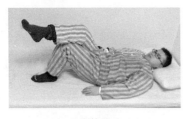
(a) 体位 1

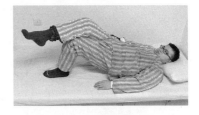
(b) 体位 2

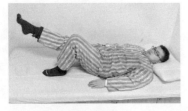
(c) 体位 3

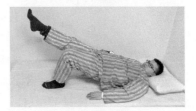
(d) 体位 4

图 3-176 单桥训练

E. 转移训练

a. 床上转移训练(同恢复期重度,但减少辅助量)。

b. 坐位平衡训练(同恢复期重度,但减少辅助量)。

从卧位到坐位及坐起训练(同恢复期重度,但减少辅助量);座椅转移(同恢复期重度,但减少辅助量)。

c. 从坐位到立位的训练:从立位到坐位的训练患者取坐位,双足全脚掌着地,开始利用练习球令患者双手扶球身体重心前移,治疗师可协助患手扶球,并向前滚动球体,完成躯干屈曲;待患者消除重心前移的恐惧后,把高凳置于患者面前,令患者双手交叉,在双侧髋关节屈曲下重心前移,双手拄在凳面上,头部前伸超过足尖,治疗师立于患侧,一手协助固定患侧膝关节并向前移动,使膝关节超过足尖,另一手从患者腰后扶持健侧大转子,在协助向上抬起臀部的同时确保患者身体直立、重心向患侧转移,防止健侧代偿;起立时身体重心前移,患侧下肢充分负重,完成动作的过程中,患者不得低头,起立后防止膝关节过伸展或是伴有踝关节跖屈内翻的髋关节向后方摆动。

d. 从立位到坐位的训练与上方法相同,顺序相反(图 3 - 177)。

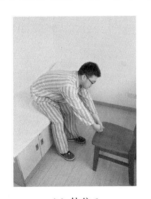 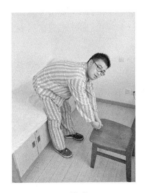 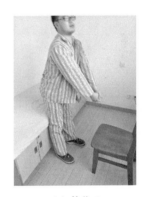

(a) 体位 1　　　　　　(b) 体位 2　　　　　　(c) 体位 3

图 3 - 177　从立位到坐位的训练

F. 站立训练

a. 扶站(同恢复期重度,但减少辅助量)。

b. 站立下蹲(图 3 - 178)。

(3) 作业治疗:

A. 自助康复体操(详见三、运动疗法和保健预防)

搭肩上举、耸肩运动、合掌夹肘、翘腿运动、左右摆髋、夹腿屈曲。

B. ADL 训练(包括起居动作、饮食动作、洗漱动作、更衣动作)

a. 起居动作包括:患侧坐起、健侧坐起、坐到站、站到坐、床椅转移、椅椅转移(要求均同运动训练)。

b. 饮食动作、洗漱动作:(要求同恢复期重度的 ADL 训练,但减少辅助量)。

c. 穿上衣动作:穿上衣方法:先穿患侧,将上衣拉到肩部,袖口尽量上提,穿入健手袖口,用健手整理,系扣(图 3 - 179)。

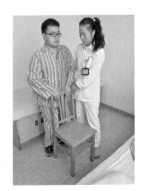

图 3 - 178　站立下蹲

d. 脱衣方法：先脱患侧的肩部，再脱健侧，最后脱患侧。

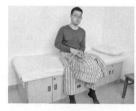 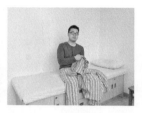 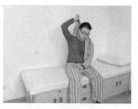 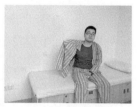

（a）体位1　　（b）体位2　　（c）体位3　　（d）体位4

图3-179　穿上衣动作

C. 体位转换、转移训练

包括正确体位摆放指导同运动训练。

D. 上肢基本动作训练（手指抓握动作、手指精细动作、利手交换动作等）（图3-180）

a. 双手在桌面上进行推球：（同恢复期重度的ADL训练，但要增加难度）。

b. 站立时，用患手向前击打矿泉水瓶，水瓶的距离和瓶中水的多少可根据患者的情况来加减。（同恢复期重度的ADL训练，但要增加难度）。

c. 在桌面上推圆柱体，患者将前臂放在圆柱体上，并向前滚动，完成肘的屈伸运动。（同恢复期重度，但要增加难度）。

d. 在地上推动巴氏球，开始时可以用双手推动，完成良好后，可用单手推动。（同恢复期重度，但要增加难度）。

e. 木钉盘（同恢复期重度的ADL训练，但要增加难度）。

双手交叉相握，或患手从木钉盘中取出木钉，然后又从其他容器中取出木钉，并将木钉插入木钉盘中。也可用矿泉水瓶代替木钉，完成肩的屈曲，肘的屈伸运动图（同恢复期重度，但要增加难度）。

患手从木钉盘中取出木钉，在手中翻转后再插入原位。完成了伸手、握、放、旋前、旋后的训练。也可用杯子代替木钉。

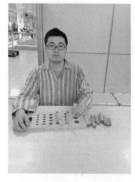 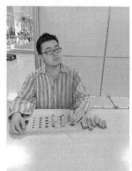 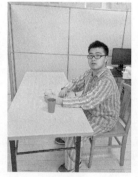 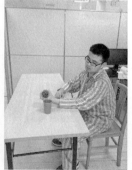

（a）体位1　　（b）体位2　　（c）体位3　　（d）体位4

图3-180　上肢基本动作训练

E. 眼、手的协调训练反应训练

a. 坐位，患上肢负重，用健侧上肢进行木钉盘等活动，通过道具摆放位置的变化，练习身体重心转移时上肢的支撑力（图3-181）。

b. 用患手固定尺子，健手用笔画线（图 3 - 182）。

F. 轮椅训练、辅助工具和矫形器的配置和使用指导（同恢复期重度）

自己操纵轮椅：向前推时，操纵前先将刹车松开，身体向后坐下，眼看前方，双手向后伸，稍屈肘，双手紧握轮环的后半部分；推动时，上身前倾双上肢同时向前推并伸直肘关节当肘完全伸直后，放开轮环，如此重复进行。对一侧肢体功能正常，另一侧功能障碍（如偏瘫），一侧上下肢骨折等，可以利用健侧上下肢同时操纵轮椅。方法如下：先将健侧脚踏板翻起，健足放在地上，健手握住手轮。推动时，健足在地上向前踏步，与健手配合，将轮椅向前移动（图 3 - 183）。

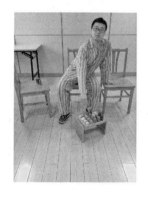 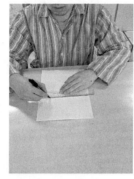 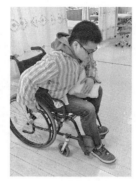 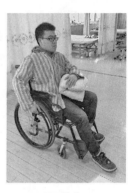

（a）体位 1　　　　　（b）体位 2

图 3 - 181　眼、手的协调　　图 3 - 182　眼、手的协调　　　图 3 - 183　自己操纵轮椅
　　　　　训练反应训练　　　　　　　　训练反应训练

（4）刺激技术的应用：同急性期。

（5）低频电治疗：含肌电生物反馈。

（6）传统康复治疗：如：中药、针灸、推拿。

（7）家庭康复指导：① 体位转换、转移训练（包括正确体位摆放指导）。② 站立训练。③ 拄拐步行。④ 自助康复体操：搭肩上举、耸肩运动、合掌夹肘、翘腿运动、左右摆髋、夹腿屈曲。⑤ ADL 训练。⑥ 轮椅应用、辅助具和矫形器的使用。

注意：除治疗师做外，平时由家属协助完成。

3）轻度

（1）正确体位的摆放。

（2）运动训练：

A. 被动牵拉抗痉挛

同恢复期重度。

B. 上肢训练

a. 上肢随意运动训练（同恢复期重度）。

b. 上肢分离运动训练（同恢复期重度）。

c. 上肢的控制训练（同恢复期中度）。

d. 手指伸展动作训练（同恢复期重度）。

C. 下肢训练

　　a. 下肢随意训练(同恢复期重度)。

　　b. 下肢分离训练(同恢复期重度)。

　　c. 下肢控制训练(同恢复期中度)。

　　d. 患肢负重训练：端坐位，手指用分指板伸展。坐位，将患上肢全手撑椅；肘伸展，肩外展、外旋、躯干正直位，利用健手扶患手支撑，保持肘伸展，利用自身重心移向患侧的重力，以抗痉挛。疼痛严重者，可将患手置于两腿之间进行负重按压(图3-184)。

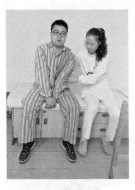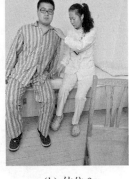　　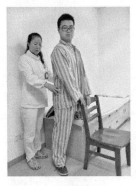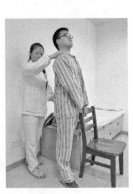

　　(a) 体位1　　　　(b) 体位2　　　　　　(a) 体位1　　　　(b) 体位2

　　图3-184　患肢负重训练　　　　　　　**图3-185　单腿跪立训练**

D. 下肢站立负重训练

下肢负重，跪位，坐位等，卧位患下肢在下，双腿交叉，臀抬起，治疗师从背后扶持患侧大转子处。

a. 单腿跪立训练：患膝跪于床上，健腿在床下做前屈后伸动作(图3-185)。

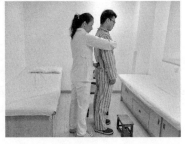　　　　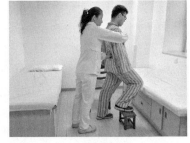

　　　　(a) 体位1　　　　　　　　　　　　(b) 体位2

　　　　　　图3-186　患侧单腿站立

　　b. 单腿站立：患侧单腿站立，面前摆放20 cm高的低凳，将健侧下肢踏在上面，治疗师一手下压，向前推患侧骨盆，辅助髋关节伸展，另一手置于健侧躯干，协助将重心转移到患侧，然后返回原处。随着平衡能力的提高可增加踏凳的次数、延长负重时间和增加凳子的高度。治疗师一手置于患者背部，另一手置于胸骨下方，辅助患者躯干伸展，提高躯干上部的稳定性。注意：骨盆完成前后倾运动时，双侧膝关节角度不变；骨盆运动使腰椎出现屈曲、伸展时，胸椎应保持稳定；重心向患侧转移，骨盆运动不得终止，健侧下肢抬起完成骨盆前后倾运动时，髋、膝关节不得摆动，以免出现代偿而妨碍患侧躯干肌的运动(图3-186)。

　　c. 患腿站立，健手扶杠，或双手握棒，治疗师协助握棒，使患腕背伸，患足放于治疗球上，患足随着球的前后滚动而运动。

E. 搭桥训练

a. 双桥运动：同稳定期重度。

b. 单桥训练：同稳定期中度。

c. 髋内收、外展训练：双下肢屈髋、膝，健下肢中立位，治疗师一手放在患膝外 10 cm 处，嘱患者患膝向外展触治疗师的手后再返回。治疗师一手放在患膝内 10 cm 处，嘱患者患膝向内收触治疗师的手后再返回。

F. 转移训练

床上转移训练（同急性期，减少辅助量）。

从卧位到坐位及坐起训练（同稳定期重度，独立完成）。

坐椅转移（同稳定期重度，减少辅助量）。

从坐位到立位的训练（同稳定期中度，独立完成）。

G. 坐位平衡训练

a. 坐位平衡反应诱发训练（同稳定期中度）。

b. 侧方肘支撑调整训练（同稳定期中度）。

c. 跪位平衡训练让患者在肋木前取跪位，双手握住肋木保持身体稳定，治疗师在后面协助控制骨盆，调整姿势，在维持正确姿势的情况下，逐渐放开双手，使患者达到独立跪位。治疗师根据患者的情况或给予协助或施加外力破坏其平衡，诱发患者的调整反应。当患者能独立跪位时，练习单腿跪位，治疗师控制患者的双肩，用膝关节调整患者骨盆的位置，使其髋关节充分伸展，躯干保持正直。为了进一步提高跪位平衡水平，治疗师可在其身后握住双侧踝关节上抬，使患者完成双膝关节支撑；在患者仍能维持平衡的情况下，双侧小腿被动地完成上下交替运动，提高患者跪位平衡的水平。练习跪位步行时治疗师用手控制患者肩部，使躯干出现政策的旋转（图 3 - 187）。

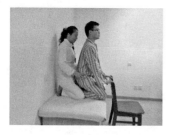 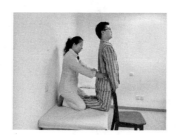 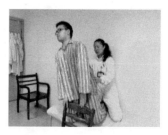

（a）体位 1　　　　　　（b）体位 2　　　　　　（c）体位 3

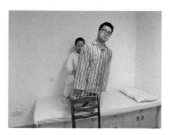 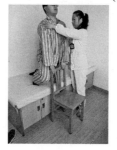

（d）体位 4　　　　　　（e）体位 5

图 3 - 187　跪位平衡训练

H. 站立训练

a. 扶站：同稳定期重度，减少辅助量。

b. 站立下蹲：同稳定期中度，减少辅助量。

c. 立位平衡（镜前）：立位骨盆前后倾斜训练，双膝屈 20°，治疗师双膝控制下肢呈外展、外旋位，一手置于患者臀部，一手置于患者下腹部，协助骨盆完成前后倾运动。随着骨盆前后倾运动幅度的加大，体重逐渐向患侧下肢转移，前后倾的同时，慢慢抬起健下肢（图 3-188）。

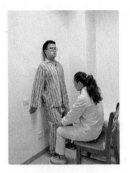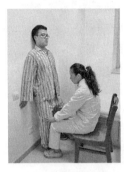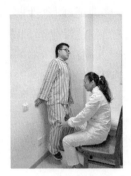

（a）体位 1　　　　　　（b）体位 2　　　　　　（c）体位 3

图 3-188　立位骨盆前后倾斜训练

I. 步行训练

拄拐（建议用 4 脚拐）步行：3 点步：杖—患足—健足（图 3-189，拄拐 3 点步）；2 点步：杖和患足同时出—健足（图 3-190 拄拐 2 点步）。训练中还需注意重点训练稳定性，在此基础上提高步行的耐力和速度。

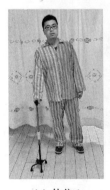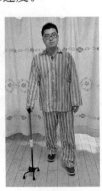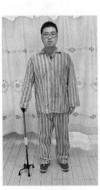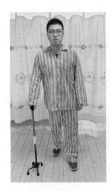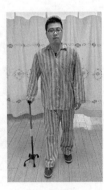

（a）体位 1　　（b）体位 2　　（c）体位 3　　　　　（a）体位 1　　（b）体位 2

图 3-189　拄拐 3 点步　　　　　　　　图 3-190　拄拐 2 点步

（3）作业治疗：

A. 自我康复体操（详见三、运动疗法与预防保健）

搭肩上举、对角击掌、耸肩运动、合掌夹肘、抗阻伸肘、翘腿运动、左右摆髋、夹腿屈曲、单腿半桥。

B. ADL 训练

a. 起居动作：患侧坐起、健侧坐起、坐到站、站到坐、床椅转移、椅椅转移（均同上述运动训练)。

　　b. 饮食动作与洗漱动作：(均同恢复期重度的训练方式,但减少辅助量)。

　　c. 穿脱上衣动作：(同恢复期中度,但减少辅助量)。

　　d. 穿裤子动作：在床上,先穿患腿,再穿健腿;从坐位变为仰卧位做搭桥动作;用健手将裤子向上拉;用健手整理(图3-191)。在坐位时,先穿患侧;再穿健侧;起立后用健手整理。

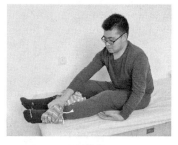 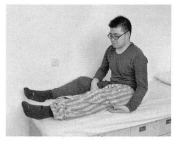 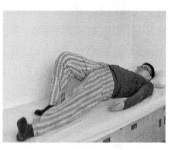

(a) 体位1　　　　　　　　　　(b) 体位2　　　　　　　　　　(c) 体位3

图3-191　穿裤子动作

　　e. 入厕动作：入厕时,以健肢退下或拉高裤子和清洁,患肢则保持在前臂负重的姿势。

　　f. 入浴动作：洗澡时,以健肢穿脱衣服,使用洁具(如肥皂、毛巾、水龙头、花洒)清洁身体,可加强患者对患肢的重视,谨记保持患肢在浴椅或大腿上;洗澡时可以利用长柄海绵刷子洗背部。

　　C. 体位转换、转移训练

　　包括正确体位摆放指导,同运动训练。

　　D. 上肢基本动作训练

　　双手协调动作、手指抓握动作、手指精细动作、利手交换动作等同恢复期中度,但增加难度。

　　E. 眼、手的协调反应训练(图3-192)

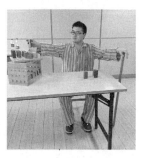 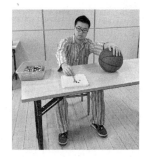

(a) 体位1　　　　　　　　　　(b) 体位2

图3-192　眼、手的协调反应训练

　　a. 坐位,患上肢负重,用健侧上肢进行木钉盘等活动,通过道具摆放位置的变化,练习身体重心转移时上肢的支撑力。(同稳定期中度,但增加难度)

　　b. 用患手固定尺子,健手用笔画线。(同稳定期中度,但增加难度)

　　c. 用患手固定球或棍子,健手做运动。

F. 轮椅应用、辅助具和矫形器的配置和使用指导

a. 打开于收起：同稳定期重度。

b. 自己操纵轮椅上斜坡时，保持上身地前倾，重心前移，其他方法同平地推轮椅。如果上坡时轮椅后倾，很容易发生轮椅后翻。上斜坡时，保持上身地前倾，重心前移，其他方法同平地推轮椅。如果上坡时轮椅后倾，很容易发生轮椅后翻。（同稳定期重度）

c. 矫形器的配置：同稳定期重度。

（4）刺激技术的应用：同急性期。

（5）低频电治疗：含肌电生物反馈。

（6）传统康复治疗：如：中药、针灸、推拿。

（7）家庭康复指导：

① 体位转换、转移训练（包括正确体位摆放指导）。② 站立训练。③ 拄拐步行。④ 自助康复体操：搭肩上举、对角击掌、耸肩运动、合掌夹肘、抗阻伸肘、翘腿运动、左右摆髋、夹腿屈曲、单腿半桥。⑤ ADL 训练。⑥ 轮椅应用、辅助具和矫形器的使用。

注意：除治疗师做外，平时由家属协助完成。

3. 恢复期

1）重度

A. 运动疗法

（1）站立或辅助站立练习：单腿站立及下蹲训练（图 3‐193）。

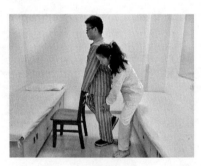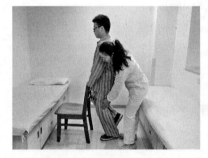

（a）体位 1　　　　　　　　　　　（b）体位 2

图 3‐193　单腿站立及下蹲训练

（2）平衡杠内站立中心转移训练（图 3‐194）：

a. 患者立于平衡杠内，双下肢支持体重，双膝关节轻度屈曲（约 15°），双手扶杠嘱患者慢慢下蹲，下蹲时双膝不可超过足尖，助躯干及骨盆中立，治疗师一手控制骨盆，一手控制胸或腹，之后缓慢站直伸膝。过程中，此动作完成好后，做下蹲后重心移向患侧，然后重心再回到中间，伸膝抬起，如此反复。此过程中患足是始终全足着地。

b. 患侧下肢负重站立，患者手扶杠，健侧下肢侧方放一方凳，使健下肢伸展，将足放于凳上（不负重），治疗师一手置于患髋协助保持伸展位，另一手置于健侧腰部，诱导体重向患肢移动，抬起健足并保持。当在无辅助下可完成时，治疗师一手可维持患腕背伸，手指伸展，利用胸部控制患上肢伸展、外展另一手置于患者腋下，使患上肢外展、外旋，健足反复内收、外展。

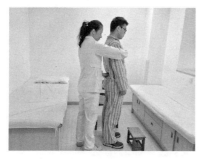
(a) 体位1

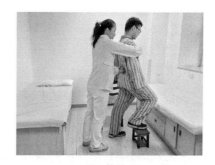
(b) 体位2

图 3 - 194　患侧下肢负重站立

c. 患足在前弓部训练(图 3 - 195),患足全足着地在前,患足屈膝弓步,膝部不超过足尖,健足在后,健髋充分伸展,健膝伸展,健踝背伸,之后患膝伸展之后又屈曲,过程中重心中立,躯干中立,患髋不得出现旋转。之后可前后换腿弓步练习(图 3 - 196)。

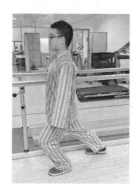
图 3 - 195　患足在前弓部训练

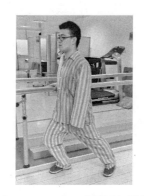
图 3 - 196　患足在后弓部训练

(3) 步行训练:拄拐及辅助步行训练(尽量独立完成)。

B. 作业治疗

(1) 自助康复体操(详见三、运动疗法与预防保健):左右击锤、手膝相拍、手足拍打、下肢划圈、侧位踩踏、敲击跟膝、床边摆腿。

(2) 家庭 ADL 指导:包括起居动作、饮食动作、洗漱动作、穿上衣动作同恢复期,减少辅助量,尽量独立完成。

(3) 轮椅、矫形器、拐杖、助行器的选择、辅助和使用(同恢复期,减少辅助量,尽量独立完成)。

C. 低频电治疗

采用低频电进行治疗。

D. 传统康复治疗

如:中药、针灸、推拿。

E. 家庭康复指导

(1) 站立或辅助站立练习。

(2) 拄拐及辅助步行训练。

（3）自助康复体操（详见三、运动疗法和预防保健）：① 左右击锤；② 手膝相拍；③ 手足拍打；④ 下肢划圈；⑤ 半桥踏步；⑥ 侧位踩踏；⑦ 敲击跟膝；⑧ 旋转屈曲；⑨ 床边摆腿。

（4）ADL训练、轮椅、矫形器和拐杖、助行器的使用。

注意：经治疗师指导后平时由家属帮助完成。

2）中度

A. 运动疗法

（1）站立练习：

a. 单腿跪立训练、单腿站立训练（均同稳定期轻度，减少辅助量）。

b. 患下肢摆动训练（图3-197）：髋关节伸展、膝关节屈曲、踝关节。背屈患者立于平衡杠外，用健手扶杠。双脚前后分开，患侧在后。当患侧下肢向前摆动时，为了防止骨盆上抬和下肢"画圈"步态，必须练习髋关节伸展状态下膝关节在尽量靠近健侧膝关节的同时屈曲放松，骨盆向下，踝关节背屈，前脚掌着地。在此姿势的基础上治疗师用手辅助患侧踝关节不得出现外旋同时下达"抬腿"的口令，在患者抬腿的过程治疗师始终协助患者踝关节防止出现跖屈内翻。如患者完成难度较大，可先练习前脚掌着地，踝关节背屈，膝关节小范围的屈伸运动（图3-199）。

c. 健下肢摆动，患下肢支撑训练（图3-198）。

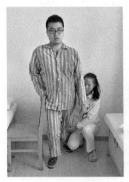 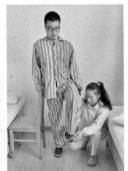 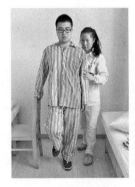 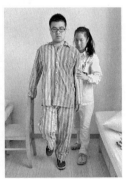

（a）体位1   （b）体位2   （a）体位1   （b）体位2

图3-197   患下肢摆动训练   图3-198   健下肢摆动，患下肢支撑训练

d. 髋关节屈曲、膝关节伸展、踝关节背屈这是患侧下肢从摆动中期到摆动后期的主要运动模式。治疗师将手置于患足拇趾趾腹并将前足部向上抬起，使踝关节背屈足跟着地，维持前足部不出现跖屈动作。治疗师指示患者重心向前移动，髋关节充分伸展，膝关节不得出现过伸展（图3-199）。

e. 取立位在平衡杠内，治疗师在患侧，一手置于患侧膝关节上方辅助髋关节保持伸展位，另一手扶持患侧踝关节上方辅助其进行膝关节屈曲运动，反复练习。此运动模式对行走中正确地将患肢从支撑期向摆动期过渡具有重要作用（图3-200）。

f. 平衡杠内站立中心转移训练（同稳定期中度，减少辅助量）。

（2）步行训练：

a. 挂拐步行训练（同稳定期，加大步长，减少辅助量）。

b. 上、下台阶训练（图3-201、图3-202）。

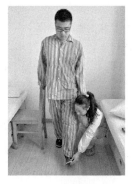

图 3－199　髋关节屈曲、
膝关节伸展、
踝关节背屈

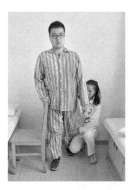

图 3－200　髋关节后伸、
膝关节屈曲

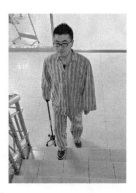

图 3－201　上台阶训练

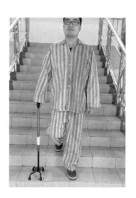

图 3－202　下台阶训练

B. 作业治疗

（1）自助康复体操（详见三、运动疗法与预防保健）：① 左右击锤；② 手膝相拍；③ 手足拍打；④ 下肢划圈；⑤ 侧位踩踏；⑥ 敲击跟膝；⑦ 床边摆腿。

（2）手指精细动作强化训练：手指体操：握展训练、对掌训练、对指训练、摇手训练、绕腕训练。

（3）家庭 ADL 指导：包括起居动作、饮食动作、洗漱动作、入厕动作、穿上衣动作（同稳定期，减少辅助量，尽量独立完成）。

（4）轮椅、矫形器、拐杖、助行器的选择、辅助和使用：同稳定期，减少辅助量，尽量独立完成。

C. 低频电治疗

含肌电生物反馈。

D. 传统康复治疗

如：中药、针灸、推拿。

E. 家庭康复指导

（1）站立练习。

（2）拄拐步行训练、上下台阶训练。

（3）自助康复体操：左右击锤、手膝相拍、手足拍打、下肢划圈、侧位踩踏、敲击跟膝、床边摆腿。

（4）手指体操。

（5）ADL 训练、轮椅、矫形器和拐杖、助行器的使用。

注意：经治疗师指导后平时由家属辅助完成。

3）轻度

A. 运动训练

（1）站立练习（同稳定期的中度，但减少辅助量）。

（2）平衡杠内站立重心转移训练（同恢复期中度，但减少辅助量）。

（3）步行训练：拄拐步行或脱拐步行（同稳定期中度，但加快步速）。

（4）特殊步行：

a. 控制双肩步行训练（图 3-203）：治疗师位于患者身后，双手轻轻搭在患者肩上，当患肢处于支撑期，健侧下肢摆动时，在足跟着地前肩胛骨向后方旋转，可以防止足外旋。当患肢处于摆动期时，治疗师诱发患者双上肢呈对角线方向有节奏地自然摆动可使躯干旋转，为出现正常步态创造条件。

b. 控制骨盆步行训练（图 3-204）：治疗师双手置于患者骨盆两侧，用拇指或掌根抵住臀部，使髋关节伸展、骨盆后倾。在健侧下肢处于摆动期时，治疗师协助将体重转移到患足，防止膝关节过伸展，并维持患肢稳定的支撑，同时协助患者将重心缓慢地向前方移动。当患侧下肢处于摆动期时，髋、膝关节放松，足跟向内侧倾斜，即髋关节外旋。治疗师将患侧骨盆向前下方加压，防止骨盆上抬，并协助其向前方旋转。

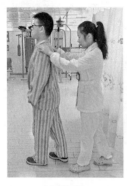
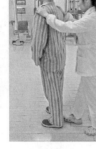
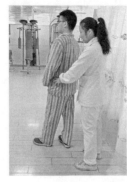
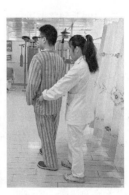

（a）体位 1　　　　（b）体位 2　　　　　　　（a）体位 1　　　　（b）体位 2

图 3-203　控制双肩步行训练　　　　　　图 3-204　控制骨盆步行训练

c. 向患侧横向迈步训练：治疗师立于患侧，一手置于患侧腋窝，使患侧躯干伸展，另一手置于健侧骨盆，使患者身体重心移向患肢，然后嘱患者健侧下肢从患肢前方横向迈出。患侧下肢从健侧下肢后方，向患侧方迈出。治疗师可用旋转躯干和骨盆的方法协助动作的完成，当步行能力改善时，逐渐减小旋转的角度（图 3-205）。

d. 向健侧横向迈步训练：治疗师一手置于患侧骨盆，另一手放在健侧肩部，前者协助调整躯干的姿势，后者协助身体重心的转移。令患侧下肢在健侧下肢前方横向迈步，迈出的患足要与健足平行。再将健侧下肢向健侧方向迈出。治疗师也可将双手置于骨盆处，协助控制身体的平衡和重心的转移，用上肢协助患者控制躯干的伸展（图 3-206）。

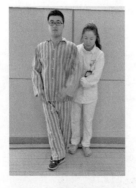
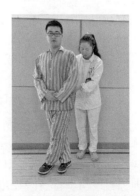

图 3-205　向患侧横向迈步训练　　　　　图 3-206　向健侧横向迈步训练

e. 倒退步训练：患者一手扶住治疗台上，将患侧下肢放松，由治疗师辅助，将膝关节、踝关节屈曲向后方迈一小步。如此反复练习，当无抵抗感时，指示患者健手离开治疗台，独立完成，治疗者的辅助量逐渐减小。健侧、患侧交替练习，达到稍加辅助就可完成的水平时，开始学习倒退步行，治疗师一手置于下腹部使躯干前屈，另一手置于骨盆的后面保持骨盆水平，并将重心向后诱导，患者按以上要领完成倒退步行。

f. 上下台阶训练（同恢复期的中度，尽量独立完成）。

B. 作业训练

（1）自我康复训练体操：① 左右击锤；② 手膝相拍；③ 手足拍打；④ 下肢划圈；⑤ 半桥踏步；⑥ 侧位踩踏；⑦ 敲击跟膝；⑧ 旋转屈曲；⑨ 床边摆腿。

（2）手指精细动作强化训练：

a. 手指体操：握拳训练、分指并指训练、数数训练、对掌训练、对指训练、摇手训练、拍手训练、绕腕训练。

b. 眼、手的协调反应训练：拍球、运球、串珠子等（图 3 - 207）。

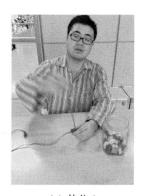
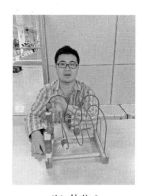

（a）体位 1　　　　　　　　　　　　　（b）体位 2

图 3 - 207　眼、手的协调反应训练

（3）家庭 ADL 指导：包括起居动作、饮食动作、洗漱动作、入厕动作、更衣动作、入浴动作同稳定期，减少辅助量，尽量独立完成。

（4）体位转移训练（同稳定期，减少辅助量，尽量独立完成）。

（5）轮椅、矫形器、拐杖、助行器的选择、辅助和使用（同稳定期）。

C. 低频治疗

含肌电生物反馈。

D. 传统康复治疗

如：中药、针灸、推拿。

E. 家庭康复指导

（1）站立练习。

（2）挂拐或脱拐步行训练、上下台阶训练。

（3）自助康复体操：① 左右击锤；② 手膝相拍；③ 手足拍打；④ 下肢划圈；⑤ 半桥踏步；⑥ 侧位踩踏；⑦ 敲击跟膝；⑧ 旋转屈曲；⑨ 床边摆腿。

（4）手指体操。

（5）ADL 训练、轮椅、矫形器和拐杖、助行器的使用。

注意：经治疗师指导后平时由家属辅助或患者自己完成。

（撰写：乔　蕾，杨　坚　审校：杨　坚）

三、运动疗法和预防保健

在以往的脑卒中康复过程中，患者对在医院或门诊的康复治疗都非常重视，却往往忽视了患者回到家庭后的治疗和生活应用。即使到现在，也没有人能肯定脑卒中偏瘫患者的恢复或重新获得实用运动功能究竟需多长的时间；当患者从门诊或者出院康复后，如何适应家庭的日常生活活动与开展持久的康复训练对其疗效巩固尤为重要。在机构康复期间，患者已学会正确的翻身、穿衣、梳洗等日常生活动作，如何在回到家中后，将这些在机构内恢复或重新获得的运动功能运用于实际生活中呢？如何通过平时应用具有治疗性的日常生活活动，使他们在无治疗师的帮助下保持活动能力，并不断取得进步、逐渐实现真正的日常生活独立呢？为此我们对脑卒中偏瘫患者设计了一套适合在病房或在家中开展的自我运动与日常生活活动的偏瘫康复体操，患者或社区康复治疗师可根据患者疾病的不同时期与功能状况进行选择性应用，持之以恒的练习，将收到明显的康复效果。

（一）急性期自助康复体操

1. 健手梳头（图 3 - 208）

头转向患侧，用健侧手从健侧额部开始向头后颈部梳理；要求手指紧压头皮，缓慢向后推动，重复 20 次。

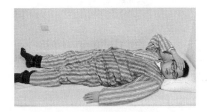 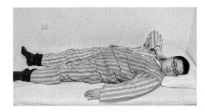

（a）体位 1　　　　　　　　　　　（b）体位 2

图 3 - 208　健手梳头

目的：患侧颈部肌群抗阻运动，按摩和刺激病侧头颅。

2. 捏挤患手（图 3 - 209）

用健侧手将患侧手臂置于胸前，用健手拇指、示指沿患侧各手指两边由远端向近端捏挤，并在手指近端根部紧压 20 s，每个手指重复 5 次。

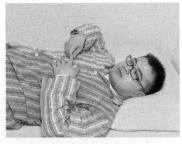 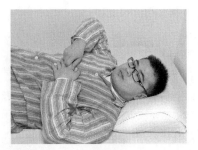

（a）体位 1　　　　　　　　　　　（b）体位 2

图 3 - 209　捏挤患手

目的：感觉输入，促进血液循环，预防水肿、疼痛，预防肩手综合征。

3. 健手击拍(图3－210)

将患侧手臂置于胸前，用健侧手掌从患侧肩部沿上肢外侧拍打至手部，往返进行20次。如果衣服较厚，可握拳叩击。

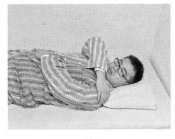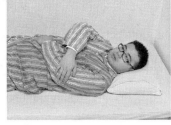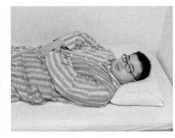

（a）体位1　　　　　　　（b）体位2　　　　　　　（c）体位3

图3－210　健手击拍

目的：感觉输入，促进血液循环，促进瘫痪肌肉的收缩，预防水肿、疼痛，预防肩手综合征。

4. 组指上举(图3－211)

用健侧手与患手交叉于胸前，患手拇指压在健手拇指上，然后健手带动患手用力前举或上举过头，直至两肘关节完全伸直，保持10 s后复原，重复20次。

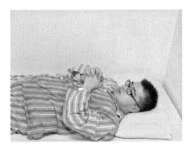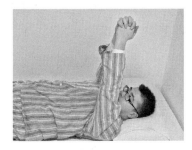

（a）体位1　　　　　　　　　　　（b）体位2

图3－211　组指上举

目的：促进瘫痪肌肉的收缩。

5. 环绕洗脸(图3－212)

将健手抓住患手使其伸展，然后在健手带动下在脸部作顺向和逆向模仿洗脸的动作，重复10次。

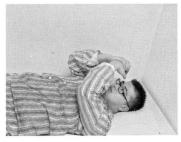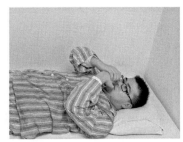

（a）体位1　　　　　　　　　　　（b）体位2

图3－212　环绕洗脸

6. 半桥运动(图 3 - 213)

两上肢伸展置于体侧,两下肢取屈髋、屈膝位,可用枕或由家属或治疗人员将患侧下肢固定或患腿翘于健膝上,然后尽量抬臀离开床面,保持 10 s,重复做 5~10 次。注意不应有屏气动作。

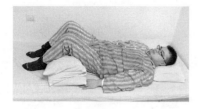 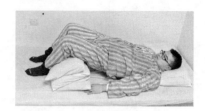

(a) 体位 1   (b) 体位 2

图 3 - 213 半桥运动

目的:腰背臀肌训练,下肢支撑和控制训练,为站立提供基础。

7. 抗阻夹腿(图 3 - 214)

两下肢屈髋、屈膝,两足支撑于床面,由他人固定患腿,然后让健腿内旋向患腿靠拢,同时由他人在间隙内侧施加一定的阻力,以增强完成抗阻夹腿力量,重复 20 次。

目的:髋膝踝的控制,预防和纠正髋外旋、踝内翻和踝下垂。

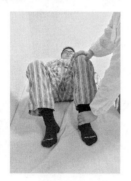 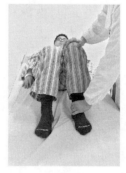

(a) 体位 1   (b) 体位 2

图 3 - 214 抗阻夹腿

8. 翘腿摆动(图 3 - 215)

患腿被动屈髋屈膝支撑,由他人固定于足部,健腿翘于患膝上,在健腿的带动下向左、右摆

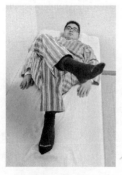 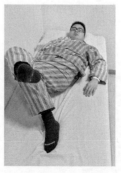 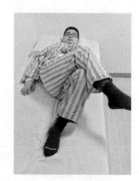

(a) 体位 1   (b) 体位 2   (c) 体位 3

图 3 - 215 翘腿摆动

动髋部,活动中要求健腿对患腿起固定作用,重复 20 次。

目的：负重感觉输入,髋膝踝的控制,腰背臀肌训练。

9. 直腿抬高(图 3 - 216)

健侧下肢伸直位抬高 30°,保持 10 s,也可将健腿托住患腿做直腿抬高,重复 5 次。

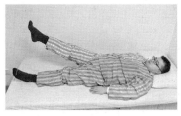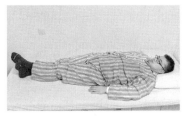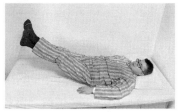

|　　(a) 体位 1　　　|　　(b) 体位 2　　　|　　(c) 体位 3　　|

图 3 - 216　直腿抬高

目的：髋的分离运动,膝的伸直控制。

10. 手足相触(图 3 - 217)

用健侧手去触及患侧足背,重复进行 10 次。

目的：诱发腹肌及患下肢的运动,拉伸患侧腰背肌。

11. 健足敲膝(图 3 - 218)

用健侧足跟敲击患侧膝,从膝下沿小腿前外侧由上向下至足外侧来回敲打 10 次。

目的：感觉刺激,促进胫前肌的收缩。

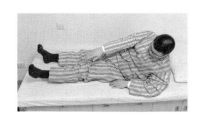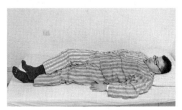

|　　　　　　　　　　　　　　　　　|　　(a) 体位 1　　　|　　(b) 体位 2　|

图 3 - 217　手足相触　　　　　　　　　　　　**图 3 - 218　健足敲膝**

12. 呼吸练习

(1) 腹式呼吸：吸是鼓腹；呼是吸腹。

(2) 用力吸气,让患者腰紧贴床面。

(3) 在仰卧位下做缓慢的深呼气和深吸气运动。

目的：有助提高心脏负荷,促进胸腹腰背肌的运动。

(二) 稳定期自助康复体操

1. 搭肩上举(图 3 - 219)

患侧上肢向前上举,要求肘关节充分伸展。如力量较差,可用健手固定患侧肘后再做此动作,也可将健侧上肢向前平举,让患侧手掌沿健侧肩部向手部来回转换,每个动作重复 10 次。

目的：肘关节分离动作诱发。

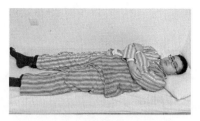
(a) 体位 1

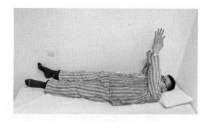
(b) 体位 2

图 3 - 219　搭肩上举

2. 对角击掌（图 3 - 220）

患侧上肢取外展侧上举位，掌心朝上，健侧上肢向前平举，让患侧上肢渐向健侧肢体靠拢，同时用力击掌，重复做 10 次。

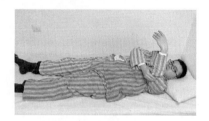
(a) 体位 1

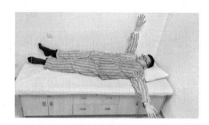
(b) 体位 2

图 3 - 220　对角击掌

目的：促进肩的内收、前屈，手指的伸展。

3. 耸肩运动（图 3 - 221）

双肩同时向前向上耸起，并做环绕运动，重复做 20 次。

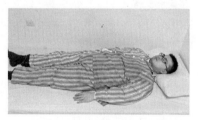
(a) 体位 1

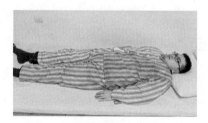
(b) 体位 2

图 3 - 221　耸肩运动

目的：促进肩胛带的运动，预防和改善肩脱位并缓解痉挛。

4. 合掌夹肘（图 3 - 222）

双手合掌置于额前，然后分别做两肘夹紧及分开运动，重复 10 次（在坐位和卧位均可做）。

目的：诱发肩的内收和外展的分离运动。

5. 翘腿运动（图 3 - 223）

健腿屈髋屈膝支撑于床面，将患腿翘于健膝上，如患腿伸肌张力较高（有肌痉挛），让患腿取弯曲状态置于膝上和放下。完成上述动作困难者，可将健腿取伸直位，然后患腿置于健膝或小腿上并放下，重复 10 次。

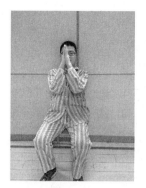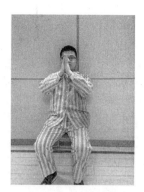

(a) 体位 1　　　　　　　(b) 体位 2

图 3 - 222　合掌夹肘

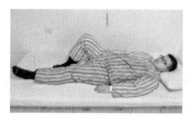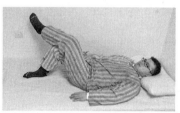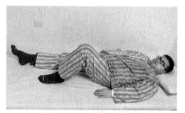

(a) 体位 1　　　　　　(b) 体位 2　　　　　　(c) 体位 3

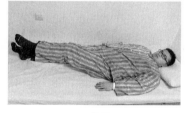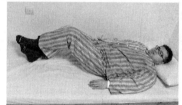

(d) 体位 4　　　　　　(e) 体位 5

图 3 - 223　翘腿运动

目的：屈髋屈膝，髋内收训练，预防和缓解下肢伸肌痉挛。

6. 左右摆髋（图 3 - 224）

双腿弯曲，靠拢支撑于床面，分别向左右两边摆动髋部，重复 10 次。

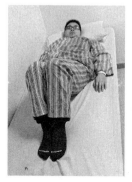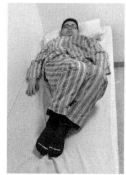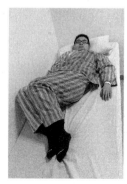

(a) 体位 1　　　　　　(b) 体位 2　　　　　　(c) 体位 3

图 3 - 224　左右摆髋

目的：髋膝踝的控制，拉伸躯干肌，缓解痉挛。

7．夹腿屈曲（图 3-225）

双腿伸直靠拢，然后同时屈髋、屈膝，要求足跟紧贴床面移动，再充分弯曲后，双足抬起，双膝向腹部靠拢。如果患腿力量不足，则将患足置于健足上完成这一动作，重复 10 次。

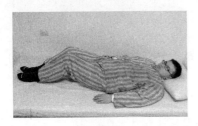
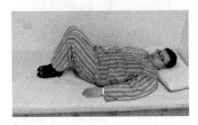

（a）体位 1　　　　　　　　　　　　（b）体位 2

图 3-225　夹腿屈曲

目的：髋膝踝的控制。

8．单腿半桥（图 3-226）

双上肢伸展置于体侧，患腿屈髋、屈膝，足撑于床面，健腿伸直抬高 30°～40°，或翘在患膝上，用力抬臀伸髋，并保持 10 s，重复 10 次。

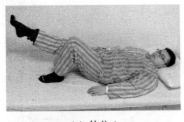
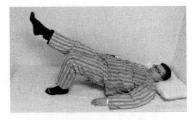

（a）体位 1　　　　　　　　　　　　（b）体位 2

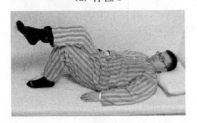
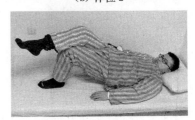

（c）体位 3　　　　　　　　　　　　（d）体位 4

图 3-226　单腿半桥

目的：髋膝踝的控制，腰腹臀背肌的控制。

9．抗阻伸肘（图 3-227）

健侧上肢弯曲置于胸前，患手与健手对掌并用力前推，以达到患侧肘关节充分伸展。要求健手给予相反方向的阻力，重复做 10 次。

目的：肘的分离运动，肩部的控制，手指的伸展，腕的背伸。

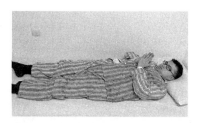
(a) 体位 1

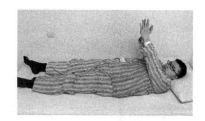
(b) 体位 2

图 3 - 227 抗阻伸肘

(三) 恢复期自助康复体操

1. **左右击锤**(图 3 - 228)

一侧上肢向前平举,手握拳,掌心向上,另一侧手握拳,在体侧做画圈击锤动作,并握拳敲击另一侧拳,然后交换动作,交替进行 10 次。

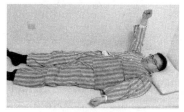
(a) 体位 1

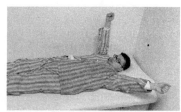
(b) 体位 2

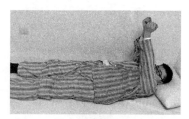
(c) 体位 3

图 3 - 228 左右击锤

目的:肩部环绕。

2. **手膝相拍**(图 3 - 229)

双上肢置于体侧,下肢作屈髋屈膝踏步动作,用一侧手举起去拍打对侧膝部,然后换另一侧手重复上述动作,交替进行 20 次。

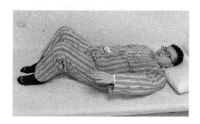
(a) 体位 1

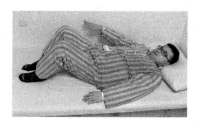
(b) 体位 2

图 3 - 229 手膝相拍

目的:步行动作诱发。

3. **手足拍打**(图 3 - 230)

两上肢伸直于体侧,掌心朝下,两侧手腕紧贴床面,双手交替在床面上打拍,然后两下肢弯曲,足跟紧贴床面,做左右交替击拍动作;也可在坐位或立位下双手、双足交替拍打桌面或地面。可重复进行直至疲劳。

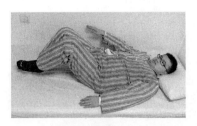 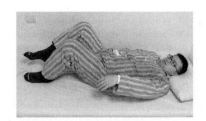

（a）体位1　　　　　　　　　　　　（b）体位2

图 3-230　手足拍打

目的：腕和踝背伸分离运动。

4. 下肢划圈（图 3-231）

取仰卧位、坐或立位，两侧下肢足跟紧贴床面或地面，交替做划圈动作，重复10次。

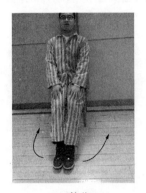 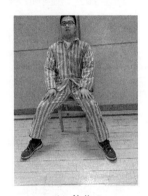 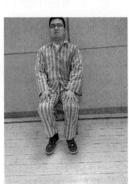

（a）体位1　　　　　　　　　（b）体位2　　　　　　　　　（c）体位3

图 3-231　下肢划圈

目的：下肢控制。

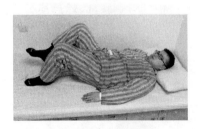

图 3-232　半桥踏步

5. 半桥踏步（图 3-232）

取仰卧位，在前面半桥运动的基础上，双下肢弯曲支撑抬臀位下，双足交替抬起做踏步运动，重复10次。

目的：下肢和骨盆的控制。

6. 侧位踩踏（图 3-233）

取健侧卧位，患腿做从前向后划圈踏自行车的运动或在坐位下踏踩自行车，重复20次。

目的：下肢控制。

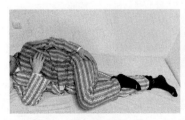 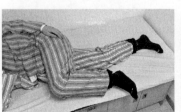 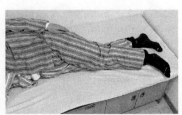

（a）体位1　　　　　　　　　（b）体位2　　　　　　　　　（c）体位3

图 3-233　侧位踩踏

7. 敲击跟膝（图 3-234）

取卧位或坐位，健腿充分伸展，患足跟从健膝沿小腿外侧至足外侧敲击，往返 10 次（同初期第 11 节，由患腿完成动作）。

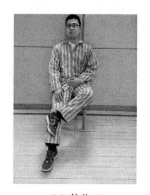 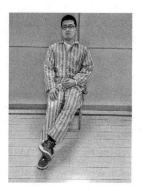

（a）体位 1　　　　　　　　　　　　（b）体位 2

图 3-234　敲击跟膝

目的：下肢控制。

8. 旋转屈曲（图 3-235）

取卧位，患侧下肢屈髋，屈膝，以足支撑于床面，将髋外旋放到膝部，腿外侧贴于床面，再做髋内旋回到开始时的支撑位，然后伸直下肢，重复进行 20 次。

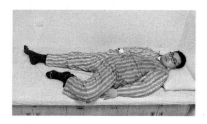 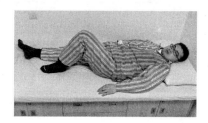

（a）体位 1　　　　　　　　　　　　（b）体位 2

图 3-235　旋转屈曲

目的：下肢控制。

9. 床边摆腿（图 3-236）

取卧位，患腿取外展位，将小腿于床沿自然下垂于屈膝 90°位（注意屈膝时避免屈髋），然后进行膝屈伸的小腿摆动活动，重复 20 次。

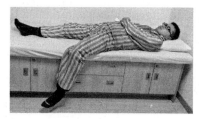 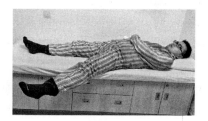

（a）体位 1　　　　　　　　　　　　（b）体位 2

图 3-236　床边摆腿

目的：膝屈伸控制。

（四）脑卒中患病的风险自测

对脑卒中，大多数人都认为是不可避免的。实际上，在引起死亡和残疾的各种原因中，脑卒中是最可能预防的一种。因此了解一个人患脑卒中的风险性大小，可通过脑卒中风险评估表（表3-37）来帮助判断其脑卒中的患病风险。

表3-37 脑卒中风险评估表

个 人 情 况	评分		分 数
	有（是）	无（不是）	
1. 您的直系亲属（父母、兄弟姐妹、叔伯姑姨）中有没有人中风？	1分	0分	
2. 您现在的年龄　　＜55岁 　　55～65岁 　　＞65岁	1分 2分 3分		
3. 您的血压上面的数字（收缩压或高压）是不是一直＞160 mmHg？	4分	0分	
4. 您吸烟吗？	3分	0分	
5. 您是不是在吸烟的同时还服用避孕药？	5分	0分	
6. 您是不是曾经得过下列任何一种疾病：心肌梗死，因心脏病引起的胸痛，冠状血管狭窄，下肢动脉狭窄，充血性心衰？	3分	0分	
7. 您有没有心房纤颤的病史？	3分	0分	
8. 您有没有糖尿病？	2分	0分	
9. 您是不是喜欢运动？	0分	1分	
10. 对问题5、6和7中的任何一个或多个回答"是"？	5分	0分	

总分＜6（≤5）分，风险很低；总分6～10分，低到中度风险；总分11～15分，中到高度风险；总分＞15分，风险很高。

（五）脑卒中的预防保健

（1）凡有中风倾向的人应该提高预防中风意识。

（2）预防中风首先就是要控制高血压，并保持血压稳定在一定范围内。

（3）如遇到一过性脑缺血发作（征兆），应立即去医院检查、治疗，而中风的发作往往是在一过性脑缺血发作后2～4周内。

（4）重视对糖尿病、心脏病、动脉硬化等疾病的治疗，这些都是中风的发病基础。

（5）坚持适当运动与锻炼，可以给身体带来很多益处，还可以控制体重。

（6）将食盐的摄入量限制在每日5 g左右，少吃甜食和动物脂肪，多吃含钾食物，鱼类、豆制品、蔬菜、瓜果等。

（7）吸烟绝对有害，不要酗酒，少喝含咖啡因的饮料。

（8）培养乐观的情绪病，并学会自我控制情绪，要心胸开阔，心地宁静，保持心理健康。

（9）定期去检查身体，至少半年一次，以便早掌握身体状况变化，预防疾病发生。

（10）每天保证7～8 h睡眠时间。

（六）脑卒中后的预防保健

（1）脑卒中疾病患者回归家庭和社会后，要继续功能训练，以维持和促进功能进一步的恢复。

（2）预防复发。再次复发时，病死率和致残率将明显上升。预防复发的关键是要做到有规律地生活，避免疲劳，避免暴怒，心情舒畅。控制血压、血糖、血脂、烟酒等风险因素。

（3）定期进行身体检查，适当使用一些预防性药物。

参考文献

［1］Brandstater M E. Basic aspects of impairment evaluation in stroke patients. Chino N, Melvin J I, ed al. Functional of Stroke Patients. New York：Springer-Verlag，1996,9－18.

［2］Duncan P W, Badke M B. Strokerehabilition：The recovery ofmotor control ［M］. Chicago：Year Book M edical Publishers, Inc, 1987,199：217.

［3］Carr J H. Shepherd R B. Nordholm L, et al. Investigaion of a new motor assessment scale for stroke patients ［J］. Phys Ther, 1985,65(2)：175：80.

［4］Levin M F, Hui Chan C W Y. Are Hand stretch reflexes in hemiparesis reproducible and correlated with spasticity? ［J］Journal of Neurology, 1993,240：63－71.

［5］Bobath B. Adult Hemiplegia Evaluation and Treatment ［M］. 3rd ed. Oxford：Heinemann Medical Books,1990.

［6］Berg K O. Wood D S. Williams J T, et al. Measuring balancein the elderly：preliminary development of aninstrument ［J］. Physiother Can, 1989,41：304－311.

［7］Wade D T, Collin C. The Barthel ADL Index：a standard measure of physical disability? ［J］. Int Disabil Stud, 1988,10：64－67.

［8］State University of New York At Buffalo. Guide for the Uniform Data Set for Medical Rehabilitation (Acute FIM). Version 4. 0. Buffalo,1993.

［9］李俊樱,窦祖林.吞咽功能的功能性检查进展［J］.中华物理医学及康复杂志,2003,25：505－508.

［10］O'Neil K H, Purdy M, Falk J, et al. The effect of bolus wiscosity On swallowing function in neutogenic dysphagia ［J］. Aliment Phamacol Ther, 2006,24：1385－1394.

［11］McHoney C A, Bricker D E, Robbine J, et al. The SWAL QQL outcomes tool for oropharyngenl dyaphagia in adults ［J］. Ⅱ Item reduction and preliminary scaling Comment in Dysphagia, 2000,15：134－135.

［12］帕特里夏.循序渐进——偏瘫患者的全面康复治疗［M］.刘钦刚,译.北京：华夏出版社,2007,3.

［13］纪树荣.运动疗法技术学.北京：华夏出版社,2004,9.

［14］王刚,王彤.临床作业疗法学［M］.北京：华夏出版社,2005.

［15］于兑生,恽晓平.运动疗法与作业疗法［M］.北京：华夏出版社,2012.

［16］中国康复医学会专家.常用康复治疗技术操作规范［M］.卫生部医政司,2012.

［17］黄晓琳,尤春景.康复医学临床指南［M］.北京：科学出版社,2006.

［18］卫生部国际交流与合作中心,中国疾病预防控制中心健康教育所.心脑血管疾病社区健康教育手册［M］.北京：化学工业出版社,2006.

［19］杨坚,乔蕾,朱琪,等.个体化主动康复对脑卒中偏瘫患者运动功能和日常生活活动能力的影响［J］.中国康复医学杂志,2007,22(6),514－517.

（撰写：乔　蕾　杨　坚　审校：杨　坚）

第四章
常用物理治疗方法

一、定义

物理治疗是指应用自然界中及人工的各种物理因子作用于人体,以治疗和预防疾病的一门学科,简称理疗。狭义的物理治疗仅指应用各种人工的物理因子作用于患病机体,引起机体的一系列生物学效应,使疾病得以康复。广义的物理治疗涵盖了各种物理因子以及各种替代疗法。

物理因子种类很多,大致可分为两大类:大自然的物理因子,如日光、海水、空气、矿泉等;人工产生的物理因子,如电、光、声、磁、热、冷、水等。

二、基本分类

常用物理治疗方法分以下几种:

(1) 电疗法:① 直流电及药物离子导入疗法;② 低频电疗法;③ 中频电疗法;④ 高频电疗法。

(2) 光疗法:① 红外线疗法;② 紫外线疗法;③ 激光疗法;④ 可见光线疗法。

(3) 超声波疗法和冲击波疗法。

(4) 冷疗和温热疗法。

(5) 磁疗法。

(6) 水疗法。

(7) 生物反馈疗法等。

三、作用机制

1. 反射作用

物理因子作用于机体时,可引起机体的各种感受器的兴奋,其冲动传至脊髓、皮质下中枢、大脑皮质,经分析综合后,传回反应器,产生各种反应。

物理治疗在很多情况下,要经过数次治疗(即一个疗程),才能够形成条件反射,而且理疗的场所、时间、环境及工作人员等也可作为条件刺激物。多次理疗形成条件反射,可加强效果。

2. 体液作用

物理因子可引起体液的多种变化,如短波或超短波作用于脑垂体,可促进肾上腺皮质激素分泌增多,使肾上腺素分泌增加。紫外线照射后,可使组氨酸变成组胺及类组胺类物质,可改善血循环,改善组织营养,改变机体的反应性。

3. 直接作用

直接作用包括对机体组织器官的直接作用和对致病因子的直接作用。

四、注意事项

物理治疗要收到预期的效果,除了考虑病情和病程以及患者机体状态外,应正确掌握物理因子的种类、剂量以及使用方法,并根据治疗的进展及时调整,方能收到较好的效果。

1. 部位

根据不同疾病选择物理因子的种类后,应首先决定采用什么部位,是行局部治疗还是行反射疗法,然后根据各部位的敏感性考虑物理因子剂量的大小。

2. 时间、频度和疗程

时间是构成治疗剂量的第 1 因素,时间的长短同剂量成正比;频度是影响治疗剂量的另一因素。物理治疗应用一两次往往不见效果,一般要连续治疗多次,而每次治疗间隔的时间因物理因子种类而不同;疗程的长短同样影响治疗效果,疗程的间歇期尚应考虑物理因子的痕迹效应(后作用)。

3. 环境、条件和休息

物理治疗时应尽可能做到定时、定床、定机器和定工作人员,尽量减少环境和条件的变化,加强物理因子的作用。治疗后的休息即可维持物理因子的治疗效应,延长其作用时间,又有利于预防疾病,如热疗后感冒的预防。

4. 综合应用

综合应用几种物理因子可以提高疗效、缩短病程,但需注意物理因子应用的顺序、配伍的禁忌,过多过频的应用可能导致事倍功半。

5. 掌握禁忌证

多数物理因子无绝对禁忌证,但有的物理因子可促使疾病恶化,应严格掌握。

许多物理因子对人体的作用十分类似,同一疾病可以是多种疗法的适应证,但有些治疗也有其独特的一面,应用时要考虑物理因子的共性,又要注意其特性,并根据患者的具体情况进行选择。

一般下述疾病可尝试物理因子:

(1)神经系统疾病:神经衰弱、癔症、自主神经失调、脑血管意外后遗症、中枢及周围神经损伤后、三叉神经痛、面神经炎、肋间神经痛、坐骨神经痛、股外侧皮神经炎和偏头痛等。

(2)内科疾病:急慢性气管炎、哮喘、肺炎、肺气肿、胃炎、消化道溃疡、胃下垂、慢性习惯性便秘、胆囊炎、高血压、冠心病、心脏神经官能症、糖尿病、肾炎、风湿性关节炎、增生性骨关节病和纤维织炎等。

(3)外科疾病:疖、痈、蜂窝织炎、丹毒、溃疡、窦道、乳腺炎、毛囊炎、伤口感染、软组织扭挫伤、劳损、骨折、肩颈腰膝部运动外伤、颈椎病、肩周炎、腰椎间盘突出症、瘢痕、腹腔内脏周围粘连、静脉炎、淋巴炎和前列腺炎等。

(4)妇产科疾病:外阴炎、前庭大腺炎、尿道外口炎、盆腔炎、盆腔结缔组织炎、外阴血肿、会阴生产损伤、产后腰痛和产后排尿困难等。

(5)儿科疾病:新生儿黄疸、佝偻病、脑瘫、小儿麻痹、支气管炎和肺炎等。

（6）皮肤科疾病：带状疱疹、球菌性皮肤病、皮炎湿疹、神经性湿疹、神经性皮炎、银屑病、玫瑰糠疹、痤疮、脂溢性皮炎和脂溢性脱发等。

（7）五官科疾病：睑缘炎、睑腺炎、睑板腺囊肿、虹膜睫状体炎、眶蜂窝织炎、耳软骨膜炎、外耳道炎、中耳炎、鼻炎、扁桃体炎、咽喉炎、牙髓炎、牙龈炎、牙周病、颌面部感染、颞颌关节功能紊乱和拔牙后并发症等。

一般情况下，高热患者、有出血倾向的疾病、结核患者应禁用物理治疗，恶性肿瘤者常规物理治疗也应慎用，妊娠和经期下腹部要避免使用，空腹过度劳累和餐后 30 min 内，也不宜用强力的物理治疗。

以下将根据临床需要介绍常用物理治疗方法。

第一节　经皮神经电刺激

经皮肤将特定的低频脉冲电流输入人体，利用其所产生的无损伤性镇痛作用，来治疗疼痛为主疾病的电刺激疗法称为经皮神经电刺激疗法（transcutaneous electrical nerve stimulation, TENS）。

一、治疗作用

TENS 主要通过以下机制发挥镇痛效果：

1. 闸门控制假说

认为 TENS 是一种能兴奋粗纤维的刺激，粗纤维的兴奋，关闭了疼痛传入的闸门，从而缓解了疼痛症状。电生理实验证明，频率 100 Hz 左右，波宽 0.1 ms 的方波，是兴奋粗纤维较适宜的刺激。

2. 内源性吗啡样物质释放假说

一定的低频脉冲电流刺激，可能激活脑内的内源性吗啡多肽能神经元，引起内源性吗啡样多肽释放而产生镇痛效果。有人实验证明：以极板面积 24 cm² 置于右腿中 1/3 外侧面，用方波、宽度 0.2 ms，频率 40～60 Hz，电流强度 40～80 mA，刺激 20～45 min 时腰穿脑脊液内 β-内啡肽含量显著增高，认为内啡肽由于电刺激而释放入脑脊液，导致疼痛一时性显著缓解。

3. 促进局部血循环

TENS 除直接镇痛外，对局部血液循环也有促进作用，治疗后局部皮温上升 1～2.5℃，可以间接发挥缓解疼痛的作用。

二、适应证

各种扭挫伤、肌痛、术后伤口痛、截肢后残端痛、头痛、神经痛、幻痛、癌痛、关节痛、骨折、伤口愈合迟缓、中枢性瘫痪后感觉运动功能障碍等。

三、禁忌证

心脏起搏器局部及其邻近以及颈动脉窦、孕妇下腹腰骶部、头颅、体腔内等部位。认知障碍者不得自己使用本治疗仪。

四、设备

设备种类临床有多种类型,有便携式的适用于患者携带回家自行治疗,也有大型的 TENS 治疗设备,可以在医疗机构使用。

五、操作方法

治疗时电极通过接触剂可置于疼痛区域或疼痛周围,亦可置于相应的传入神经区域,或我国中医学的针灸穴位。每次治疗时间为 30～60 min,强刺激型 TENS 一般为 15～30 min。至于选择哪种波型疗效最好,目前尚未统一,但一般认为持续治疗,且不断变换波型及选择合适电极放置位置,可增强治疗效果。每天一至数次,治疗骨痂未形成时电极在病灶处对置或交叉,有石膏时置于石膏的远端,每天 3～4 次,每次 30～60 min,连续数月。

六、注意事项

(1) 若疼痛部位皮肤有瘢痕、溃疡或皮疹时,电极应避开这些部位,以免电流过于集中,引起烧伤。

(2) 对恐惧不安的患者,应先解释 TENS 镇痛机制,如"TENS 通过阻断疼痛信息的传导来治疗疼痛",这样可取得患者的积极配合。治疗前先将电极置于正常部位,让患者体会电刺激感觉,再将电极移置疼痛区或手术伤口周围,以消除恐惧心理。

(3) 在给小孩治疗时,最初 2～3 次不必达到治疗要求,以弱电流使其消除恐惧感,再将电流调至治疗量。

(4) 条件允许,应先采用温热疗法,再用 TENS 镇痛,这样可以减少皮肤电阻,提高疗效。

(5) 治疗中患者不得任意挪动体位,以免电极衬垫位置移动、电极脱落直接接触皮肤而发生烧伤。如有异常,应即调节电流至零位,中断治疗进行检查。

(6) 应向患者说明必要时还应服用镇痛药物,TENS 能减少用药量,但不能完全替代药物治疗。

第二节　干扰电疗法

中频电疗法系应用频率 1 000～100 000 Hz 正弦电流治疗疾病的物理治疗方法,干扰电疗法属于中频电治疗的一种。

中频电有如下作用特点:

(1) 中频电刺激的综合效应:中频电流单个脉冲周期的刺激不能引起一次兴奋,必须综合多个周期的连续作用才可以引起能够传播的兴奋。

(2) 无极性区别:不会产生电解作用。

(3) 对感觉神经刺激小:可通以用较大的电流。

(4) 对横纹肌有良好的作用:在足够强度下可以引起强烈的肌肉收缩,但主观感觉比低频电刺激要舒适得多。

将两组或三组不同频率的中频电流输入身体,在电力线交叉部位形成干扰场,在深部组织产生犹如低频电的治疗作用,这种治疗方法称干扰电疗。干扰电疗法治疗时输入机体深部电流较多,并兼有低、中频的双重效应,这是干扰电疗的最大特点。

一、治疗作用

(1) 促进局部血液循环和淋巴回流:可用于局部淋巴淤滞、水肿或血肿的吸收。

(2) 镇痛作用:可用于颈椎病、神经痛、扭挫伤等多种痛症的治疗。

(3) 对运动神经及肌肉组织的作用:用于治疗周围神经损伤时甚至优于低频电。

(4) 对胃肠平滑肌的作用:可改善胃肠平滑肌张力,改善内脏的血液循环,调整支配内脏的自主神经,临床上用于治疗内脏下垂、习惯性便秘等。

二、适应证

该方法临床多用于坐骨神经痛、关节疾病(如关节扭伤、肩周炎、退行性骨关节病)、软组织损伤(如软组织扭挫伤、挤压伤、肌筋膜炎、肌肉劳损)、骨折、平滑肌张力低下(如胃下垂、弛缓性便秘、子宫脱垂、压迫性尿失禁、急迫性尿失禁、大便失禁及术后肠麻痹、尿潴留等)、肌力低下、肌肉萎缩、颈椎病、腰椎间盘突出症和周围神经麻痹等,干扰电作用于颈、腰交感神经节及肢体,可以使雷诺病、早期闭塞性动脉内膜炎患者的肢体血管痉挛解除,血流改善。

三、禁忌证

急性炎症病灶、深静脉血栓形成、带起搏器者、孕妇下腹部、心脏部位、出血倾向者、结核病灶和恶性肿瘤。

四、设备

无论何种干扰电治疗设备,都应该具备 4 个电极或 4 联电极,电极无正副或主次之分,频率可以根据需要进行调整。

五、操作方法

干扰电疗机有 4 个电极或 4 联电极,放置电极时尽量使产生的两路电流交叉于病灶处。常用的有固定法、移动法、抽吸法和干扰电振动按摩法等方法。电流强度以患者耐受量计,每次 20~30 min,每天一次,一个疗程 6~12 次。

六、注意事项

(1) 治疗前应告诉患者该电流强度的感觉,消除患者的顾虑,求得配合。

(2) 治疗前询问或检查治疗部位皮肤有无感觉减退、大瘢痕或破损,如有上述问题治疗时要特别小心。

(3) 治疗时应除去治疗部位的金属物品如手表、发夹、首饰等。体内有金属异物的部位,应严格掌握电流强度($<0.3 \text{ mA/cm}^2$),以避免组织损伤。

(4) 戴心脏起搏器者、孕妇的腰腹部禁用该电疗。

(5) 如果干扰电疗使用金属电极(铅板、铜片)时,必须用衬垫,但可不必很厚。使用橡胶电极时,在电极上涂导电乳胶即可。

第三节　微波电疗法

应用频率 100 kHz～300 000 MHz 的振荡电流来治疗疾病的方法,称为高频电疗法。高频电流按波长和频率不同分为长波、中波、短波、超短波和微波 5 个波段。

高频电流通过人体时,既有电场的作用,又有磁场的作用。

高频电流具有以下特点:① 对神经肌肉无兴奋作用;② 产热明显;③ 有多种能量输出方式;④ 无电解作用。

高频电流具有以下作用:

(1) 热作用:高频电流通过机体时,由于传导电流和位移电流分别引起机体内的导电损耗和递质损耗,因而在各种组织中产生程度不同的内源性温热作用。产热量多少主要取决于离子的迁移速度和机体不同组织的介电常数。此外,在一定频率范围内,频率越高热作用越大,超过一定范围,组织生热作用可逐渐下降。

(2) 高频电流所产生的热一般具有下列治疗作用:止痛、消炎、改善局部血液循环、降低肌肉张力、加速组织生长修复、提高机体免疫功能,大剂量的高频电流可用于治癌。

(3) 热外作用:热外作用确实存在,如中枢神经系统功能变化,神经纤维再生加速等,但机制尚有待深入研究。

以下将主要叙述微波电疗法。

一、治疗作用

应用波长为 1 m～1 mm,频率 300～300 000 MHz 的特高频电流作用于人体以治疗疾病的方法,称为微波疗法,是一种定向性电磁波辐射疗法。微波分为 3 个波段:① 分米波:波长 1 m～10 cm,频率为 300～3 000 MHz;② 厘米波:波长 10 cm～1 cm,频率为 3 000～30 000 MHz;③ 毫米波:波长 1 cm～1 mm,频率为 30 000～300 000 MHz。临床常用的是 12.25 cm(频率 2 450 MHz)的分米波。

康复治疗中应用微波多选用非接触式辐射器(半球形、圆柱形、长形、马鞍形辐射器)用于体表,与体表保持 10 cm 左右的距离,可用于面积较大的病灶治疗。此外,还有聚焦式接触辐射器以及用于外耳道、阴道、直肠等部位的治疗。

微波具有高频电流共有的生物学效应及治疗作用,但不同波段的微波其生物学作用各有差异。大剂量微波有一定的损害作用,临床应用时,应注意保护眼及生殖器等部位。

二、适应证

主要适用于慢性伤病的治疗,亦可用于急性、亚急性炎性疾病(小剂量)和恶性肿瘤(大剂量)。

如:网球肘、肩周炎、颈椎病、前列腺炎、前列腺增生、乳腺炎、乳腺小叶增生、坐骨神经痛、神经根炎、肾碎石术后、骨折、软组织损伤及内外痔等。

气管炎、非特异性肺炎、风湿病、类风湿关节炎、急慢性胃肠炎、妇科外阴炎、外阴白斑、宫颈炎、宫颈糜烂、子宫内膜异位症、附件炎、盆腔炎、皮肤溃疡、皮下感染、脓疱疮、脚气感染、伤口感染等。也可用于咽喉炎、牙周炎、鼻旁窦炎、化脓性中耳炎、唇炎、舌炎、口腔溃疡、急慢性扁桃体炎、牙痛及三叉神经痛等。

三、禁忌证

恶性肿瘤(中小剂量)、妊娠、有出血倾向、高热、急性化脓性炎症、心肺功能衰竭、装有心脏起搏器、体内有金属异物等。妇女经期血量多时也应暂停微波电疗法治疗。

四、设备

微波治疗设备临床有多种选择,有数字控制输出和机械控制输出两种类型,最主要的区别还是输出设备的差异,有非接触式辐射器和接触式辐射器,随着技术的改进,目前临床使用平板式辐射器也越来越多。

五、操作方法

康复治疗用微波治疗机功率一般为 200 W,治疗时微波电流由电缆传送到辐射器内的天线上进行辐射,借反射罩集合成束辐射于治疗部位。治疗时应以铜网遮盖眼部及阴囊部位进行保护,眼部也可戴微波防护眼镜。

治疗剂量根据治疗需要选择。

六、治疗剂量

微波剂量的大小决定治疗目的和治疗效果。

按微波应用剂量的大小,临床应用较广泛:

(1) 小剂量微波疗法:组织温度在 42～45℃,作用同短波和超短波相似,主要用于镇痛、解痉,促进炎症消散和加速创面生长修复等。

(2) 中剂量微波疗法:主要是热效应,组织温度在 42～50℃,用以治疗各种肿瘤,即高温治癌。并可辅助其他治癌方法,如高温辅助放疗、高温辅助化疗、高温辅助光动力治疗以及高温辅助栓塞治疗等。

(3) 大剂量微波疗法:组织加温达 60℃以上,产生组织凝结效应。如利用其凝结和摧毁组织效应可治疗肝、肺、膀胱、子宫颈等恶性肿瘤;利用其止血作用显著并可切割组织的特性,可治疗消化道出血、子宫出血、颌面部巨大海绵状血管瘤、前列腺增生。

七、注意事项

临床应用微波应注意:

(1) 老年人及儿童要慎用微波治疗。因老年人血管功能较差,脆性增大;儿童对热不敏感,易致烫伤。

(2) 用于有循环障碍的局部时应谨慎,一般应从小剂量开始,逐渐增加剂量。

(3) 眼部治疗时,剂量不宜过大,不应超过 20～25 W,距离不小于 5～7 cm。头、胸部治疗时,患者应戴上防护眼镜。

(4) 微波对成长中的骨组织有损害,能破坏骨骺。因此,成长中的骨骺及骨折后骨痂未形成前,不宜在该局部进行辐射。

（5）要避免辐射睾丸部位，靠近睾丸部位治疗时应用铅橡皮加以防护。

（6）操作时不要扭转、曲折输出同轴电缆，否则容易损坏。

第四节　超声波疗法

人耳可听见的声音频率在 20～20 000 Hz，>20 000 Hz 时，人耳不能听见，称为超声波。物理治疗中应用的超声波频率为 800～1 000 kHz。

超声波是指利用某些晶体的逆压电效应产生的一种机械振动波，其传播遵循声波的规律，折射、反射定律同样适用于超声波，其反射的程度取决于两种媒质的声阻，声阻相差越大，反射也越大，由于人体组织和空气两者声阻相差 1 万倍左右，故诊断治疗时均需要在声头和组织间涂耦合剂，以减少反射。

一、治疗作用

超声波的生物学作用有 3 种：机械作用、温热作用和化学作用，这 3 种作用在临床上可以达到以下目的：

（1）缓解肌痉挛、软化瘢痕；

（2）降低神经兴奋性，抑制疼痛冲动的传导；

（3）加强组织代谢、提高细胞再生能力。

（4）促进骨痂生长；

（5）改善局部血液循环，促进炎症吸收和消散。

二、适应证

软组织扭、挫伤、劳损、瘢痕组织、注射后硬结、冻伤、冻疮、乳腺炎、肢体溃疡、颈椎病、肩关节周围炎、腱鞘疾病（狭窄或囊肿）、骨关节病、脊柱炎、腰椎间盘突出症、半月板损伤和髌骨软化症、骨折、前列腺炎、附睾淤积症、阴茎硬结、冠心病、脑血管意外后遗症、脑外伤、三叉神经痛、肋间神经痛、灼性神经痛、幻肢痛、雷诺病、带状疱疹、硬皮病、玻璃体混浊、视网膜病变、颞颌关节功能紊乱症、输卵管闭塞等。

三、禁忌证

活动性肺结核，严重支气管扩张，化脓性炎症，血栓性静脉炎，败血症，持续性高热，出血倾向，消化道大面积溃疡，严重心脏病的心区和交感神经节及迷走神经部位，睾丸部、安装心脏起搏器和心脏支架的患者，高度近视患者的眼部及其邻近区，孕妇的腹和腰骶部，小儿骨骺，放射线或同位素治疗期间及随后的半年内，恶性肿瘤（超声治癌技术除外），皮肤破溃、有出血倾向等。

四、设备与耦合剂

超声波设备一般简单便携，可根据需要配备各种治疗探头。超声波治疗时耦合剂尤其重要，需要使用专门的超声耦合剂。如果使用水做耦合剂，在水下治疗时应该使用开水冷却后，以免产生气泡影响治疗。

五、操作方法

1. 直接接触法

将超声波头直接和治疗部位的皮肤接触进行治疗。此时在皮肤和声头之间应加接触剂（耦合剂），如液状石蜡、凡士林等。

（1）移动法：该法最常用。治疗时声头轻压皮肤，在治疗部位作缓慢移动，移动速度以每秒 2～3 cm 为宜。常用强度 0.5～1.5 W/cm²。

（2）固定法：将超声波声头以适当压力固定在治疗部位。此法易产生过热而发生"骨膜疼痛反应"。故治疗剂量宜小，常用强度为 0.2～0.5 W/cm²，时间 3～5 min。

2. 间接接触法

（1）水下法：治疗时将超声波声头和治疗肢体一起浸入 36～38℃温开水中，声头与皮肤距离 1～5 cm，剂量要比直接接触法稍大。

此法常用于不规则的体表，局部痛觉敏感的部位或声头不便直接接触的部位如手指、足趾、踝、肘、溃疡等。

（2）辅助器治疗法：常用有水漏斗法，水枕或水袋法。用于面部、颈部、关节、前列腺、牙齿、眼等不平之处。

（3）聚集照射法：利用凹面镜和声透镜将超声波高度集中在某一部位而获得大能量超声波的作用，以做特殊治疗。如治疗肿瘤时用。

六、治疗剂量

大剂量 2～3 W/cm²，中剂量 1～2 W/cm²，小剂量 0.5～1 W/cm²。固定法时使用中小剂量的超声波，每次 1～5 min，移动法可用大中剂量，每次 1～5 min。大面积移动治疗时可适当延长至 10～20 min。

临床多采用小、中等剂量。一般治疗次数 6～8 次，慢性病 10～15 次或更多。每天或隔天一次。疗程间隔 1～2 周。

七、注意事项

超声波治疗时应注意以下事项：

（1）声头不可空载，以防损坏晶体。

（2）治疗时耦合剂应涂布均匀，声头应紧贴皮肤。

（3）进行胃部治疗前，患者需饮开水 300 ml，取坐位治疗。

（4）电线不得卷曲或扭转。注意保护声头，切勿碰撞。

（5）固定法治疗时或皮下骨突部位治疗时，超声波强度宜＜0.5 W/cm²。

（6）注意机器和声头的散热，如过热应暂停一段时间，再继续使用。

第五节　红外线疗法

太阳光谱中波长 760 nm～400 μm 的一段称为红外线，系不可见光线，主要由热光源产生。可分为短波红外线（近红外线，波长 760 nm～1.5 μm）和长波红外线（远红外线，波长 1.5～400 μm）。红外线是不可见光，被物体吸收后转变为热能，主要产生热效应，故红外线又有热射线之称。应用红外线治疗疾病的方法称为红外线疗法（infrared ray therapy）。

一、治疗作用

红外线照射体表后一部分被反射，另一部分被皮肤吸收。红外线对人体的作用主要是热的作用，所有生理作用的产生都是建立在这个基础上的：

（1）降低感觉神经的兴奋性，具有明显镇痛效应；

（2）缓解肌肉痉挛；

（3）改善血液循环和组织营养，加快渗出物的吸收，利于炎症的吸收和消散；

（4）促进组织再生，促进伤口、溃疡的愈合。

二、适应证

疖、痈、蜂窝织炎、丹毒、乳腺炎、淋巴结炎等软组织炎症吸收期；软组织扭挫伤恢复期、肌纤维织炎、关节炎、关节纤维性挛缩、术后伤口延迟愈合、慢性溃疡、压疮、烧伤、冻伤、肌痉挛、神经痛、腰肌劳损、周围神经损伤、术后粘连、腱鞘炎、风湿性肌炎和慢性胃肠炎等。

红外线常与推拿、运动疗法等综合应用。

三、禁忌证

恶性肿瘤、出血倾向、高热、重症动脉硬化患者、急性化脓性炎症、活动性结核。

四、设备

康复治疗使用的红外线设备比较普及并且简单，一般具备剂量和时间控制旋钮，但剂量无法精确到温度，需要根据临床需要调整。目前还有设备将红外线同可见红光组合一起提供治疗。

五、操作方法

（1）局部照射：照射时暴露皮肤，红外线灯垂直照射，与皮肤距离一般 30～60 cm，每次 15～30 min，每天一次。

（2）全身照射：多采用全身电光浴器，照射时脱去衣服，将光浴罩于身上照射，照射时间视病情而定，一般 15～30 min。

六、治疗剂量

康复治疗中多采用局部照射，一般距离皮肤 30 cm 左右，治疗时间 20 min 左右。也可以根据治疗需要调整。

七、注意事项

红外线照射治疗时应注意以下问题：

（1）照射头面部或上胸部时应让患者戴深色防护眼镜或用棉花沾水敷贴在眼睑上，以保护眼睛。

（2）下列情况用红外线照射时要适当拉开照射距离，以防烫伤：① 植皮术后；② 新鲜瘢痕处；③ 感觉障碍者如老年人、儿童、瘫痪患者。

（3）急性创伤 24～48 h 内局部不宜用红外线照射，以免加剧肿痛和渗血。

第六节　肌电生物反馈

生物反馈疗法（biofeedback therapy）又称生物回授疗法，或称自主神经学习法，是在行为疗法的基础上发展起来的一种新型心理治疗技术和方法。它利用现代生理科学仪器，通过人体内生理或病理信息的自身反馈，消除病理过程、使患者身心健康。

生物反馈法的运用一般包括两方面的内容：一是让患者学习放松训练，以便能减轻过度紧张，使身体达到一定程度的放松状态；二是当患者会放松后，再通过生物反馈仪，使其了解并掌握自己身体内生理功能改变的信息，进一步加强放松训练的学习，直到形成操作性条件反射，解除影响正常生理活动或病理过程的紧张状态，以恢复正常的生理功能。

常用的生物反馈设备有：肌电反馈仪、脑电反馈仪、皮肤温度反馈仪、皮电反馈仪、血压和脉搏反馈仪等。

本书将主要叙述肌电生物反馈治疗。

一、治疗作用

骨骼肌的活动是由中枢神经系统复杂的冲动引起的。这种冲动从脑、脊髓通过运动神经通路最终达到肌肉纤维，出现相继的肌肉收缩，当神经冲动减少后便出现肌肉松弛。伴随肌肉活动产生的电活动称为肌电。肌电常常可以通过贴附在该部皮肤表面的电极测得。肌肉的紧张程度是与肌电的高低呈比例的。因此，肌电是肌肉收缩或松弛的一个直接的生理学指标。

肌电反馈仪把测得的肌电放大，然后整流、集合变成声光信号，告诉被试者他的肌肉是相对的紧张或是松弛。被试者还可在声、光信号的提示下体会自己肌肉的细微变化，这些变化一般是感觉不到的。

通过这种训练，可以使被试者对肌肉活动获得空前的自我控制能力，这种控制能力对于使紧张的肌肉松弛和恢复衰退肌肉的运动功能有特殊的意义。

二、适应证

脑血管意外后遗偏瘫、紧张性头痛、脑性瘫痪、肌痉挛、面瘫后遗症、其他中枢性或周围性瘫痪、高血压、雷诺病、神经衰弱和失眠等。

三、禁忌证

肌电生物反馈需要机体的反馈才能发挥治疗作用，因此不适于意识障碍、脑血管意外的急性期。孕妇使用也应当慎重。

四、设备

临床上有多种肌电生物反馈装置，名称各异，有国产和进口的，不管名称如何，如具有肌电反馈功能,均可在临床上按肌电生物反馈开展治疗。

五、操作方法

(1) 在安静的治疗室内,患者坐在类似电视屏幕的显示器前,根据情况进行 1~4 个导联的信号监测。

(2) 根据不同治疗方案选择不同的电极片贴放方法,清洁待治疗的皮肤区,将表面电极黏贴在治疗肌肉皮肤的表面,通过导线连接到仪器的相应导联上,并用绷带将电极片固定。

(3) 接受治疗者体位摆放应与治疗方案相适用。根据病情选择相适应的治疗方案。

(4) 开启电源后,选择治疗模式,训练开始,患者尽力主动做医生指定的动作,通过屏幕看到肌电信号(即曲线)。这一曲线可作为初始数据,并记录作为基线水平。再做下一次动作时,努力使肌电信号强度超过基线水平。此时不要将注意力集中在活动关节和收缩肌肉上,而要将注意观察显示器肌电信号曲线的变化。如果肌电信号超过基线,则以超出的最高点为新的基线,患者在做下一次活动时努力使肌电信号超过该基线,以此类推直到不能超出为止(一般需 6~8 次活动),20 min 为一次治疗,10 次为一个疗程。

(5) 如果通过多次练习和治疗每种反馈性生物反应指标,并无明显变动,应该与患者交谈是否已了解练习的目的与方法,如果不是理解技术中的问题,应考虑另择反馈性生物学指标。还有一种情况是通过治疗,生物反应指标有明显变动,自我调节良好,但临床症状仍无明显进步。例如,肌肉松弛甚好,而焦虑依然如故,亦可另择其他生物学指标进行训练,或改用其他治疗方法。

六、注意事项

(1) 禁用酒精清洁皮肤,会给皮肤造成很大的阻抗,影响测量。

(2) 治疗前找好最合适的电极放置位置,并记录。

第七节　牵　引　技　术

牵引是主要的康复治疗方法之一。牵引是指用特制的牵引带和牵引装置,对人体某部位进行牵拉。目的是缓解肌肉痉挛,脊柱的牵引可增大椎体间隙和椎间孔、解除神经根的压迫和椎动脉的扭曲,并促使凸出的椎间盘复位。

常用的有治疗颈椎病的颈椎牵引、腰椎间盘突出症的骨盆(腰椎)牵引以及改善和增进四肢关节功能的功能牵引。其装置可利用重锤、弹簧秤或旋紧螺旋杆作牵引力的非机动牵引床,或使用电子装置自控的机动牵引床。

本书以脊柱牵引阐述牵引治疗技术在康复医学中的应用。

一、治疗作用

(1) 限制脊柱活动,减少对受压脊髓和神经根的反复摩擦和不良刺激,有助于脊髓、神经根、关节囊、肌肉等组织的水肿和炎症消退。

(2) 增大椎间隙和椎间孔,减轻甚至解除神经根所受的刺激和压迫。

（3）解除肌肉痉挛,恢复脊柱平衡,降低椎间盘内压,缓冲椎间盘向四周的压力。

（4）牵开小关节间隙,解除滑膜嵌顿,恢复脊椎间的正常序列和相互关系。

（5）颈椎牵引利于使扭曲于横突孔间的椎动脉得以伸直,改善椎动脉的血供。

二、适应证

1. 颈椎牵引

主要适用于以下类型的颈椎病:

（1）神经根型颈椎病:尤其适用因椎节不稳造成脊神经根刺激症状者;因髓核突出或脱出引起脊神经根受压者;根性症状波动较大者。

（2）脊髓型颈椎病:适用于由于椎节不稳或因髓核突出等造成脊髓前方沟动脉受压所致的脊髓型颈椎病患者。由于此类型的患者在牵引时易发生意外,因此要求有经验的医生负责实施牵引,并密切观察锥体束征的变化,一旦病情恶化则应立即终止牵引。

（3）椎动脉型颈椎病:对钩椎关节不稳,或伴有骨质增生所致的椎动脉供血不足的患者疗效较佳。

（4）颈型颈椎病:颈型颈椎病患者采用休息等一般疗法就可获效,颈椎牵引可酌情用于症状持续不消的患者。

2. 腰椎牵引

治疗对腰椎间盘突出症较为有效,但一定要选择好其适应证。

（1）初次发作并且病程较短的患者,一般病程不超过 6 个月。

（2）病程虽长(超过 6 个月),但病状及体征较轻者。

（3）伴其他疾病而不宜施行手术者。

此外,腰椎退行性疾患、腰椎小关节功能障碍、腰椎肌肉疼痛导致的痉挛或紧张等也可尝试腰椎牵引治疗。

三、禁忌证

颈椎牵引临床应用应特别谨慎:

（1）年迈体弱、全身状态不佳者:此类患者在牵引时易于发生意外,宜慎用。

（2）对年龄超过 50 岁,病程较久的脊髓型颈椎病患者,使用牵引疗法可能会加重病情,故不宜使用。

（3）颈椎骨质有破坏者:为防止发生意外,此类病例应于牵引前常规拍摄颈椎正、侧位线片,以排除结核、肿瘤等骨质破坏和骨质疏松症的患者。

（4）颈椎骨折脱位者:颈椎牵引易引起颈椎骨折脱位或加重因颈椎骨折脱位引起的瘫痪,禁用。

（5）拟施行手术者:此类病例多伴有明显的致压物,不仅在牵引过程中可能发生意外,且大重量牵引后易引起颈椎椎旁肌群及韧带的松弛,以致在手术后造成内固定物或植入骨块的枕颈或寰枢椎不稳者:牵引疗法虽然有效,如使用不当易引起致命后果,临床经验不足者慎用。

（6）炎症:全身急性炎症或伴有咽喉部各种炎症的患者慎用。因为此时寰枢椎处于失稳状态。

（7）此外,凡牵引后有可能加重症状者,如落枕、颈部扭伤、心血管疾病及精神不正常者慎用,以防病情加重或发生意外。

一般下述情况使用腰椎牵引时应该比较慎重:

下胸腰段脊髓受压、马尾神经综合征、腰椎感染、恶性肿瘤、风湿性关节炎、急性拉伤扭伤、腹疝、裂孔疝、动脉瘤、严重痔疮、严重骨质疏松、急性消化性溃疡或胃食道反流、心血管疾病(尤其是未控制的高血压病)、严重的呼吸系统疾病、心肺功能障碍和孕妇。

四、设备

目前临床使用的牵引设备多是专门为颈椎牵引和腰椎牵引设计的特殊设备,该设备一般具有腰部牵引和颈椎牵引两套附件,可以同时或分别进行腰椎和颈椎的牵引,控制系统具有牵引力量、牵引种类(连续、间歇)、牵引时间等,有些设备还具有同时加温装置,可以在牵引同时进行温热治疗。

也有三维或肌电控制的牵引设备,但临床使用不多。

五、操作方法

无论是颈椎牵引还是腰椎牵引,在进行治疗前应该考虑以下问题:

(1) 牵引的力量:牵引力量应该以达到脊椎椎间隙增大而不引起肌肉、关节损伤为目的。对于颈椎牵引而言如果系坐位,应该从 2～3 kg 开始,逐渐增加牵引力量,一般需要达到体重的 10% 左右才能起到治疗作用。而对于腰椎牵引而言,腰椎牵引多选择卧位,力量应从体重的一半开始,最大牵引力量可以达到一个体重。

(2) 牵引时间:一般在 15～20 min。时间过长易造成肌肉和韧带静力性损伤。牵引时间与牵引力量之间存在着密切的关系,即牵引力量较大时则牵引时间略短些,反之,则稍长一些。

(3) 体位:常用体位为坐位、仰卧位。对于颈椎牵引选仰卧位可使 C4～C7 椎间隙后部增宽更为明显,且角度亦易调节。颈椎坐位牵引位置不易稳定、角度变化亦小,但操作相对方便。同时还应该根据需要治疗的部位来调节牵引的角度。腰椎牵引多选择卧位,但可以根据情况选择平卧位或屈膝位。

(4) 牵引方式:可分为持续性牵引和间歇性牵引。持续性牵引在整个过程中始终保持牵引力;间歇性牵引则在牵引过程中有几次牵引力的减小。年龄大、病情重者多选后者。

六、注意事项

除了要严格掌握适应证和禁忌证外,还应注意:

(1) 患者须知:① 尽量使自己放松。② 症状加重或有不良反应时及时告诉治疗师。

(2) 工作人员须知:在牵引治疗过程中,治疗师应对患者的状况作密切观察,一旦出现症状加重或疼痛、异常感觉,应立即中止治疗。

第八节　平衡训练系统

平衡训练是以恢复或改善身体平衡能力为目的的康复性训练,是重要的康复治疗方法之一。利用平衡板、平衡木或在窄道上步行、身体移位运动、平衡运动等方式进行练习。平衡训练系统则用专门的平衡训练设备帮助患者恢复平衡能力。

平衡训练一般适用于中枢神经系统病变而导致平衡能力差的患者。

一、适应证

中枢性瘫痪(如脑损伤或病变、脊髓损伤或病变)或其他神经疾患(如外周神经损伤或病变)所致感觉、运动功能受损或前庭器官病变引起的平衡功能障碍;下肢骨折、软组织损伤或手术后有平衡功能障碍的患者等。

二、禁忌证

严重认知损害不能理解训练目的和技能者;骨折、关节脱位未愈者;严重疼痛或肌力、肌张力异常而不能维持特定级别平衡者。

三、设备

(1) 提供支持面不稳定的设备:治疗球、泡沫筒等。

(2) 提供坐位平衡训练的设备:座椅、治疗台和治疗球等。

(3) 提供站立位及行走平衡训练的设备:平行杠、平衡板、体重秤等。

(4) 提供视觉反馈改变的设备:面罩、眼镜和镜子等。

(5) 提供较大难度的平衡训练设备:滑板、踩踏板、水疗泳池等。

(6) 提供专门平衡训练的设备:静态、动态平衡训练仪等。

四、常用平衡训练

除了将平衡训练分为静态平衡训练和动态平衡训练外,按体位还可将平衡训练分为坐位平衡训练、站立位平衡训练。

1. 坐位平衡训练

患者取坐位,手置于身体两侧或大腿部,保持心情放松。

Ⅰ级平衡训练:指不受外力和无身体动作的前提下保持独立坐位姿势的训练,患者通过协调躯干肌肉以保持身体直立。开始时需要有人在身旁保护,逐步过渡到无保护独立坐位。

Ⅱ级平衡训练:指患者可以独立完成身体重心转移、躯干屈曲、伸展、左右倾斜及旋转运动,并保持坐位平衡的训练。可以采用拾取身体周围物品或坐位作业的方式进行。

Ⅲ级平衡训练:指可以抵抗外力保持身体平衡的训练。患者在胸前双手抱肘,由治疗者施加外力破坏患者坐位的稳定,诱发头部及躯干向正中线的调整反应。

2. 站立位平衡训练

Ⅰ级平衡训练:指不受外力和无身体动作的前提下保持独立站立姿势的训练,患者用下肢支撑体重保持站立位,必要时治疗师可用双膝控制患者下肢,或使用支架帮助固定膝关节。开始时两足间距较大,以提高稳定性;在能够独立站立后逐步缩小两足间距,以减小支撑面,增加难度。

Ⅱ级平衡训练:指患者可以在站立姿势下,独立完成身体重心转移、躯干屈曲、伸展、左右倾斜及旋转运动,并保持平衡的训练。开始时由治疗师双手固定患者髋部,协助完成重心转移和躯体活动,逐步过渡到由患者独立完成动作。

Ⅲ级平衡训练:指在站立姿势下抵抗外力保持身体平衡的训练。患者可以采用平衡板训练、站立作业训练等。

3. 利用设备的动态平衡训练

(1)平衡板上的训练:患者在平行杠内保持站立姿势和双下肢重心的转移训练。患者与治疗师均立于平衡板上,治疗师双手调整患者的立位姿势,然后用双足缓慢地摇动平衡板破坏身体的平衡,诱发患者头部及躯干的调整反应。患者与平行杠呈垂直位(即旋转 90°),站立于平衡板上,治疗师双手协助控制患者骨盆,缓慢摇动平衡板,诱发患者头部及躯干向中线调整及一侧上肢外展的调整反应。注意将平衡板置于平行杠内;平衡板摇摆的速度要缓慢,减少患者精神紧张。

(2)球或滚筒上的训练:患者双手分开,与肩同宽,抓握体操棒,治疗师与患者手重叠协助握棒动作,并使腕关节保持背伸位。患者用患侧下肢单腿站立,健侧足轻踏于大球球体,治疗人员用脚将大球前后滚动,患者下肢随之运动,但不得出现阻碍大球滚动的动作。健侧下肢支撑体重,患足置于大球上,随大球的滚动完成屈伸运动。注意患者膝关节不应出现过伸;健侧下肢支撑时,要防止患侧髋关节出现内收和骨盆向健侧偏歪的代偿动作;治疗师应始终给予协助,固定患者双手及体操棒。

(3)平衡仪训练:患者站在平衡仪装有传感器的平台上,双上肢自然下垂,掌心朝向体侧,用镜子矫正姿势,通过观看平衡仪屏幕上的各种图形,按图形要求完成立体重心的调整。图形的设计可根据患者的年龄、平衡水平,采用数字、图案、彩色图标等。

注意室内安静,保证患者精神集中。

适用于各种原因导致平衡反应低下患者。

(4)水中平衡训练:患者泳池中站立,水面与颈部平齐。依次完成如下不同难度级别的平衡练习。

1级:双足分立,与肩同宽,保持良好的姿势列线;双上肢于肩水平外展,掌心向前,完成双上肢向胸前合拢的动作,并随后返回起始位置。

2级:双足间的距离缩小,直至并拢;完成1级的动作。

3级:单腿站立,完成1级的动作。

4级:闭眼,完成1级的动作。

5级:双手佩戴划水板,增加阻力;完成1级的动作。

4. 针对运动系统疾患的平衡训练方法

(1)躯干的平衡训练:主要是针对腰痛等脊柱疾患。

腰痛患者的平衡问题为姿势摆动过多、平衡反应差、平衡策略发生改变(在平衡活动中常以髋和腰为支点保持直立姿势而非正常人以踝为支点)

躯干的平衡训练以本体感觉训练为主要内容。开始时可在坐位进行,通过上肢在矢状面的运动稳定其屈、伸肌力量,改变运动至对角线方向增加水平面上的稳定;以后可坐于治疗球上,进一步增加训练难度,要求患者在上、下肢发生运动前更多地采用躯干活动的策略控制平衡;逐渐可进展至站立位,站于半柱泡沫筒或全柱泡沫筒上(双足或单足),在稳定站立练习时,通过躯干直立位下髋的运动完成侧向及物,在控制性活动时,应用髋的运动结合脊柱的旋转(其中主要是利用胸椎旋转而非腰椎旋转)。

（2）髋的平衡训练：主要针对预防老年人失衡跌倒所导致的髋部骨折。

以训练不采用跨步和抓握策略预防跌倒为主要内容。具体训练为：单腿站立平衡；单腿站立同时头部旋转；单腿站立同时上肢完成矢状面、额状面和水平面运动；单腿站立，上肢、头部和眼同时运动；单腿站立，躯干向对侧屈曲和旋转（同侧手够及同侧内踝）；单腿站立，躯干向同侧伸展和旋转（同侧手向前方、侧方及头后部触及物体）等。同时从稳定支持面渐进至不稳定支持面，以增加练习难度。

（3）踝的平衡训练：主要是针对踝关节扭伤及其邻近肌肉的拉伤。

以恢复本体感觉为主要内容。具体练习为：睁眼，患侧下肢单腿平地站立，30 s；闭眼，患侧下肢单腿平地站立，30 s；睁眼，患侧下肢单腿枕头上站立；闭眼，患侧下肢单腿枕头上站立。此外，也可采用患侧下肢单腿站立时健侧下肢晃动的方法（先屈曲、伸展，后外展、内收；逐渐增加晃动的速度和范围）。

（4）策略水平的平衡训练：即建立相对于支持面基础，成功地控制重心的运动策略，如：站立时的踝策略和髋策略；在支持面基础变化、重心移至基础之外的跨步策略和保护性抓握等。

A. 列线训练

目的：通过再训练帮助患者建立最基础的姿势位置，以适应各种活动的完成；以最少的肌肉活动保持良好姿势，最大限度地建立稳定。

方法：治疗师用言语和徒手提示患者发现和保持恰当的直立位置。患者可以睁眼或闭眼。具体有：① 患者着白色 T 恤，前胸正中挂一深色垂直布条，利用镜子的视觉反馈，尽量让患者使布条保持垂直状态；也可在此基础上完成及物等动作，使身体移动，然后再回到直立位置。② 患者背墙站立（或坐位），由墙提供躯体感觉反馈，墙上与墙面垂直的木钉和木棒可进一步增加反馈程度，以使患者保持直立位置。③ 利用运动和力量反馈装置进行姿势列线和承重分布状态的训练，一般采用静态平衡仪训练，也可简单地利用两个体重秤进行。

B. 运动策略

目的：帮助患者建立多关节协调运动，有效地应答坐位和站立位时的姿势要求；其中包括恢复运动策略和建立补偿策略两个方面。

常用方法：建立协调踝策略、建立协调髋策略、建立协调跨步策略。

建立协调踝策略：在患者具有充分的踝关节活动度和力量的基础上进行。患者在自我进行小范围向前、向后、向侧方的摆动中保持身体直立，且不屈髋、屈膝。这一训练也可在静态平衡仪上训练。若患者稳定性差或恐惧跌倒，可在平行杠内或靠墙、墙角（前置桌椅）等增加安全性的条件下进行。若患者平衡功能有所增强，可通过双髋或双肩小范围的干扰活动进一步促进踝策略。

建立协调髋策略：通过应用较踝策略更大的、但又不发生跨步的移动方式进行。此时应用可脱卸的蚌壳式石膏或踝矫形器限制踝的运动。加大难度的训练为窄条上站立、足跟、足趾站立或改良的单腿站立等应用髋策略稳定的各种平衡训练练习。

建立协调跨步策略：通过跨步避免跌倒时需要瞬间单腿保持上身体重而不倾倒的能力。训练时，治疗师一手扶握患者足趾部（另一手扶持对侧髋部），抬起患者足趾，将患者身体重量转移到对侧，然后快速地将重心移至非承重侧；进一步可徒手将其足抬起，然后放下；告诉患者该训练的目的为通过跨步预防跌倒。

5. 增强前庭功能的平衡训练

(1) 患者双足尽可能并拢,必要时双手或单手扶墙保持平衡,然后左右转头;随后,单手或双手不扶墙站立,时间逐渐延长并仍保持平衡,双足尽可能再并拢。

(2) 患者步行练习,必要时他人给予帮助。

(3) 患者练习在行走过程中转头的动作。

(4) 患者双足分立,与肩同宽,直视前方目标,通过逐渐缩短双足间距离至 1/2 足长使支持面基底变窄。在进行这一训练时,上肢位置变化的顺序为前臂先伸展,然后放置体侧,再交叉于胸前,以此增加训练难度;在进行下一个难度训练前,每一体位至少保持 15 s。训练时间共为 5~15 min。

(5) 患者双足分立,与肩同宽,直视前方目标,通过逐渐缩短双足间距离至 1/2 足长使支持面基底变窄。在进行这一训练时,双眼先断续闭合,然后闭眼且时间逐渐延长;与此同时,上肢位置变化顺序为前臂先伸展,然后放置体侧,再交叉于胸前,以此增加训练难度;在进行下一个难度训练前,每一体位至少保持 15 s。训练时间共为 5~15 min。

(6) 患者站立于软垫上,可从站立于硬地板开始,逐渐过渡到在薄地毯、薄枕头或沙发垫上站立。

(7) 患者在行走中转圈训练,从转大圈开始,逐渐缩小转圈半径,顺时针、逆时针两个方向均应训练。

(8) 前庭损害时,平衡训练可采用诱发眩晕的体位或运动的方法进行,5 次为一组,2~3 组/天,练习难度自然渐增;从相对简单的训练(如坐位水平的头部运动等)逐渐过渡到相对复杂、困难的训练(如行走过程中的水平转头运动等)。

五、基本原则

(1) 从静态平衡(Ⅰ级平衡)训练开始,过渡到自动动态平衡(Ⅱ级平衡),再过渡到他动动态平衡(Ⅲ级平衡)。

(2) 逐步缩减人体支撑面积和提高身体重心,在保持稳定性的前提下逐步增加头颈和躯干运动,从睁眼训练逐步过渡到闭眼训练。

(3) 训练时注意患者安全,避免发生意外损伤。

六、注意事项

(1) 平衡训练前,要求患者学会放松,减少紧张或恐惧心理;若存在肌肉痉挛问题,应先设法缓解肌肉痉挛。

(2) 加强安全措施。应选择与患者平衡功能水平相当的训练,一般初始时应选择相对较低水平的训练,逐渐从简单向复杂过渡。训练环境中应去除障碍物和提供附加稳定的措施(步态皮带、治疗师的辅助、平行杠等)。加强患者安全教育,特别要注意患者穿软底、平跟、合脚的鞋。

(3) 对于由于肌肉骨骼损害或神经肌肉损害所致的平衡功能障碍,应注意加强损害水平的康复治疗。如:肌肉骨骼损害应采用温热疗法、超声波、按摩、生物反馈、被动关节活动度训练等方法改善关节活动度和肌肉柔韧性。神经肌肉损害应采用渐进抗阻训练、等速训练、PNF

技术等增强肌力;感觉刺激技术、按摩颤震器、PNF技术等改善肌张力。结合这些治疗,才可能获得真正的平衡功能效果。

(4)有认知损害的患者应对平衡训练方法进行改良。方法有:将训练目的改变为患者可以理解的;调整训练方法使之更符合患者现状,且治疗更具目的性;鼓励患者完成连续的训练;应用简洁的、清晰的指导提示;改善患者注意力,减少周围环境的非相关刺激,尽量使患者注意力集中;加强训练中的安全防护和监督,尤其是在训练的早期;训练难度的进展宜慢,并在进展过程中逐渐增强患者解决问题的能力。

(5)平衡训练首先应保持头和躯干的稳定。

(6)动态平衡训练时,他人施加的外力不应过强,仅需诱发姿势反射即可。

(7)若训练中发生头晕、头痛或恶心症状时,应减少运动量或暂停训练。

第九节　传统康复治疗

一、中药

中药(Chinese herbology, traditional Chinese medicine),是指在中国传统医术指导下应用的药物。主要由植物药(根、茎、叶、果)、动物药(内脏、皮、骨、器官等)和矿物药组成。因植物药占中药的大多数,所以中药也称中草药。中药按加工工艺分为中成药、中药材。

在康复医学治疗中,多利用中药的熏蒸疗法,本书将以此为主阐述中药在康复中的应用。

(一)中药熏蒸疗法概述

中药熏蒸疗法又称为蒸汽治疗疗法、汽浴治疗疗法、中药雾化透皮治疗疗法,是以中医理论为指导,利用药物煎煮后所产生的蒸气,通过熏蒸机体达到治疗目的的一种中医外治治疗疗法。实践证明,中药熏蒸治疗疗法作用直接,疗效确切,适应证广,无毒副作用。

皮肤是人体最大的器官,面积很大,毛孔很多,除具有防御外邪侵袭的保护作用外,还具有分泌、吸收、渗透、排泄、感觉等多种功能。中药熏蒸治疗疗法就是利用皮肤的这一生理学特性,使药物通过皮肤表层吸收、角质层渗透和真皮转运进入血液循环而发挥药理效应。

中药熏蒸集中了中医药疗、热疗、汽疗、中药离子渗透治疗疗法等多种功能,融热度、湿度、药物浓度于一体,因病施治,药物对症,可有效治疗多种皮肤疾病。通过可调式中药熏蒸治疗方法,采用电脑控制的中医理疗,直接对中药进行蒸煮,免去了传统的那种需要先将中药煎煮成液体繁复过程,通过由源源不断的热药蒸汽以对流和传导的方式直接作用于人体,扩张局部和全身的血管,促进体表组织的血液循环,改善皮肤的吸收作用,促进汗腺的大量分泌,加速皮肤的新陈代谢;同时由熏蒸药物中逸出的中药粒子(为分子或离子)作用于体表直接产生杀虫、杀菌、消炎、止痒、止痛等作用,或经透皮吸收人体通过激发组织细胞受体的生物化学过程发挥药疗作用,进而消除病灶。

(二)中药熏蒸疗法的治疗作用

1. 热效应的物理刺激作用

(1)皮肤在热效应的刺激下,舒经活络、放松肌肉、消除疲劳。

(2)毛细血管扩张,行气活血,促进血液循环和淋巴循环,改善周围组织的营养状况,同时排废排毒,使得机体气血畅通,代谢平衡,改善亚健康。

（3）热效应温通解凝，能促进血淤和水肿的消散。

（4）热是治病因子"风、寒、湿"的克星，能有效排除体内的"风、寒、湿"邪，对因"风、寒、湿"邪引起的疾病，热疗能起到非常明显的效果。

（5）人体的肾，女性的卵巢、子宫，是喜温恶寒的器官，热效应作用下，这些器官的血液循环加快，活性增强，调节并维持这些器官功能的正常发挥。

2. 局部性药理效应

在患部的直接熏蒸，药蒸汽通过皮肤的渗透、转运、吸收，直达病灶，药效高度聚集，在病灶处清热解毒，散寒消肿；祛风燥湿，杀虫止痒；舒筋活络，行气止痛。通过患部皮肤吸收，高浓度的药物直达病灶，这是中药熏蒸相对内服药最为突出的优势，因为人体的有些组织如肌肉组织、结缔组织、筋骨膜类组织，由于本身的结构，导致血液中的药物穿越脂膜的透过率很低，从而使得治疗效果不理想。

3. 整体性药理效应

整体性药理效应分为穴位经络效应和血液循环效应。

（1）穴位经络效应：中药雾化气体中所含的芳香化浊、辛香走窜的药物离子作用于皮肤、腧穴后，在穴位经络效应和穴位的信息效应影响下，通过神经体液装置和经络系统，调节高级神经中枢、内分泌、免疫系统，从而达到迅速调整人体脏腑气血和免疫功能。

（2）血液循环效应：药物通过皮肤吸收后，一部分药物进入毛细血管，药物通过血液循环稳态扩散至全身，调节全身状况。

（三）中药熏蒸的方法

1. 传统熏蒸法

把药放在器具里（不锈钢的、瓷的、瓷砂的）。然后加些水煮沸，找好合适的姿势，把要蒸熏的部位放在器具以上用蒸汽熏蒸，注意避免烫伤，熏蒸时间 20 min～0.5 h，最后关火。

2. 时尚熏蒸法

采用特制的中药熏蒸机（药浴机），全自动人性化设计。把中药包放在中药煮蒸器中煎煮，使用者只要坐在机器里面享受蒸汽浴即可，一般也是 20 min 到 0.5 h，每天一次。

（四）中药熏蒸的适应证

（1）痹症导致的关节肿胀、疼痛和活动受限等。痹症亦即风湿和类风湿疾病，其病程往往迁移、反复发作，经久不愈；用中药熏蒸疗法，可收到显著效果。

（2）腰酸背痛症：常见于腰肌劳损、腰背软组织挫伤、腰部软组织无菌性炎症。

（3）肩周炎、颈椎病、落枕等，此类病常因风寒和病弱、劳累及韧带退行性病变所致，用熏蒸效果明显。

（4）骨关节炎、肌腱炎、筋膜炎、腱鞘炎、脉管炎等均适用于熏蒸法进行治疗和综合治疗。

（5）慢性劳损、骨伤科急症期（48 h）后的活血化瘀、消肿止痛，骨折固定解除后功能康复过程的熏蒸康复治疗。

（6）脑血管意外后遗症常造成肢体功能障碍，用熏蒸既可加快患肢血液循环，增加营养供应，促进组织再生，防止废用性萎缩，又可刺激外周传入神经反馈信号至大脑相应功能区，促进大脑功能缺失区联络的沟通与觉醒，产生积极的康复效果。

（7）肾衰竭尿毒症的中药熏蒸治疗。中药熏蒸可发汗利水排毒，使体内积聚的氮质代谢及尿酸等经皮排出体外，对非重症病，往往通过中药熏蒸的"皮肤透析"，结合内服汤药等综合治疗,即可有效控制症状。对重症患者,在血液透析或腹膜透析缓解尿中毒症状后,继用中药熏蒸法结合汤药治疗,可视病情逐步停用其他透析,而仅用中药熏蒸法和汤药后的治疗、调理。中药熏蒸发汗不但操作简单,费用低,而且几乎没有副作用,对保全和恢复肾功能亦十分有好处。

(8)哮喘:常因寒冷、伤风感冒及呼吸道炎症诱发,其内源病因是呼吸系统自身的过敏性体质。发作状态下的气道组织充血、水肿、痉挛,使气道狭窄、阻塞,影响正常呼吸,对症使用抗敏、解痉措施可控制发作,减轻症状。

(9)伤风感冒、恶寒发热:伤风感冒为一常见病,一般症状一两次熏蒸即可明显减轻症状。熏蒸治疗的同时,应以清淡饮食、多饮开水并适当卧床休息,可加速痊愈。

(10)体癣湿疮、虫咬皮炎、接触性皮炎、过敏性皮炎等,均可用全身熏蒸法治疗。

(11)痛经:痛经以小腹痛为主,严重时常伴有面色苍白、冷汗淋漓、四脚发冷等,常因气滞血淤、气血虚弱、亏损而引起,可以尝试中药熏蒸。

(12)妇科带下症、阴痒、阴蚀等症。

(13)补肾壮阳:肾为先天之本,内寄元阳,具有激发和维持机体各种生理功能的独特作用。肾之元阳虚弱,则机体各种机能随之残遗,百病频生,衰老日至。因此,祛病强身、抗衰防老、延年益寿,均当以维护元阳——即补肾为首事。全身熏蒸有良好补肾壮阳作用。

(14)减肥健美,此外还有一些内科疾病:如习惯性便秘、慢性结肠炎、轻度高血压、末梢神经炎等均可用中药熏蒸法获得良效。

(五)中药熏蒸的禁忌证

(1)孕妇及月经期妇女。

(2)严重出血者。

(3)心脏病、高血压、严重病危者。

(4)结核病。

(5)心力衰竭、肾衰患者。

(6)动脉瘤。

(7)温热感觉障碍。

二、推拿按摩

推拿按摩是指在人体体表上运用各种手法以及做某些特定的肢体活动来防治疾病的中医外治法,具有疏通经络、滑利关节、调整脏腑气血功能和增强人体抗病能力的作用。

1. 常用的推拿按摩手法

(1)推法:用手指或手掌着力于患者的某一部位,进行单方向的直线推动。该手法适用于头面、四肢、胸腹部,具有疏风散寒、活血化瘀、理气止痛、舒筋通络的功能。

(2)拿法:以大拇指与其他4指中的任意一指或几指相对,提拿起身体的某一部位或穴位,一拿一放地交替进行。适用于颈项、肩背和四肢。其功能为开窍醒神、祛风散寒、舒筋通络等。

(3)按法:用指腹或手掌着力于身体的某一部位或穴位,向下压之,并在该处保持一定的压力停留片刻,随之稍加揉动。本法常与揉法配合使用。指按法适用于全身各处的穴位;掌按法适用于背腰和四肢。具有通经活络、缓解痉挛、调理关节的功能。

（4）摩法：以手掌附着于人体的某一部位，在其上作环形移动抚摩。多用于腹部，也可用于身体各部位的跌打肿痛较剧者，具有缓止痛、调和气血、和中理气、消积导滞的功效。

2．推拿按摩的治疗作用

推拿按摩通过力学作用可以达到松解粘连缓解肌肉痉挛目的，通过体表感觉刺激可以调节神经-内分泌网络，并进一步达到调节神经系统和调整内脏功能的作用。从中医学角度讲，推拿按摩具有以下治疗作用：

（1）疏通经络，行气活血；

（2）调整脏腑；

（3）理筋散结；

（4）正骨复位。

3．推拿按摩的适应证

（1）伤科疾病：各种急、慢性脊柱、四肢、关节等部位的闭合性软组织损伤，骨质增生性疾患等。如各种扭挫伤、关节脱位、肌肉劳损、胸胁岔气、椎间盘突出症、颈椎病、风湿性关节炎、肩周炎、骨折后遗症等。

（2）部分内科疾病：头痛、失眠、胃脘痛、胃下垂、感冒、咳嗽、哮喘、胆绞痛、高血压、心绞痛、糖尿病、便秘、偏瘫、痹证等。

（3）部分外科疾病：手术后肠粘连、乳痈、压疮等。

（4）部分妇科疾病：月经不调、痛经、经前期紧张症、更年期综合征、盆腔炎等。

（5）儿科疾病：感冒、发热、咳嗽、哮喘、腹痛、泄泻、呕吐、便秘、遗尿、消化不良、斜颈、脑瘫等。

（6）部分五官科疾病：咽炎、青少年近视、斜视等。

4．推拿按摩的禁忌证

（1）开放性的软组织损伤。

（2）某些感染性的运动器官病症，如骨结核、丹毒、骨髓炎、化脓性关节炎等。

（3）某些急性传染病，如肝炎、肺结核等。

（4）各种出血病，如便血、尿血、外伤性出血等。

（5）皮肤病变的局部，如烫伤与溃疡性皮炎的局部。

（6）肿瘤、骨折早期、截瘫初期。

（7）孕妇的腰骶部、臀部、腹部。

（8）女性的经期不宜用或慎用推拿。

（9）年老体弱、久病体虚、过度疲劳、过饥过饱、醉酒之后、严重心脏病及病情危重者禁用或慎用推拿。

三、针灸、针刀

（一）针灸

针灸是一种中国特有的治疗疾病的手段。它是一种"内病外治"的医术。是通过经络、腧穴的传导作用，以及应用一定的操作法，来治疗全身疾病的。在临床上按中医的诊疗方法诊断出病因，找出关键，辨别性质，明确病变属于哪一经脉，哪一脏腑，辨明它是属于表里、寒热、虚实中那一类型，做出诊断。然后进行相应的配穴处方进行治疗。以通经脉，调气血，使阴阳归于相对平衡,脏腑功能趋于调和,从而达到防治疾病的目的。

针灸疗法是祖国医学遗产的一部分,也是我国特有的一种民族医疗方法。千百年来,对保卫健康、繁衍民族,有过卓越的贡献,直到如今,仍然担当着这个任务,为广大群众所信赖。

1. 针灸治疗作用

(1)疏通经络:疏通经络的作用就是可使淤阻的经络通畅而发挥其正常的生理作用,是针灸最基本、最直接的治疗的作用。经络"内属于脏腑,外络于肢节",运行气血是其主要的生理功能之一。经络不通,气血运行受阻,临床表现为疼痛、麻木、肿胀、瘀斑等症状。治疗时选择相应的腧穴和针刺手法及三棱针点刺出血等使经络通畅,气血运行正常。

(2)调和阴阳:针灸调和阴阳的作用就是可使机体从阴阳失衡的状态向平衡状态转化,是针灸治疗最终要达到的目的。疾病发生的机理是复杂的,但从总体上可归纳为阴阳失衡。针灸调和阴阳的作用是通过经络阴阳属性、经穴配伍和针刺手法完成的。

(3)扶正祛邪:针灸扶正祛邪的作用就是可以扶助机体正气及祛除病邪。疾病的发生发展及转归的过程,实质上就是正邪相争的过程。针灸治病,就是在于能发挥其扶正祛邪的作用。

2. 针灸分类

1)传统疗法

(1)毫针刺法:利用毫针刺入或刺激腧穴经络以防治疾病的方法,包括:持针法、进针法、行针法、补泻法、留针法、出针法等。毫针刺法有严格的操作规程和明确的要求,其中针刺的术式、手法、量度、得气等尤为重要。毫针刺法是诸多刺法中的主体,是针灸医生必须掌握的基本方法和操作技能。

(2)其他刺法:三棱针刺法,皮肤针刺法,皮内针刺法,火针刺法,芒针刺法,电针刺法。

(3)拔罐法:应用各种方法排除罐筒内空气以形成负压,使其吸附体表以治疗疾病的方法。又称吸筒疗法、拔筒法。古代有以兽角制成的,称为角法。通过吸拔,可引致局部组织充血或瘀血,促使经络通畅、气血旺盛,具有活血行气、止痛消肿、散寒、除湿、散结拔毒、退热等作用。

(4)梅花针疗法:也称皮肤针疗法,即由5根或7根针结成丛针,弹刺皮肤经络穴位。

(5)艾灸:有艾条灸、艾炷灸和温针灸等。艾条灸分温和灸、雀啄灸和熨热灸3种。艾炷灸分直接灸和间接灸两种。温针灸又称针上加灸或针柄灸,即针刺得气后在针柄上套艾条,点燃,使其通过针体传入穴位内。

2)现代刺法灸法

(1)耳针法,头针法,眼针法,手针法,足针法,腕踝针法。

(2)声电波电针法,电火针法,微波针法。

(3)穴位激光照射法,穴位贴敷法,穴位埋线法,穴位磁疗法,穴位注射法,穴位指针法,穴位电离子透入法,穴位割治法,穴位结扎法。

3. 针灸特点

针灸疗法的特点是治病不靠吃药,只是在患者身体的一定部位用针刺入,达到刺激神经并引起局部反应,或用火的温热刺激烧灼局部,以达到治病的目的。前一种称为针法,后一种称为灸法,统称针灸疗法。

针灸疗法在临床上,按中医学的诊疗方法诊断出病因,找出疾病的关键,辨别疾病的性质。

然后进行相应的配穴处方,进行治疗。以通经脉,调气血,使阴阳归于相对平衡,使脏腑功能趋于调和,从而达到防治疾病的目的。

针灸疗法具有很多优点:第一,有广泛的适应证,可用于内、外、妇、儿、五官等科多种疾病的治疗和预防;第二,治疗疾病的效果比较迅速和显著,特别是具有良好的兴奋身体功能,提高抗病能力和镇静、镇痛等作用;第三,操作方法简便易行;第四,医疗费用经济;第五,没有或极少副作用,基本安全可靠,又可以协同其他疗法进行综合治疗。这些也都是它始终受到人民群众欢迎的原因。

4. 针灸治疗应用

针灸在长期医疗实践中,形成由十四经脉、奇经八脉、十五别络、十二经别、十二经筋、十二皮部和孙络、浮络等组成的经络理论,以及 361 个腧穴以及经外奇穴等腧穴与腧穴主病的知识,发现了人体特定部位之间特定联系的规律,创造了经络学说,并由此产生了一套治疗疾病的方法体系。

由于针灸疗法具有独特的优势,有广泛的适应性,疗效迅速显著,操作方法简便易行,医疗费用经济,极少不良反应,远在唐代,中国针灸就如今传播到日本、朝鲜、印度、阿拉伯等国家,并在他国开花结果,繁衍出具有异域特色的针灸医学。到如今为止,针灸已经传播世界 140 多个国家和地区,为保障全人类的生命健康发挥了巨大的作用。

针灸在中国历代特定的自然与社会环境中生长起来的科学文化知识,蕴含着中华民族特有的精神、思维和文化精华,涵纳着大量的实践观察、知识体系和技术技艺,凝聚着中华民族强大的生命力与创造力,是中华民族智慧的结晶,也是全人类文明的瑰宝,应该受到更好的保护与利用。

针灸治疗的适应范围很广,举凡内、外、伤、妇、儿、五官、皮肤等各科的许多疾患,大部分都能应用针灸来治疗,世界卫生组织(WHO)也公开宣布针灸对一些疾病确实有帮助。以下列出世界卫生组织(WHO, 1980 年)公布的针灸有效的病症,包括:

(1) 呼吸系统疾病:鼻旁窦炎,鼻炎,感冒,扁桃腺炎,急、慢性喉炎,气管炎,支气管哮喘等。

(2) 眼科疾病:急性结膜炎,中心性视网膜炎,近视眼,白内障等。

(3) 口腔科疾病:牙痛,拔牙后疼痛,牙龈炎等。

(4) 胃肠系统疾病:食道、贲门弛缓症,呃逆,胃下垂,急、慢性胃炎,胃酸增多症,慢性十二指肠溃疡(疼缓解),单纯急性十二指肠溃疡炎,急、慢性结肠炎,急性(慢性)痢疾杆菌性痢疾,便秘,腹泻,肠麻痹。

(5) 神经、肌肉、骨骼疾病:头痛,偏头痛,三叉神经痛,面神经麻痹,中风后的轻度瘫痪,周围性神经疾患,小儿脊髓灰质炎后遗症,梅尼埃综合征,神经性膀胱功能失调,遗尿,肋间神经痛,颈臂综合征,肩凝症,网球肘,坐骨神经痛,腰痛,关节炎,小儿脑瘫。

5. 注意事项

(1) 过于疲劳、精神高度紧张、饥饿者不宜针刺;年老体弱者针刺应尽量采取卧位,取宜穴少,手宜法轻。

(2) 怀孕妇女针刺不宜过猛,腹部、腰骶部及能引起子宫收缩的穴位如合谷、三阴交、昆仑、至阴等禁止针灸。

(3) 小儿因不配合,一般不留针。婴幼儿囟门部及风府、哑门穴等禁针。

（4）有出血性疾病的患者，或常有自发性出血，损伤后不易止血者，不宜针刺。

（5）皮肤感染、溃疡、瘢痕和肿瘤部位不予针刺。

（6）眼区、胸背、肾区、项部，胃溃疡、肠粘连、肠梗阻患者的腹部，尿潴留患者的耻骨联合区针刺时应掌握深度和角度，禁用直刺，防止误伤重要脏器。

（7）针刺对某些病症确实有极好的疗效，但并非万能，特别是一些急重病的治疗，应根据情况及时采用综合治疗，才能更有利于患者，也可充分发挥针灸的作用。

总之，在整个治疗过程中，医者对患者认真负责，严肃细心，集中精神等均是预防事故发生的重要环节。

（二）针刀

针刀疗法是一种介于手术方法和非手术疗法之间的闭合性松解术。实际上是将东方中医学的基本理论和西方医学的手术解剖基本理论融为一体的一种治疗方法，是与软组织松解手术有机结合的产物，已有十多年的历史、近几年有进一步发展的趋势，并为世人所重视。

针刀疗法的优点是治疗过程操作简单，不受任何环境和条件的限制。治疗时切口小，不用缝合，对人体组织的损伤也小，且不易引起感染，无不良反应，患者也无明显痛苦和恐惧感，术后无需休息，治疗时间短，疗程短，患者易于接受。

1. 针具

针刀疗法使用的针具是由金属材料做成的，形状上似针又似刀的一种针用具。是在古代九针中的镵（音"蝉"）针、圆针、鍉（音"迪"）针、锋针、铍（音"披"）针、圆利针等基础上，结合现代医学外科用手术刀而发展形成的。其形状和长短略有不同，一般为 10～15 cm 左右，直径为 0.4～1.2 mm 不等。分手持柄、针身、针刀 3 部分。针刀宽度一般与针体直径相等，刃口锋利。

2. 操作

针刀疗法操作的特点是在治疗部位刺入深部到病变处进行轻松的切割、剥离等不同的刺激，以达到止痛祛病的目的。

（1）体位的选择以医生操作时方便、患者被治疗时自我感觉体位舒适为原则。如在颈部治疗，多采用坐位；头部可根据病位选择仰头位或低头位。

（2）在选好体位及选好治疗点后，做局部无菌消毒，即先用酒精消毒，再用碘酊消毒，酒精脱碘。

（3）医生戴无菌手套，最后确认进针部位，并做以标记。对于身体大关节部位或操作较复杂的部位可敷无菌洞巾，以防止操作过程中的污染。

（4）为减轻局部操作时引起的疼痛，可做局部麻醉，阻断神经痛觉传导。

3. 临床应用

其适应证主要是软组织损伤性病变和骨关节病变：

（1）颈椎病：颈肌劳损、颈椎间盘脱出症、颈椎骨质增生、颈椎综合征。

（2）腰椎病：慢性腰肌劳损、第三腰椎横突综合征、腰椎间盘脱出症、腰椎骨质增生、腰椎综合征、疲劳性骨膜炎及脊柱相关疾病等。

（3）骨关节病：肱骨外上踝炎（网球肘）、屈指肌腱狭窄性腱鞘炎（弹响指）、足跟痛（足跟骨刺）、软组织损伤、骨骺炎、增生性关节炎。

（4）软组织损伤：慢性软组织损伤、陈旧性软组织损伤急性发作以及部分急性软组织损伤。

（5）外伤性滑囊炎、腱鞘炎、肌肉筋膜炎。

（6）神经痛：周围神经卡压征、骨-纤维管卡压综合征。

（7）部分内科、骨外科、肛肠外科及整形美容外科疾患。

以下情况应用针刀疗法因谨慎：

（1）全身发热或感染，严重内脏疾患的发作期。

（2）施术部位有红肿热痛或深部脓肿坏死者。

（3）血友病、血小板减少症及其他凝血功能不全者。

（4）施术部位有重要神经、血管。

（5）严重心脑血管病变。

（6）结核病患者及疑有结核病史者。

（7）恶性肿瘤患者。

（8）严重糖尿病，血糖未控制在正常范围者。

（9）恶性贫血者。

（10）严重骨质疏松，多处骨折者。

4. 注意事项

（1）由于针刀疗法是在非直视下进行操作治疗，如果对人体解剖特别是局部解剖不熟悉，手法不当，容易造成损伤。因此，医生必须做到熟悉欲刺激穴位深部的解剖知识，以提高操作的准确性和提高疗效。

（2）选穴一定要准确，即选择阿是穴作为治疗点的一定要找准痛点的中心进针，进针时保持垂直（非痛点取穴可以灵活选择进针方式），如偏斜进针易在深部错离病变部位，易损伤非病变组织。

（3）注意无菌操作，特别是做深部治疗，重要关节如膝、髋、肘、颈等部位的关节深处切割时尤当注意。必要时可在局部盖无菌洞巾，或在无菌手术室内进行。对于身体的其他部位只要注意无菌操作便可。

（4）针刀进针时要速而捷，这样可以减轻进针带来的疼痛。在深部进行铲剥、横剥、纵剥等法剥离操作时，手法宜轻，不然会加重疼痛，甚或损伤周围的组织。在关节处做纵向切剥时，注意不要损伤或切断韧带、肌腱等。

（5）术后对某些创伤不太重的治疗点可以做局部按摩，以促进血液循环和防止术后出血粘连。

（6）对于部分病例短期疗效很好，1～2 个月后或更长一些时间，疼痛复发，又恢复原来疾病状态，尤其是负荷较大的部位如膝关节、肩肘关节、腰部等。应注意下述因素：患者的习惯性生活、走路姿势、工作姿势等造成复发；手术解除了局部粘连，但术后创面因缺乏局部运动而造成粘连；局部再次遭受风、寒、湿邪的侵袭所致。因此，生活起居尤当特别注意。

（成　鹏）

索 引